JN219254

3年目ナースが知っておきたい!

ICU 重症化回避のワザ 83

〔編集〕

清村紀子　大分大学医学部看護学科基盤看護学講座

有田　孝　小倉記念病院看護部

山下　亮　北九州市立八幡病院救命救急センター集中治療室

南江堂

編集

清村　紀子　　大分大学医学部看護学科基盤看護学講座
有田　　孝　　小倉記念病院看護部（集中ケア認定看護師）
山下　　亮　　北九州市立八幡病院救命救急センター集中治療室（集中ケア認定看護師）

執筆（執筆順）

有田　　孝　　小倉記念病院看護部（集中ケア認定看護師）
山下　　亮　　北九州市立八幡病院救命救急センター集中治療室（集中ケア認定看護師）
清村　紀子　　大分大学医学部看護学科基盤看護学講座
中村　明世　　香川県立中央病院看護部（集中ケア認定看護師）
田戸　朝美　　山口大学大学院医学系研究科保健学専攻臨床看護学講座（急性・重症患者看護専門看護師）
辻本真由美　　横浜市立大学附属市民総合医療センター看護部（急性・重症患者看護専門看護師）
安藤　有子　　関西医科大学附属病院看護部（集中ケア認定看護師/急性・重症患者看護専門看護師）
藤岡　智恵　　飯塚病院看護部（集中ケア認定看護師）
竹林　洋子　　JCHO九州病院看護部（集中ケア認定看護師）
志村　知子　　日本医科大学付属病院看護部（皮膚・排泄ケア認定看護師/急性・重症患者看護専門看護師）
最所麻奈美　　北九州市立八幡病院看護部（摂食・嚥下障害看護認定看護師）
濱元　淳子　　国際医療福祉大学成田看護学部成人急性期領域
米倉　修司　　大阪府三島救命救急センター看護部（集中ケア認定看護師）
安倍　朋子　　福岡大学病院看護部（集中ケア認定看護師）
新井　祐介　　新小文字病院看護部（集中ケア認定看護師）
岸川　志穂　　武田総合病院看護部（集中ケア認定看護師）
田代　祐子　　国立病院機構鹿児島医療センター看護部（集中ケア認定看護師）
畑　貴美子　　横須賀市立うわまち病院看護部（集中ケア認定看護師）
髙橋　健二　　山口県立総合医療センター看護部（集中ケア認定看護師）
富阪　幸子　　川崎医科大学総合医療センター看護部（集中ケア認定看護師）
増居　洋介　　北九州市立病院機構北九州市立医療センター看護部（集中ケア認定看護師）
佐藤　大樹　　北海道循環器病院看護部（集中ケア認定看護師）
吉村　一徳　　国立病院機構岩国医療センター看護部（集中ケア認定看護師）
宮薗　瑞帆　　今給黎総合病院看護部（集中ケア認定看護師）
森　　直美　　鹿児島市立病院看護部（集中ケア認定看護師）
谷口　誠太　　福岡和白病院看護部（集中ケア認定看護師）
小片　俊輔　　武田総合病院看護部（集中ケア認定看護師）
入江　将考　　新小倉病院リハビリテーション部
小松　由佳　　杏林大学医学部付属病院看護部（集中ケア認定看護師）
松尾　彩加　　元・福岡市民病院看護部（集中ケア認定看護師）
立野　淳子　　小倉記念病院看護部（急性・重症患者看護専門看護師）
松田　勇輔　　杏林大学医学部付属病院看護部
伊地知睦美　　鹿児島大学病院看護部（集中ケア認定看護師）
原田亜由美　　横須賀共済病院看護部（集中ケア認定看護師）

はじめに

クリティカルケア看護の第一義的目的は，“いのちを護り，その人らしく生きることを支える”ことにあります．本書は，ICUでのクリティカルケア看護において“攻めの看護”を行うための実践書です．

ICUに入室する患者は，病態の重症度・緊急度が高いことに加え，現在の人口動態や医療の高度化といった社会的背景から，高齢による予備能力の低下や，複数の慢性疾患を有し病態が複雑化しやすいという特徴があります．このことから，ICUにおけるクリティカルケア看護の鍵は，①病態の重症化をいかに回避できるか，②重篤な状態の患者の早期回復をいかに促せるか，の2点にあると言えます．この2点はいずれも患者のQOLに直接的に影響を及ぼす重要なファクターでもあります．

一方，ICUに勤務する看護師が非常に重要な役割を担う中，集学的治療が行われる集中治療の場においては，膨大な知識の修得と新しい情報のアップデートに追われ，病態・医療機器・治療・看護の本質的な考え方やメカニズムの理解が十分でないまま，表面上の知識で対応せざるを得ない，といった課題があるのも事実です．

そこで本書では，ICUで実践される基本的看護ケア（第2章），医療機器管理（第3章），治療状況に応じた患者管理（第4章），病態に応じた患者管理（第5章）について，まず，①わかっていそうでわかっていない本質的な知識・根拠，を解説します．そのうえで，クリティカルケア看護のエキスパートが豊富な知識（根拠）と実践知を基に行っている②重症化回避および早期回復へ向けたケアの“ワザ”，を提示します．本書の中には，皆さんの日頃の実践に確信や自信を与える知見，あるいは新たな発見・ヒントがちりばめられています．特に，ICU看護の基本を修得したICU勤務経験3年目以降の看護師の皆さんに活用いただけるものと思います．

本書が，皆さんの今までの，そして今後の経験を確実な形式知として積み重ねていくためのツールとしての役割を果たすとともに，患者の重症化を回避し早期回復を促す，“攻めの看護”に貢献できたら幸いです．

最後になりますが，本書刊行にあたり，執筆者の方々には微細にわたって内容の吟味・確認をいただき，さらに最後まで多くのリクエストにお応えいただきましたことに対し，心より感謝申し上げます．また，企画から編集に至るまで緻密にご支援いただきました南江堂出版部の皆様に心より感謝いたします．

2019年5月

企画者・編集者を代表して

清村　紀子

Index

第 1 章

ICU 患者の重症化を回避するために看護師ができること

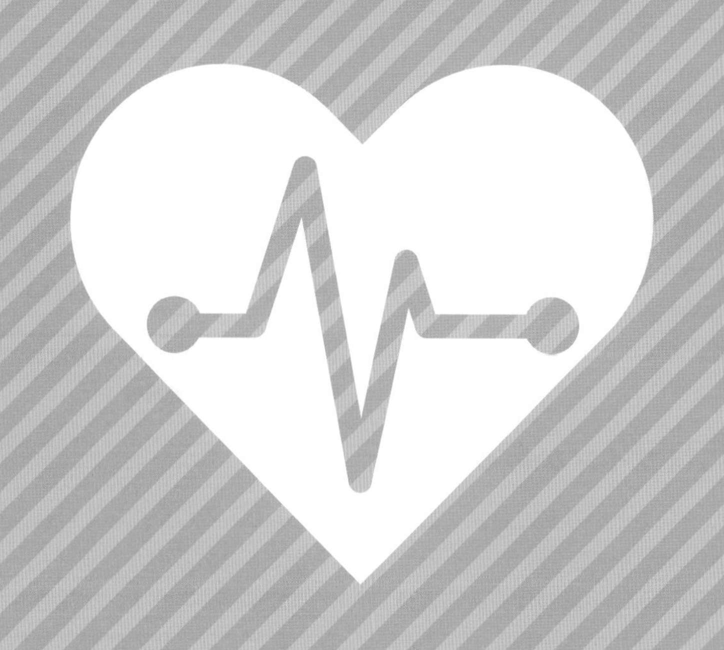

ICUに入室する患者は，①急性疾患，②慢性疾患の急性増悪，③侵襲の大きな手術後，④ハイリスクな合併症を有する手術後，⑤急変などの突発的な出来事，⑥救命困難な状況[1]など，いずれも重篤な病態を呈し生命が脅かされている状況にある．ICUでの管理を必要とする患者は，身体機能が著しく低下しているため，人工呼吸器・補助循環などの医療機器や輸液・薬剤による管理・治療を受けていなければ生命を維持することが難しい場合が多い．また，身体侵襲に伴う生体内での反応は，生命の危機をもたらしかねない．このため，ICUでは高度な医療が提供される．

常に**生命の危機的状態にいたるリスクをもつ患者の重症化を回避し，早期回復を促すことがクリティカルケア看護における最大の目標**である．そのために，看護師は，変化する病態や身体的状態をリアルタイムに的確にとらえ，必要かつ適切な治療や看護を適時的に提供することが求められる．

本章では，ICU患者の重症化を回避する意義，重症化回避における看護師の役割について述べる．

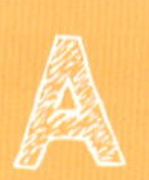 ICU患者の特徴

（1）ICU患者を理解する

疾患や手術などによって身体に侵襲が加わると，生体内ではさまざまな反応が起こる．この生体内での反応は，言わば変化に対応するための自己防衛反応で，きわめて生理的なものであり，神経系・内分泌系・免疫系の調節機構によってもたらされる．

たとえば，心臓の機能低下や循環血液量の減少により，全身への血液供給が低下した場合は，心拍数を増加させて全身への血液供給量を補おうとする．また，全身の酸素供給が不足した場合には，呼吸数を増加させて外界からの酸素の取り込みを増加させたり，身体活動を低下させて酸素の消費を抑えるようとする．

侵襲による身体機能の変化が大きいほど調節機構もいっそう働くが，**身体機能の変化が調節機構で維持できるレベルを超えると，調節機構は破綻し，患者の状態は一気に重症化してしまう**（**図1**）．

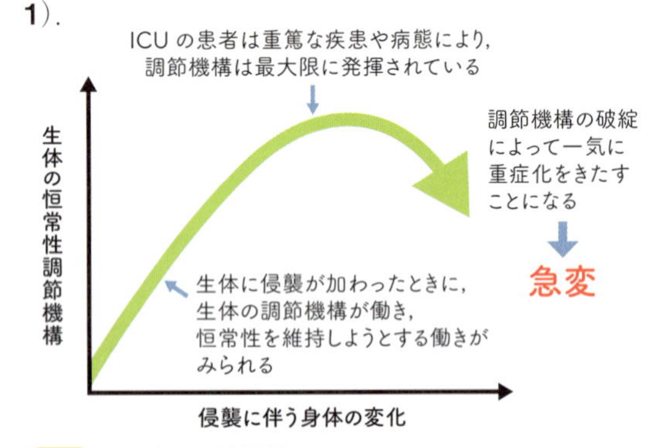

図1　身体の調節機構

（2）重症化にはサインがある

調節機構の破綻は，急変という形で急激に出現する場合と，少しずつ状態が悪化していく形で徐々に顕在化する場合がある．言わば，調節機構に伴うバイタルサインの変化・臨床検査データの変化・臨床症状の変化が，生理的な自己防衛反応の範疇であるのか，あるいは生理的を逸脱した過剰な反応であるのかが重症化の1つの重要なサインであり，このサインを見逃さずに適切に対応することが，重症化の回避と身体の回復につながる重要な鍵となる．

たとえば，出血性ショック状態にある患者の心拍数は調節機構の働きで増加する．これはいたって正常な反応である．しかし，心拍数が増加した状態が長時間に及ぶと，当然心臓の仕事量が増え，いずれ心機能は破綻する．出血による循環血液量不足を代償するための心拍数の増加の期間をどこまで容認し，いつの時点で対処するのか，この見極めが生命危機を回避する岐路といえる．また，肺水腫を呈した患者は，より多くの酸素を取り込もうと呼吸数を増加させて対応する．呼吸数の増加に対して，酸素を投与するだけでは十分ではなく，人工呼吸器での呼吸管理や利尿薬での体液管理が必要となる．

出現した症状の原因が明らかな場合も，明らかでない場合も，**調節機構が機能しての反応であるのか，あるいは調節機構が破綻したことによる反応であるのか，という重症化のサイン**を見逃さず，適時的かつ適切にアセスメントすることが重要となる．

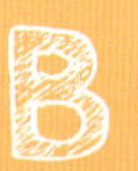

ICU患者の重症化回避の目標

ICU患者は，呼吸器系や循環器系を中心としてさまざまな臓器に障害を受けていることが多い．しかも，それらの障害は密接に関係しており，1つの障害の悪化は連鎖的に全身状態の悪化へとつながる．その典型例としてショックがある．

ショックとは，種々の原因によって主要臓器への有効血流量が減少し，酸素供給が減少することで末梢組織の酸素代謝が障害された状態であり，原因別に**表1**のように分類される．ショック状態では，各臓器の正常な機能維持は困難となるが，中でも安静時において血液の供給量が非常に多い腎臓と肝臓は，血流低下による影響を受けやすい．腎臓が障害されると尿量は減少し，肝臓が障害されると出血傾向を引き起こすなど多様な全身症状を示す．ショックが持続すれば，当然その他の臓器にも影響を及ぼし，多臓器障害（multiple organ dysfunction syndrome：MODS）を引き起こす．多臓器障害からの回復は非常に困難となる．

表1　ショックの分類と特徴

分類	特徴
心原性ショック	心臓のポンプ機能が低下し，心拍出量が低下することによって起こる． 病態　心不全，心筋梗塞など
循環血液量減少性ショック	循環血液量が低下し，心拍出量が低下することによって起こる． 病態　出血，脱水など
血液分布異常性ショック	末梢血管の緊張低下で血管が拡張し，相対的に循環血液量が減少することによって起こる． 病態　敗血症など
閉塞性ショック	心臓の血液灌流の障害や後負荷が増加し，心拍出量が低下することによって起こる． 病態　心タンポナーデ，緊張性気胸など

ショックや多臓器障害に陥る事態を防ぐことが，ICU患者の重症化を回避する1つの大きな目標といえる．

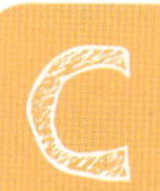

ICU患者の重症化回避における看護師の役割

(1) 患者の些細な変化に気づくこと

患者が発する重症化のサインを見逃さないことは，ICU患者の重症化回避における看護師の重要な役割である．

重症化のサインを見逃さないためには，明らかな異常を呈していなくても，患者の些細な変化，たとえば「いつもと違う」「何かおかしい」と気づくことが何といっても重要となる．少々アナログな印象ではあるが，「いつもと違う」「何かおかしい」と気づくためには，知識があること，そして何より常に患者を観察していること，といった条件が必要となり，そこには正確な情報に基づく適切なアセスメントという科学的なプロセスが存在する．単に正常値や異常値ということだけではなく，患者一人ひとりの普段の状況を正確に把握しておくことが重要となる．

たとえば，呼吸数が普段15回/分で推移していた患者の呼吸数が20回/分を超えているが，SpO_2が正常値を示していた場合，どうアセスメントするだろうか．「SpO_2が正常値なので様子観察」と判断するか，あるいは「いつもよりも呼吸数が増えているのは酸素不足の可能性がある」と判断するかによって対応はまったく異なる．SpO_2が正常値でありながら呼吸数が増加した状態を放置すると，おそらくほどなくSpO_2は低下する．SpO_2が低下して異変に気づくのは，“遅い”といわざるをえない．

今一度強調しておきたい．「いつもと違う」「何かおかしい」と気づくことは，看護の科学的なプロセスの第1段階としてきわめて重要であり，重症化の回避を左右する．

(2) 攻めの看護が重要化を回避させ，早期回復を促す

「いつもと違う」「何かおかしい」に気づくことができれば，患者に何が起こっているのだろうかと知識を駆使して思いをめぐらせる．ここから一歩進めて，“今”起こっていることや“今後”起こりうることを予測できれば，重症化を未然に防ぐことができる．この**状態変化を予測し重症化を未然に防ぐこと**が「攻めの看護」の1つとなる．

また，重要化を回避させつつ，**早期回復への支援として積極的に看護介入すること**も「攻めの看護」の1つである．ICU患者には，呼吸仕事量の軽減，循環動態の安定などを目的に，安静を強いることが多い．患者の生命を守るための安静は，一方において，褥瘡やせん妄，筋力低下や誤嚥，深部静脈血栓症など，二次的障害を発生させるリスクを高める．重篤な病態にある患者の重症化を回避させるための処置が二次的障害を引き起こし，結果，回復が遅延することもある．「攻めの看護」には，重症化を回避することと同様に，二次的障害を予測・回避していくことも求められる．

「攻めの看護」には，疾患や病態の理解だけでなく，**基本的看護ケアがICUの患者に与える影響**（第2章で詳細を解説する），**さまざまな医療機器の管理方法**（第3章で詳細を解説する），**各種治療法が患者に与える影響やその治療法を受ける患者の管理・看護の方法**（第4章で詳細を解説する）について，その根拠や仕組みを理解しておく必要がある．確かな知識を基に，さまざまな看護の「ワザ」を駆使して，積極的かつ状況に応じた看護介入を計画・実施していくことこそ「攻めの看護」であり，ICU患者の重症化回避・早期回復を促すことにつながる．

引用文献

1) 道又元裕：クリティカルケアにおける看護実践 ICUディジーズ，第2版，学研メディカル秀潤社，p.9, 2015

参考文献

- 道又元裕ほか：系統看護学講座 別巻 クリティカルケア看護学，医学書院，2008
- 平澤博之（編）：最新救命救急ケア・マニュアル，医学芸術社，2002
- 池松裕子（編）：クリティカルケア看護の基礎 生命危機状態へのアプローチ，メヂカルフレンド社，2003

第 2 章

重症化を回避する ICU の基本的 看護ケアのワザ

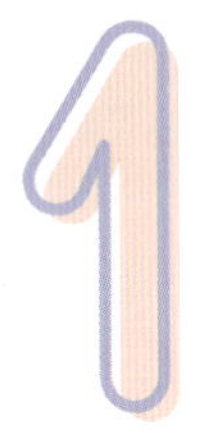

清潔ケア

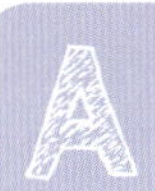

押さえておきたい基本知識

(1) 清潔ケアの意義

身体の清潔とは，皮膚についた「汚れ」，新陳代謝によって生じた「汗」「皮脂」「分泌物」，さらに皮膚の角化によってできた「落屑」「垢」を取り去った状態[1)]をいう．

皮膚にはさまざまな機能があり，人はこの皮膚の機能を通して生体の恒常性を維持している．そのため，垢などにより皮膚の機能が妨げられないよう清潔ケアを行い，**二次障害を予防**する必要がある．

また清潔ケアは，患者の皮膚や粘膜の観察だけでなく，筋力低下や関節拘縮の程度，体動負荷によるバイタルサインの変動などを観察する機会にもなる．

さらに，重症患者は侵襲により交感神経が活性化している．清潔ケアによりリラクゼーションを提供することは，副交感神経を活性化し，**回復を促す**ことにもつながる．

(2) 皮膚の構造とバリア機能

皮膚は体表を覆う臓器で，表皮，真皮，皮下組織で構成され，表皮は**基底層**，**有棘層**，**顆粒層**，**角質層**，の4層構造からなる（**図1**）．基底層にある基底細胞は，絶えず分裂を繰り返しながら上層に向かい，約1.5ヵ月[2)]かけて角質層から垢としてはがれ落ちる（**ターンオーバー**）．その際，垢に付着している微生物もはがれ落ち，細菌の侵入や繁殖を防いでいる．このターンオーバーが順調に機能することで，皮膚のバリア機能が維持される．

その他，角質層のバリア機能には，**水分喪失防止**と**保湿機能**，細菌に対して**pHの緩衝作用**から**静菌**するなどさまざまな機能を保っている．

a 水分喪失防止と保湿機能

セラミドなどの角質細胞間脂質と皮脂腺から分泌される皮脂，汗腺から分泌される汗が混ざり合い，皮脂膜となり皮膚表面を覆っている．これが水分の蒸発および皮膚の乾燥を防ぎ，外部から細菌などの侵入を防いでいる（**角質層のバリア**）．また，天然保湿因子（NMF）も角質層水分保持機能，皮膚のなめらかさや柔軟性（保湿）を維持するうえで重要な役割を果たしている．

b 静菌・緩衝作用

皮脂や汗，皮膚の常在菌による代謝物などが皮膚の表面を弱酸性（pH4.5～6.0）に保っている．これを酸外套（さんがいとう）という．このことにより，アルカリ性を好む菌の増殖を抑制している（**静菌作用**）．また，酸あるいはアルカリ溶液が接触しても，影響を受けるのは一時的で，一定時間が経過すると，弱酸性の状態に戻すことができる（**緩衝作用**）．

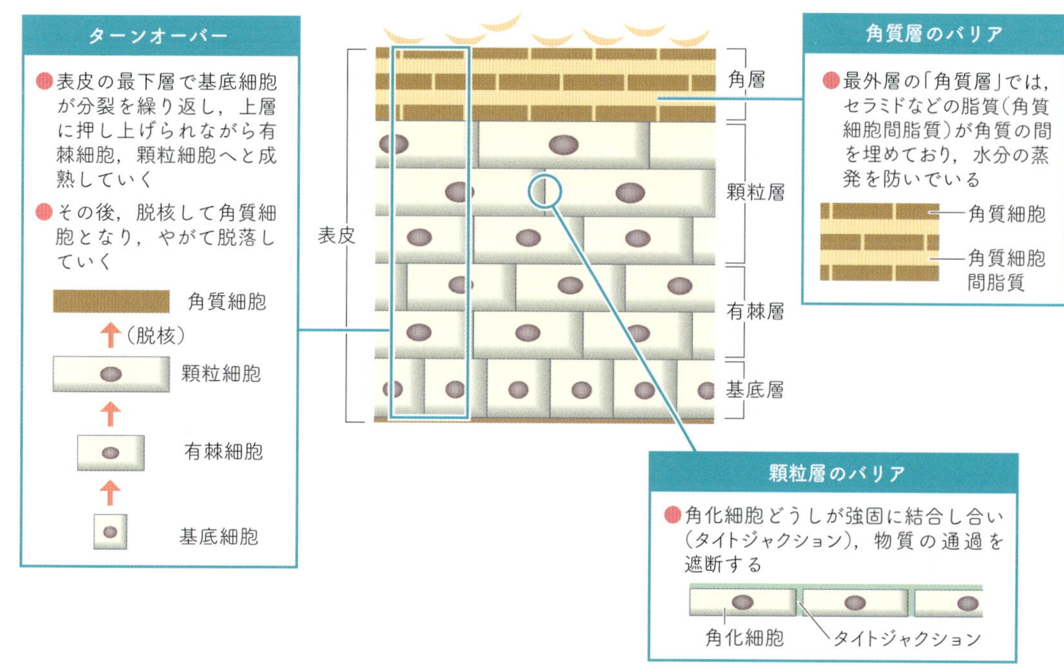

図1　正常な皮膚の構造と皮膚のバリア機能

［真田弘美（編）：失禁に伴う皮膚炎の最新知識. Expert Nurse **33**（15）：67, 2017, 図2を参考に筆者作成］

角質層の直下にある顆粒層の細胞同士は，タイトジャンクションによって密着している．これによって，細胞と細胞の隙間から水分が体外に漏れ出すのを防ぐとともに，角質層を通り抜けてしまった異物が，細胞と細胞の隙間を通り抜けて体内に侵入してくるのを防いでいる（**顆粒層のバリア**）．

このように皮膚は，非特異的防御機構[※1]の最前線として，あらゆる微生物の体内への侵入を防いでいる．

（3）重症患者の皮膚の特徴

a ドライスキン

表皮の角質層の柔軟性が低下し角質が硬く，脆くなり，角質水分量が減少した状態[4]をいう．

循環不全が生じると，重要臓器に血流を維持しようとするため，皮膚の血流は低下する（血流の中枢化）．その結果，皮膚細胞への酸素や栄養の供給が低下するため，天然保湿因子（NHF）や角層細胞間脂質（セラミド）などの保湿因子の産生量が減少し，保湿能が低下する．

また，ターンオーバーの低下により古い角質層が皮膚を覆うために，内部からの水分が皮膚表面に到達できなくなり，角質水分量が減少する．その結果，角質層に隙間ができ，細菌などの異物が侵入しやすい状態になる．

b 浮腫

侵襲による血管の透過性亢進や，タンパクの異化亢進による低アルブミン血症，静脈還流障害による静水圧上昇などによって浮腫が生じやすい．

※1 非特異的防御機構：細菌や異物などを無差別に排除する機構で，異物侵入の初期に働く自然免疫[3]のこと．

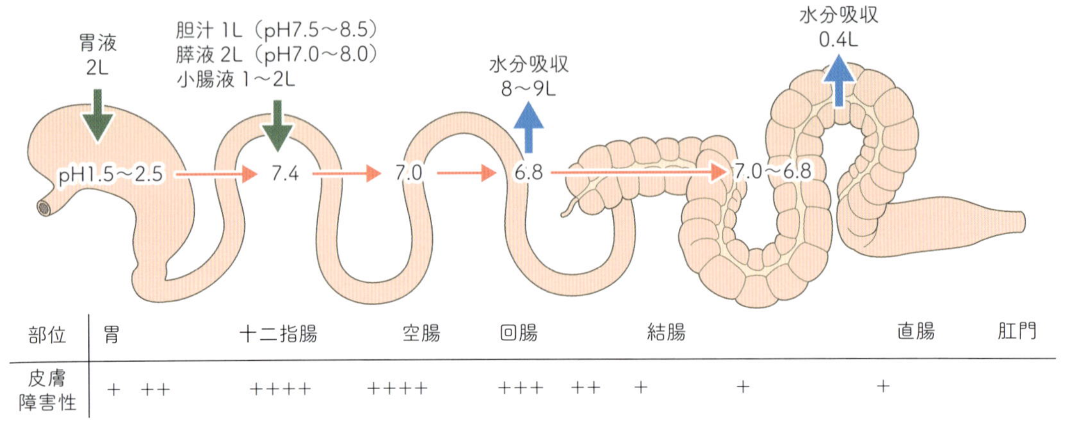

図2　水分および消化管分泌物液量とpH，皮膚障害性の変化

［内藤亜由美：クリティカルケア・救急領域における患者のスキンケア．スキンケアガイドブック，日本創傷・オストミー・失禁管理学会，照林社，p.163，2017より許諾を得て転載］

浮腫を呈した皮膚は，表皮が過伸展して菲薄化し，弾力性を失い，外力により剥離しやすい[5]．また，汗腺，皮脂分泌の低下により皮膚は乾燥し，ドライスキンに傾く．

c 浸軟

角質層の水分が増加し，一過性に体積が増えてふやけること[6]をいう．

浸軟を起こす要因として以下のようなものが挙げられる．

①汗・不感蒸泄：重症患者は，意識レベルの低下や鎮静による自発的な体動の減少などにより，腋窩や鼠径部の皮膚が密着し，熱がこもりやすくなる．また，代謝の亢進や解熱剤投与により発汗がみられることがある．汗は，皮膚表面を弱酸性に保ち細菌繁殖を抑えるが，時間が経つと，アルカリ性（pH7.0以上）に傾く．

医療用粘着テープの長時間の貼付は，通気性により発汗や不感蒸泄が妨げられる．

②便失禁：抗菌薬の使用による腸内細菌叢のバランスの崩れや経腸栄養剤の浸透圧などによって，下痢が起こりやすい．水様性の下痢便は，便中の消化酵素の活性が高く，pHはアルカリ性を呈する．下痢便が長時間皮膚に触れていると皮膚は化学的刺激を受ける．

また，おむつ内は通気性が悪く，熱や湿気がこもりやすくなるため，皮膚が蒸れやすくなる．

③排液：ドレーンの動揺などによる挿入部からの脇漏れや，開放式ドレーンを短切しているとき，排液が皮膚に付着することにより，浸軟が起こる．また，アルカリや弱酸性の排液（**図2**）が皮膚に付着することで，スキントラブルが生じる．

①〜③は，湿潤環境により角質細胞が外からの水分を吸収して膨張し，細胞間の結びつきがゆるくなる．それにより，角質のバリア機能が低下し，異物が侵入しやすくなる．また浸軟した皮膚は，酸外套（さんがいとう）が破綻してアルカリ性に傾くため，細菌が増殖しやすくなる．

d 菲薄（ひはく）

表皮，真皮，皮下組織のいずれかが萎縮した状態[7]をいう．

菲薄化した皮膚は，表皮と真皮の結合が低下するため，医療用テープや創傷被覆材などの剥離により皮膚損傷が生じやすく，異物が侵入しやすくなる．

e その他（デバイスの挿入）

治療目的で挿入されているさまざまなデバイスは，防御機構である皮膚を貫いて留置され，外界と交通している．そのため，皮膚に付着している常在菌などの微生物などがデバイスの外側を通っ

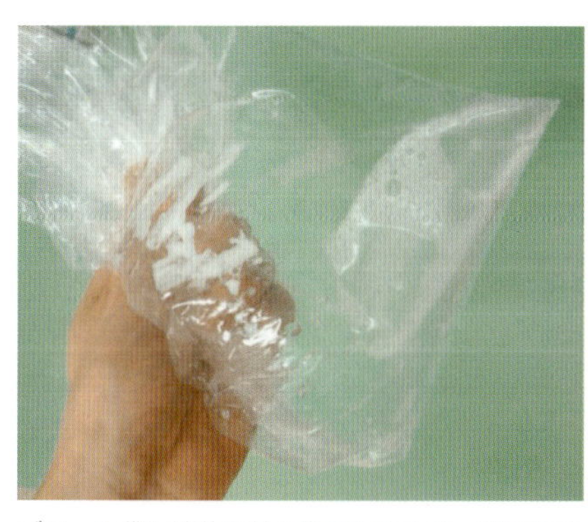
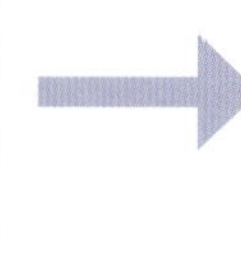
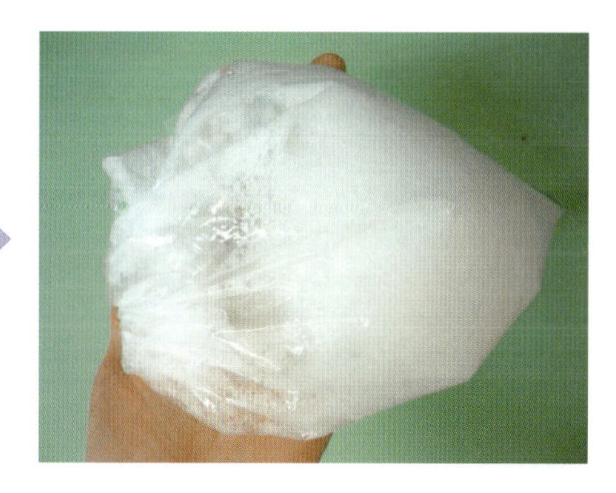

ビニール袋に液体石鹸と微温湯を入れ，泡立ちをみながら量を調整し，攪拌する．

図3　ビニール袋での液体石鹸の泡立て方

［黒木さつき：スキンケア指導の鉄則リスト．プロフェッショナルがんナーシング **5**(5)：12, 2015より許諾を得て転載］

て侵入しやすい状態にある．

(4) 清潔ケアの方法

a ケア前の準備

①保温：低温環境での皮膚の露出は，対流による熱損失を増加させるため，皮膚温が低下しやすい．寒さは交感神経を活性化させ，血圧上昇や酸素消費量増大による心負荷を増やすことにつながるため，清潔ケア時は室温は高め（23～29℃[8]）に調整する必要がある．

また，皮膚を濡れたままにしておくと，蒸発の際の**気化熱**[※1]によって，皮膚温は低下する．そのため，不必要な皮膚の露出はさけ，即座に皮膚の水分を拭き取り掛け物で覆う必要がある．

②洗浄剤の選択：通常石鹸は，汚れを落とす目的をもつアルカリ性のものが多い．健康な皮膚であれば緩衝作用が発揮されるため，問題にはならない．問題となるのは，ドライスキンや傷害を受けている皮膚に対して使用する場合で，このような皮膚に用いる洗浄剤は皮膚のpHに近い弱酸性のものが推奨される．ただし，外陰部や腋窩などは弱アルカリ性であるため，細菌が繁殖しやすい．このような感染を引き起こしやすい部分の洗浄にはアルカリ性の洗浄剤で汚れを落とすなど，皮膚の状態や部位によって，弱酸性のものかアルカリ性のものかを使い分けることが望ましい．

皮膚の汚れには皮脂成分が多く，その汚れを落とすのは，石鹸に含まれている界面活性剤である．界面活性剤が水に溶け，ある濃度に達すると，界面活性剤の分子が集まり「ミセル」という集合体を作る．このミセルができ始める濃度を「臨界ミセル濃度（CMC）」という．汚れを落とすにはCMC以上の濃度が必要で，CMCに達した際，石鹸は泡立ちはじめるといわれている．つまり，**高い洗浄効果を得るには十分な泡立ちが必要**ということになる．

液体石鹸の泡立て方法を**図3**に示す．泡立てる時間が取れない場合には，泡の状態で出てくる洗浄剤やオイルによる汚れを浮かせて拭き取るタイプのもの，泡立てる必要のない洗浄剤もあるため，それらを選択するのもひとつの方法である．

[※1]気化熱：水が1 gが蒸発するとき，0.58 kcalの熱が奪われる[9]．

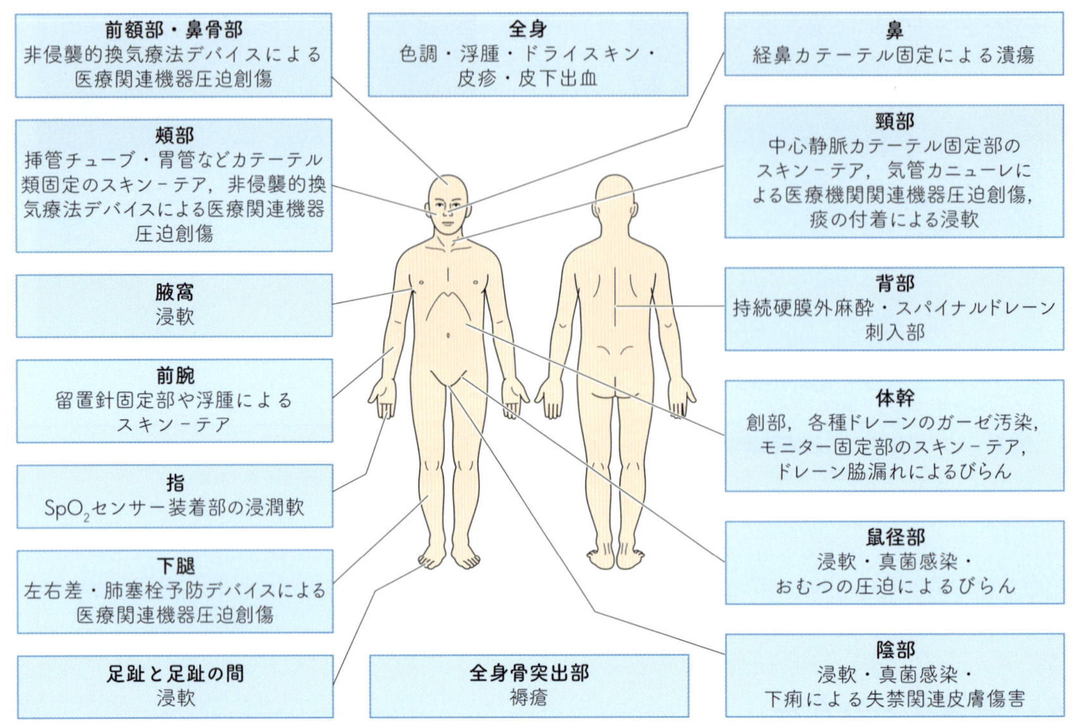

図4　清潔ケア時観察する部位

［内藤亜由美：クリティカルケア・救急領域における患者のスキンケア．スキンケアガイドブック，日本創傷・オストミー・失禁管理学会(編)，照林社，p.158, 2017, 図3を参考に筆者作成］

b ケア中

①洗浄方法：乾いた皮膚に直接洗浄剤を使用すると洗浄剤の成分が皮膚に残留しやすくなるため，微温湯で軽く皮膚を洗い流してから洗浄剤を使用する．洗浄剤は，泡立った厚みのある泡を皮膚に乗せるように洗っていく．そうすることで泡がクッションの役割を果たし，洗浄時の皮膚との摩擦を和らげることができ，皮膚への負担軽減につながる．

石鹸使用後の皮膚のpHは0.6～0.8程度高くなる[10]といわれている．石鹸が皮膚に残ると掻痒感や発赤が生じることがあるため，十分に洗い流す必要がある．濡れたタオルを用いる場合，3回以上[9]拭き取り，石鹸の残留を少なくする．

②ケア中の観察：清潔ケア時は，皮膚を観察する機会となる．観察する部位を**図4**に示した．

また，ケア中は体位変換などによるバイタルサインの変動にも注意する．目視だけではなく，心拍モニター音やトーンモジュレーション音(SpO_2モニター音）など耳でも患者の状態をモニタリングする．呼吸・循環動態に異常がみられた場合，ケアを中止する．

重症患者は，臥床安静や鎮静薬の投与下にあり，筋力低下や関節の拘縮が生じやすい．患者の協力が得られる場合には，ケアに参加してもらい，筋力低下の予防に努める．

c ケア後

ケア中の体位調整等による呼吸・循環動態のアセスメントや，皮膚異常の有無を記録に残す．褥瘡や医療関連機器圧迫創傷などが生じた場合，対応策を講じ，必要時写真に残し，経時的変化をモニタリングする．

皮疹があれば医師へ報告し，必要時専門医へのコンサルテーションを依頼する．

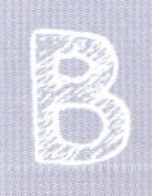

清潔ケアのワザ

重症化回避のワザ 1

呼吸・循環動態が不安定で側臥位が実施できない場合，仰臥位に近い角度での方法を検討する

重症患者は，神経・体液性循環調節機転が不安定な状態にあるため，体位変換により，呼吸・循環動態に変動をきたしやすい．呼吸・循環動態の変動を最小限に抑える方法として，マンパワーが確保できる場合フラットリフトし，マンパワーが確保できない場合，ハーティグローブ®を用いて患者の背部に手を差し込み，マット側を押さえて空間を作ることにより，仰臥位に近い状態で背部の清潔ケアを行うことができる．マンパワーが確保できない際の背部の皮膚は，鏡を用いることで観察することができる．

重症化回避のワザ 2

全身状態をアセスメントしてから清潔ケアの実施を判断せよ！ ルーチンで行ってはならない！

1）クリティカルな患者は，清潔ケアにおいても呼吸・循環動態が変動しやすい

クリティカルな状況下にある患者は，清潔ケアにおいても酸素消費量が増加し，病態によっては供給量が追いつかず，バランスが崩れ（**図5**），重篤な状態に陥ることもある．

全身の酸素需給バランスを反映する指標として混合静脈血酸素飽和度（SvO_2）や中心静脈血酸素飽和度（$ScvO_2$）がある．これらは①動脈血酸素飽和度，②ヘモグロビン値，③心拍出量，④全身酸素消費量の4つの因子（酸素消費量因子）から決定され，酸素供給量は①～③の因子（酸素供給量因子）が関与している．酸素供給量因子と酸素消費量因子から，清潔ケアが実施可能か，実施可能と判断した場合，時期や範囲を検討する．

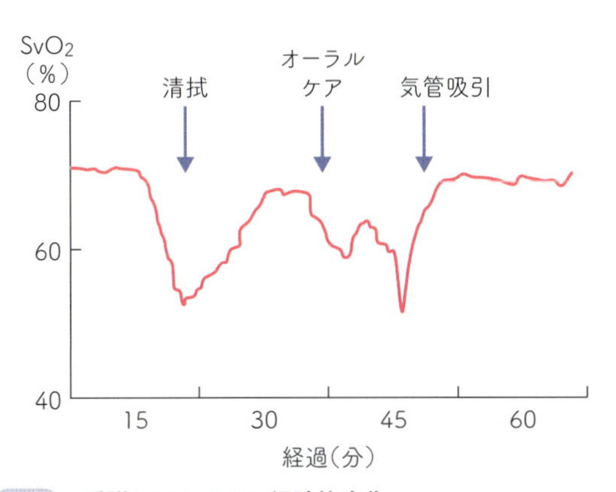

図5　看護ケアとSvO_2経時的変化

［大槻勝明：生体情報のモニタリング．クリティカルケア看護技術の実践と根拠，道又元裕（編），中山出版，p.79, 2011より引用］

しかし，全患者でSvO_2値や$ScvO_2$値をモニタリングはできないため，バイタルサインやフィジカルイグザミネーション，検査データやエコー所見などを統合してアセスメントする必要がある．

2）清潔ケア前のアセスメント項目

清潔ケアを実施する前に①呼吸・循環状態，②鎮痛・鎮静状態，③食事・注入時間および消化機能の状態をアセスメントする．

①呼吸・循環状態	
呼吸・循環動態	投与中の循環作動薬および投与量，観血的動脈圧波形や四肢末梢の触診，尿の流出状況，エコー所見などから，現在の循環動態を評価する．呼吸は，視診や聴診，胸部X線の所見により，どの体位が呼吸状態の悪化をまねきうるのかをアセスメントする． また，カルテの記録から体位調整によって呼吸・循環動態が変化していないか，変化がみられた場合，回復にどの程度時間を要したのかなど情報収集を行い，実施時の体位や清拭の範囲などを検討する．
カテコラミン製剤のシリンジ交換前後	カテコラミン製剤は，血中半減期がきわめて短いため，注入量の少しの変動で循環動態に及ぼす影響がある．そのため，カテコラミン製剤の交換前後のケアは避けることが望ましい．
②鎮痛・鎮静状態	
疼痛コントロール	疼痛は，交感神経を賦活化させ，血圧上昇や心拍数増加，頻呼吸をもたらし，酸素消費量増加につながる．疼痛時には，除痛後に清潔ケアを実施する．
鎮静状況	ケアにより覚醒度が急激に上がり，状況が理解できず，体動が激しくなることがある．そのような場合，酸素消費量が増加する可能性があるため，状況を説明しながらケアを実施する．また，ライン類の計画外抜去が起こる危険性もあるため，鎮静が適切であるかをアセスメントし，体動が激しい際の対処方法を医師に確認しておく必要がある．
③食事・注入時間および消化機能の状態	
食事・注入の時間	侵襲による交感神経系の賦活化や，オピオイドなどの鎮痛・鎮静薬の使用により，腸蠕動運動が抑制され，胃内容物が停滞しやすくなる．また，胃管チューブが挿入されている場合，噴門部の閉鎖が不十分となり，腹圧によって胃内容物が逆流し，誤嚥する可能性がある． さらに，加齢や自律神経障害がある場合，食事や間欠的経腸栄養投与によって消化管に血流がシフトし，血圧低下をきたすことがある．消化吸収機能に支障をきたさないためにも，食後1時間以内のケアは避ける．

引用文献

1) 岡田淳子：清潔ケアのエビデンス．ケア技術のエビデンス，深井喜代子（編），へるす出版，p.65, 2006
2) 日野原重明（監）：看護のための最新医学講座19　皮膚科疾患，中山書店，p.2, 2001
3) 片野由美ほか：生体防御のしくみ．図解ワンポイント生理学，新訂版，サイオ出版，p.113, 2015
4) 小林直美：乾燥（ドライスキン）．スキンケアガイドブック，日本創傷・オストミー・失禁管理学会（編），照林社，p.26, 2017
5) 河野　薫：脆弱な皮膚に対するスキンケア用品の選択．臨看［臨増］**39**：407, 2013
6) 小林直美：浸軟．スキンケアガイドブック，日本創傷・オストミー・失禁管理学会（編），照林社，p.36, 2017
7) 柳井幸恵：菲薄．スキンケアガイドブック，日本創傷・オストミー・失禁管理学会（編），照林社，p.40, 2017
8) 松村千鶴ほか：全身清拭技術のエビデンス．ケア技術のエビデンスⅡ，深井喜代子（編），へるす出版，p.158, 2010
9) 前掲8)，p.158
10) 中島文香：スキンケア用品の特徴と留意点．臨看［臨増］**39**：395, 2013

参考文献

- 真田弘美（編）：失禁に伴う皮膚炎の最新知識．Expert Nurse **33**（15）：65-73, 2017
- 日本看護協会出版会認定看護師制度委員会創傷ケア基準検討会（編）：スキンケアガイダンス．日本看護協会出版会，2009
- 溝上祐子ほか（編）：専門的皮膚ケア，メディカ出版，2008
- 道又元裕（編）：ICUケアメソッド，学研，2014
- 溝上祐子：Q&Aでスキントラブルズバッと解決！　ナースビーンズ **7**（8）：4-19, 2005
- 溝上祐子：脆弱な皮膚に効果的な予防的スキンケア．褥瘡会誌 **7**（2）：169-174, 2005

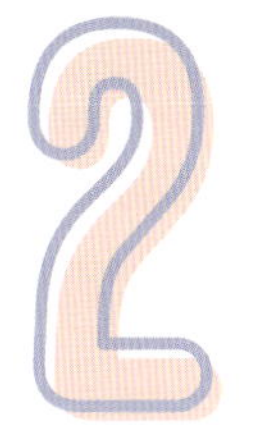

口腔ケア

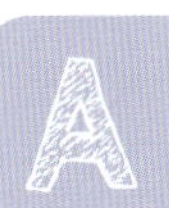

押さえておきたい基本知識

(1) 口腔ケアの定義・分類・意義・目的

a 口腔ケアの定義・分類

口腔ケアの定義は，口腔衛生管理と口腔機能の維持・改善の目的に行われる諸行為であり，口腔清掃，口腔機能の訓練などが含まれる．口腔ケアは，ケア内容からみると，口腔内の歯や粘膜，舌などの汚れを取り除く**器質的口腔ケア**と口腔機能の維持・回復を目的とした**機能的口腔ケア**に分けられる．また，実施者で分類すると，本人や介助者によって行われる**日常的口腔ケア**と歯科医師や歯科衛生士，看護師によって行われる**専門的口腔ケア**がある（**図1**）．

重症患者においては，器質的口腔ケアと機能的口腔ケアの双方をICU看護師が担当している．また重症患者であるがゆえ，日常的口腔ケアの担い手はICU看護師であるが，**人工呼吸器関連肺炎**（ventilator-associated pneumonia：VAP）や誤嚥性肺炎予防を意識した専門的口腔ケアの側面も担っている．歯科領域における専門的口腔ケアは，歯科医師や歯科衛生士が担当していることが多い．

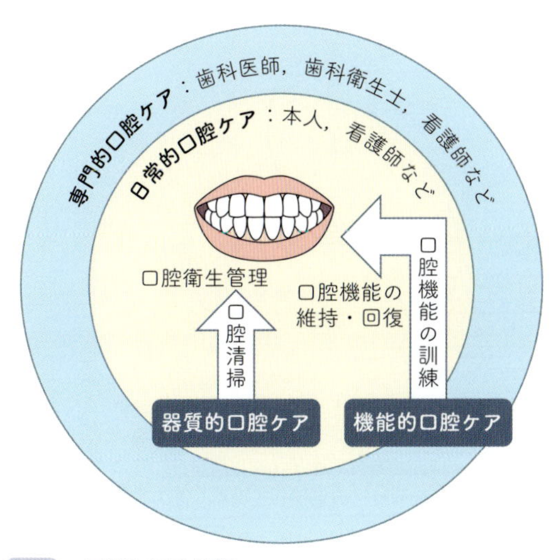

図1 口腔ケアの分類

b 口腔ケアの意義・目的

口腔ケアの意義は，口腔機能が管理され，口から食べることを可能とすることにある．器質的口腔ケアと機能的口腔ケアは，別々のものではない，口腔清掃は，舌や口腔粘膜への刺激となり，唾液分泌を促進するなど，**口腔機能の維持・回復にも関与**する．したがって，口腔ケアの目的は，単に口腔内を清掃することだけにとどまらず，口から食べる機能を維持するための口腔機能を管理することを目的としている．

c 口腔ケアの効果

口腔ケアの有効性は，プラーク指数[1)]や口腔内細菌数[2)]の減少によって，**口腔衛生の改善**が報告されている．さらに，口腔ケアは，**誤嚥性肺炎の発症予防に効果的**であることが報告されている[3,4)]．これらのことから，専門的口腔ケアを日常的に行うことの重要性が明らかとなっている．

d 周術期歯科管理料

2012年度より周術期口腔機能管理料が口腔内

環境を整え周術期の合併症を予防する目的で策定された．対象は，がんをはじめとした周術期および化学・放射線療法を受ける患者であり，術前・術後に歯科医師もしくは歯科衛生士による介入を行うことで算定される．

看護師の多くは，口腔ケアについて専門的に学んだ経験が少なく，臨床現場で口腔ケアの方法を学んでいる[5)]が，歯科と連携することで，口腔内のトラブルを最小限に抑え，口腔内環境を整えることが可能となる．これらのことから，近年では，重症患者の口腔ケアに歯科チームが参画していることが報告されている[6)]．

(2) 重症患者の口腔内環境と人工呼吸器関連肺炎

a 重症患者の口腔内環境の特徴

口腔内細菌はバイオフィルムという1つの生命体であるかのような構造を形成する．口腔内細菌は，歯に付着した唾液中のタンパク質を中心に付着し集落（コロニー）を形成する．コロニーは互いに結びつきながら成長し，不溶性グルカゴン[※1]に守られたバイオフィルムを形成する．このバイオフィルムは強固に歯に接着しており，外からの消毒薬や唾液の自浄作用からも内部の細菌を保護している．またバイオフィルム内の口腔内細菌は，内部が過密になると外部に放出され，新たな付着と集落を形成し，増殖していく（**図2**）．

重症患者は，意識障害や鎮静管理などにより運動機能が低下し，また生体侵襲によって血管内は脱水の傾向にあるため，口腔内環境は乾燥しやすい．経口気管挿管されている場合は，発語がなく絶食になるため唾液の分泌量は激減し口腔内の自浄・抗菌作用は著しく低下する．また，常時開口状態となるため乾燥を助長する．このような環境は，口腔内細菌を増加させ，乾燥した環境はバイオフィルムの破壊をより困難にさせる．

b 人工呼吸器関連肺炎（VAP）の起炎菌と感染経路

VAPは，「気管挿管による人工呼吸開始48時

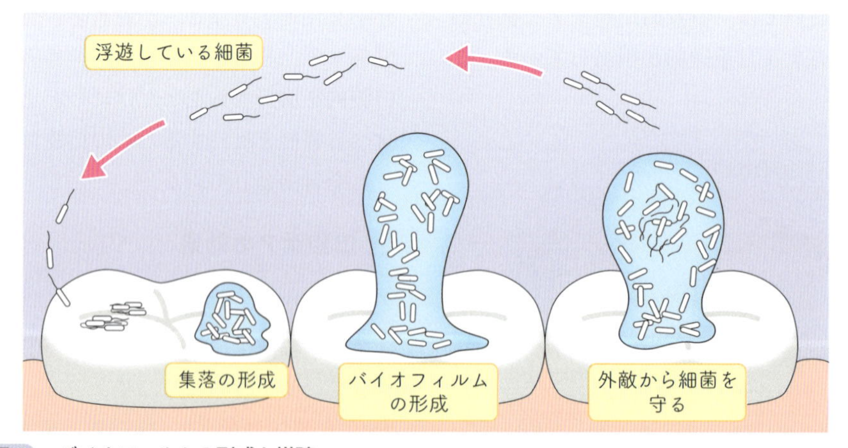

図2　バイオフィルムの形成と増殖

バイオフィルム形成の過程は，歯の表面に唾液中のタンパク質が付着したことをきっかけに，レンサ球菌群が付着して集落(コロニー)が形成されることから始まる．コロニーに集合した細菌は粘り気のある基質を介して小さな細菌の集団であるバイオフィルムを形成する．バイオフィルムは複数菌種が共存しながら，互いに保護しあい，表面では不溶性グルカンが強固に歯に付着し，新たな菌を取り込み増殖していく．そのうちいくつかの菌種は脱離して新たなバイオフィルムを形成していく．

※1 不溶性グルカゴン：糊状で歯面にへばりつき，簡単には脱落しない構造の物質である．

間以降に発症する肺炎」で，人工呼吸器管理前には肺炎はなかったにもかかわらず人工呼吸器開始48時間以降に発症する肺炎と定義されており，院内肺炎の1つである（☞p.33参照）.

VAPの原因菌の侵入経路は，汚染された口腔，鼻腔，胃内容物が主体と考えられている．VAPを減らすためには，上気道の病原菌を減らすことと，病原菌の下気道への侵入を減らすことが重要である[7].

(3) 気管挿管患者の口腔ケア

a 気管挿管患者への口腔ケアの効果

殺菌消毒効果のある薬剤を使用した口腔ケアは「化学的清掃」とよばれ，歯ブラシによる物理的なプラーク（歯垢）の破壊を行う方法は「機械的清掃」とよばれている.

気管挿管患者の口腔ケアとして，諸外国では0.12%クロルヘキシジングルコン酸塩（chlorhexidine gluconate：CHG）を用いた方法のVAP予防効果が報告された[8]．CHGの有効性について，16の**無作為化比較試験（RCT）**※1を対象に**メタアナリシス**※2が行われ，心臓血管外科の患者でVAPが減ることが明らかにされている[9]．しかし，わが国では，0.12% CHGの粘膜への使用はアナフィラキシーショックの可能性があり医薬品医療機器法で禁止されている．わが国での化学的清掃で注目されるのが，セチルピリジニウム塩化物（cetylpyridinium chloride：CPC）※3である[10]．ただCPCに関しては，VAP予防に効果があるとする研究結果は見当たらず，エビデンスの蓄積が望まれる.

機械的清掃は，歯に付着したバイオフィルムの性質を有するプラークの除去に効果的とされるが，4つの無作為化比較試験（RCT）を対象としたブラッシングに関するメタアナリシスでは，ブラッシングはVAP予防に明らかな効果はないことが報告された[11]．しかし，ブラッシングには実施者の技術が影響する．南東米国の三次救急センターで行われた試験では，気管挿管患者の歯のプラークの蓄積は気管挿管後7日目まで，どの歯にも60%以上のプラークがあったことが報告されている[12]．このことは，ブラッシングで必ずしもプラーク除去ができていないことを証明しており，これまでのRCTにおいてもブラッシング技術の正確さについては疑問が残る．そのため，ブラッシングのVAP予防効果を証明するには，正確なブラッシング技術のもとでのさらなるエビデンスの蓄積が必要である.

b 気管挿管患者の摂食・嚥下機能の廃用予防

気管挿管患者の口腔ケアでは，器質的口腔ケアと機能的口腔ケアを総合的にマネジメントしていく，「オーラルマネジメント」という概念が提唱されている[13]．オーラルマネジメントの構成要素は，CREATEという英単語で整理される．Cは清掃（器質的口腔ケア：cleaning），Rはリハビリテーション（rehabilitation），Eは教育（education），Aは評価（assessment），Tは歯科治療（treatment）である．このCREATが達成されれば，口腔の健康が得られ，Eの概念である「おいしく食べる（eat）」が可能となるというものである．気管挿管された状態で，「食べる」ことは遠い目標に感じられるが，看護師が「CREATE」の概念をもってオーラルマネジメントを行うこと

※1 無作為化比較試験（randomized controlled trial：RCT）：評価の偏りをできるだけ避けた方法で，治療や予防のための介入を行う群（介入群）と，従来から行われている方法を行う群（対照群）の差を評価しようとするものである．いくつかある研究方法の中でももっとも信頼性が高い方法である.

※2 メタアナリシス：過去に行われたRCTをいくつか集め，それぞれの研究のバイアスの危険性を評価し，重み付けを行ったうえで，結論の要約に量的な方法を用いて統合する方法である.

※3 CPC：わが国で口腔内に使用できる消毒薬の1つである．CPC0.05%であればCHGに近い効果が期待されている.

で，摂食を可能にできると考えられる．

R（リハビリテーション）の部分は，摂食・嚥下機能の廃用予防に重要である．口腔ケアは，清掃だけでなくリハビリテーションの役割も果たす．たとえば，口腔ケアのために開口を促すため，口唇を単に開くだけでなく，頬のストレッチを加えることで口腔機能の刺激となる．ブラッシング時にも歯のプラークを除去するだけでなく，歯ブラシの背による頬粘膜の刺激は，唾液の分泌や脳への刺激となり，口腔機能への刺激ともなる．

このような効果的な口腔ケアの実現は，口腔機能を向上させ，食を通したQOLの向上，栄養改善，全身疾患の予防，医療費の削減が期待できる．

(4) 重症患者の口腔ケア方法

a アセスメント

重症患者はさまざまな病態や状況にあり，口腔内の状態も個人差や時間単位でも大きな違いがある．そのため，口腔ケアにおいて口腔内をアセスメントすることは大前提となる．アセスメントの視点としては，ツールを用いて口腔機能評価を行うことがよい（**表1**）．

b ブラッシング

重症患者の口腔ケアでは，上気道の病原菌を減少させることが重要である．口腔内細菌が歯の表面に層となって付着したプラークを除去するには，歯ブラシによる機械的清掃が必要である．Jones DJらの研究によると気管挿管後7日目にはすべての歯で60％以上のプラークが付着しており，とくに大臼歯にはたくさんのプラークが付着していたことが報告されている[12]．このことは，気管挿管患者の大臼歯へのブラッシングの困難さを表している．そのため，視野の確保とともに確実なブラッシングと，破壊したプラークの飛散を防ぐ吸引機能付き歯ブラシの使用が注目されている．

c 汚染物の回収

重症患者の口腔ケアでは，下気道への病原菌の侵入を防ぐことが重要である．ブラッシングによって破壊され口腔内に飛散したプラークと細菌を口腔外へ確実に排出することが要点となる．汚染物の回収方法としては，清拭法と洗浄法がある．**清拭法**は，保湿剤や口腔ケア用のウェットティッシュなどを利用した拭き取りである．清拭法は，汚染物の回収の効率性は高くないが，下気道への流れ込みの危険が少なく，安全に実施できる方法である．海外ではCHG（クロルヘキシジングルコン酸塩）を含んだ清拭法が標準的な方法となっているが，わが国ではこの方法を活用できないため，化学的清掃の効果が少ない点を考慮しておかなくてはならない．**洗浄法**は水道水などの水溶液

表1　口腔ケアのアセスメントツール

ツール	特徴
Revised Oral Assessment Guide（ROAG）	声，嚥下，口唇，舌，唾液，粘膜，歯肉，歯と義歯，の8項目からなる口腔内指標
Clinical Oral Assessment CHart（COACH）	ROAGなどをベースに，開口，口臭，流涎の項目を追加した口腔内指標 気管挿管患者でも評価しやすい
The Oral Health Assessment Tool（OHAT）	高齢者に対する口腔観察・嚥下に関する評価スケール 高齢者に多い義歯などの機能についても評価できる

［Andersson P et al：Inter-rater reliability of an oral assessment guide for elderly patients residing in a rehabilitation ward. Spec Care Dentist **22**(5)：181-186, 2002／岸本裕充, 小島藍：術前からの口腔ケア・オーラルマネジメントはとても重要. 継続看護時代の外来看 **22**(1)：69-76, 2017／Chalmers JM et al：The oral health assessment tool - validity and reliability. Aust Dental J **50**(3)：191-199, 2005より引用］

を用いて汚染物の回収を行う方法である．水溶液によってプラークや細菌を希釈し吸引することで回収している．洗浄法は汚染度が強い場合には効率的であるが，水溶液を用いるため下気道への流れ込みの危険が高くなり，確実な吸引の技術が必要となる．どちらの方法がVAP予防に効果があるか明確なエビデンスはないのが現状である．

d 保湿ケア

重症患者の口腔ケアで重要なポイントは**乾燥させないこと**である．重症患者の口腔内は乾燥しやすく，乾燥は口腔内の状態を悪化させケアを困難にする．American Association of Critical-Care Nurses（AACN）では，2～4時間ごとの保湿ケアを推奨している[14]．

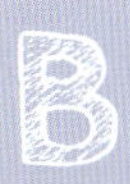

口腔ケアのワザ

重症患者への口腔ケアのポイントは，上気道の病原菌の増殖を抑えることと下気道への流れ込みを防ぐことである．ここでは，気管チューブを介して下気道への流れ込みが生じる気管挿管患者への口腔ケアについて述べる．

重症化回避のワザ 3

分泌物を肺に流れ込ませないためには，①カフ上部吸引，②カフ圧を20～30 mmH_2Oに調節，を行うべし！

1）カフ上部吸引

気管挿管患者では気管チューブが挿入されることによって，声門部の閉鎖機構が機能しなくなるため，分泌物が流れ込みやすくなる．気管に流れ込んだ分泌物は，気管に密着させたカフによって肺への進入を防止され，カフ上部に貯留する．近年，このカフ上部に貯留した分泌物を吸引除去する専用のポート機能をもつ気管チューブ（**カフ上部吸引孔付き気管チューブ**）が登場した．カフ上部吸引孔付き気管チューブは，カフ上部に直径6 mm程度の吸引孔をもつ．カフ上部吸引孔つき気管チューブを用いたカフ上部吸引はsubglottic secretion drainage（SSD）とよばれている．

SSDの有効性は海外では，多くの無作為化比較試験（RCT）によって証明されており，Muscedereらが行ったメタアナリシスでもVAP発生を低減させることが報告されている[15]．そのため，多くのガイドラインで肺炎を予防する技術として推奨されている．

SSDの方法としては，10 mLのシリンジを用いて定期的に吸引する方法，持続的吸引によるもの，間欠的に吸引圧をかける方法などさまざまあり，どの方法がよいかは明らかではない．いずれにしても**カフ上部で分泌物を堰き止めている間に吸引除去することが重要**と考えられる．

口腔ケア前，後にはカフ上部吸引を行い，カフ上に堰き止められた分泌物の下気道への流入を防ぐ．

2）カフ圧管理

気管チューブ挿入状態は，カフを膨らませることによって，空気のもれや下気道への流れ込みを防いでいる．一方，声門部の閉鎖は阻害され，口腔・鼻腔からの流れ込みは完全には防止できない．気管チューブのカフ圧が20 cmH_2O以下で持続すると，VAPを引き起こす危険が高まる．そのため，カフ圧は適切な間隔で適正圧（20～30 cmH_2O）に調整する必要がある．しかし，カフ圧の調整自体で2～4 cmH_2Oのカフ減圧につながるので，カフ圧を調整する前にカフ上部吸引を行うなど下気道への流入を予防する必要がある．反対にカフ圧が30 cmH_2O以上の過膨張は，虚血性気管病変の主要な危険因子である[16]ため，口腔ケア前にカフ圧を意図的に挙げることは推奨されていない．口腔ケア前後で適正圧であることを確認し，下気道への上気道からの流れ込みを防ぐ．

重症化回避のワザ 4

舌・歯肉粘膜を傷つけないためには，①視野の確保，②保湿，を行うべし！

1）視野の確保

気管挿管患者は，気管チューブが口腔内に挿入され固定もされているため，視野が狭くなる．また鎮静や意識状態が不良であると口腔機能が低下し，開口しにくくなることがある．患者自身の「開けたくない」という意思がある場合もある．視界の狭さはケアをよりいっそう困難にさせる．そして，不十分な視野での盲目的なケアは，思わぬ舌や歯肉粘膜の損傷を招くことがある．

近年気管挿管患者であっても浅い鎮静で管理されることが多くなった（☞p.221参照）．そのため，開口を促すため，口腔ケアの意味をしっかり伝え，快適な状態でケアを始める必要がある．いきなり口腔内で何かされ，苦痛と感じた場合には協力が得られず視野の確保は困難となる．何度も繰り返されるケアだからこそ，十分な説明と快適なケアが求められる．

視野確保の工夫としては，声かけから始め，肩や首，顔面とマッサージし，筋緊張をほぐす．顔面はホットタオルなどで清拭し，口腔周囲も温める．これは緊張をほぐすとともに，口腔周囲の細菌の除去にもつながる．緊張がほぐれ，口腔内に触れられるようになったら，口唇とともに頬粘膜をマッサージして口腔ケアが行いやすいようにする．

どうしても開口しない場合は，看護師の指を使ってKポイント（☞次頁参照）を刺激するか，下唇を押し下げて開口を促す方法もある．また気管チューブの操作性を向上させるものとして，アンカーファスト®というチューブ固定器具がある．アンカーファスト®はテープでの固定とは異なり，上顎で固定するため下顎には開口制限がかからず，視野の確保に優れている．また左右への移動も容易に行えるため，ブラッシングも行いやすいメリットがある（**図3**）．

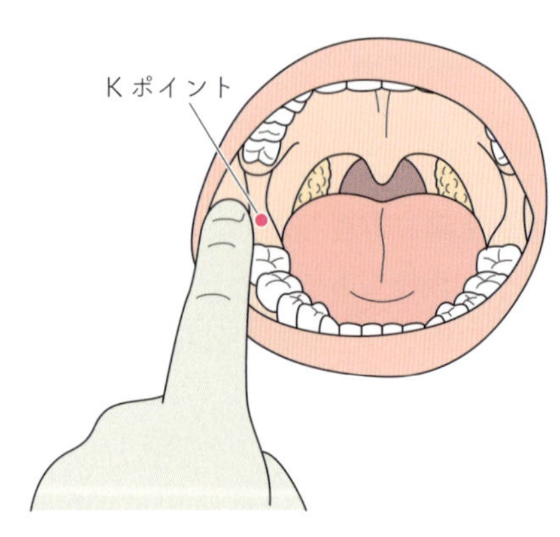

図3　Kポイントの圧迫

column

1 Kポイントとは

臼後三角後方の内側のこと．歯列に沿って指を入れ，Kポイントを爪の部分で軽く圧迫すると開口が促される（**図4**）．

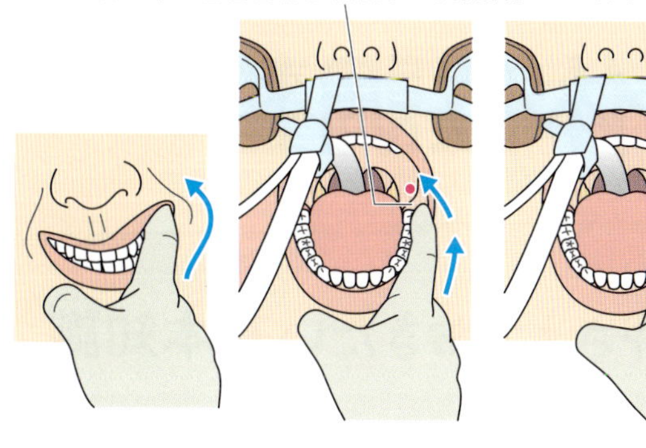

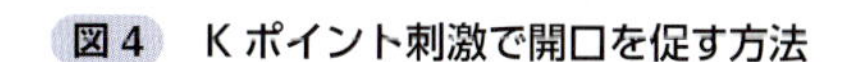

図4　Kポイント刺激で開口を促す方法

2）保湿

気管挿管患者は，常時開口状態であり，口腔内が乾燥している状態である．そのまま口腔ケアを始めると，口唇に裂傷が起こったり，口腔内出血の原因となることがある．体位調整やカフ上部吸引を行うなどの口腔ケアの準備の段階で，口唇や口腔内の汚染物の部分に保湿剤を塗布しておくとそれらが軟化され，口腔ケアを容易にする．

また，乾燥を弱めるために，常時開口状態である口腔内からの水分の蒸発を抑えることも重要で，加湿を行い，サージカルマスクつけるなど湿潤環境を整えるケアを行う必要がある．

引用文献

1）荒木昌美ほか：術前に専門的口腔ケアを受けた患者の歯垢付着率．人工呼吸 **31**（2）：201-203, 2014
2）茂木健司ほか：各種口腔ケアの効果に関する検討　口腔常在菌数を指標として（第1報）含嗽剤の薬剤効果．Kitakanto Med J **57**（3）：239-244, 2007
3）Yoneyama T et al：Oral care reduces pneumonia in older patients in nursing homes. J Am Geriatr Soc **50**（3）：430-433, 2002
4）奥田克爾ほか：口腔ケアによる誤嚥性肺炎予防．歯科学報 **105**（2）：129-137, 2005
5）田戸朝美ほか：集中治療領域における気管挿管患者への口腔ケアに関する看護師の認識と実際．日クリティカルケア看会誌 **11**（3）：25-33, 2015
6）足立守安ほか：がん医療などにおける周術期口腔機能管理の現状について　愛知県下病院歯科によるアンケート調査より．愛知学院大歯会誌 **51**（3）：329-338, 2013
7）Kollef MH：Prevention of hospital-associated pneumonia and ventilator-associated pneumonia. Crit Care Med **32**（6）：1396-1405, 2004
8）DeRiso li AJ et al：Chlorhexidine gluconate 0.12% oral rinse reduces the incidence of total nosocomial respiratory infection and nonprophylactic systemic antibiotic use in patients undergoing heart surgery. Chest **109**（6）：1556-1561, 1996
9）Klompas M et al：Reappraisal of routine oral care with chlorhexidine gluconate for patients receiving mechanical ventilation：Systematic review and meta-analysis. JAMA Intern Med **174**（5）：751-761, 2014
10）野々下優子ほか：塩化セチルピリジニウム配合歯磨き剤を用いた口腔ケアの試み　イソジン液の口腔内細菌抑制効果と比較して．自立支援とリハ **2**（5）：92-96, 2004
11）Alhazzani W et al：Toothbrushing for critically ill mechanically ventilated patients：A systematic review and meta-analysis of randomized trials evaluating ventilator-associated pneumonia. Crit Care Med **41**（2）：646-655, 2013
12）Jones DJ et al：Natural history of dental plaque accumulation in mechanically ventilated adults：A descriptive correlational study. Intensive and Critical Care Nurs **27**（6）：299-304, 2011
13）岸本裕充ほか：食べられる口をCREATEするためのオーラルマネジメント．日静脈経腸栄養会誌：**31**（2）：687-692, 2016
14）Nurses AAoC-C. ORAL CARE FOR PATIENTS AT RISK FOR VENTILATOR-ASSOCIATED PNEUMONIA.〈https://www.aacn.org/docs/EventPlanning/WB0011/oral-care-patients-at-risk-vap-r44spvmp.pdf〉［2019年5月17日閲覧］
15）Muscedere J et al：Subglottic secretion drainage for the prevention of ventilator-associated pneumonia：A systematic review and meta-analysis. Crit Care Med **39**（8）：1985-1991, 2011
16）Seegobin RD, van Hasselt GL：Endotracheal cuff pressure and tracheal mucosal blood flow：endoscopic study of effects of four large volume cuffs. Br Med J **288**（6422）：965-968, 1984

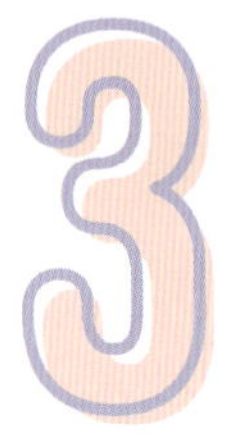

体位調整

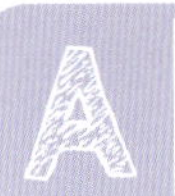

押さえておきたい基本知識

(1) 重症患者における体位調整の意義

人間は睡眠中でも11.6分毎に体位を変えており[1]，体動があることが自然である．しかしICUの重症患者は，意識障害や鎮静薬の投与により生理的な体動が押さえられている．また，気管挿管チューブなどさまざまな医療機器が挿入され，体位制限が生じベッド上で多くの時間を過ごす．このような不動は，呼吸器合併症や，活動耐性の低下，深部静脈血栓症などさまざまな合併症を引き起こし，その弊害は大きい（**表1**）[2]．したがって，不動による合併症を避け，患者が快適に過ごせるように，体位調整を行うことが重要である．

表1　不動に伴う合併症

器官	合併症
呼吸器	肺炎・無気肺・肺梗塞症
心血管系	起立性低血圧・心筋萎縮 深部静脈血栓症
皮膚	褥瘡
腎臓	結石・腎炎
血液	貧血
消化管	便秘・糞詰まり
代謝	耐糖能異常・負の窒素バランス
筋骨格	骨粗鬆症・筋萎縮・拘縮
神経系	うつ病・精神病

［Goldhill D R. et al：Rotational bed therapy to prevent and treat respiratory complications：A review and meta-analysis. M J Crit Care **16**(1)：50-61, 2007より引用］

ポジショニングとは「患者の状態に合わせて体位や姿勢を工夫し，また管理すること」[3]であり，とくに急性期領域においては，呼吸・循環機能の改善や，早期回復へ向けた積極的な体位調整を行うことの意義も含まれる．体位調整を行うことで，人工呼吸器関連肺炎（VAP）を含む肺炎の発生率が減少した[2,4,5]という報告もあり，合併症を予防するために不可欠なケアである．体位調整の意義を理解し，体位による呼吸や循環への影響を考慮しながら実施することが重要である．

(2) 不動による影響

a 不動による皮膚への影響

ICUの患者は，ドーパミンやドブタミンの投与や透析の施行，人工呼吸器の使用などが褥瘡発生の危険因子となり，その他の患者より褥瘡発生率が高い[6]．褥瘡の発生は，感染症や敗血症の合併リスクを高め，死亡率を上昇させる[6]ため，**褥瘡予防のための体位調整は重要なケアである．**

一般的な仰臥位と左右の側臥位への体位変換を行った場合でも，仙骨周辺に常に圧がかかっている箇所があるという報告[7]や，褥瘡のある患者は30分程度でも同一体位で創部の血流低下を認め，創傷治癒過程が阻害される可能性があるという指摘[8]がある．通常2時間毎に体位変換が行われることが多いが，体位変換の頻度に関しては一致した見解にいたっていない現状にある．したがって，患者の褥瘡発生のリスクをアセスメントし，褥瘡好発部位が確実に除圧されているかに注意を払うことが重要である．また，踵を浮かせること，圧切り換え型のエアマットの使用が褥瘡発生を減少させる[6]ため，患者に合わせた除圧を実施することが求められる．

b 不動による呼吸への影響

①機能的残気量（FRC）の減少：重症患者は，循環動態が不安定であることや，連続して処置や検査が行われるなどの理由で，長時間にわたり仰臥位の姿勢を保持されることがある．人間は，立位から仰臥位に姿勢を変えると重力変化により腹部臓器の位置が変化し，横隔膜が頭側に押し上げられる．また，仰臥位の姿勢が持続すると，重力のかかる背中側の肺胞が閉鎖しやすくなり，**機能的残気量**（functional residual capacity：FRC）が減少する．FRCとは，安静時呼気終末に肺内に残っている空気の量であり，FRC分の空気が残っていることで，肺胞の虚脱が生じず，ガス交換に役立つため重要である．坐位，30度ファーラー位，仰臥位と，フラットに近づくほどにFRCは減少する[9]ため，**できるだけ速やかに頭部挙上するなど体位調整を開始する**必要がある．しかし，肥満患者では，肋骨，横隔膜周囲や腹腔内に脂肪がつき，横隔膜が挙上することで肺が縮みやすい状態となり[10]，頭部を挙上してもFRCが改善しないという報告[9]もあり，**肥満患者では臥床による呼吸状態悪化のリスクが高い**ことを念頭におく必要がある．

②換気血流比不均衡：換気血流比とは，肺胞換気量と肺血流量の間でのガス交換の効率を表す．肺循環は低圧系といわれ，重力の影響を受けやすく，立位では肺尖部の血流が少なく肺下部で多くなる．正常肺においても重力の影響で部位により違いが生じる．仰臥位の状態では，荷重側である背側の肺胞が閉鎖しやすく，腹側の肺胞が拡張しやすくなる．一方，背側の血流が増加し，腹側の血流は減少する．このような，換気量と血流量のバランスが崩れた状態を**換気血流比不均衡**と言い，**低酸素の重要な原因**となる．

③気道クリアランスの低下：挿管や薬剤投与の影響により，気道の繊毛クリアランスが低下する．

④荷重側に粘液が貯留しやすくなり，無気肺や感染が起こる．

c 不動による循環への影響

臥床および不動は循環系の調整力を低下させる．これを防ぐためには，いかに早期から動くか，重力に抗する姿勢をとるかが重要であり，**ICU入室早期からの体位調整**がその一歩となる．

①血圧調整のしくみ：血圧は①心拍出量，②末梢血管抵抗，③循環血液量，により規定され，これらによって，血圧は正常範囲に維持される．臥位から立位へ姿勢を換えても，健常な人が大きな血圧低下をきたさないのは，心臓や血管の壁にある圧受容器が血圧変化を検知し，圧受容器反射により交感神経系の緊張と迷走神経系の抑制が起こるためである．心拍数，心収縮力，末梢血管抵抗が増加し，立位時の血圧低下を代償する．また，内耳前庭系が重力方向の変化を感知し，反射的に交感神経を緊張させ血圧を上昇させる．このほか，ノルアドレナリンやアドレナリンといったホルモンやその他の神経伝達物質も血圧調整の一翼を担っている．

②不動による体液バランスの変化：ベッド上臥位の姿勢では，頭から脚へ向けた垂直方向の重力がかからなくなるため，約500 mLの血液が下肢から胸腔内へ移動する．静脈還流量が増加し，心拍出量が増すことで心筋仕事量が増加する．そして，胸腔内蔵器など上半身の血液量増加は，門脈圧上昇を招き，結果としてリンパ系への体液流入が増加したり，あるいは抗利尿ホルモンの分泌が増すなどの反応が現れる．そのため臥床が続くと相対的に循環血液量が減少[11]し，臥床開始から3日以内に血漿量の8～10%が減少し，4週目には15

～20%が減少する[12]．循環血液量の減少により，心拍数が増加し，1回拍出量および心拍出量が減少する．

③不動による圧受容器反射・自律神経系の変化：姿勢変化を感知し血圧を調整する内耳前庭系の反射は，実際の血圧を感知しながら調整する圧受容器反射と協働して血圧調整を担っている．しかし，臥床が続き重力変化による入力刺激が少ない状況が続くことで調整力が低下する．また，不動が続くことで交感神経反応など自律神経の調整力も低下し，血圧調整力が低下する．

(3) 体位の違いによる呼吸・循環へ及ぼす影響

a 頭部挙上に伴う循環への影響

重力の影響により，人は仰臥位から立位になると約500～800 mLの血液が胸腔内から下肢や腹部内臓系へ移動し，心臓への静脈還流量が約30%減少する[13]．これにより1回拍出量が減少し，血圧が低下するが，代償機能により血圧を維持するよう調整される．調整にはある程度時間を要することがあり，仰臥位から坐位への姿勢変化時には，健常な人でも3～5分程度血圧低下がみられる[14]ことがある．重症患者は，臥床による体液バランスの変化，圧受容反射・自律神経系の調整機能低下により，血圧維持する代償機能が低下し**起立性低血圧の発生リスクが高い**．

また，ベッド上で30～45度以上に頭部挙上すると腹腔内圧が上昇し[15]，下大静脈を圧迫して静脈還流量の減少から血圧低下を招く[16]リスクがある．ICU患者の約3割に腹腔内圧の高い傾向がある[15]．したがって，重症患者を頭部挙上する際には血圧低下に注意する必要がある．

b 頭部挙上に伴う呼吸への影響

頭部挙上すると，換気量が増加し酸素化が改善する[17]．しかし，腹腔内圧の高い患者の場合，頭部挙上による腹腔内圧の増加により，肺コンプライアンスが低下し換気量が減少する[18]ことがある．

また，人工呼吸器使用中の患者の30～45度以上の頭部挙上位を維持することで，胃内容物の誤嚥を防ぎ，VAPを予防する[19]とされる．

c 側臥位に伴う循環への影響

左右の側臥位の体位では，血圧が低下する可能性がある．側臥位によって下側になった心室は，心臓のほかの構造物や腹部の臓器により圧迫され，心室のコンプライアンスが低下する[20]．また，心臓や肺，肝臓といった臓器が上・下大静脈を圧迫し，静脈還流量が減少し血圧が低下する．左右のどちらの側臥位で血圧低下が大きいかという報告は，患者背景などにより異なっており[20, 21]，一概にはいえない．

d 側臥位時に伴う呼吸・酸素需要量への影響

片肺に状態の悪い肺がある場合，悪いほうの肺を上にした側臥位をとることで酸素化が改善する[21]．これは，重力の影響により，血流量が増加する下側に，換気効率のよい肺を位置することでガス交換されずに心臓へ戻る血液量が減少し，換気血流比が是正されるためである．

体位変換の直後には酸素需要量が増大し，需給バランスを崩しやすい．この酸素需要量の増大は，安静後5分で戻るとされる[12, 22]．このことを念頭に，体位変換を伴う看護ケアを連続的に行うことは避け，生理的な休息をとるなど，慎重な看護ケア計画を立てる必要がある．

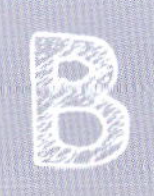

体位調整のワザ

重症化回避のワザ 5

患者の状態に合わせて，体位調整の時間や姿勢変化の範囲を調整せよ！

1）ICU入室から数時間以内で体位調整を行う

不動期間が長期化するほどに代償機能は損なわれることを忘れてはならない．

冠動脈バイパス術（coronary artery bypass grafting：CABG）の術後早期であっても，30度側臥位時の心拍出量は仰臥位と有意差はなく[23]，術後早期からの体位調整が可能といえる．

2）ゆっくりと体位を変える

早いスピードで姿勢が変化すると，姿勢変化を感知する内耳への回転刺激により，副交感神経が刺激され，血圧が低下する[12]可能性がある．また，体位変換が手早く行われると，姿勢変化による体内の体液バランスの変化を読み取り，血圧を維持しようとする自律神経系の調整が追い付かない可能性がある．モニタでバイタルサインを観察しながら，15秒など通常より時間をかけてゆっくりと体位を換える．あるいは5～10度ずつなど，少ない角度に体位を換え，バイタルサインに変動がないことを確認した後にさらに5～10度ずつ姿勢を換えるなど，ゆっくりと体位変換を行う方法もある．

3）5～10分経過してもバイタルサインが不安定な際は，姿勢変化の範囲を狭める

体位調整後5～10分以内は，循環動態・酸素需要量の変化がもっとも生じやすい．身体が代償機能を働かせ調整するために，5～10分は必要な時間であるため観察を強化し，バイタルサインの変化が，患者が許容する範囲内であれば経過を見守る．また，60度の側臥位ではバイタルサインの変化が大きく耐えられないと判断した場合でも，30度側臥位であれば，耐えられる範囲内であることが多い．絶対安静など不動の長期化，カテコラミン多量投与中，高齢者や低心機能，脱水や出血による循環血液量の減少，脊髄損傷や敗血症など末梢血管抵抗の低下，目標バイタルサインから逸脱しかけている患者は，姿勢変化によりバイタルサインが変動し目標値から外れるリスクが高いといえる．体位を換えることで，循環動態が不安定となる重症患者であっても，身体の動きに慣れるように，少ない角度や移動距離で徐々に動かすことで，バイタルサインの変化が小さくなることが期待できる．

4）腹腔内圧の高い患者の頭部挙上は傾斜機能を活用する

肥満のある患者や，腹腔内圧が高い患者を頭部挙上する際は，さらに腹腔内圧が上昇し循環や呼吸が悪化するリスクがある．高機能ベッドの傾斜などを活用し頭部挙上することで，股関節の屈曲を緩和して，下大静脈の環流を妨げず，また大腿で腹部が圧迫されることを避けるとよい．

重症化回避のワザ 6

麻痺・拘縮を防ぐポジショニングを実施せよ！

1）機能維持を意識した体位調整

早期から不動を回避するだけでなく，患者がより安定しADLが拡大する時期や，退院後の生活をイメージして，日常生活動作に悪影響を及ぼさないような体位調整を行う必要がある．たとえば，腓骨骨頭の圧迫による腓骨神経麻痺や尖足の予防，頸部後屈位での拘縮などを回避することは必須である（**図1**）．

鎮静中の患者の下腿が外旋位となりやすく，その際腓骨骨頭が圧迫されることで腓骨神経麻痺を生じる．腓骨神経麻痺や尖足となると，いざ離床しようとした際に，立位への移行が困難となる．また，90度側臥位時には上腕神経叢や腕神経叢の損傷に注意する．

臥床中の体位調整では，気管挿管中はとくに頸部が動かないようにされることが多く，頸部の運動が強く抑制される．それにより頸部が拘縮しやすく，筋力低下をきたすことが多い．挿管中から頸部後屈しないよう頭部位置を調整する．

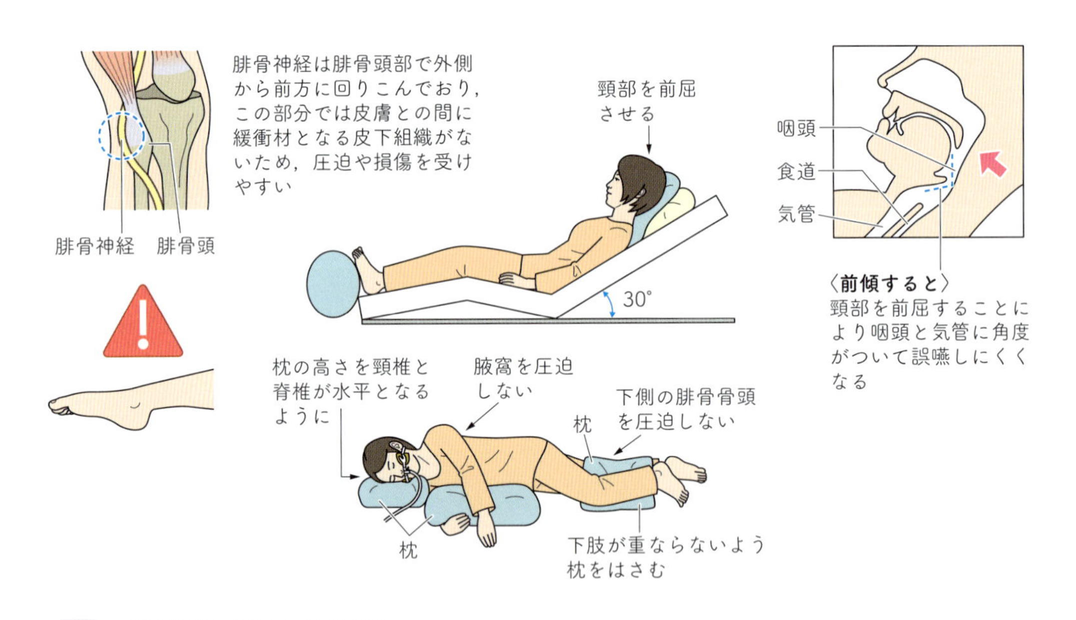

図1　機能維持を意識した体位調整

引用文献

1）Keane FX et al：The minimum physiological mobility requirement for man supported on a soft surface. Paraplegia **16**：383-389, 1979
2）Goldhill DR et al：Rotational bed therapy to prevent and treat respiratory complications：A review and meta-analysis. Am J Crit Care **16**(1)：50-61, 2007
3）大久保暢子ほか：「看護におけるポジショニングの定義」－文献検討の結果から－. 日看科会誌 **10**(1)：121-130, 2011
4）Wang JY et al：Continuous lateral rotational therapy in the medical intensive care unit. J Formos Med Assoc **102**(11)：788-792, 2003
5）Schallom L et al：Effect of frequency of manual turning on pneumonia. Am J Crit Care **14**(6)：476-478, 2005
6）Nijs N et al：Incidence and risk factors for pressure ulcers in the intensive care unit. J Clin Nurs **18**(9)：1258-1266, 2009
7）Peterson MJ et al：Patient repositioning and pressure ulcer risk-Monitoring interface. J Rehabil Res Dev **50**(4)：477-488, 2013
8）北川敦子ほか：体位変換技術が褥瘡の形状と血流に及ぼす影響. 褥瘡会誌 **5**(3)：494-502, 2003
9）Benedik PS et al：Effects of body position on resting lung volume in overweight and mildly to moderately obese subjects. Respir Care **54**(3)：334-339, 2009
10）高橋珠緒：肥満の息切れの機序とそれに対するリハビリテーション. Jpn J Rehabil Med **54**(12)：961-964, 2017

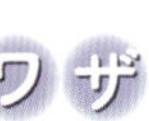

11) Waters WW et al：Plasma volume restoration with salt tablets and water after bed rest prevents orthostatic hypotension and changes in supine hemodynamic and endocrine variables. Am J Physiol Heart Cric Physiol **288**(2)：839-847,2005
12) Vollman KM：Understanding critically ill patients hemodynamic response to mobilization：using the evidence to make it safe and feasible. Crit Care Nurs Q **36**(1)：17-27,2013
13) 日本循環器学会：失神の診断・治療ガイドライン, 2012.〈http://www.j-circ.or.jp/guideline/pdf/JCS2012_inoue_h.pdf〉[2019年5月17日閲覧]
14) 新啓一郎ほか：体位変換に伴う血圧変化に対する加齢および血圧の影響. 人間ドック **28**(4)：608-615,2013
15) Yi M et al：The evaluation of the effect of body positioning on intra-abdominal pressure measurement and the effect of intra-abdominal pressure at different body positioning on organ function and prognosis in critically ill patients. J Crit Care **27**(2)：222e1-222e6,2012
16) 大谷俊介ほか：Abdominal Compartment Syndrome の病態と集中治療. 日腹部救急医会誌 **33**(5)：823-827, 2013
17) Dellamonica J et al：Effect of different seated positions on lung volume and oxygenation in acute respiratory distress syndrome. Intensive Care Med **39**(6)：1121-1127,2013
18) De Keulenaer BL et al：What is normal intra-abdominal pressure and how is it affected by positioning, body mass and positive end-expiratory pressure? Intensive Care Med **35**(6)：969-976,2009
19) APIC. Guide to the Elimination of Ventilator-Associated Pneumonia, 2009.〈http://www.apic.org/Resource_/EliminationGuideForm/18e326ad-b484-471c-9c35-6822a53ee4a2/File/VAP_09.pdf〉[2019年5月17日閲覧]
20) Jones AT et al：Body position change and its effect on hemodynamic and metabolic status. Heart Lung **33**(5)：281-290,2004
21) Thomas PJ et al：Is there evidence to support the use of lateral positioning in intensive care? A systematic review. Anaesth Intensive Care **35**(2)：239-255,2007
22) Banasik JL et al：Effect of lateral positions on tissue oxygenation in the critically ill.Hert Lung **30**(4)：269-276,2001
23) de Laat E et al：Early postoperative 30° lateral positioning after coronary artery surgery：influence on cardiac output. J Crin Nurs **16**(4)：654-661,2007

参考文献

- 西野卓：呼吸生理の基礎と臨床. 日臨麻会誌 **28**(5)：711-721, 2008
- 船上仁範ほか：低血圧の病態生理. 治療 **92**(11)：2469-2475, 2010
- 岡田泰伸(監)：ギャノング生理学, 原書25版, 丸善出版, 2017
- 牧田茂：超急性期リハビリテーションにおける循環器と体液調整からみた課題. Jpn J Rehabil Med **51**(6)：362-366, 2014

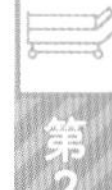

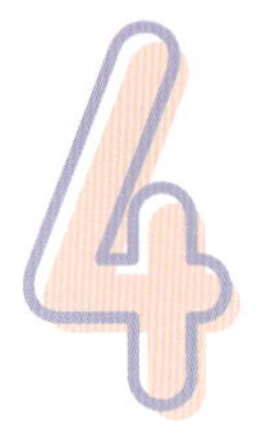

環境調整

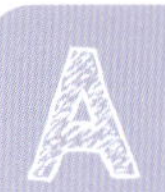

押さえておきたい基本知識

(1) 環境調整の目的

ICUにおける環境調整を考える際にもっとも重要視しなければならないことは，**療養の場**であるということである．ICUは，高度な侵襲下にあり生命の存続すら脅かされるほど全身状態が不安定な患者が過ごす場であることを念頭に置かなければならない．療養の場とは，**心身の苦痛を最大限に和らげ，不快の要因を除去し，エネルギーの消耗を減少されて体力の温存を図る場所**である．看護師は，患者の早期回復を支援するケアとして，最善の環境を調整するよう配慮しなければならない．

人が感じる快・不快の感覚は，気温・湿度，音，空間，設備などの**物理的な環境要因**と衣服や習慣，その時の健康レベルなどの**個人的な要因**に影響される．快適な環境とは主観的なものであるため，患者の病態や個別性に配慮し種々の工夫が必要である．

(2) ICUの環境が患者に及ぼす影響

a 心理的影響

ICUは，医療者にとっては日常的に身を置く環境であっても，患者にとっては初めて経験する非日常的で特殊な環境である．患者は重症病態にあり，心身ともに脆弱な状態で自ら体勢を変えることもできず，また挿管中であれば声を出して思いを伝えることもできない状態にある．さらに，生命の不確かさのうえに種々の苦痛や苦悩，不安を抱え，心細さや孤独感，無力感を自覚する．

したがって，患者の苦痛や不快，不安を軽減するケアを実践し，安心でき，心穏やかに過ごすことができる療養の場を追求することが必要である．

b 睡眠障害

ICUでの睡眠障害は以前より問題視されており，主には**入眠困難**，**中途覚醒**，**過剰睡眠**，**早朝覚醒**，**持続する眠気**などがある[1]．これらはICUに入室している患者のQOLやアウトカムの悪化，とくにせん妄発症と関連があることは以前より指摘されており[2),3)]，これまでも睡眠環境の改善や薬物による睡眠コントロールが検討されている．重症患者においては，安静臥床中に開眼状態を維持することも体力的に辛く，眠っているわけではないが目を閉じて過ごしている状態を見かけることが多い．その状態を看護師は眠っていると判断しがちであるが，睡眠は時間（量）ではなく，質（熟睡感などの主観的感覚）に注目し観察することが重要である（☞p.31，ワザ⑩参照）．一般的に睡眠には，エネルギー消費の減少，エネルギーの備蓄，組織の修復促進，代謝・免疫機能の最適化などの効果があり[4]，**良質な睡眠を促すケアは重症**

患者の回復促進にとって重要といえる．

J-PADガイドライン（☞p.224参照）では，ICUにおいて患者の睡眠リズムを維持・改善するための方法として，照明や音を調節し，積極的にケアを日中に集中させるなど，夜間の睡眠環境を整える多角的な取り組みを推奨すると，環境調整の重要性が示されている[5]．

c せん妄

ICUにおけるせん妄は，注意力の変調を伴う急性の認知機能障害である．認知機能障害とは物事を記憶したり，注意を向けたり，それに基づく行動を組織したり，実際の作業を行うことに困難をきたす状態である．つまり，知覚機能，記憶機能，注意機能，実行機能などの脳機能における障害といえる[6]．

ICUで発症するせん妄は多臓器障害の1つとされ，死亡率の増加にも影響する[7]．ひとたびせん妄を発症すると患者の安全性が脅かされ，早期回復の遅れ，そのときだけではなく先々まで遷延する苦悩など患者のQOLを阻害することになりかねない[8]．

せん妄発症にかかわる因子は，準備因子（宿主因子），直接因子（病態的因子・医原的因子），促進因子（環境や状況的因子）の3つに分類される[9]（☞p.296も参照）．

環境調整はせん妄の促進因子になりうることをふまえて，きめ細やかに配慮する必要がある．

d 家族の苦悩

大切な家族員の1人である患者が，非日常的な治療環境に身を置き，生命維持装置や多数の医療機器・薬剤によって生命を存続しているような不確かな状況にあることで，患者の家族はその苦痛や苦悩を慮って心を痛めている．

家族の最大の関心事は患者の様子であり，モニタの数値や患者の表情と同じように，患者の過ごす環境についても気にかけていることを意識したい．家族は，患者の衣服や体位，身体の清潔が維持され，苦痛が緩和され穏やかな表情で過ごされていることに安心感を抱く．また，医療者らの温かいかかわりや患者を大切に思う姿勢なども家族のケアになりうる．環境調整は，患者や家族の安心や信頼につながるケアであるといえる．

(3) 概日（サーカディアン）リズムを整えるための環境調整

人は本来，日中に活動し，夜間に睡眠をとる．この睡眠–覚醒のサイクルを24時間で繰り返すことを概日（サーカディアン）リズムという．概日リズムの乱れは自律神経系，免疫系，内分泌機能の調節など生命活動の維持に重要な機能に影響を与える．概日リズムは視床下部にある視交叉上核に届く太陽の光や生活習慣（食事や運動，規則的な社会生活），時計やテレビなどの時間感覚を意識することなどによって調整される．環境調整を行う際には，概日リズムを整えることを目的に，昼夜を区別した配慮が必要となる（**表1**）．

a 音環境

ICUの音環境を整える際は，平常時の音と突発的な音の両方に対する配慮が必要である．平常時の音とは，ICU内で常時作動するモニタや人工呼吸器など多くの医療機器から発せられる環境そのものに発生している騒音である．世界保健機関（WHO）は夜間の騒音は35 dB以下であることを推奨しているが，これは郊外の深夜，図書館の中といったレベルであり，常時医療機器が作動するICUではこのレベルを維持することは非常に困難である．報告によるとベッド周辺は45～50 db，時には85 dB以上とされており[10]，地下鉄や乗用車の車内とほぼ同等レベルである．

突発的な音は，警告音としてのアラームなど電子的な音が挙げられるが，患者を驚かせ，不安を助長するなど睡眠や休息を妨げる要因となる．

●平常時の音①　作動音への対処

機器の作動や空調などの作動音に対する対処は

表1　夜間の環境調整

	介入内容
音	・モニタ音量を調節する；心拍音の消音or音量を下げる，アラーム音量を下げる ・アラーム設定を適切な範囲に設定する（不要なアラームを鳴らさない） ・ベッドサイドでの会話を慎む，医療者は静かに話す ・患者の希望を確認し，耳栓を提供する ・医療者は所作の1つひとつに気を配り，静かな環境を保持する努力をする；足音，ドアの開閉音，パソコンの操作，ボールペンのノック音，医療機器の操作音など
光	・モニタや人工呼吸器の画面を夜間モードに切り替える ・患者の安全が確保できる最低限のレベルに照度をおとす ・直接照明を避け，間接照明or足元ライトなどに切り替える ・患者の希望を確認し，アイマスクを提供する
ケア	・消灯時間までにケアを終わらせ，就寝の準備を整える ・患者が不眠を訴える場合のその原因をアセスメントし，適切な対応を行う．リエゾン医師などに相談し薬剤の調整を行うことも検討する ・睡眠や休息を妨げる症状の緩和を優先する ・夜間のケアや直接的な観察は睡眠の中断がないように配慮し，タイミングを見計らう．また体位の調整などは十分な人数を確保し，愛護的に行う

難しく，機器そのものが静音設計になっているものを選択することやメンテナンスをこまめに行い，埃を取り除き，機器の不具合を調整しておくことも有効である．また，モニタの心拍音も騒音となりうるため，昼夜で音量を変更することや，必要性の高い患者に限定し，それ以外はアラーム設定などでカバーすることも検討すべきである．

●平常時の音②　医療者が発する音への対処

医療者が発する音が患者の不快の原因となることがある．会話，笑い声，ボールペンをノックする音，パソコンのキーボード操作音，棚やドアの開閉音，足音などである．これらについては，ICUとは病む人が療養する環境であることを普段から心に留めて，患者に配慮する慣習をつくらなければならない．

●突発的な音①　アラームへの対処

アラームについては，患者の現状態をアセスメントしたうえで医療者が警告として気づかなければならない値を設定することがもっとも重要で，不必要なアラームが繰り返し鳴るような状況を避けることが必要である．すなわち，アラーム発生時はその原因に対処することが必要となる（☞p.92，115参照）．

また，アラーム音量に関しても，昼夜で設定を調節することが必要である．

b 光環境

人間の生活には昼夜のリズムがある．ICUにおいても日中は照明の調節や窓から自然光を取り入れるなどの工夫により，景色や天候など現実的な世界や時刻を感じられるように配慮することで患者の心理的安定を促すケアにつなげることができる．

照明によって光環境を調整することは，睡眠-覚醒のサイクルに関係があるメラトニン分泌に影

column 2　**耳栓を用いたせん妄予防**

ICU患者を対象に耳栓の使用がせん妄予防に有効であったと示す報告があるが[11]，普段から耳栓を使用する習慣がない場合は，反対に不安を助長したり，耳栓による不快を自覚することもある．そのため，**耳栓の利用は患者の希望によっては選択**しうるケアである．

響する．メラトニンは脳の松果体から分泌され，日中はほとんど分泌されず，夜間に暗くなると分泌が増すホルモンである．メラトニンの分泌が増加すると副交感神経系が優位になり，身体は睡眠の準備に向かう．一般病室では安静時50～100ルクス程度を適切としているが，救急処置や注射などの作業には500～1,000ルクス程度必要であるとされており[12]，**ICUでは夜間であっても明るい傾向にある**ことが予測される．

このように，覚醒と活動を促すように環境調整がなされ，**夜間は可能な限り照度を下げる**ことで，患者の休息と睡眠が促進することが重要である．

●夜間の明るさへの対処

ICUの特殊性から，夜間であっても医療処置が必要とされる場合には照度を上げて対応することがある．また，ICUのモニタや医療機器の画面から漏れ出る光も，患者の日常生活における睡眠時環境には存在しない種類の光である．

対応としては，モニタ画面を夜間モードにすることや直接患者の目に当たる照明を避け，足元ライトや間接照明などを利用し睡眠に適した環境を調整することが重要である．

アイマスクの使用に関する報告も散見されるが，患者は視界を遮断されることで不安が生じることもあるため，患者の希望を確認する必要がある[13]．

C 温度・湿度

人が自覚する寒暖の感覚は，温度，湿度，気流などの条件が組み合わさって形成されるもので，同一気温であっても湿度が高いと暑く感じるなど単一の指標で寒暖の適正を判断することはできない．また快適と感じるかどうかは個人差があり，年齢や病態，好みなどの条件が影響する．

安静臥床時に普通着衣（病衣のみの着用時など）で3時間以上在室しているときに快適と感じるのは，夏期の冷房使用中は外気温マイナス5℃以内を目安にする．22～23℃以下にならないように注意する．**冬期でも室温は20±2℃，湿度50±5%に保つことが望ましい**[14]．

●乾燥対策

ICUでは，気道ケアの観点から乾燥に対する注意が必要である．吸入気が乾燥している場合には，気道や口腔内の乾燥を助長するリスクがあるからである．

気流に関して，ICUは空気清浄度区分において**準清潔レベル**を維持することが取り決められており，中性能以上の（中でも高性能側の）フィルタを使用し，適切な空気圧と気流の方向を維持しなければならないとされている[15),16]．効率的な空気清浄のため，フィルタからの吹き出し口は患者の頭側に，吸い込み口を患者の足側に設置される．吹き出し口と吸い込み口の間で気流が発生しており，患者の体幹や周囲の室温と比べて，患者の顔や首元，肩付近が寒く感じられるかもしれず，配慮が必要である．

（4）心理的・認知的ダメージを軽減するための環境調整

ICUの環境のなかで，我々医療者の立ち振る舞いも患者に与える影響が大きい．患者が自覚する苦痛や苦悩を思いやり，関心を寄せ，安心感や安寧を適える姿勢が求められる．

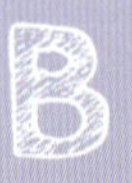

環境調整のワザ

重症化回避のワザ 7

ICUでも概日リズムを意識して就寝準備を整える！

昼夜のリズムを整えるためには**できるだけ日常に近い環境を整える**ことが重要である．私達の日常生活ではゆっくり日が昇り，ゆっくりと日が暮れるというサイクルがある．しかし，ICUでは昼夜の区別を照明のON-OFFだけに頼らざるをえない状況もある．そこで，就寝に向かう準備を整えるために20時頃から不要な照明を避け，全体的な照明を一段階暗くする．また医療者の話す速度や声量を調節するなど，日常の就寝前に近い状況を整え，心身のリラックスを促すなど質のよい睡眠に導くための配慮を工夫する．これは点灯時も同様で，外部の自然光を取り入れることができれば最善であるが，点灯時間だからとすべての照明を一斉に灯すと眩しく感じたり，急激な状況の変化など患者にとってストレスとなることがある．また，口腔ケアや顔や首まわりをホットタオルで清拭し，体位や衣服，掛け物，室温，照明を患者と相談しながら整える．さらに睡眠剤の希望なども確認し，投与することも検討する．

個室であれば患者個々の希望に沿って室温や照明の調整が可能である．一方，オープンフロアの場合は，カーテンやスクリーンを用いてプライバシーの確保に努めたり，掛け物などを調節し，睡眠に適した環境を整える．

重症病態で療養している患者にとって心地よい・不快ではない環境を整えるケアが看護師のワザである．

重症化回避のワザ 8

患者のための面会を意識してcomfortな人的環境を調整する！

1）重症患者にとっての家族との面会の重要性

ICUで種々の苦しみに耐え闘病する患者にとって，**心許せる身近な家族との面会は心理的に環境の変化をもたらす**．家族と過ごす時間は患者に日常の感覚や生活史を持つ自分らしさを自覚できる貴重な機会であり，回復への意欲の源となり，心からの安心と癒しのひとときとなりうる．そのため，患者と家族双方のニーズを汲み取り，負担感をもたらさない効果的な面会を調整する必要がある．

2）面会の際の看護師の役割

ICUに入室中の面会に関して，看護師は多様な視点での配慮が必要となる．患者と家族のつながりへのケアとして，**プライベートな空間を準備すること**や**患者の変化や様子などを家族に伝え**たり，**患者とのコミュニケーションを支援**したりすることも重要なケアである．

しかし，患者と家族は互いに思いやり気遣うがゆえにすれ違ってしまうことがあり，両者にとって負担が増大する可能性がある．患者は家族に心配や迷惑をかけた，経済的な負担をかけるなど申し訳なさを感じたり，家族を安心させようと辛さを隠し，元気なふりを演じたりすることもある．一方，家族は自らも心理的危機状態であるにもかかわらず，起こった事態に対する罪悪感や後悔を抱き，より苛酷な状況に自らを追い詰め，患者との一体感を求めたりもする．家族が患者の回復促進のための支援者になれるように関係性を整えることも看護師の重要な役割である．面会中は患者と家族の様子を観察し，両者の心身の負担がなく良好な関係性が保持できるように**面会の時間や質に注意を払い，適切で配慮の行き届いた介入が求められる**．

重症化回避のワザ 9

リエゾン医師との情報共有（連携）を強化することが患者の回復促進につながる！

良質な睡眠や休息は，重症患者にとって早期回復のためのエネルギーの充足やリハビリへの意欲につながり重要である．そのためICU入室中から患者の精神的支援や睡眠障害のケアについてリエゾン医師に相談することがある．医師が直接患者を診察する時間は限定的であることから，患者の24時間を通しての状態を把握している看護師が適切な情報を医師に伝える必要がある．たとえば睡眠や休息と活動の様子，患者の満足度，薬剤投与時間と効果，患者の言葉や気がかりごと，苦痛を伴う症状の有無と症状緩和のタイミングと効果などである．これらの情報が医師の医学的判断を助け，より適切な治療に結び付き，ひいては患者の回復促進のための看護師のケアになるのである．

重症化回避のワザ 10

患者の主観を尊重し，睡眠の質を多角的に評価する！

1）REM睡眠とNREM睡眠

睡眠とは，外部の刺激に対する反応性が低下した状態であるため，容易に回復する．ヒトの正常睡眠ではREM（Rapid Eye Movement）睡眠；約25％とNREM（Non- Rapid Eye Movement）睡眠；約75％と大きく2つに分かれ，これが交互に繰り返される[17]．REM睡眠の脳全体の代謝レベルは覚醒時よりも高く，大脳皮質は活発に活動している．一方，NREM睡眠時の脳のエネルギー消費は1日の中でもっとも低くなり，深い睡眠状態となる．副交感神経が優位となり，心身ともに休息状態になる．

2）良質な睡眠を提供するための工夫

睡眠には，心身の疲労を回復する働きがある．良質な睡眠とは，量的（まとまった時間），質的（快適性，満足感）に満たされた睡眠のことをいう．良質な睡眠により体力や意欲の回復を実感することができる．

睡眠の必要性は，その直前までの覚醒時間の長さや，心身の疲労度に影響を受ける．重症患者では，生体侵襲によってエネルギー代謝が亢進しており睡眠による心身の休息は必要不可欠である．しかし，ICUでは患者が単に閉眼していることや鎮静されていることで良質な睡眠が得られていると客観的に評価されてしまう場面にしばしば遭遇する．患者の心身の休息に寄与する正常な睡眠が得られているかという観点で評価することが大切である．

睡眠の質を評価するための既存のツールとして，ピッツバーグ睡眠質問票（PSQI-J），OSA睡眠調査票MA版，セントマリー睡眠質問票（SMH）など複数開発されているが，これらは幾つかの質問への回答が必要で，総じて重症患者に適しているとは言い難い．ICUではVAS（Visual Analogue Scale）などシンプルなツールを使用し，眠気や熟睡感，満足度など**患者の主観を確認**することと，心拍の安定や呼吸パターンの変化などNREM睡眠によりもたらされる**生理的な反応の観察**を統合し，環境の調整や苦痛の緩和，薬剤の調整などの身体的側面の介入と，安心を得られるように心理的支援を行い，良質な睡眠が得られるようにケアを工夫していく必要がある．

引用文献

1) Matthews EE：Sleep disturbances and fatigue in critically ill patients.AACN Adv Crit Care **22**(3)：204-224,2011
2) Weinhouse GL et al：Bench-to-bedside review：delirium in ICU patients-importance of sleep deprivation.Crit Care **13**(6)：234,2009
3) Tembo AC,Parker V：Factors that impact on sleep in intensive care patients.Intensive Crit Care Nurs **25**(6)：314-322,2009
4) Boyko Y et al：Sleep disturbances in critically ill patients in ICU：how much do we know? Acta Anaesthesiol Scand **56**(8)：950-958, 2012
5) 日本集中治療医学界J-PADガイドライン作成委員会：日本版・集中治療室における成人重症患者に対する痛み・不穏・せん妄管理のための臨床ガイドライン．日集中治療医会誌 **21**(5)：539-579, 2014
6) 藤澤美智子，武居哲洋：譫妄の発症メカニズム．Intensivist **6**(1)：65-72, 2014
7) Shehabi Y et al：Delirium duration and mortality in lightly sedated, mechanically ventilated intensive care patients. Crit Care Med **38**(12)：2311-2318, 2010
8) Jones C et al：Memory, delusion, and the development of acute posttraumatic stress disorder-related symptoms after intensive care.Crit Care Med **29**(3)：573-580, 2001
9) Lipowski ZJ：Delirium：Acute Confusion States.Oxford University Press, p.442-478, 1990
10) Darbyshire JL et al：An investigation of sound levels on intensive care units with reference to the WHO guidelines.Crit Care **17**(5)：187, 2013
11) Hu RF et al：Effects of earplugs and eye masks on nocturnal sleep, melatonin and cortisol in a simulated intensive care unit environment. Crit Care **14**(2)：R66, 2010
12) 日本工業標準調査会：照明基準総則（JISZ9110）．保健医療施設，p.13, 2011
13) Babaii A et al：Effect of using eye mask on sleep quality in cardiac patients：a randomaized controlled trial. Nurse Midwifery Stud **4**(4)：e28332, 2015
14) 茂野香おる：基礎看護技術Ⅰ，医学書院，2015
15) 病院空調設備の設計・管理指針（HEAS-02-2013），日本医療福祉設備協会，2013
16) 日本集中治療医学会集中治療部設置基準検討委員会：集中治療部設置のための指針．日集中治療医会誌 **9**(2)：159-168, 2002
17) 小澤瀞司ほか：標準生理学，第8版，医学書院，p.453-461, 2015

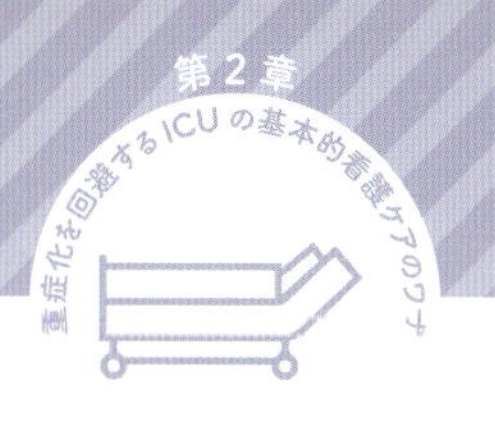
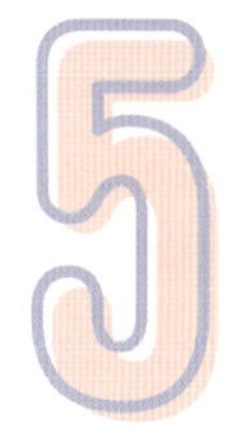

5 気管吸引

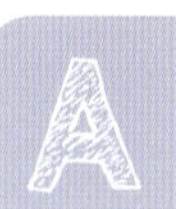

A 押さえておきたい基本知識

(1) 気管吸引の意義・目的

気管吸引の目的は，気道の開放性を維持・改善することにより，呼吸仕事量や呼吸困難感を軽減させ，肺胞でのガス交換を維持・改善させることである．あくまで気道の開放を達成するための援助であることを理解し，吸引を行う場合も吸引により「気道が開放されたかどうか」に着目する必要がある．

(2) 重症患者における気道浄化の重要性

重症患者の酸素化や適正な酸塩基平衡を保つことは，病状や予後を左右する．ベッド上臥位の時間も長くなるうえに，鎮痛・鎮静管理，筋力低下・咳嗽力低下などの影響で，気道浄化が非効果的となる場合もある．また過大侵襲によって免疫機能も低下し，**人工呼吸器関連肺炎**（ventilator-associated pneumonia：VAP）を含む感染症にも注意が必要となる．

このため，気道の分泌物を除去することで，無気肺や肺炎・ガス交換障害・窒息の予防，気道抵抗の正常化を図ることが重要となる．

一方で，気管吸引は患者にとって侵襲的かつ苦痛を伴うケアであることを認識する．「そろそろ痰を取っておこう」「痰かな」と安易に考えるのは危険である．呼吸に関する解剖生理とメカニズムを理解し，根拠に基づく知識と技術を身につけること，さらには患者個々に与える影響を考え，患者にとって低侵襲な気管吸引を工夫することが必要である．

(3) 適応となる状態

フィジカルアセスメントでは，視診・聴診・触診により，呼吸仕事量増加の所見や分泌物の存在を観察する．努力呼吸が悪化している，左右気管支にかけて分泌物の存在を示す副雑音が聴取されるなどの所見や，呼吸器からの情報やモニタ値，検査所見を統合して評価することが重要である（**表1**）．分泌物による気道の狭窄・閉塞が原因と考えられる場合を除いて必要以上に吸引を行わないためにも，適応を評価し効果的な吸引につなげる．

表1　気管吸引の適応

呼吸器の所見	グラフィックモニタのフローボリューム曲線の変化 換気量の低下：圧設定モードの場合 気道内圧上昇：量設定モードの場合
検査	ガス交換障害：SpO_2 や PaO_2 の低下
フィジカル	努力性呼吸の悪化：呼吸数増加，呼吸補助筋使用，浅速呼吸，呼気延長など 視覚的な確認（チューブ内に分泌物が確認できる） バッキング 気管から左右気管支の副雑音（低音性連続性ラ音：rhonchi）聴取または，呼吸音の減弱 胸部触診による振動触知
その他	誤嚥した場合 喀痰検査サンプル採取のため

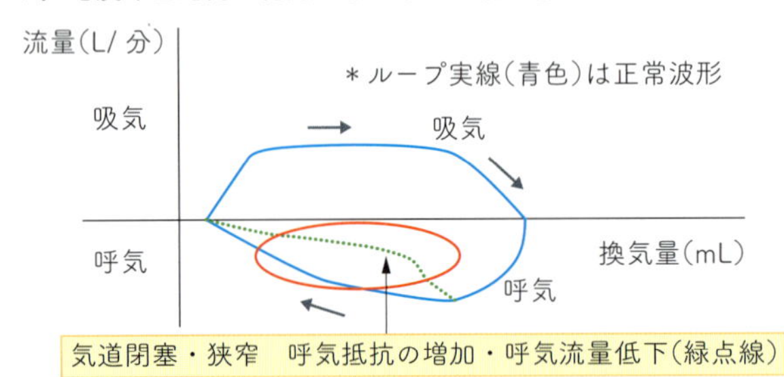

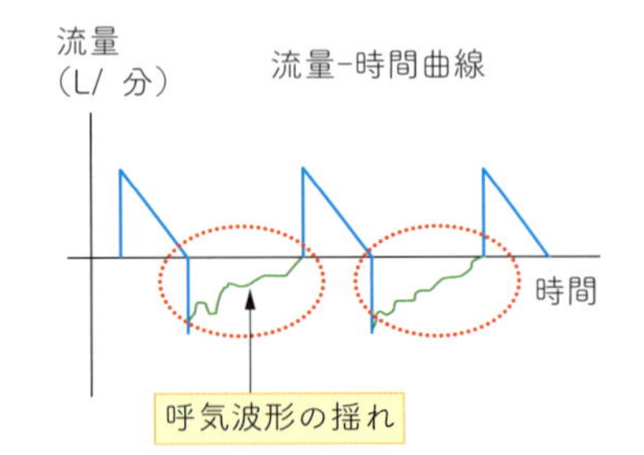

青ループ実線は正常波形，緑点線は「喀痰や結露が考えられる波形」を示す．赤でマーキングした部分のように，ループ線が動揺したり膨らみが小さくなる．喀痰や結露により回路内抵抗が上昇し，呼気流量が変化（低下）することにより起こる．

図1　フローボリューム曲線（A）

（4）気管吸引の順序とタイミング

気管吸引の順序は，**口腔→カフ上部→気管内**で実施する．唾液やカフ上部に貯留した分泌物の流れ込みを減少させることでVAPを防ぐのはもちろんだが，バッキングによる循環変動や患者の苦痛を軽減するためにも重要である．

気管吸引を行うタイミングは，グラフィックモニタの**フローボリューム曲線**の変化（**図1**），**換気量の低下**，**気道内圧上昇**（**図2**）などの情報を駆使して，フィジカルアセスメントや他のデータとともに評価する．

量設定モードでの気道抵抗を示すPIP-EIPの拡大や，圧設定モードでのVt（1回換気量）の低

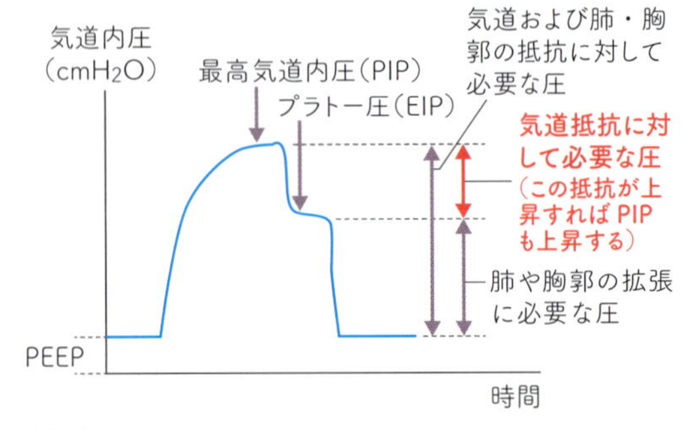

図2　気道内圧を示す圧－時間曲線

PIPは「気道および肺・胸郭の抵抗に対して必要な圧」，EIPは「肺や胸郭の拡張に必要な圧」を示す．喀痰が貯留すると気道抵抗が増すため，PIP－EIP（赤↕）の範囲が増加し，最高気道内圧が上昇する．

表2　効果判定のためのアセスメント

理学所見	視診：呼吸数，呼吸様式，胸郭運動，皮膚の色，表情 触診：振動や胸郭の広がり 聴診：副雑音の有無・程度
循環	血圧，脈拍，心電図
ガス交換	SpO_2，ABG
喀痰	分泌物の性状・量，出血の有無
呼吸器	気道抵抗 従量式：最高気道内圧低下，最高気道内圧とプラトー圧の差の減少 従圧式：換気量の増加 フローボリューム曲線：のこぎり歯状波形の消失
その他	患者の咳嗽力，苦痛（疼痛，呼吸困難）

下は喀痰や回路内の結露を示唆する所見でもあり，経時的評価を行ううえで重要である．しかし，必ずしも喀痰貯留だけで変化するパラメータではないことを認識し，他の所見や症状と合わせてみていくことが必要となる．

（5）気管吸引時間と圧

a 吸引時間は必要最低限にとどめる

気管吸引ガイドラインでは，1回の気管吸引操作の中で陰圧をかける時間は10秒以内にすることが推奨されている．吸引時間が長ければ長いほど，吸引による動脈血酸素濃度の低下が著しくなり，回復時間も相関する[1)]．低酸素血症を予防または最小限にするためにも吸引時間は必要最低時間とすべきである．

b 吸引によって酸素化が低下した場合

吸引による酸素化低下が考えられるような事例では，吸引前後の高濃度酸素吸入を考慮する．この場合は徒手的換気器具を使用する場合もあるが，安定した換気量の提供ということからは人工呼吸器を用いたほうが安全と考える．

c 適切な吸引圧と内径の選択

吸引圧に関しては一定の合意は得られていないのが現状であるが，現時点では気管吸引ガイドライン2013（日本呼吸療法医学会）の基準より，**吸引圧は陰圧20 kPa（150 mmHg）を超えない**ように設定する[2)]．

吸引カテーテルについては，太い吸引カテーテルを使用すると，人工気道と吸引カテーテルの隙間がなく，気道内の空気を大量に吸引してしまう可能性がある．そのため，**人工気道の内径1/2程度以下のもの（成人：10〜12 Fr）**を選択することが安全と考えられる．

（6）効果

効果的な気管吸引を行うためには，指標が必要である．

副雑音が消失する，触診での振動がなくなる，SpO_2の値が改善する，などが確認されれば，分泌物が除去できたと判断できる（**表2**）．吸引前に“吸引が必要と判断した状態”がどのように変化したのか（**表1**），行った行為が効果的で安全に実施されたかを確認することが大切である．

気管吸引は，患者の咳嗽力を評価するうえでも重要な機会である．鎮痛・鎮静が適切かどうかを評価したり，抜管後の排痰レベルを考えることができる．咳嗽が弱い場合は後に気道浄化が不十分なことによる合併症を起こす可能性が高いため，先を見越して観察することが必要である．また，患者の疼痛や呼吸困難は，吸引が及ぼす悪影響を評価するうえでも重要である．

（7）合併症

気管吸引は，患者に悪影響を与える可能性もある．気管吸引後は患者の状態を悪化させる要因となっていないかを観察する（**表3**）．そして，もし吸引による合併症が起これば速やかに対処するとともに，どのようにすればもっと安全に実施できるのか，そのためには何が必要なのかを考え次回実施時に活かす．

表3　気管吸引の主な合併症と原因

主な合併症	合併症の原因
低酸素血症	吸入酸素濃度の低下
気管・気道粘膜の損傷	PEEPの解除
出血	吸引カテーテルによる外傷
感染	不潔操作
気管支攣縮	咳・咳嗽反射
血圧異常	自律神経反射
不整脈	末梢気道・肺胞の虚脱
頻脈・徐脈	肺容量の低下
無気肺・肺炎・気胸	
嘔吐	
頭蓋内圧上昇	
エネルギー消費・疲労	
身体的苦痛・疼痛	

（8）病態的特徴

患者の病態をとらえたうえで，気管吸引による影響を考え注意深く実施することが必要となる．

a 心臓手術後や心不全など低心機能の患者

心臓手術後は循環動態が不安定となりやすく，術後管理は循環動態を良好に保つことが重要である．しかし気管吸引によって心拍数の急激な上昇，血圧の低下，肺動脈圧の上昇や不整脈など，循環動態が変動する例をしばしば経験する．また心不全患者も同様で，昇圧薬や抗不整脈薬など循環作動薬が多剤もしくは多量に投与されている状態の患者では，気管吸引により患者の状態が悪化することもある．気管吸引により胸腔内圧変動が起こると，胸腔内への返血血液量の変動により血圧変動をきたす．また交感神経系の刺激による頻脈，副交感刺激による徐脈（迷走神経反射），吸引によって起こる低酸素血症での不整脈が惹起される．低心機能の患者ではこの変動が，前負荷・後負荷となり得るため，他パラメータ類の観察も含めて気管吸引を行う必要がある．

b 肺気腫

肺気腫の患者は，気道浄化し換気の改善を図ることが必要であるが，一方で肺のコンプライアンスの増加により肺胞が脆く圧外傷をきたしやすい．またガス交換能力も低下しているため，酸素化の回復に時間を要す．低酸素による頻呼吸が持続すれば，換気不全（死腔は変化しないことから）によるCO_2の貯留や，呼吸筋疲労をきたすおそれもある．

c 出血傾向

出血傾向のある患者や肺切除術後は，気管吸引により出血を起こしたり，低酸素血症のリスクがあることは容易に推測できる．

d ARDS

ARDSではさまざまな原因によって肺の血管透過性が進行することで肺水腫の状態をきたす．ARDSや肺水腫の状態では肺サーファクタントが減少するため，呼気時に陰圧になると肺胞が虚脱する．一度虚脱してしまった肺胞は，吸気時に圧をかけても膨らみづらく，また圧をかけすぎると肺損傷の原因となってしまう．そのため肺胞の虚脱を防ぐためにPEEPが重要となる．高PEEPを維持するためには，低酸素血症や肺容量低下リスクの高い開放式吸引は避けるべきであり，閉鎖式吸引カテーテルの使用により人工呼吸器を外さずに気管吸引を行うことが，肺胞虚脱のリスク低減に有効であると考えられる[3]．

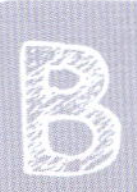

気管吸引のワザ

重症化回避のワザ 11

チューブ挿入の長さは，人工気道先端から末梢気管支に向かって3～5 cm（気管切開時は12～15 cm）程度までとする

1）喀痰を気管上部まで上げる

気管吸引では，主気管支より末梢に存在する気道分泌物は除去できない．喀痰を気管上部まで上げ，有効に喀痰を吸引するためには，体位変換とポジショニングは大変重要となる．胸部X線所見や呼吸音などのフィジカル所見から，喀痰の位置を確認しその部分をドレナージする．痰が移動しやすいように，体液を適切に保つことも大切である．

2）吸引カテーテルを深く挿入することの弊害

吸引カテーテルを深く挿入すると，カテーテルの先端が気管粘膜に物理的刺激を与え出血を引き起こしたり，肺胞虚脱を来し無気肺を形成する恐れがある．気管上部まで上がってきた喀痰を除去することを意識し，不必要に吸引カテーテルを入れすぎないことが大切となる．

3）事前に吸引カテーテル挿入の長さを決める

吸引カテーテルを入れすぎないためには，胸部X線で気管チューブの先端位置を確認する．挿入の長さは患者の体型でも変化するため，気管チューブの先端位置を確認したうえで，吸引カテーテルを挿入する長さをアセスメントし決めておく．開放式吸引カテーテルの場合は，気管チューブ挿入の長さを把握したうえで，吸引カテーテルの目盛りを確認しながら吸引カテーテルを進める．閉鎖式吸引カテーテルでも同様であり，決めた長さ以上は挿入しないように注意する．筆者は，吸引前に必ず気管チューブの口角固定長を把握し，口角部で吸引カテーテルの長さを確認しながら実施している．

重症化回避のワザ 12

吸引圧・カテーテル選択・吸引時間・挿入長さをきちんと守れば，カテーテル挿入時の屈曲閉鎖は必要ない！

1）屈曲閉鎖を行わないことの利点

気管吸引ガイドライン2013では「吸引カテーテル挿入中は吸引の陰圧を止めておく」となっている．これは気管吸引の無理な操作は気管・気管支壁を損傷する危険性があり，更には吸引時間が長くなると，多量の空気を吸引し無気肺を起こす可能性があるためである．だが，適切な吸引圧と内径を選択していれば，気管吸引時の吸引空気量は，外気を吸引しながらトータル数十mL程度の量でしかなく[4]，カテーテル挿入時の屈曲閉鎖は必要ないとする施設もある．その場合の利点は，屈曲開放時に急激な陰圧がかかることで起こる肺胞虚脱，気道損傷，低酸素血症のリスクを低減できることにある．また挿入時と抜去時の喀痰量を把握することで，吸引回数を減らせる可能性もある．痰の上がってきている部分までのカテーテル挿入で吸引が終了できることも低侵襲の吸引につながる．

注意したいのは，**圧とカテーテル選択，吸引時間，挿入長さをきちんと守ったうえで**ということである．筆者はとくに人工気道先端付近では注意深くカテーテルを進め，気道刺激を観察しながら実施している．

重症化回避のワザ 13

咳嗽反射がない患者に対しては，排痰に必要な3要素（重力・痰の粘稠度，呼気流速）をアセスメントし，重力・痰の粘稠度に対するケアを強化する．これらを行いながら，適切なタイミングで気管吸引を実施する

1）排痰に必要な要素の最適化

痰の排出には，①重力，②痰の粘稠度，③呼気流速，が必要である．咳嗽反射がないということは「③呼吸流速」が欠けているということである．呼気流速が減少すると，気道内の異物や分泌物を排出する力が低下し，分泌物貯留による気道閉塞や肺炎・無気肺などの呼吸器合併症の発生リスクを高める．安静臥床による喀痰貯留や，気道分泌物の粘稠性が高い場合は，さらに気道クリアランスが阻害されることとなる．そのため，①重力に対しての**体位ドレナージ**により分泌物を中枢へ移動させたり，②痰の粘稠度に対しては**加湿・体液バランスの最適化**を行い粘稠度を下げることで，喀痰排出効果をあげることが重要といえる．

また深鎮静による咳嗽反射の消失であれば，**鎮静薬の量の調整**を検討することが必要である．

2）積極的な排痰を行うには，ポジショニングの導入を検討

喀痰の気管支への移動を目的として，呼吸音やグラフィック，胸部X線などの情報を元に，どのようなポジショニングが有効かを検討する．多職種と協働し呼吸理学療法を併用したり，理学的視点を踏まえてケアを実施することがより効果的であり，多角的アセスメントが行え，目標の共有という点においても有効と考える．

気管吸引の影響をアセスメントするうえで，体位変換や清拭など他の日常ケア時の患者の反応を観察しておくことは重要である．患者の重症度や，1つのケアを行ったときの身体的影響とその程度を評価するものとしても参考にする．

引用文献

1) 坂本多衣子ほか：吸引操作の患者への影響. ICUとCCU **9**(6), 1985
2) 日本呼吸療法医学会気管吸引ガイドライン改訂ワーキンググループ：気管吸引ガイドライン2013(成人で人工気道を有する患者のための). 人工呼吸 **30**(1)：75-91, 2013
3) Cereda M et al：Closed system endotracheal suctioning maintains lung volume during volume-controlled mechanical ventilation. Intensive Care Med **27**.648-654, 2001
4) 小泉　恵ほか：研究の動向と問題点. ナーシングトゥデイ **13**(10)：28-32, 1998.

参考文献

- 道又元裕：気管吸引のTips. 呼吸器ケア **7**(10)：46-52, 2009
- 中根正樹：気管吸引のガイドライン(成人で人工気道を有する患者のための). 呼吸器ケア **10**(12)：82-86, 2012

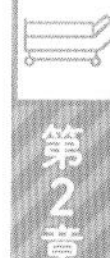

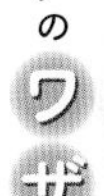

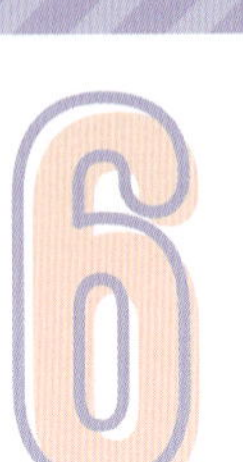

感染予防

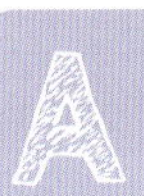

押さえておきたい基本知識

(1) 感染症

病原体（微生物）が体内で増殖することを感染，その病原体が引き起こす疾患を感染症という．感染症は，病原体・宿主・感染経路が関連する（**図1**）．

健康な人でも身体の各部位に多くの種類の常在菌を有している．宿主（ヒト）がもつ常在菌は，病原体の増殖を抑える役目を果たし，生物学的バリアと呼ばれる．生体防御機構としては，ほかにも，皮膚や粘膜と分泌物排出などの物理的バリア，そして免疫などによる感染症からの防御機能がある．

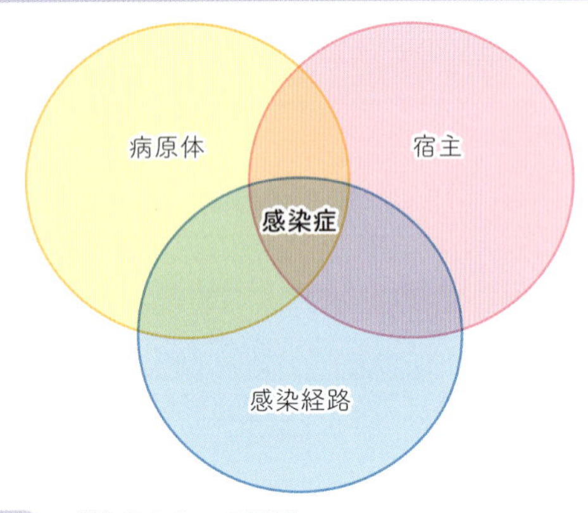

図1　感染症の3つの因子

常在菌は，身体各部位に種々が棲み分け，菌種間や宿主とバランスを保っている．バランスが崩れて，常在菌が常在部位以外に移って起こす感染を**内因感染（自己感染）**といい，自分の腸内の大腸菌による膀胱炎などがある．外部からの病原体による感染は**外因感染（交差感染）**といい，インフルエンザなどがある．その他にも，宿主側の免疫低下により病原性が弱い菌などの異常増殖による感染（**日和見感染**）があり，免疫不全の場合や高齢者でみられる．

患者が医療施設などで原疾患とは別に新しくかかる感染症や，医療従事者が医療機関内でかかる感染症を**医療関連感染**という．患者の医療関連感染は，入院期間の延長や死亡の可能性につながり，医療費が増加するなど，医療安全上の大きな問題となる．そのため，感染予防はすべての医療従事者に重要な課題といえる．

(2) 感染予防

a 意義

ICUには院内外の重症な患者が入室する．患者は，ICU入室前に獲得した感染を持ち込む可能性が高い．また，補助循環や人工呼吸のために各種チューブを体内に挿入して治療することが多く，ICUで感染を発症する可能性が高い．さらに，患者は重症な病態や侵襲を伴う治療の影響で免疫力が低下している．このように，ICUの患者は常に感染の機会にさらされ，病原体が侵入しやすい状態にある．

ICUの患者の7割が抗菌薬を投与されている[1)]．

抗菌薬の投与は，常在菌の細菌叢のバランスを乱し，生体防御機構を破綻させ，薬剤耐性菌による感染症のリスクを高める．また，ICUの患者には多職種がかかわるため，医療従事者からの感染伝播の機会が多くなる．

ICUに入室する患者は，約半数が感染を発症し，感染を発症していない患者と比べて死亡率が2倍であった[1]．感染症に罹患すると，重症であった病態はさらに悪化する．他の合併症を併発しやすくなり，死にいたる危険性はさらに高まる．ICUに入室する患者は，重篤で脆弱な状態だからこそ，感染の予防に努めなければならない．

b 標準予防策（スタンダードプリコーション）

感染予防には，感染経路への対策が重要である．感染経路には，**接触感染**・**飛沫感染**・**空気感染**があり，すべての感染経路の遮断に対して一定の効果があるのは**標準予防策**である（**図2**）．標準予防策とは，感染症の有無にかかわらずすべての患者と周辺の環境に接する際に行う手指衛生（手洗いまたは手指消毒）と，血液・排泄物・体液（汗を除く），傷のある皮膚や粘膜に触れる場合の防護具（手袋・マスク・ガウン・ゴーグル）使用である．

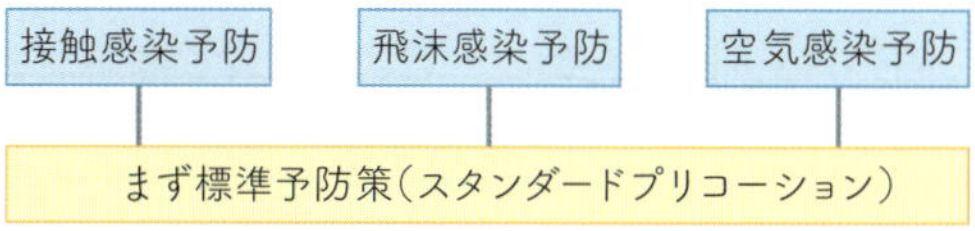

接触感染予防　飛沫感染予防　空気感染予防

まず標準予防策（スタンダードプリコーション）

図2　感染予防策

c 感染予防の効果

医療関連感染症のうち，カテーテル関連血流感染（CRBSI）とカテーテル関連尿路感染（CAUTI）は，7割程度が予防可能という報告がある[2]．この報告では効果的な感染予防対策を標準化すると，医療関連感染が予防でき，死亡率の低下や医療費削減につながることが示されている．また，CRBSIを予防すると約5,000～2万人が救命可能で，医療費削減効果は，約1,000億～2,000億円に及ぶと推定している．さらに，人工呼吸器関連肺炎（VAP）では罹患した場合の死亡率も高いため，VAPを予防すると約1万3,000～2万人弱が救命可能で，2,300億～3,400億円ほどの医療費が削減できると試算している．

効果的な感染予防の実践は，感染症発生の調査・監視（サーベイランス）に始まる．得られたデータを分析して臨床現場で共有し，臨床実践を振り返り，その後の継続・改善へとつなげる．感染予防の専門チームによる教育やアドバイスに加え，すべての医療従事者が自覚と責任をもち，日常臨床で取り組むことが重要である．

（3）各種感染症の病態的特徴と予防ケア

近年，予防的介入のため有効な戦略として**バンドルアプローチ**が用いられる．ここでは，米国疾病予防管理センター（CDC）のガイドラインを踏まえ，米国ヘルスケア改善会（IHI）で示される各病態別バンドルを元に，予防的介入を示す．

a カテーテル関連血流感染（CRBSI）

カテーテル関連血流感染（catheter related blood stream infection：CRBSI）は，留置された血管内のカテーテルを介して，血流内に病原体が侵入して生じる．CRBSIの大半は中心静脈カテーテル留置（central venous catheter：CVC）に伴うもので，病原体の侵入経路は，主としてカテーテルの挿入部位・輸液ルートおよび輸液が挙げられる．

CRBSIの予防のために，CVC挿入で推奨されるバンドル

- カテーテル挿入前に手指消毒を行う．
- CVC挿入はマキシマル・バリアプリコーション（滅菌ガウンと手袋の使用）で行う．
- CVC挿入前にクロルヘキシジンで皮膚消毒を行う．
  CDCガイドライン（2011年）では0.5%を超える濃度のクロルヘキシジンアルコールと変更されている．クロルヘキシジンに対する禁忌がある場合，ヨードチンキ，ヨードフォア，70%アルコールのいずれかを代替使用する．ポビドンヨードを用いる場合は，消毒効果を得るため乾燥するまで（2分以上）待つ必要がある．
- 成人では，CVC穿刺部位に大腿静脈は避け，最善の刺入部を選択する．
- 毎日CVC留置の必要性を評価し，必要がなくなれば速やかに抜去する．

［How-to Guide: Prevent Central Line-Associated Bloodstream Infection. Institute for Healthcare Improvement Cambridge, Massachusetts, USA;March 2012より引用］

b 手術部位感染（SSI）

手術部位感染（surgical site infection：SSI）は，手術手技に関連した切開部位や臓器・体腔の感染症で，手術中の細菌汚染が主な原因で，手術後30日以内に発症する感染症と定義される．SSIの発生率は，手術部位や術式，時間，術前の全身状態や創部の状態により異なるが，食道や胆肝膵，直腸などでは10～20%[3]にのぼる．

SSIの予防のために，推奨されるバンドル

- 抗菌薬の適切な使用
- 適切な除毛（剃刀を用いない）
- 術後の血糖管理
  周術期の血糖管理で（糖尿病の有無にかかわらず），血糖の目標レベルを200 mg/dL 未満にすることが推奨されている．
- 周術期の正常な体温管理
  麻酔や手術部位の漏出，皮膚の消毒など，周術期は低体温を招きがちな要素がある．低体温では，血管が収縮するために創部の血流は低下し，創傷治癒が遅延する．組織は低酸素状態となり，好中球の酸化的殺菌作用が低下するため感染が惹起されやすくなる．

［How-to Guide: Prevent Surgical Site Infections. Institute for Healthcare Improvement, Cambridge, Massachusetts, USA; January 2012より引用］

c カテーテル関連尿路感染（CAUTI）

カテーテル関連尿路感染（catheter associated urinary tract infections：CAUTI）は入院患者におけるもっとも頻度の高い感染症である．ICUの患者は，時間尿量の把握やベッド上安静を強いられ，膀胱留置カテーテルの使用頻度が高い．病原体は，直腸，膣での常在菌による内因性感染だが，医療従事者の手指や器材などを介した外因性感染の場合もある．一般的には，膀胱留置カテーテルの抜去とともに尿路感染は治癒するケースが多い．

CAUTIの予防法として推奨されるバンドル

- 不必要な膀胱留置カテーテルを避ける.
- 膀胱留置カテーテルの挿入は無菌テクニックで行う.
- CDCガイドラインに基づき，以下に注意し，膀胱留置カテーテルを維持管理する.
  - ・滅菌の閉鎖式排尿システムを用いて，カテーテルは正しく固定し，採尿バックは常に膀胱よりも下部に位置して流出が遮られないようにする.
  - ・採尿バックの排出時は，患者ごとに別の容器を用いて定期的に空け，採尿コックは容器に触れないようにする.
  - ・カテーテルと排尿チューブの接続は外さず，洗浄は原則的に行わず，カテーテルのルーチンでの交換は行わない.
- 毎日膀胱留置カテーテルの必要性を評価し，必要なくなれば速やかに抜去する.

〔How-to Guide: Prevent Catheter-Associated Urinary Tract Infection Institute for Healthcare Improvement, Cambridge, Massachusetts, USA; December 2011より引用〕

d 人工呼吸器関連肺炎（VAP）

人工呼吸器関連肺炎（ventilator-associated pneumonia：VAP）は，気管挿管と人工呼吸器管理の開始後48時間以降に発生した肺炎で，ICUでの医療関連感染でもっとも多い[3]．VAPは発症すると治療に難渋して死亡率が高いため，予防が重要となる．

人工呼吸関連肺炎予防バンドル：VAPバンドル（2010年改訂版）[4]

- 手指衛生を確実に実施する.
- 人工呼吸器回路を頻回に交換しない.
- 適切な鎮静・鎮痛を図る，とくに過鎮静を避ける.
- 人工呼吸器からの離脱ができるかどうか，毎日評価する.
- 人工呼吸中の患者を仰臥位で管理しない.

（4）感染予防対策上のその他のポイント

a 手指衛生（流水下の手洗い・手指消毒）

医療関連感染症で，もっとも頻度が高い感染経路は接触感染である．ICUでは，オープンフロアで患者が隣接する場合があり，複数の患者に使用する医療機材もある．手指衛生を使命とし，手技の教育や遵守率の監視のほか，手洗い設備や擦式消毒用アルコール製剤の整備を徹底する．また，ベッド周囲や医療機材の清掃など，患者周辺の環境に配慮する必要がある．

b 耐性菌

MRSAやVRE（バンコマイシン耐性腸球菌）などの耐性菌のほとんどは接触感染である．標準予防策を遵守し，共有する医療器具（聴診器，体温計など）は患者ごとに消毒する．また，抗菌薬の適正使用（種類・量・期間・副作用防止）を監視・推奨する内部組織の存在が望ましい．

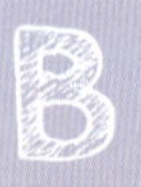

感染予防のワザ

重症化回避のワザ 14

VAPに対する早期介入と判断のために，サーベイランスを実施してリスクが高い状態を把握する！

1）リスクが高い状態：VACとIVAC

CDCは，VAP診断をより客観的にするために，VAPを人工呼吸器管理関連現象（ventilator-associated event：VAE）とする概念と判定の手法を示した．VAEサーベイランスでは，2日を超える安定した人工呼吸器装着症例で，酸素化の不良があれば，人工呼吸器関連状態（ventilator-associated condition：VAC）としてとらえ，感染徴候や炎症反応の上昇があれば感染関連性人工呼吸器関連合併症（infection-related ventilator-associated complication：IVAC）としてとらえる．さらに，人工呼吸器関連肺炎可能性例（possible ventilator-associated pneumonia：PVAP）の判断には微生物学的検査結果が加えられる（**図3**）．VACやIVACといったVAPのリスク患者を早期から把握し，介入することを期待している．

2）VAEサーベイランスの実際

人工呼吸器の設定値であるPEEPもしくはFiO_2を毎日記録し，いずれかの値が上昇した場合には熱や白血球数値で感染徴候や炎症所見をとらえ，抗菌薬投与状況を確認する．VACやIVACと認知したら，VAP回避のための計画（呼吸器離脱へ向けた戦略の立て直しやVAPバンドルの遵守率やケアの改善点など）をベッドサイドで話し合い，介入に反映する．

重症化回避のワザ 15

不要なデバイスを早期に抜去するために，留置期間を明確にし，多職種で評価する！

1）デバイス留置期間の明確化

チューブの留置期間が長くなると感染のリスクは増し，抜去するとリスクは減る．留置期間というリスク因子を可視化し，期間による抜去予定や検討日を決めるなどの具体化したルールで早期抜去を実現する．

2）多職種による介入

薬剤師が配合禁忌を踏まえた静脈ラインの投薬管理を適確にし，不要なデバイスの早期抜去は理学療法士による早期離床支援を前進させる．栄養サポートチームは中心静脈ルートから経腸栄養ルートへの移行を促し，呼吸サポートチームは計画的早期抜管を支援するなど，多職種やチームによる視点，意見を活かす必要がある．

▶ 人工呼吸器装着後に安定 or 改善の基準期間にある患者とは，1日の最低値の FiO_2 or PEEP が2日以上安定 or 減少していると定義する
▶ 基準期間とは，PEEP or FiO_2 を増加した最初の日の直近2日前となる
※1日の最低値はその日1時間以上継続したFiO_2またはPEEPの最低値

↓

安定 or 改善した後に，患者が少なくとも以下の1つの酸素化悪化の状態となる
1）FiO_2の1日の最低値が基準期間より0.2以上増加し，2日以上続く
2）PEEPの1日の最低値が基準期間より3cmH_2O以上増加し2日以上続く

＊最低 PEEP 値が 0〜5cmH_2O である場合はサーベイランスでは同等と考える

↓

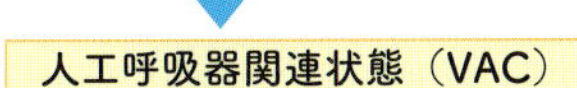

↓

人工呼吸器装着後3日以降，酸素化悪化の状態の前後2日間に以下の状態となる
1）体温＞38℃，＜36℃ or 白血球≧12,000 or ≦4,000 mm^3,
かつ2）新しく抗菌薬を投与して4日以上続ける

↓

感染関連性人工呼吸器関連合併症（IVAC）

↓

人工呼吸器装着後3日以降，酸素悪化の状態の前後2日間に，以下の1つを示す状態となる
1）膿性気道分泌物の必要条件はなく，以下の検体で陽性または半定量結果に適合
気管内吸引液の培養陽性，10^5CFU/mL 以上または同等の半定量結果，
気管支肺胞液の培養陽性，10^4CFU/mL 以上または同等の半定量結果
肺組織の培養陽性，10^4CFU/mL 以上または同等の半定量結果
保護擦過検体が培養陽性，10^3CFU/mL 以上または同等の半定量結果
2）膿性気道分泌物（低拡大：100倍あたり，25以上の好中球と10以下の扁平上皮細胞を含む肺・気管支・気管から出る分泌物）
かつ（1を満たすほどの発育がない安定的培養，定量的/半定量培養喀痰，気管内吸引物，気管支肺胞洗浄液，肺組織，保護擦過検体の培養陽性
3）以下の1つの検査で陽性
胸水培養（穿刺 or 留置した際の検体）
肺の病理組織（①細気管支や肺胞に膿瘍形成 or 強度に好中球の集積を伴う硬化像　②真菌による肺実質の侵襲の証拠　③免疫組織化学的検査，細胞診，または顕微鏡検査結果でのウイルス感染：レジオネラ，インフルエンザウイルス，RSV，アデノウイルス，パラインフルエンザウイルス，ライノウイルス，ヒトメタニューモウイルス，コロナウイルス）

↓

人工呼吸器関連肺炎可能性例（PVAP）

図3　VAEサーベイランスアルゴリズム

［CDCガイドライン.〈https://www.cdc.gov/nhsn/PDFs/pscManual/10-VAE_FINAL.pdf〉（2019年5月17日閲覧）より筆者が翻訳して作成］

重症化回避のワザ 16

CRBSIを予防するために，末梢静脈カテーテル管理を見直す！

1）CVCとの違い

CRBSIの多くはCVCだが，末梢静脈カテーテル留置はもっとも頻繁に行われる．ただ，報告が少ない背景には，データが少ないことも考えられ

る．また，緊急的な場面での挿入や長期化しやすいなど，推奨される管理が行われにくい側面がある．

2）末梢静脈カテーテルのリスク

ICUでは，微生物増殖を助長する液体（血液製剤や脂肪乳剤等）の使用頻度が高い．末梢静脈からアミノ酸含有製剤といった栄養輸液を行う場合も同様である．カテーテル挿入は原則上肢とし，静脈炎徴候（熱感，圧痛，発赤，腫脹など）や閉塞傾向では速やかに挿し替え，操作手技はCVC同様に注意して取り扱う必要がある．

引用文献

1）Vincent JL et al：International study of the prevalence and outcomes of infection in intensive care units. JAMA **302**(21)：2323-2329, 2009
2）Umscheid CA et al：Estimating the proportion of healthcare-associated infections that are reasonably preventable and the related mortality and costs. Infect Control Hosp Epidemiol **32**(2)：101-114, 2011
3）厚生労働省院内感染対策サーベイランス事業.〈https://janis.mhlw.go.jp/report/〉［2019年5月17日閲覧］
4）日本集中治療医学会ICU機能評価委員会：人工呼吸関連肺炎予防バンドル2010改訂版.〈http://www.jsicm.org/pdf/2010VAP.pdf〉［2019年2月18日閲覧］

参考文献

- CDCガイドライン.〈https://www.cdc.gov/nhsn/PDFs/pscManual/10-VAE_FINAL.pdf〉［2019年2月18日閲覧］
- Vincent J L et al：The prevalence of nosocomial infection in intensive care units in Europe.Results of the European Prevalence of infection in Intensive Care(EPIC) Study.EPIC International Advisory Committee. JAMA **274**(8)：639-44
- 厚生労働省薬剤耐性(AMR)対策アクションプラン.〈http://www.mhlw.go.jp/file/06-Seisakujouhou-10900000-Kenkoukyoku/0000120769.pdf〉［2019年2月18日閲覧］

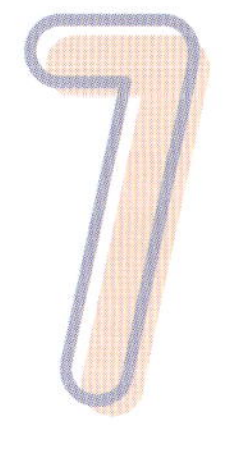

スキンケア

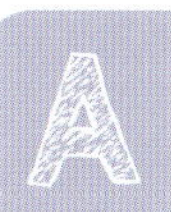

押さえておきたい基本知識

(1) スキンケアの意義・目的

重症患者は，全身状態だけでなく皮膚そのものの機能も低下している．重症患者に生じる皮膚障害は，①発生リスクがきわめて高い，②いったん生じた皮膚障害は容易に治癒しない，といった特徴をもつため，スキンケアをはじめとする予防対策が重要である．

皮膚の特徴については「第2章-1. 清潔ケア」(☞p.6) を参照とし，本項では皮膚障害の予防・対策に限定する．

(2) 重症患者に起こりやすい皮膚障害

重症患者の皮膚障害発生のリスク因子には，皮膚の耐久性を低下させる患者の**内的因子**と，治療に関連した皮膚への二次的影響（**外的因子**）がある（**表1**）．この2つの因子が複合的に関与し合うことによってさまざまな皮膚障害を起こす．

重症患者にみられる代表的な皮膚障害には，①褥瘡，②医療関連機器圧迫創傷（medical device related pressure ulcer：MDRPU)，③スキン-テア（skin-tear)，④失禁関連皮膚炎などがある．次頁の表に各々の定義と好発部位，発生機序について示す．

表1　重症患者の皮膚障害発生リスク因子

内的因子	外的因子
呼吸不全（低酸素血症・貧血）	侵襲の大きい手術・術後合併症（創離開・瘻孔形成による滲出液・排液）
循環不全（脱水・ショック・血流障害）	薬物の使用（鎮静薬・鎮痛薬・昇圧薬など）
播種性血管内凝固症候群	医療機器の使用（人工呼吸器など）
多臓器不全	医療用チューブ・ドレーン・カテーテルの挿入
免疫能低下・易感染状態	ADL 制限
意識障害	抑制
中枢・末梢神経障害	おむつの使用（湿潤環境）
浮腫	医療用粘着テープの使用
便・尿失禁	
糖尿病・腎不全・肝不全などの既往	
心理的ストレス	
高齢・ドライスキン	

①褥瘡	
定義	身体に加わった外力は骨と皮膚表層の間の軟部組織の血流を低下，あるいは停止させる．この状況が一定時間持続されると，組織は不可逆的な阻血性障害に陥り褥瘡となる[1)]
好発部位	身体がマットレスと接し，骨が突出した部位
発生機序	褥瘡の発生に関する重要因子は阻血性障害ではあるが，そのほかにも再灌流障害，リンパ系機能障害，細胞・組織の機械的変形などの要因がある[1)]
②医療関連機器圧迫創傷（MDRPU）	
定義	医療関連機器による圧迫で生じる皮膚ないし下床の組織損傷であり，厳密には従来の褥瘡すなわち自重関連褥瘡（self load related pressure ulcer）と区別されるが，ともに圧迫創傷であり広い意味では褥瘡の範疇に属する．なお，尿道，消化管，気道等の粘膜に発生する創傷は含めない[2)]
好発部位	医療機器が装着される，あるいは接触する身体のあらゆる部位
発生機序	MDRPUは褥瘡と同様に圧迫性の創傷であり，発生のメカニズムにも大きな違いはないが，褥瘡の発生には患者自身の体重（自重）が関与するのに対してMDRPUの発生に自重は関与しない
③スキン-テア（skin-tear）	
定義	摩擦・ずれによって皮膚が裂けて生じる真皮深層までの損傷（部分層損傷）[3)]（**図1**）
好発部位	もっとも頻発するのは上肢・下肢で，活動性が高く衣類などで保護されていない部位に好発する
発生機序	スキン－テアの発生には加齢による皮膚の変化や皮膚の脆弱化が関与している．表皮や真皮が菲薄化（ひはくか）し皮膚の弾力性が低下すると，わずかな摩擦・ずれでスキン－テアが発生しやすい．
④失禁関連皮膚炎（incontinence associated dermatitis：IAD）	
定義	排泄物（尿または便，あるいは両者）の付着に関連して生じる皮膚障害
好発部位	会陰部，性器周辺部，殿部，殿溝．失禁の際の皮膚の汚染状況により，大腿上方内側・後側，下背部などにも拡大することがある
発生機序	下痢便に長時間曝露されることによって起こる皮膚の浸軟をベースとし，浸軟してバリア機能が破綻した皮膚に，便中の脂質消化酵素やタンパク質消化酵素が侵入して炎症を引き起こす

(3) スキンケアの目標

予防対策の基本となるのは，個々の患者の皮膚障害発生リスク状況をアセスメントし，抽出したリスクを解決あるいは低減させるためのスキンケアを計画し実践することである．スキンケアの目標は，皮膚本来の生理機能を可能な限り維持し皮膚のバリア機能を保護して皮膚障害を予防することにある．ポイントは，①皮膚の汚れを取り除いて清潔を保持する，②失われた皮脂成分を補う，③外界の刺激（機械的・化学的刺激）から皮膚を保護する，の3つである．

a 清潔の保持

汚れの成分である皮脂や角層（垢），汗は，皮膚の生理機能を正常に保つために必要な物質である反面，過剰に蓄積すると細菌やアレルギー物質などが付着しやすくなる．また，失禁を認める場合，時間が経過した尿や便のpH（アルカリ性）が皮膚を刺激し，皮膚障害が発生しやすくなる．そのため汚れを蓄積させないように皮膚の清潔を保持する．

①スキンケア方法の選択：保清効果の高い清潔ケア方法には入浴やシャワー浴があるが，重症患者の多くはこれらを制限される．また，清潔ケアそのものが生体のエネルギーを消耗させる要因となるため，患者に負担をかけることなくケアできる方法を選択する．1日あたりに実施する清潔ケア

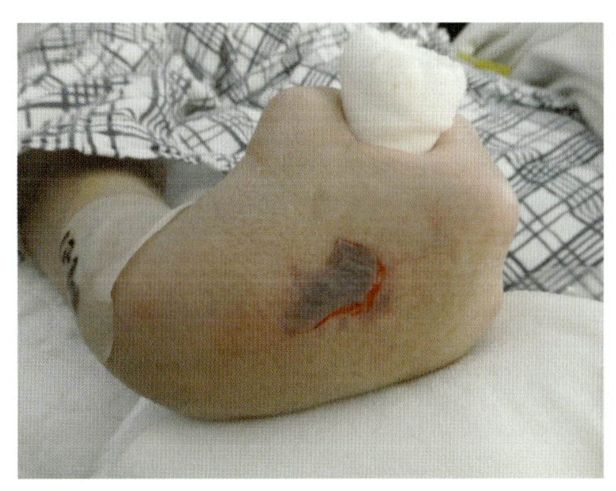

図1 スキン-テア

を局所的に行い，数日かけて全身の保清を行うとよい．洗浄剤の選択は第2章-1（p.9）を参照とする．

②洗浄方法：選択頻度の高い清潔ケアの1つに温湯を用いた清拭がある．しかし，皮膚に付着した汚れは清拭だけでは取り除くことが難しい．また，繊維の織り目が粗いタオルによる摩擦は重症患者の脆弱な皮膚に過剰な機械的刺激を与える．洗浄料をよく泡立てて皮膚に乗せるように置き，数分間放置して汚れを浮き上がらせたあとに拭き取る，洗い流すといった方法をとればよい（☞p.10参照）．洗い流すのが困難な場合には，霧吹きなどを用いて局所的に洗浄するのも一方法である．不織布による清拭や，泡立てやすすぎが不要で**皮膚の汚れをやさしく落とす洗浄料**（**図2-A**）を用いたケア方法も，皮膚への負担の低減やケア時間の短縮に効果的である．

b 皮脂成分を補う

皮膚の最上層にある表皮は，弱酸性の皮脂膜（酸外套（さんがいとう））によって外界の有毒物質や細菌から保護されている．しかし重症患者の皮膚はドライスキン[※1]に傾いているため，皮膚の持つこの本来の機能が発揮されない．とくに洗浄料を用いた場合，皮膚の汚れが除去されると同時に皮脂膜も除去されるため，天然保湿因子（NMF）や角層細胞間脂質（セラミド）が流出し，角層の水分が蒸散して皮膚が乾燥する．過剰な皮膚の除去を防ぐために洗浄料を用いた清潔ケアは1日1～2回程度にとどめ，洗浄剤使用後は失われた皮脂成分を補うために**保湿剤**（**図2-B**）を用いたスキンケアを行う．

c 物理的刺激・化学的刺激の除去

ドレーンやカテーテル挿入部位とその近位の皮膚は，これらの医療用デバイスによって摩擦やずれ，圧迫を受け，医療関連機器圧迫創傷（MDRPU）が発生することが少なくない．医療機器と皮膚の隙間にクッションの役割を果たす厚みのある保護材（CICA-CARE®など）を使用したり，ポジショニングの際にライン類が身体に直接接触しないように注意する．創傷被覆材は治療的に用いる場合にのみ創傷の深さによって保険適用の可否が定められているため，予防的使用にあたっては注意が必要である．

ICU領域では抗生物質の頻用や経腸栄養剤の影響などにより**下痢**を発生する患者が少なくない．おむつ内の湿潤環境と下痢便の化学的刺激から皮膚を保護するために，**撥水剤**（**図2-E**）などを用いた皮膚の浸軟予防と化学的刺激からの保護が必要となる．持続的に排泄される消化酵素を多量に含む水様性の下痢の場合には，便を皮膚に付着させることなく回収できる**便失禁管理システム**（**図3**）による管理が勧められる．

[※1]ドライスキン：表皮の角層の柔軟性が低下して硬く脆くなり，角層水分量が減少した状態．皮膚の保湿能である皮脂膜・角層細胞間脂質・天然保湿因子の働きが低下するため皮膚が乾燥する．

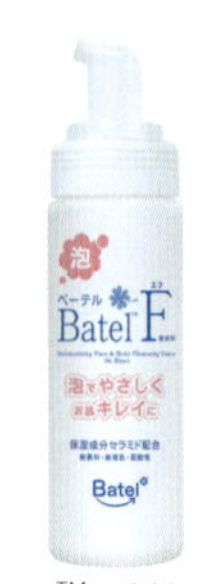

ベーテル™F清拭・洗浄料
（株式会社ベーテル・プラス）

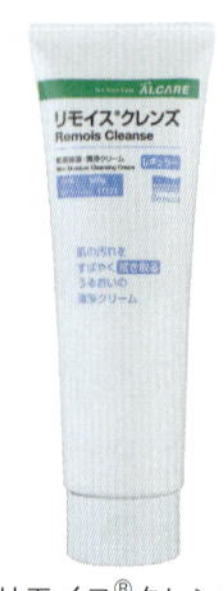

リモイス®クレンズ
（アルケア株式会社）

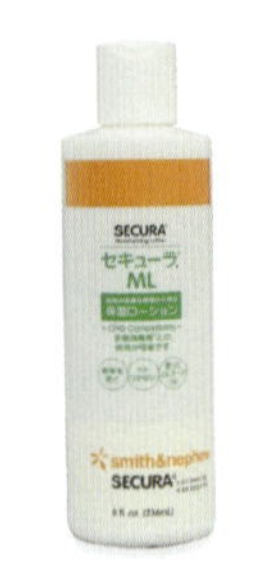

セキューラ®ML
（スミス・アンド・ネフュー株式会社）

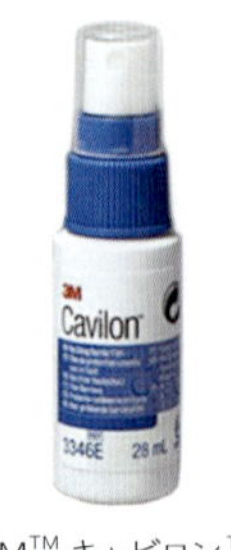

3M™ キャビロン™
非アルコール性皮膜
（スリーエム ジャパン株式会社）

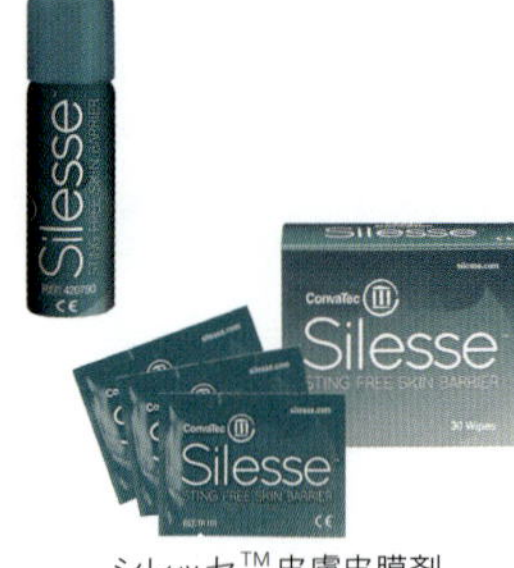

シレッセ™皮膚皮膜剤
（コンバテック ジャパン株式会社）

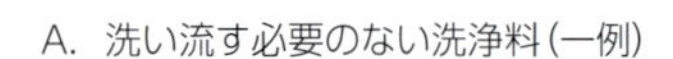

A. 洗い流す必要のない洗浄料（一例）　B. 保湿剤（一例）　C. 皮膜剤（一例）

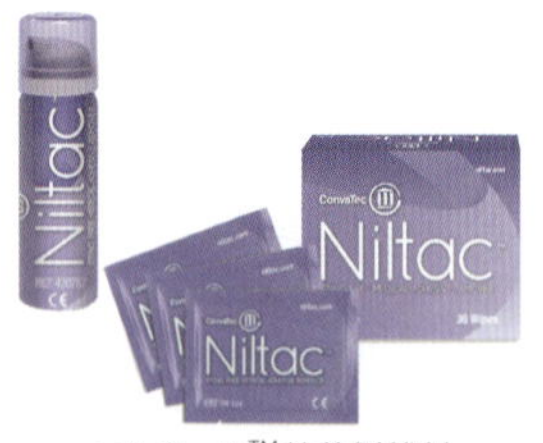

ニルタック™粘着剥離剤
（コンバテック ジャパン株式会社）

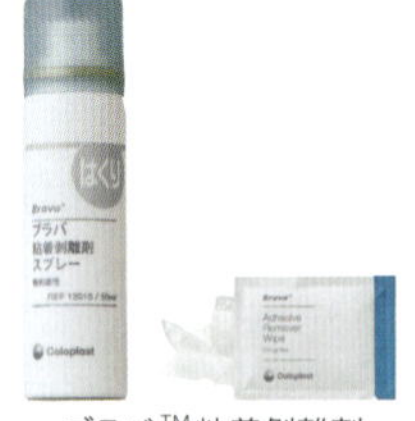

ブラバ™粘着剥離剤
（コロプラスト株式会社）

D. 剥離剤（一例）

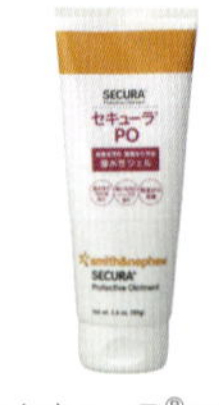

セキューラ®PO
（スミス・アンド・ネフュー株式会社）

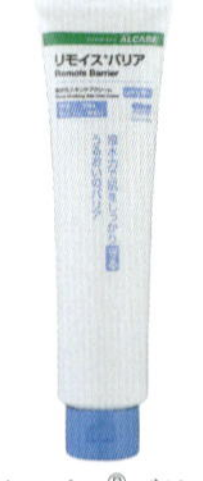

リモイス®バリア
（アルケア株式会社）

E. 撥水剤（一例）

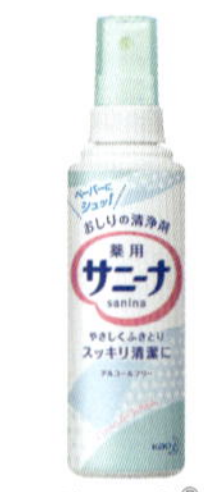

サニーナ®
（花王株式会社）

F. 清浄剤（一例）

図2　スキンケア用品

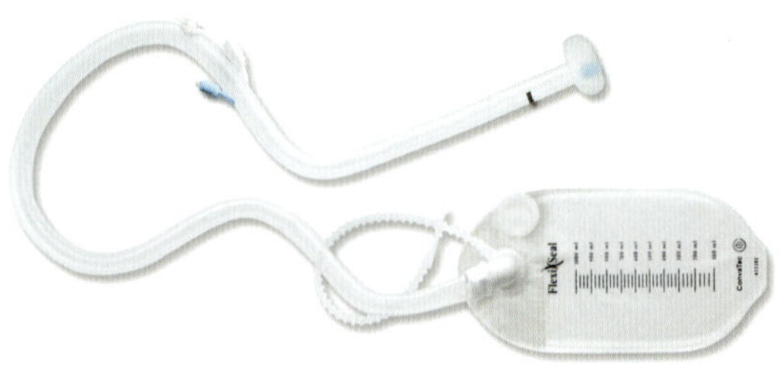

フレキシシール®SIGNAL（コンバテック ジャパン株式会社）

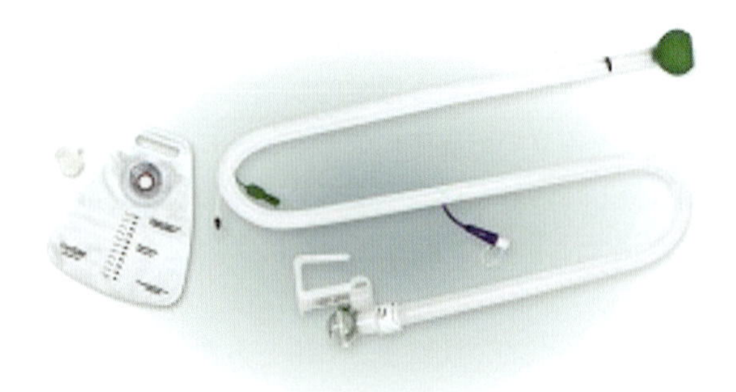

バード®　ディグニシールド®（株式会社メディコン）

図3　便失禁管理システム

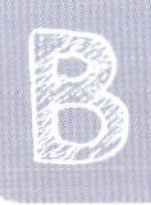

スキンケアのワザ

重症化回避のワザ 17

排泄物中の消化酵素だけが失禁関連皮膚炎（IAD）の原因ではない．ケアによる機械的刺激も大きな原因となる．洗浄料を使って何度もこすり洗いするケアは要注意！

1）IAD の発生は皮膚のバリア機能の破綻によって起こる

皮膚の頻繁な洗浄と拭き取りを繰り返すことによって皮膚はドライスキンに傾き，おむつの着用と下痢便に長時間曝露される状況は皮膚に浸軟[※1]をもたらす．このような状態の皮膚は角層のバリア機能が破綻しているため下痢便中の消化酵素が容易に皮膚内部に侵入し，炎症を引き起こす．便失禁によって生じるIADの発生機序について**図4**に示す．

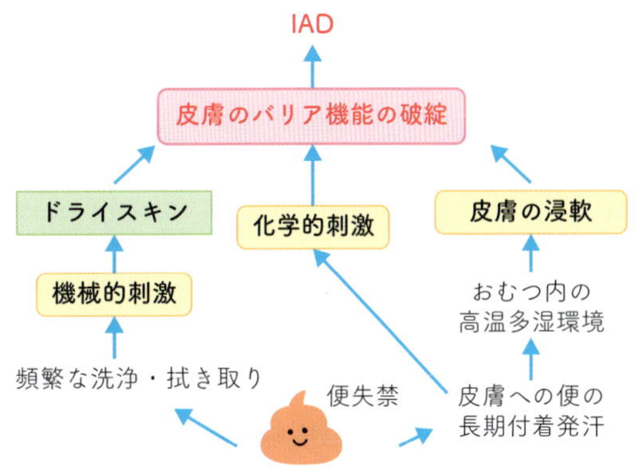

図4　IADの発生機序

［溝上祐子（編）：カラー写真とイラストで見てわかる！　創傷管理　予防的スキンケア・褥瘡から創傷治療の実際，メディカ出版，p68，図12，2006より許諾を得て改変し転載］

2）化学的刺激と機械的刺激の防止，皮膚の浸軟対策がIAD予防のカギ

IAD対策は早期予防対策がもっとも重要である．失禁を認める場合はもちろん，失禁を認めていなくても，おむつを使用する患者には撥水剤を使用して皮膚を保護したほうがよい．**洗浄料を用いたケアは1日1回にとどめ**，洗浄料はよく泡立てて皮膚をやさしく撫で洗いし，微温湯で洗い流したあと不織布ガーゼなどで**摩擦を加えずに押さえ拭き**する．肛門清浄剤（**図2-F**）やオリーブオイル，ベビーオイルなどの油分を含ませた不織布ガーゼなどで拭き取るのも一方法である．

おむつを使用する場合，おむつに尿失禁用のパッドをさらに重ねて使うことは，高温多湿の環境を助長するため勧められない．パッドの使用を考慮する際は，便の性状や量にあった便失禁専用のパッドを選択する．難治性の強度の下痢や感染便，便による二次感染の予防が必要な場合は，持続的に下痢便を回収できる便失禁管理システムを用いる．

[※1] 浸軟：水に浸漬して角層の水分が増加し，一過性に体積が増えてふやけることで可逆性の変化．摩擦やずれなどの機械的刺激に対して脆弱となる．

重症化回避のワザ 18

医療用粘着テープによって生じるスキン-テアは，リスクアセスメント表を活用してリスク評価せよ！

1）重症患者の皮膚は摩擦やずれ，テープ剥離などの外力に弱い

スキン-テアの発生には加齢による皮膚の変化が関与している．そのため高齢者に発生する割合が高い．高齢になると表皮・真皮が菲薄化し，表皮突起とそれに嵌入する真皮乳頭の突出も平坦化して表皮と真皮の間の相互作用が低下する．そのためわずかな摩擦・ずれでスキン-テアが発生する．

スキン-テアの**原因は医療用テープの剝離刺激**によるものがもっとも多く，ICU領域は各診療科のなかでも皮膚科や膠原病科に次いでスキン-テアの有病率が高い[1]．医療用テープの使用に伴う**スキン-テア**（**図5**）は，テープを皮膚からはがす際に，粘着剤に固着した角層もともに剝がれてしまうことが原因である．

2）外力からの保護とスキンケアがスキン-テア予防のカギ

スキン-テアの既往はスキン-テア発生のリスク因子である．患者や家族から情報を収集し，皮膚の観察を行う（**図6**）．その後**リスクアセスメント表**（**表2**）を用いてリスク評価を行う．

リスクがある場合は，寝衣交換，体位変換など患者への日常生活援助を行う際に，身体を引っ張って皮膚を過度に伸展させることのないよう通常以上に気をつける．抑制帯や医療用リストバンド，モニター類など医療機器の装着状況にも注意し，医療機器と皮膚の間に筒状包帯や綿包帯，シリコン系ドレッシング材などをクッション替わりに用いてもよい．

また，テープ剝離を繰り返すことによって表皮が薄くなり，発赤や痛みを伴う皮膚症状が現れる．医療用粘着テープを貼付する際は圧迫固定を避け，テープの中心から左右外側に向かって圧をかけずに貼付する（**図7**）．丁寧で愛護的なテープの剝離手技（**図8**）を徹底し，あらかじめテープを貼付する部位に被膜剤（**図2-C**）を使用することによって剝離の際の刺激から皮膚を保護する．テープをはがす際に剝離剤（**図2-D**）を使用する方法

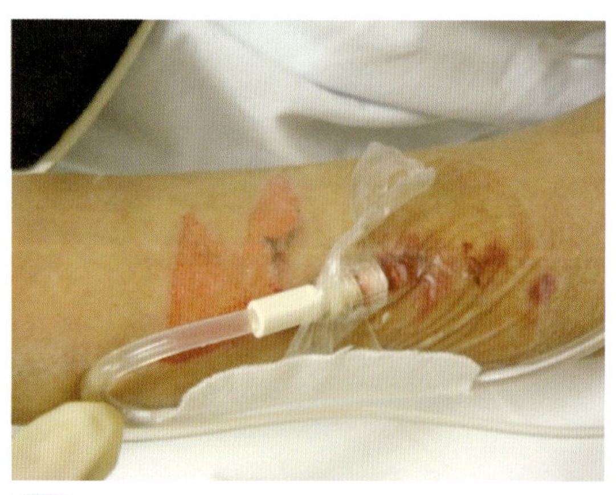

図5 スキン-テア

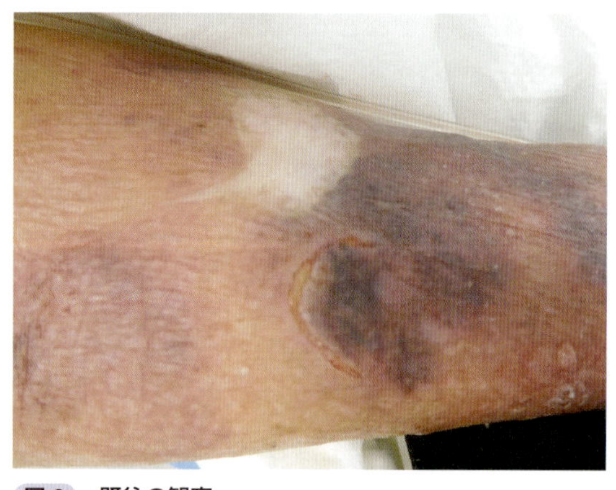

図6 既往の観察

スキン-テアの治癒後にみられる特徴的な瘢痕所見（白い瘢痕を認める．時に線状や星状である）．

表2　スキン‐テアのリスクアセスメント表

A．個体要因のリスクアセスメント表

個体要因のリスクアセスメント（該当項目の□に✓をつける）	
全身状態	**皮膚状態**
□ 加齢（75歳以上） □ 治療（長期ステロイド薬使用，抗凝固薬使用） □ 低活動性 □ 過度な日光曝露歴（屋外作業・レジャー歴） □ 抗がん剤・分子標的薬治療歴 □ 放射線治療歴 □ 透析治療歴 □ 低栄養状態（脱水含む） □ 認知機能低下	□ 乾燥・鱗屑 □ 紫斑 □ 浮腫 □ 水疱 □ ティッシュペーパー様（皮膚が白くカサカサして薄い状態）

計14項目中1項目でも該当すると個体要因におけるリスク有と判定する．

B．外力発生要因のリスクアセスメント表

外力発生要因のリスクアセスメント（該当項目の□に✓をつける）	
患者行動 **（患者本人の行動によって摩擦・ずれが生じる場合）**	**管理状況** **（ケアによって摩擦・ずれが生じる場合）**
□ 痙攣・不随意運動 □ 不穏行動 □ 物にぶつかる（ベッド柵，車椅子など）	□ 体位変換・移動介助（車椅子，ストレッチャーなど） □ 入浴・清拭等の清潔ケアの介助 □ 更衣の介助 □ 医療用テープの貼付 □ 器具（抑制具，医療用リストバンドなど）の使用 □ リハビリテーションの実施

計9項目中1項目でも該当すると外力発生要因におけるリスク有と判定する．

［日本創傷・オストミー・失禁管理学会（編）：ベストプラクティス スキン‐テア（皮膚裂傷）の予防と管理，照林社，p19，2015より許諾を得て転載］

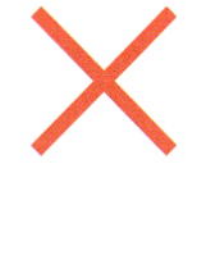
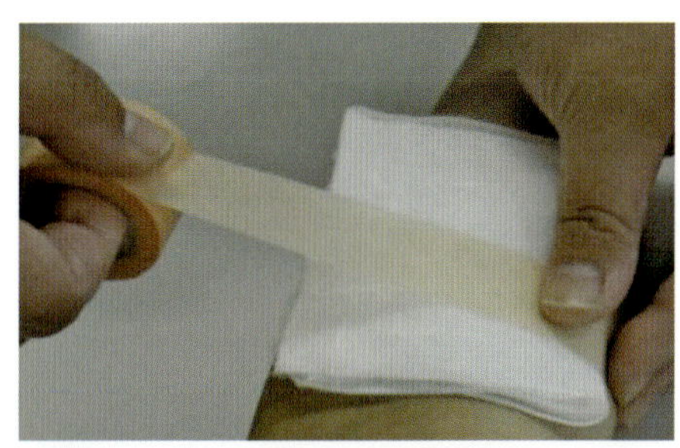
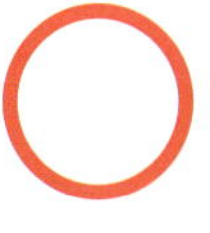
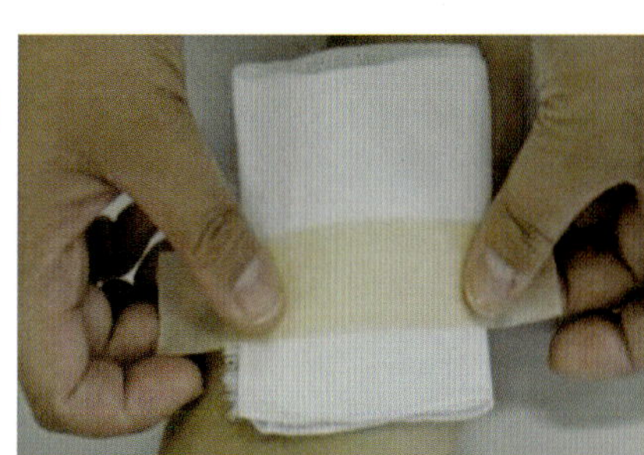
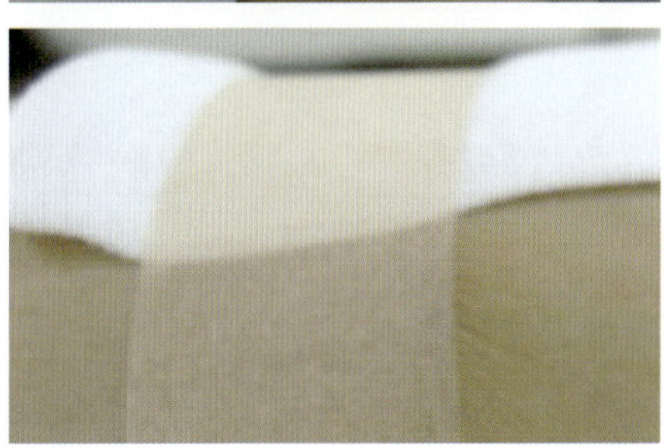
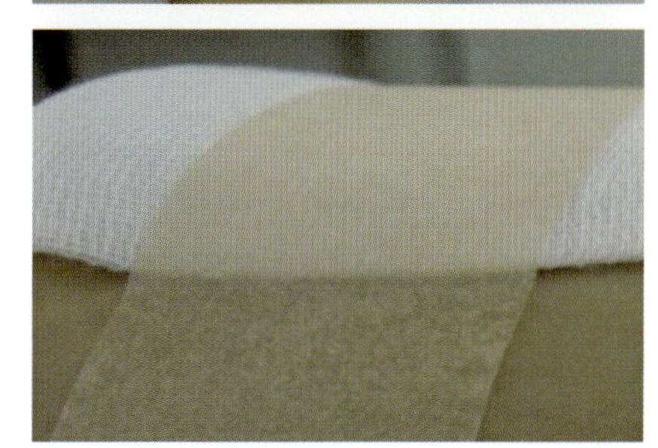

図7　粘着テープの貼付

テープ貼付部の皮膚に緊張が加わらないように，テープの中心から外側に向かって貼付する．

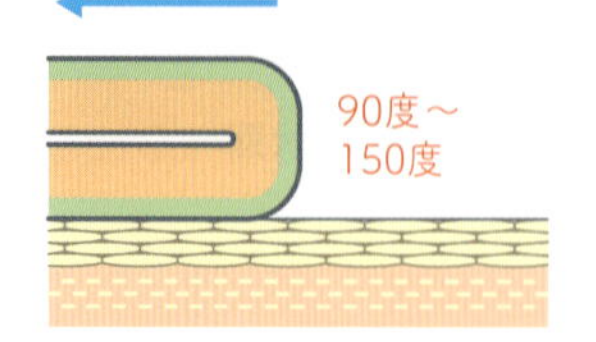

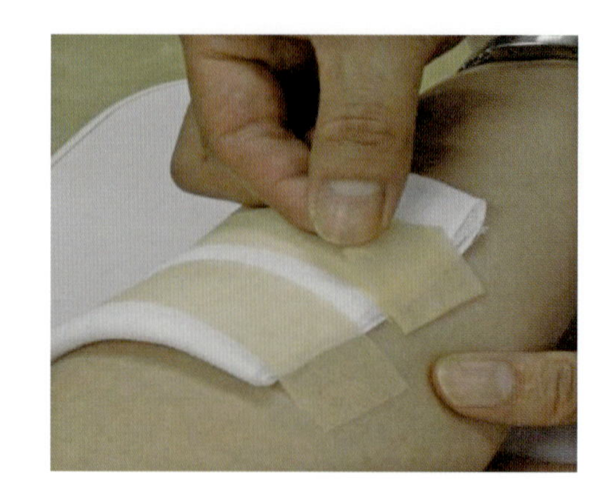

図8 粘着テープの剥離手技

も有用である.

そして，**スキンケアでは皮膚の保湿が重要**である．低刺激性でローションタイプの伸びのよい保湿剤を1日2回（状態によってはそれ以上）塗布する.

引用文献

1) 日本創傷・オストミー・失禁管理学会(編):ベストプラクティス スキン-テア(皮膚裂傷)の予防と管理, 照林社, p.10, 2015

参考文献

- 日本褥瘡学会(編):褥瘡予防・管理ガイドライン, 照林社, 2009
- 日本褥瘡学会(編):ベストプラクティス　医療関連機器圧迫創傷の予防と管理, 照林社, 2016

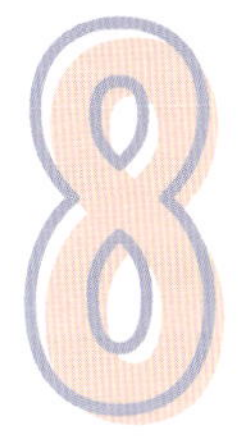

嚥下ケア

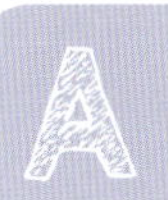

押さえておきたい基本知識

(1) 嚥下ケアの目的

ICUに入室する患者の多くは，経静脈栄養や経腸栄養で栄養管理をされている．誤嚥性肺炎や窒息のリスク回避が優先され，摂食・嚥下ケアは後回しにされがちである．「生物の機能と構造はその活動レベルに適応して調整される」という原則を**活動機能構造連関**といい，1週間の臥床によって20％の筋力低下が生じるといわれている[1)]．よって，病態が安定した頃に嚥下訓練を始めても，機能的障害に廃用が加わり，直接訓練を開始するまでに時間を要する．また，このような患者に経口摂取を開始しても，口腔機能が低下しているため誤嚥リスクが高く，誤嚥性肺炎を起こしやすくなる．

ICUにおける摂食・嚥下ケアの目的は，誤嚥性肺炎を予防し，早期回復に向けた摂食・嚥下関連筋群の廃用予防，患者の今ある機能を最大限に引き出し，安全に経口摂取を開始することにある．

(2) 摂食・嚥下障害の病態的特徴

口から取り込まれた食物は口腔内を通って咽頭に達する．口腔や咽頭，喉頭には感覚受容器があり，三叉神経，舌咽神経，迷走神経，その他上位脳からの食物に関する情報と合わせて嚥下中枢に入力される．これらの情報が一定の基準を越えると，嚥下中枢で嚥下反射のスイッチが入り，各嚥下関連器官の働きによって嚥下運動が起こる．嚥下中枢は，脳幹にある孤束核と延髄網様体の介在神経によって構成されている[2)]．

重症患者に認められる摂食・嚥下障害は主に①脳血管障害や神経・筋疾患，認知機能低下，口腔や咽頭・食道の炎症や腫瘍などの原疾患，②薬剤の副作用，③気管チューブや経鼻胃管などの存在，④サルコペニアと低栄養によるフレイル[※1]，⑤深鎮静や身体抑制による医原性筋力低下・不動，⑥全身性炎症反応症候群や多臓器障害，高血糖，栄養不良，ステロイド薬や筋弛緩薬の使用などにより，全身性の衰弱する神経・筋の合併症であるICU-AW（p.252参照），が原因で発症する．

これらの原因によって，摂食・嚥下障害へといたるメカニズムは異なる．

①原疾患の存在：脳血管疾患は急性期に摂食・嚥下障害の頻度が高く，症状が経時的に変化するので注意が必要である．延髄の嚥下中枢が直接損傷されると球麻痺，延髄より上部の上位運動性ニューロンが両側性に損傷されると偽性球麻痺[※2]

※1 フレイル：体重減少，易疲労性，消耗性，活動量の低下，全身性の筋肉低下，歩行速度の低下，などで判断される．

※2 偽性球麻痺：球麻痺と類似した症状をきたすため偽性（仮性）球麻痺といわれるが，球麻痺との違いは，嚥下反射はほぼ完全なかたちで残っている点である．

が起こる．球麻痺，偽性球麻痺ともに嚥下障害の他に構音障害や片麻痺，失調，三叉神経麻痺，顔面神経麻痺，舌下神経麻痺などの神経症状を同時に呈することが多くある．また，急性期に意識障害を伴う大きな病巣は，部位にかかわらず摂食・嚥下障害をきたす．意識障害を伴わない一側性の大脳病変でも，急性期には嚥下障害を呈することが知られているが，障害は比較的軽く長期に及ぶことなく改善する．

②薬剤の副作用：ICUに入室している患者は，さまざまな疾患の治療目的で，内服薬を服用している場合がある．嚥下機能を低下させる薬剤は，抗精神病薬，抗不安薬，睡眠薬，抗痙攣薬，抗うつ薬，認知症薬，制吐薬，鎮咳薬などがある．摂食嚥下障害が疑われたら，内服薬を確認することも重要である．また，誤嚥リスクを低下させる薬剤として，ACE阻害薬，アマンタジン，シロスタゾール，半夏厚朴湯（はんげこうぼくとう）などがある．これらは大脳基底核にある黒質線条体から産生されるドパミンの濃度やサブスタンスPの濃度を薬剤により上昇させることで嚥下反射を引き起こす．

③気管チューブ・経鼻胃管：人工呼吸後の嚥下障害の原因として，挿管チューブや気管切開チューブによる声帯などの損傷や麻痺，咽頭・喉頭の感覚障害，呼吸と嚥下の同調不全，鎮静薬投与による意識障害がある．経鼻胃管についてはp.60を参照されたい．

④フレイル，⑤医療性筋力低下・不動，⑥ICU-AW：顎，口腔および頸部周囲には多くの筋群が存在している．摂食・嚥下にかかわる筋群として，口腔周囲の表情筋，咀嚼筋，舌骨上筋・舌骨下筋，舌筋，軟口蓋の筋，咽頭筋，喉頭筋がある．これらの筋が互いに協調し，摂食・嚥下運動がスムーズに行われている．フレイルやICU-AWによりこれらの協調性が保たれず摂食嚥下障害を呈する．

（3）摂食・嚥下の5期モデル

食物を認知することから始まり，食物を口腔内に取り込み，咽頭，食道を経て胃にいたるまでの過程を摂食・嚥下という．この摂食・嚥下の過程を食塊の位置から5期に分け，摂食・嚥下障害の病態を説明するために，臨床で一般的に用いられているのが**5期モデル**（Leopold）である（**表1**）．

ICUに入室する患者は時間経過とともに容体が変化し，意識レベルが変動することが多く，**先行期へのアプローチが重要**である．

目で見ること，においを嗅ぐこと，手で食物を触ることなど**五感を高める**ことは，食物の認知に重要な役割を果たしている．食物の認知によって食欲を感じ，唾液分泌，消化管の運動などが促進される大切な段階（先行期）である．また，患者から見えない位置にオーバーテーブルを設置し，食物を認知しない状態のまま，楽のみを口に付けたり，口の中に物を入れたりしていないかなど，注意を払う．

食物の認知がない状態で突然食物が口腔や咽頭に入った場合では，嚥下反射が弱くなる．そのため，タイミングがずれるなどといった先行期以降のステージへも問題が生じる．

表1　摂食・嚥下の5期モデル

ステージ	内容
先行期	食物の認知
準備期	捕食（食物の取り込み），咀嚼，食塊形成
口腔期	舌による咽頭への送り込み
咽頭期	咽頭通過，嚥下反射，呼吸休止
食道期	食道通過

(4) 摂食・嚥下訓練の方法

a 間接訓練と直接訓練

摂食・嚥下訓練の方法には，**間接訓練**（食物を用いない訓練）と**直接訓練**（食物を用いる訓練）がある．重症例に対しては障害に応じた嚥下にかかわる筋肉の間接訓練を優先して，直接訓練を徐々に取り入れながら訓練を進める．意識障害がある場合でも，廃用性の嚥下機能低下を可能な限り予防することで，意識が回復してきたときにスムーズに直接訓練に入っていける．

看護師が，日常生活支援の一環として，口腔ケア時に嚥下関連筋群への刺激を行う，構音訓練の要素を取り入れながら挨拶や会話をするなど，目的をもって意識的にかかわることで，患者の障害された摂食・嚥下機能を回復に導くことを忘れてはならない．

●間接訓練の実施条件

間接訓練を行うための条件は①**全身状態が安定していること**と，②食物を用いない訓練であったとしても，唾液を誤嚥する恐れがあるため，**リスク管理が万全であること**，の2点である．意識障害が重度である急性期から実施可能である．

b 不顕性誤嚥予防のポジショニング

誤嚥性肺炎発症のメカニズムは，個体の抵抗力と誤嚥物の侵襲性のバランスが大きく関与している．そのバランスを悪化させる因子として，口腔の衛生状態，口腔機能，嚥下機能，栄養状態，身体機能，消化管機能，定期内服薬，基礎疾患など多くの要因が影響する[3]．

誤嚥性肺炎の予防には，日常の患者ケアにおいて摂食中の誤嚥だけでなく，**不顕性誤嚥（唾液誤嚥）**を減じていくことが重要となる．とくに脳血管障害急性期，意識障害の合併，睡眠時などでは咳嗽反射が低下し，不顕性誤嚥を起こしやすい．不顕性誤嚥の予防を意識したアプローチとして，体位管理が重要となる．頸部の可動性が低下していると，仰臥位で頸椎が伸展位となるため，唾液誤嚥のリスクはさらに高まる．**リクライニング位30度**，**頸部前屈位**は，直接訓練開始時にも適用されるが，唾液嚥下にとっても有利な姿勢になる（**図1**）．

c 嚥下運動阻害因子の軽減・除去のポジショニング

高齢者では安静時の喉頭の位置が下降している[4]ため，嚥下反射の際の挙上距離が大きくなり，喉頭閉鎖のタイミングのずれや食道入口部の開大不全が生じやすくなる．嚥下関連筋群である舌骨下筋群は，鎖骨や胸骨・肩甲骨に付着しているため，頸部や胸郭，上肢のポジションの影響を受けやすい．嚥下運動阻害因子の軽減・除去には，**安定した坐位能力確保**，**頸部・上肢の可動域確保**，**筋緊張改善などが有効**である．

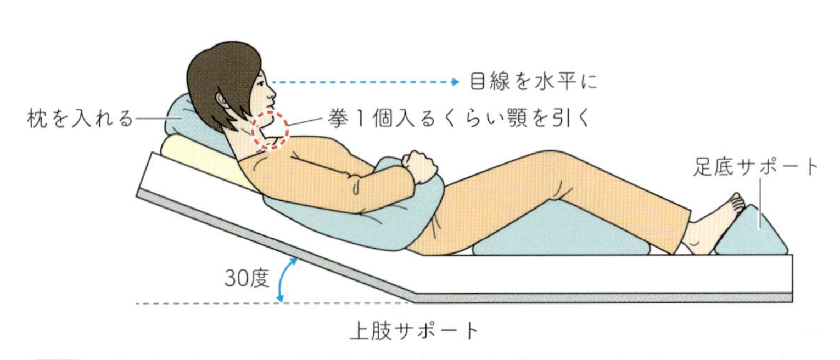

図1 リクライニング位30度，頸部前屈位のポジショニング

スクリーニング評価の実施基準[5)]

- 意識レベルがJCSII-10，I桁，クリア（聴覚・視覚・触覚を誘導）
- 口腔内汚染がない（口腔ケアの実施）
- 気道のクリアランスがおおむね良好（吸引併用）
- 姿勢の安定（基本は枕などを利用し，リクライニング角度30度程度の重力位）
- バイタルサインの安定（体温37.5℃以下）
- 重篤な症状がない

①反復唾液飲みテスト（RSST）

・とくに器材を用いることなくできる，誤嚥の判定に有効なスクリーニングテスト
・患者の舌骨および喉頭隆起に第2指と第3指の指腹を軽く当て，30秒間になるべく速く空嚥下をするよう指示する．喉頭隆起が指を十分に乗り越えて挙上した場合を1回とカウントし，30秒間に3回未満を陽性と判断する．

②改訂水飲みテスト（MWST）

・少量の水分で嚥下機能を評価する方法

手技	評価基準
①冷水3 mLを口腔底に注ぎ嚥下を指示する ②嚥下後，反復嚥下を2回行わせる ③評価基準が4点以上なら最大2回繰り返す ④最低点を評点とする	1：嚥下なし，むせるand/or呼吸切迫 2：嚥下あり，呼吸切迫（不顕性誤嚥の疑い） 3：嚥下あり，呼吸良好，むせるand/or湿性嗄声 4：嚥下あり，呼吸良好，むせない 5：4に加え，反復嚥下が30秒以内に2回可能

・3 mLの水飲みテストで問題なければ，次に30 mLの水飲みテストを行い，問題があれば，とろみ剤などで調整を行う必要がある．

d 嚥下のスクリーニングテスト

医師から水飲みテストの指示が出たときに，楽のみから直接飲水介助をしていないだろうか．下記の実施基準を参考に，口腔ケア，ポジショニング，覚醒へのアプローチ，酸素化，気道クリアランスを十分に行い，患者の持っている機能を引き出してから，①反復唾液飲みテスト（RSST）・②改訂水飲みテスト（MWST）を行う．

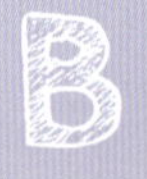

B 嚥下ケアのワザ

重症化回避のワザ 19

口腔のアイスマッサージで嚥下反射を促す！

1）口腔ケアは嚥下訓練の第一歩

口腔内と咽頭が乾燥していると嚥下反射は誘発されにくい．口腔ケアは嚥下訓練の第1歩として位置付けられるべきものである．歯肉や舌，軟口蓋への刺激は，意識や口腔の知覚などに対しての刺激にもなる．

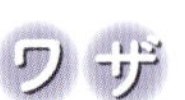

2）重症患者にはアイスマッサージが有効

アイス綿棒のマッサージによって，**機械的（物理的）刺激，水の化学的刺激，氷の冷たさによる温度刺激の複合作用により，嚥下反射が誘発されやすくなる**[6]．したがって，口腔のアイスマッサージは，嚥下障害を持つ患者全般，意識が低下している，指示に従えない，開口してくれない患者にも嚥下反射を誘発できる方法である．水に浸して凍らせたアイス綿棒で，前口蓋弓や軟口蓋のほか，舌根部，咽頭後壁をマッサージ刺激し，随意性および反射性の嚥下を惹起する（**図2**）．

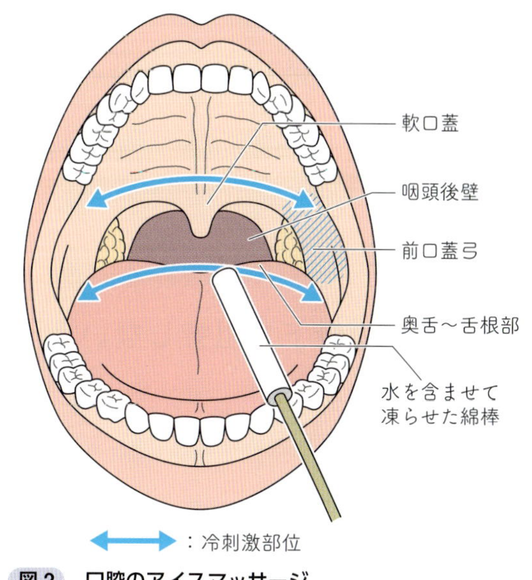

図2　口腔のアイスマッサージ

重症化回避のワザ 20

とろみ濃度を遵守せよ！

1）とろみの濃度と目的

日本摂食・嚥下リハビリテーション学会嚥下調整食分類2013（とろみ）では，薄いとろみ，中間のとろみ，濃いとろみ，に分類されている．単にとろみがつけばよいというものではない．とろみをつける目的は，**飲食物の咽頭通過速度を調節することで，誤嚥のリスクを低減させる**ことである．看護師は，患者にとって飲み込みやすい性状と飲食物の味や風味を損なわないとろみの濃度を提供する必要がある（**図3**）．

薄いとろみ
スプーンを傾けると，
すっと流れ落ちる
ポタージュ状
ストローで飲める

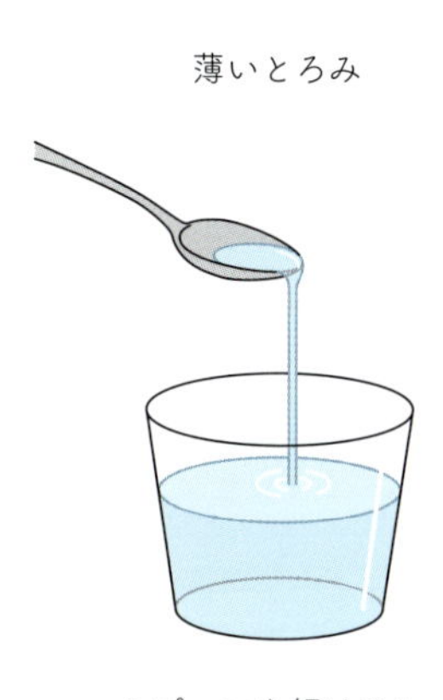

中間とろみ

スプーンを傾けると，
とろとろと流れる
ヨーグルトやはちみつ状
細めのストローでは飲みにくい

濃いとろみ
スプーンを傾けても，形状がある程度保たれ流れにくい
マヨネーズやジャム状
ストローでは吸えない

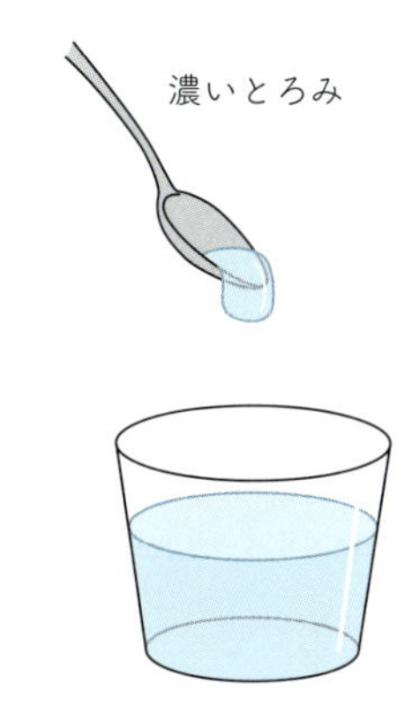

図3　とろみの濃度分類

2）とろみの濃度の決め方

とろみは3段階に規定されたが，どのような患者にどの段階のとろみが適しているかに関しては規定されていない．中間のとろみが，脳卒中後の嚥下障害などで基本的にまず試されるとろみの程度を想定している．しかし，とろみの適性は嚥下機能によって異なり，患者ごとに評価決定されるべきものである．

重症化回避のワザ 21

経鼻胃管は嚥下を阻害しないよう斜走させずに8～10 Frの細い管で！

1）排液を目的とした太い管のままでは，誤嚥リスクが高まる

経鼻胃管による経腸栄養は，早期から腸管を使用した栄養・水分摂取が可能であり，重症患者には必要な栄養投与方法である．しかし，最初は排液を目的とした太い管が挿入され，排液を目的としなくなった場合でも，太い管のまま経管栄養が注入されていることがよくある．**太い管が挿入されていると，嚥下が阻害され誤嚥リスクが高まる**．そのため，排液の必要性がなくなり，嚥下訓練が開始された場合，可能な限り早期に抜去するか，8～10 Frのできるだけ細い管へ入れ替えることが望ましい．

2）斜走を予防する

また，経鼻胃管が咽頭で挿入した鼻孔と反対側を通過して食道に入る（斜走）と，喉頭蓋の反転を邪魔することになり，気道防御機能を阻害し誤嚥のリスクを高めてしまう（**図4**）．**斜走を防ぐには，挿入側の咽頭を広げ，反対側の咽頭を狭めることが重要**である．つまり，右鼻孔から経鼻胃管を挿入する場合に，左頸部回旋位をとることである．開口して咽頭を確認し，チューブが挿入側の鼻腔と逆の咽頭を通過していないかを確認する必要がある．

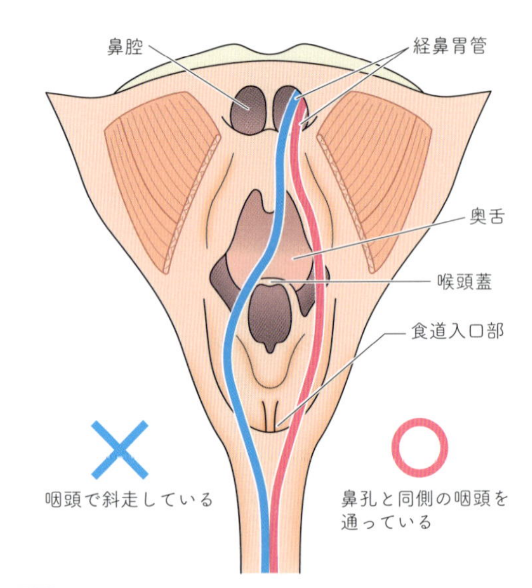

図4　経鼻胃管の挿入（咽頭を背面から見た図）

引用文献

1）才藤栄一ほか：摂食嚥下リハビリテーション，第3版，医歯薬出版，p.9, 2016
2）才藤栄一ほか：摂食嚥下リハビリテーション，第3版，医歯薬出版，p.76, 2016
3）前田圭介：誤嚥性肺炎の予防とケア－7つの多面的アプローチをはじめよう，医学書院，p.4-5, 2017
4）向井美惠ほか：摂食・嚥下障害ベストナーシング，学研メディカル秀潤社，p.153, 2014
5）小山珠美：口から食べる幸せをサポートする包括的スキル－KTバランスチャートの活用と支援，医学書院，p. 89, 2016
6）藤島一郎：脳卒中の摂食・嚥下障害，第2版，医歯薬出版，p.105, 2014

参考文献

- 馬場元毅ほか：深く深く知る脳からわかる摂食・嚥下障害，学研メディカル秀潤社，2015
- 日本摂食嚥下リハビリテーション学会，訓練法のまとめ（2014版）
- 青木寿昭：まるごと図解 摂食嚥下ケア，照林社，2017

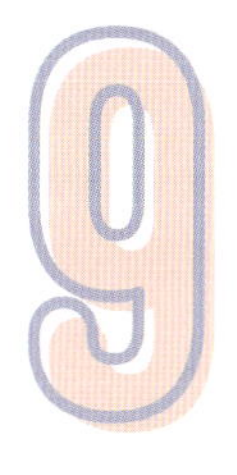

9 排泄ケア

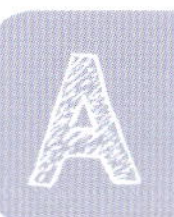

A 押さえておきたい基本知識

(1) 重症患者における排泄ケアの意義

重症患者は，治療上の体動制限から通常の排泄行動がとりにくく，その結果，排尿困難，排便困難を併発しやすい状態にある．また，**重症患者の排泄行動は，重症不整脈，心不全，狭心症などの重篤な合併症を誘起する**ことがあり，排泄ケアの際には，十分なリスク管理のもと，注意深く観察しなければならない．加えて，排泄行為は社会的規範が強く，また個人的なものでもあるため，通常の排泄行為がとれずに他者の介助を必要とする状況は，**重症患者とって多大なストレスとなりうる**．

このように，重症患者の排泄ケアは，単に人間としての生理的欲求を満たすためのケアではなく，身体的，心理的にも重要な位置づけにあるといえる．

a 排尿の特徴とリスク，対応方法

重症患者の多くは，自力で排尿できないことや，全身管理において正確な1時間あたりの尿量が必要とされるため，膀胱留置カテーテルが挿入される．またカテーテル抜去後には，尿道への刺激による頻尿や排尿困難などを発症することがある．これらの特徴を踏まえたうえで，重症患者の排尿に関してもっとも留意しなければならない点は，**尿路カテーテル関連の感染症**であり，その発症においては，**尿路カテーテル留置期間や管理方法，患者の年齢，重症度，尿量，看護師の手技などが影響する**．そのためカテーテル挿入時の清潔操作，尿路カテーテルから畜尿バックまでの閉鎖環境の保持，尿の逆流防止などの対策が必要となってくる．

b 排便の特徴とリスク，対応方法

重症患者は，①生体侵襲に伴う神経-内分泌ホルモンの変動によって交感神経が優位となり腸管の蠕動運動が低下すること，②床上排泄などによる羞恥心から便意を我慢することで，外肛門括約筋の緊張が続くこと，③薬剤よる影響，安静臥床よる影響，患者のストレスなどを要因として，排便困難をきたしやすい．

排便ケアとしては，腹部の温罨法などによって副交感神経を優位にし，腸管の蠕動運動を亢進させる方法がある．決して**便意を我慢しないよう伝えることが重要**となる．その他にも，排便後には患者の爽快感をともに喜ぶなど，看護師が肯定的な反応を示すことで，排便ケアに対するネガティブな感情を抱かせない工夫も必要となる．

一方，生体侵襲に伴う神経-内分泌ホルモンの変動は，腸管への血流障害，腸管粘膜の萎縮，腸内環境の悪化をきたしやすく，これらの結果，下痢を発生させやすいことも特徴である．下痢は，病態生理学的にみると，腸管において水，電解質の吸収が障害されることによって起こる**浸透圧性下痢**，腸管壁からの水分分泌の亢進によって起こる**分泌性下痢**，腸管粘膜の障害による吸収力の低下や病変部位からの滲出液排泄によって起こる**腸**

管粘膜障害性下痢に分類される．

激しい下痢では，水分と電解質の喪失が起こるため補液が必要となる．とくにKの喪失が著しいため，血中濃度が低い場合はKが多く含まれる輸液が選択される．低K血症が持続した場合，消化管平滑筋が弛緩するため，下痢が止まった後に弛緩性便秘をきたすリスクが高まる．

下痢の原因として特定の病原菌が確定された場合は，適切な抗菌薬が使用される．

その他，下痢に対するケアについてはp.49, 175を参照のこと．

(2) 病態的特徴からみた重症患者における排泄ケアの重要性

a 腸管蠕動運動の低下

重症患者は，安静臥床や24時間モニタリングなど，一般病床に入院している患者よりもストレスフルな状況にある．一般的に，ストレスによって交感神経が活性化されると腸管の蠕動運動は低下するが，これに加え，大量のカテコラミンを必要とする病態にある重症患者の場合は，脳血流や冠血流を優先的に維持するために，腎や腸管・四肢の血管は収縮し**血流供給が低下**する．このような状況は，重症患者の腸管蠕動運動を低下させ，便秘をきたす．

b 腸管壊死・虚血の発生

大量輸液やカテコラミンなどの昇圧薬の大量投与によって循環動態が維持されている状況では，腸間膜動脈の血管攣縮が生じ，**腸管壊死**［非閉塞性腸間膜虚血症，non-occlusive mesenteric ischemia（NOMI）］が起こることも報告されている[1]．NOMIでは，腹膜刺激症状は現われにくく腹部所見が乏しい[2]ため，腹部造影CTが有効（感度83％，特異度92％）[3]とされるが，重症患者では，全身状態によって画像検査の施行が困難な場合も多い．この場合，**乳酸値を腸管虚血・壊死の指標とすることで，腸管虚血を早期に発見できる**．高度の低拍出量症候群や出血性ショックがないにもかかわらず，**乳酸値が50 mg/dL**以上を呈する場合は，腸管虚血を疑う必要がある[4]．

c 怒責圧による心負荷の増大

その他にも，排泄行動による循環動態への影響で注意すべきことに，**怒責**による影響がある．排便時の怒責は，**バルサルバ効果**[※1]に伴い，胸腔内圧，腹腔内圧，および頭蓋内圧が上昇すると，静脈還流，心拍出量や動脈圧は減少し，急激な低血圧を引き起こす場合もある．このように排便時の怒責は，血圧や脈拍を急激に変化させ，これに伴う心負荷の増大により，症状の悪化や生命の危機的状況を招く可能性を秘めている（**図1**）．

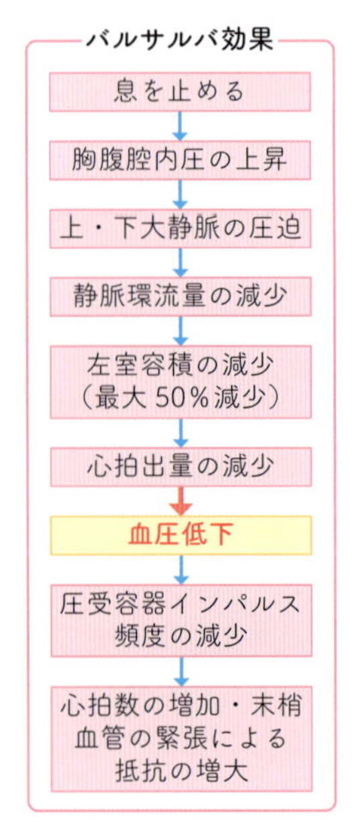

図1　努責圧に伴う循環動態への影響

※1 バルサルバ効果：「いきむ」ことよって呼吸が止まり，血圧上昇をきたす現象をさす．排便時の努責，楽器を吹く，重いものを持ち上げるなどの動作で起こる．

これらのことをまとめると，重症患者はストレスにさらされているうえ，薬剤の作用も重なり，排泄障害に陥りやすい．また，怒責など排便行動そのものにも循環動態や呼吸状態を悪化させる危険が潜んでいることからも，看護師には計画的に排泄ケアにかかわることが求められる．

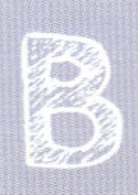

B 排泄ケアのワザ

重症化回避のワザ 22

排便時は可能な限り直腸肛門角を一直線に近づけ，自然排便を促す！

1）解剖学的にみた円滑な排泄

排便時の体位について解剖学的な視点からみると，**図2**のように，直腸と肛門の角度が変化することがわかる．仰臥位では，直腸と肛門の角度である**直腸肛門角**（anorectal angle：ARA）はほぼ90度であるが，坐位をとると120度，さらに前傾姿勢をとると137度まで拡大する．これは，前屈姿勢によって，骨盤帯は後傾方向へ動き，仙骨が前方へ倒れることによって起こる．直腸は，仙骨前面の彎曲と一致することから，仙骨が前方へ倒れると肛門挙筋が緊張し，直腸を後上方へ引き上げるためARAは鈍化すると考えられる．このように坐位，とくに前傾姿勢を伴う坐位では，**ARAが一直線に近づくことで排便しやすい状態**となり，円滑な排泄につなげることができる．

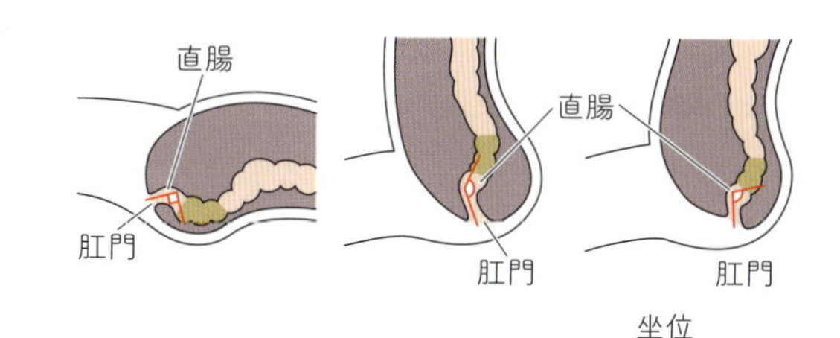

図2　体位による直腸肛門角の違い

排便困難を主訴とした20症例で，排便体位の違いによる模擬便（小麦粉と粉末バリウムを混ぜ合わせたもの：1回量225 g）の排出量を測定した結果，ARAは前屈姿勢で有意に鈍角であり，また模擬便の排出量は，前屈姿勢で有意に増大した[5]ことが明らかになっている．この結果は，体位の工夫によって排便を円滑にし，自然排便を促す可能性を示唆している．

2）坐位は怒責をかけやすい体位

その他にも，仰臥位と坐位姿勢における怒責時の胸腔内圧の違いが直腸内圧に及ぼす影響と，怒責のかけやすさの差異を調査し，排便のしやすい体位について検討した研究がある．その結果，坐位のほうが怒責をかけやすく，仰臥位に比べ同じ怒責圧でも直腸内圧はより高く，生理的・主観的にも坐位のほうが怒責をかけやすい[6]ことが示唆された．

しかし，仰臥位と坐位ともに，怒責圧が高いほど血圧，心拍数の変化は大きいが，同一怒責圧時における循環系の影響は坐位のほうが大きいことも明らかになっている[7]．この結果は，坐位の排便に対する効果を示しただけではなく，その背景に潜むリスクについても示唆しており，排便時の看護師による循環動態の観察の重要性を述べている．

これらの結果から，体位の工夫で自然排便を促すためには，ベッド上であっても，可能な限りヘッドアップし，**坐位に近い体位をセッティングする**こと，オーバーテーブルなどを用いて，**前屈みの姿勢を維持する**ことが重要となる．また，骨盤や足部が不安定なベッド上排泄では，骨盤や下肢を安定させることが重要となるため，前屈みの姿勢を維持することや，股関節の屈曲による骨盤周囲への重心移動，足底の接地によるベッド面への荷重によって骨盤を適切な後傾位に保持できるようコントロールすることが重要となる．さらに，下腹部に圧を集中させる声かけを行うことで，効率よく直腸内圧が高められ，かつ循環系への影響が少ない安全な怒責が行える[8]．

重症化回避のワザ 23

用手腹部圧迫法で，患者に怒責圧をかけずに自然排便を促す！

1）用手腹部圧迫法は患者の怒責に関係なく排便を起こす

腹部マッサージは，便秘時のケアとしてよく実施され，多くの研究が行われている．しかし，これまでの研究では対象によって結果が異なり，その効果については不明な点が多い．さらに腹部マッサージによる即時的な効果を報告したものはほぼ見当たらない[9]．一方，大腸内視鏡検査時に内視鏡の通過を補助する目的で，腹壁から腹部を圧迫する**用手腹部圧迫法**（abdominal manipulation）では，患者の怒責に関係なく排便がみられることがある[10]．

消化管を形成する平滑筋は，自律神経系および，自律神経系の一部をなす内在神経系（アウエルバッハ神経叢）の支配を受け，中枢神経を介さず，自律的に制御される．便がいったん貯留されるS状結腸でも**基本的電気活動**(basic electric rhythm：BER)[※1]が認められる[11〜13]．BERは，S状結腸部では16回/分であり，結腸の運動はBERによって輪走筋内を伝播し，その後，直腸壁伸展により直腸内圧が上昇するため排便反射が起こり，排便が行われる[14]．この現象を利用した用手腹部圧迫法の研究は複数実施されており，圧迫群が対照群に比べて排便促進効果があったという報告がなされている[15]．

2）用手腹部圧迫の方法

腹部圧迫で自然排便を促すためケア（用手腹部圧迫）の手順は次の通りである．

①患者の体位を仰臥位にし，左膝を屈曲し，右下肢を左膝上部で交差させる．これによってS状結腸を腹部の左側に固定する（**図3左**）．

②看護師は左手で患者の左腸骨稜上部を内側に向けて愛護的に圧迫する（**図3右**）．

③さらに右手で患者の臍部から腸骨側に向けて愛護的に圧迫する（**図3右**）．

④同時に110 mmHg程度の圧で圧迫し，正常な腸蠕動の電気的刺激と同じ速度で16回/分（約2秒圧迫・2秒放置）で5分間（計80回）圧迫する．

※1 基本的電気活動（BER）：消化管平滑筋の興奮をつかさどる電気刺激であり，ペースメーカーとなる細胞により発生し，縦走筋から筋線維を介して輪走筋に伝わることで消化管を収縮させる．

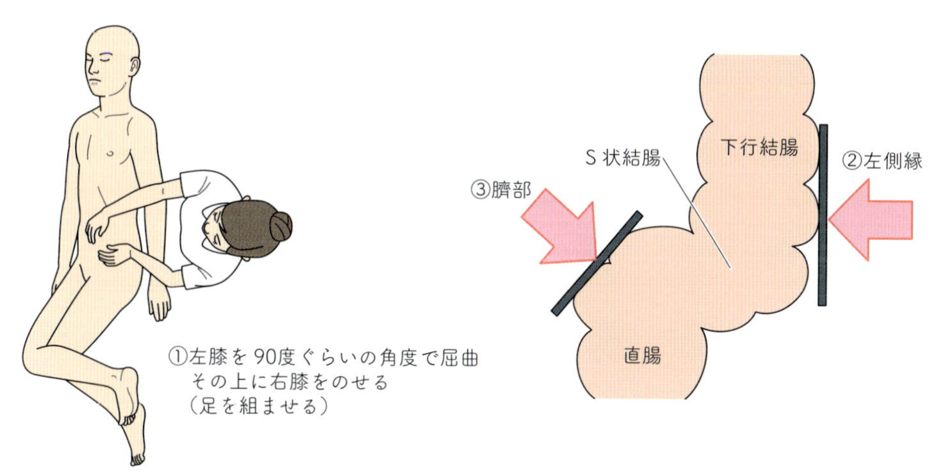

図3 用手的腹部圧迫時の患者の体位

引用文献

1) Zaloga GP et al：Feeding the hemodynamically unstable patient：A critical evaluation of the evidence. Nutr Clin Pract **18**(4): 285-293, 2003
2) Jaffer U：Computed tomography for small bowel obstruction. Emerg Med J **24**(11):790-791, 2007
3) Mallo R et al：Computed tomography diagnosis of ischemia and complete obstruction in small bowel obstruction: A systematic review. J Gastrointest Surg **9**(5)：690-694, 2005
4) 巽博臣ほか：腸管虚血の診断における血中乳酸値推移の有用性の検討－3症例の比較から－. ICUとCCU **31**(2)：151-156, 2007
5) 槌野正裕ほか：排便姿勢と直腸肛門角，排出量の関係：排便造影検査(Defecography)による研究. 第46回日本理学療法学術大会 抄録集 **38**(2)：542, 2011
6) 今井美香ほか：怒責圧と直腸内圧および怒責のかけやすさからみた排便しやすい体位の検討. 日本看護技術学会誌 **10**(1)：93-102, 2011
7) 今井美香ほか：排便時における怒責圧が循環系に及ぼす影響. 日看技会誌 **10**(1)：111-120, 2011
8) 神谷美香ほか：異なる怒責の加え方による直腸内圧と循環系の反応. 看人間工研誌 **17**：39-45, 2017
9) Rao SS：Constipation: evaluation and treatment. Clin North Am **32**(2)：659-683, 2003
10) Waye JD et al：The technique of abdominal pressure in total colonoscopy. Gastrointest Endosc **37**(2)：147-151, 1991
11) Bozler E：The action potentials accompanying conducted response in visceral smooth muscles. Am J physiol **136**: 553-560, 1942
12) Ambache N：The electrical activity of isolated mammalian intestines. J Physiol **106**：139-153, 1947
13) Takita S：Action current of alimentary canal. J Physiol **3**：176-184, 1953
14) William FW：Review of Medical Physiology 18th ed, McGraw-Hill, 1998
15) 宮島多映子ほか：腸音解析を用いたMiyaJima式腹部圧迫法の排便促進効果. 日看科会誌 **25**(3)：12-21,2005

第3章

重症化を回避する ICU 医療機器管理のワザ

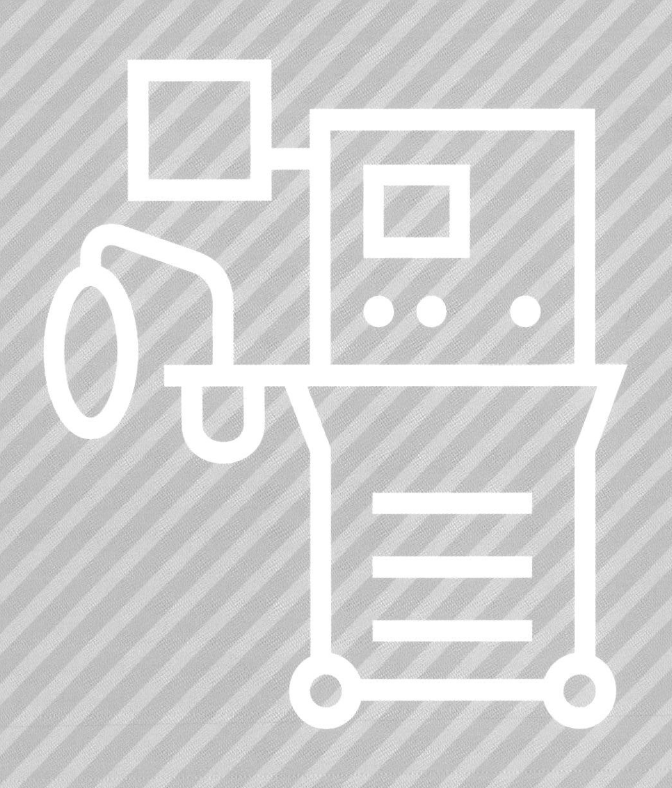

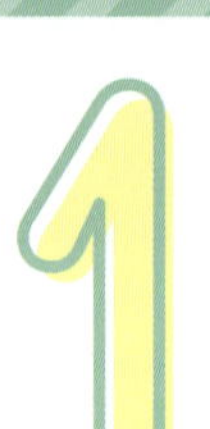

人工呼吸器

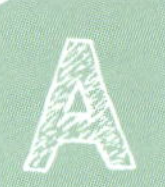

押さえておきたい基本知識

一般的な人工呼吸器は，気道に陽圧をかけることで肺を膨らませて換気を行っており，**呼吸**（respiration）の中の**換気**（ventilation）部分のサポートを担っている．自分の力では十分な換気ができない患者に対し，人工呼吸器によって吸気ガスを肺内に送り込んで換気量を維持するため，人工呼吸器は生命維持装置としての役割が大きい．また，人工呼吸器のサポート機能により，重症患者の酸素化改善や呼吸仕事量を軽減させることで，全身状態の改善を促す役割もある．

人工呼吸療法は**呼吸不全が適応**となるが，呼吸器疾患のみならず，大手術後，重篤な外傷，意識障害，循環障害などの**全身管理の一環**として行われる．

人工呼吸器による人工呼吸療法の目的

- 換気量の維持
- 酸素化の改善
- 呼吸仕事量の軽減

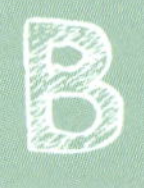

人工呼吸器のしくみ

(1) 基本構造

人工呼吸器を使用する人工呼吸の方法には，気管挿管や気管切開チューブなど人工気道による気道確保が必要な**侵襲的陽圧換気法**（invasive positive pressure ventilation：IPPV）と，人工気道を用いないマスクによる**非侵襲的陽圧換気法**（non-invasive positive pressure ventilation：NPPV）がある．IPPVの中でも気管切開下で実施されるIPPVは，気管切開人工呼吸（tracheostomy positive pressure ventilation：TPPV）という．

IPPVもNPPVも機器の仕組みは同じである．本項では機器の仕組み・原理や管理方法を解説する．人工呼吸器療法を受ける患者の管理については，p.140を参照されたい．

人工呼吸器は機種も多く機能も複雑化しているが，換気を行うための基本原理は同じである．通常，空気を送り込む本体と，本体を稼働させるための電源，そして患者へ吸気ガスを送るための圧縮酸素と圧縮空気の配管が必要である（**図1**）．設定された酸素濃度になるよう，圧縮酸素と圧縮空気がブレンドされ吸気ガスとして送気される．人工呼吸器と患者をつなぐ回路は，吸気を送る**吸気回路**と患者の呼気が排出される**呼気回路**から構成される．人工呼吸器には**吸気弁**と**呼気弁**が存在

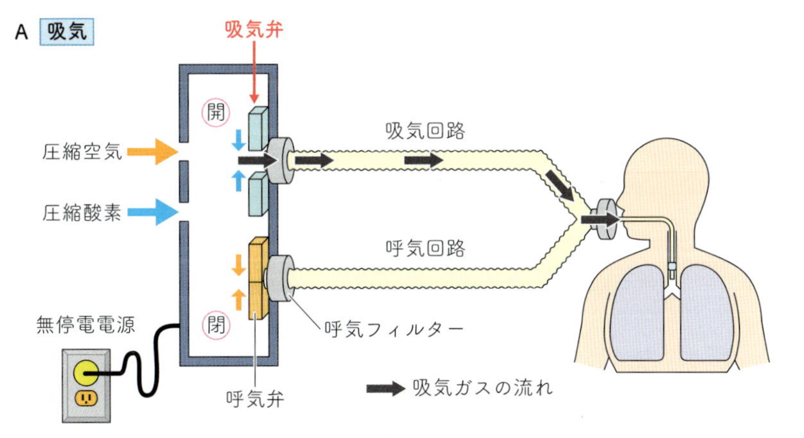

人工呼吸器の吸気は，酸素と圧縮空気をブレンドして，設定された酸素濃度の吸気ガスを送気します．吸気の時は**吸気弁**が開き，呼気弁が閉じて患者の気道にガスが送られる．

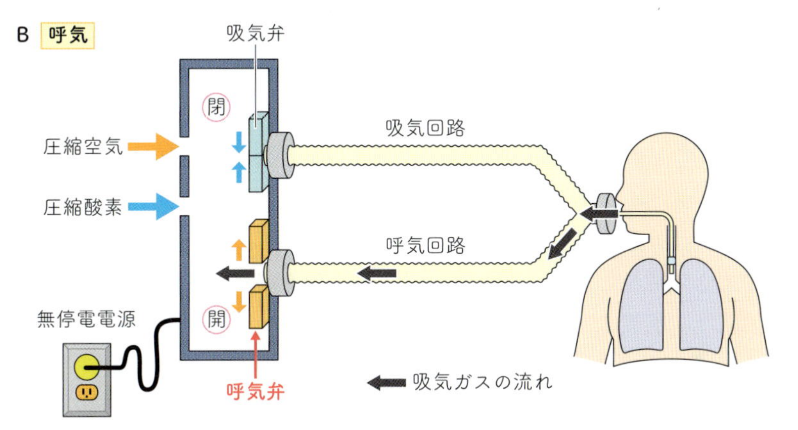

人工呼吸器の呼気は，吸気終了後，**吸気弁**が閉じ，呼気弁が開くことにより，患者の気道から呼気回路を通じて呼気ガスが排出される．

図1　人工呼吸器による換気方法

し機能しており，吸気と呼気の切り換えは，呼気弁の開閉によって調節されている．

吸気は，人工呼吸器からガスが送られると同時に呼気弁が閉じることで，患者の気道へ流入する．

呼気は，吸気終了と同時に起こる吸気弁の閉鎖と呼気弁の開放によって，患者自身の膨らんだ肺の弾性収縮力を利用して排出される．

（2）機能

a 人工呼吸器に必要な設定項目

人工呼吸器使用にあたっては，患者の状態に応じて選択したモードによって，換気様式や換気回数，流量，圧，酸素濃度，トリガーなどの設定が必要となる（**モード**と**換気様式**については次頁を参照）．酸素濃度とトリガーは人工呼吸器管理すべてのモードで必要な設定となる．

換気回数とは，強制換気や補助換気を行う際に確保される1分間の呼吸数の設定である．

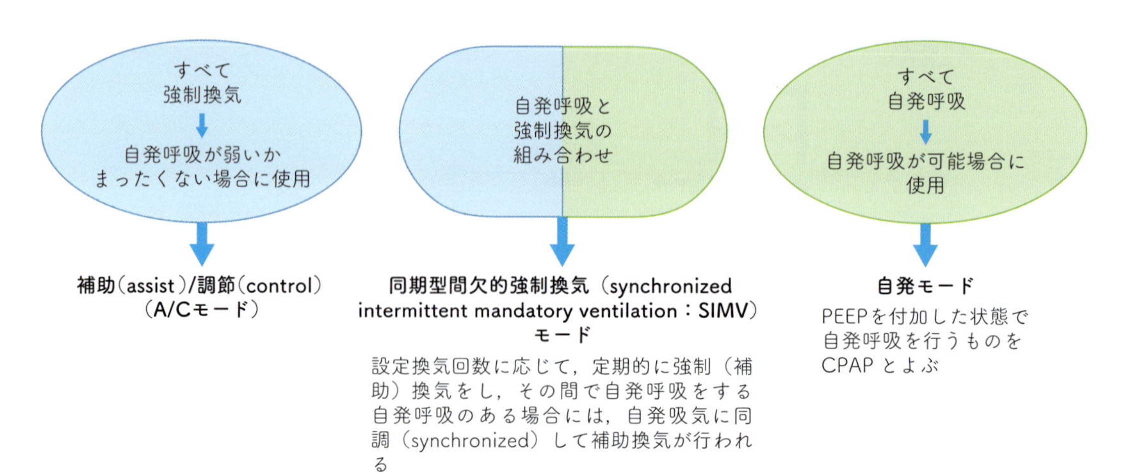

図2　モードの基本
自発呼吸の有無や呼吸状態によって，モードが選択される．

流量とは，換気の過程においてガスが出入りする際の流量（スピード）を意味する．吸気流量は「1回換気量÷吸気時間」で決められ，単位としては「L/分」となる．例えば40 L/分の吸気流量設定であれば，その流量で1分間ガスを送ると40 Lのガスを送ることができる流量となる．従量式換気使用時に換気量とともに必要な設定である．

圧とは，換気の過程においてガスが出入りする際の気道（肺）にかかる圧（気道内圧）を意味する．従圧式換気使用時は，設定した吸気圧まで気道内圧が上昇するまで吸気ガスが送られる．

吸入酸素濃度（inspired oxygen fraction：F_IO_2）を高く設定することで，低下した動脈血酸素分圧（arterial oxygen tension：PaO_2）を上昇させることが可能である．

トリガーとは，人工呼吸器が患者の自発呼吸を認識し補助（サポート）するために必要な感度設定のことである．トリガーの種類には圧トリガーとフロートリガーがある．**圧トリガー**は患者の吸気努力を回路内圧の低下（陰圧）で感知する方式で，**フロートリガー**は患者の吸気努力を流量で感知（吸気側と呼気側それぞれに流量センサーがあり，患者が回路内のガスを吸った際，呼気側に戻ってくる流量の低下をもって患者の吸気を感知）する方式である．一般的にフロートリガー方式のほうが，吸気努力の感知が早く患者の呼吸仕事量は少ないと考えられている．不適切にトリガーを設定したり，COPD患者の人工呼吸器管理では，患者の吸気努力を人工呼吸器が感知しきれないため，換気機能が作動しない，といった危険が生じる．

①換気量を維持するための機能

〈モード〉

人工呼吸器の役割の中でもっとも基本となるのが換気量の維持である．患者の自発呼吸を認めない，あるいは自発呼吸が弱く，肺への換気量を維持する必要がある場合に，調節換気や補助換気を行う．**調節換気**とは自発呼吸をまったく認めない状態で，設定した換気条件を強制的に行う換気である．**補助換気**とは，換気量としては十分ではないが患者に自発呼吸を認めている場合，自発吸気を人工呼吸器が感知（トリガー）して，そのタイミングで設定した換気条件で補助的に行う換気である．一般的には**補助**（assist）/**調節**（control）**換気モード**（A/Cモード）とよばれる．自発呼吸と強制換気を合わせたものが**同期型間欠的強制換気**（synchronized intermittent mandatory ventilation：SIMV）モードである（**図2**）．

〈換気様式〉

A/CモードやSIMVモードのように補助/調節換気が行われるモードでは，どのように吸気を供給するのか**換気様式の設定（選択）**が必要となる．

表1　補助・調節換気における換気様式

換気様式	特徴	注意点
量規定 (volume control ventilation：VCV)	1回換気量を設定し吸気を行う．換気量を設定するため，期待する換気量は確保される．	設定された換気量は必ず送気されるため，気道内圧は患者の肺胸郭の状態に応じて変動する．とくに肺コンプライアンス悪化時気道内圧上昇をきたす．気道内圧のモニタリングが重要．
圧規定 (pressure control ventilation：PCV)	設定した陽圧を一定時間加えることで吸気を行う．設定した陽圧以上に気道内圧が上昇することがない．	吸気時の気道内圧は一定となるため，患者の肺胸郭の状態によって1回換気量が変動する．とくに肺コンプライアンス悪化時低換気をきたす．1回換気量のモニタリングが重要．
デュアルコントロール換気 (dual controlled ventilation：DCV)	量規定の一種で圧補正従量式換気ともよばれる．設定1回換気量を，できるだけ低い気道内圧で得られるように圧レベルを自動的に調節することで，より安全な人工呼吸器管理を実施するための換気様式．	上限気道内圧のアラーム設定がリミッターとなっているため，気道内圧が上昇してくると，必ずしも設定した換気量が確保できていない場合もある． 比較的新しい換気様式．人工呼吸器の機種により以下のような名称でよばれている． Pressure Regulated Volume Control (PRVC) Volume Ventilation Plus (VV＋) Auto Flow® Adaptive Pressure Ventilation (APV)

換気様式には，量で規定する**従量式換気**（volume controlled ventilation：VCV）と，圧で規定する**従圧式換気**（pressure controlled ventilation：PCV）がある．また陽圧換気による合併症を予防するために，VCVとPCVの長所を併せた新しい換気様式として**デュアルコントロール換気**（dual controlled ventilation：DCV）機能を搭載している機種も増えている．**表1**はそれぞれの換気様式の特徴である．

②酸素化を改善させるための機能

肺胞から肺血流への酸素の拡散は吸気・呼気関係なく連続的に行われている．肺胞には，吸気時はもちろん呼気時にも**機能的残気量**[※1]が確保されているため，虚脱することなく膨らんだ状態を保つことができる．酸素療法による酸素投与や人工呼吸器管理において吸入酸素濃度（F_IO_2）を上げての酸素化の改善を図ることは，肺胞が虚脱していない状態でなら期待できる．しかし，病態，あるいは人工呼吸器管理により二次的に**機能的残気量**が減少し肺胞が虚脱している肺内シャントを呈している状態では，F_IO_2を高濃度に設定しても，肺胞気の酸素分圧は上がらないため酸素化の改善は得られない．したがってF_IO_2の調節よりも，虚脱した肺胞へのアプローチが必要となる．人工呼吸器管理における陽圧換気は，換気量を維持するために吸気圧をかけることで虚脱した肺胞を開くことができ，また**呼気終末陽圧**（positive end-expiratory pressure：PEEP）機能を付加することで肺胞の虚脱を防ぐことができる．PEEP機能は，呼気終末時にも気道内圧が大気圧に開放されないよう陽圧に保つことで，呼気終末時の肺胞虚脱を防止し酸素化の改善を図る重要な機能で

[※1]機能的残気量（functional residual capacity：FRC）：肺胞から肺血流への酸素の拡散は吸気・呼気関係なく連続的に行われている．したがって，吸気時はもちろん呼気時にも肺胞は虚脱することなく膨らんだ状態を保つ必要がある．FRCとは安静呼気位の際に肺胞が虚脱しないように残存しているガス量を意味する．安静呼気位の後，さらに呼気をすれば呼出可能な予備呼気量と，吐き切ることのできない残気量を合わせてFRCという．

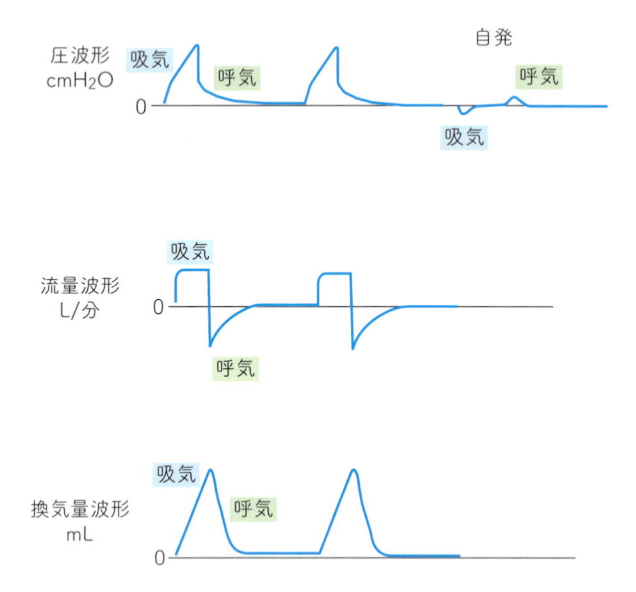

圧波形は気道内圧を反映した波形である．縦軸が圧（cmH_2O），横軸が時間で，吸気時に上昇し，呼気時には下降する．

自発呼吸であれば，吸気時に下降し（気道内は陰圧），呼気時にわずかに上昇する（気道内は陽圧）

流量波形は，回路内の流量を反映している．流量 40L/分とは，1分間に 40L のガスを送ることができる速さでガスが流れているという意味である．
縦軸が流量（L/分）で，吸気は上向き，呼気は下向きの波形となる．

換気量波形は，1回換気量を反映している．縦軸が換気量（mL）で，吸気時に上昇し，呼気時に下降する．
吸気量と呼気量は正常であれば等しいため，呼気波形が元のベースラインに戻らない場合はリークを疑う．

図3　グラフィックモニタの基本波形

ある．自発換気で管理している患者にPEEPを付加し，一定の陽圧下で管理しているものを**持続性気道陽圧**（continues positive airway pressure：CPAP）とよぶ．

③呼吸仕事量を軽減させるための機能

呼吸不全の患者は，換気や酸素化の機能が低下しているために努力様呼吸を呈し，呼吸仕事量が増加する．人工呼吸療法を行うことで，不足している換気量や吸入酸素濃度を補うことにより努力様呼吸が改善し，呼吸仕事量の軽減が可能となる．

自発呼吸を温存したモードでは，自発呼吸だけでは換気量が不足したり，人工気道による吸気抵抗の影響で呼吸仕事量が増加してしまうこともあるので注意が必要である．自発呼吸に対して呼吸仕事量を軽減させるための機能としては**プレッシャーサポート換気**（pressure support ventilation：PSV）が代表的である．PSVは自発呼吸の吸気の際に，一定の圧で吸気を補助する機能である．

b 換気を評価するための換気力学モニタ

人工呼吸器には，換気を評価するための換気力学モニタとして**グラフィックモニタ**が標準装備されていることが多い．グラフィックモニタとは，人工呼吸器がモニタリングしている圧・流量・換気量の情報を経時的にグラフィック（波形）表示したものである．グラフィックモニタをアセスメントすることで異常の早期発見につながることが可能となるため，代表的なグラフィック基本波形を理解しておく必要がある（**図3**）．

c 換気トラブルに気づくためのアラーム

人工呼吸器は生命維持装置であり，人工呼吸器管理中の換気トラブルは致死的なトラブルにつながる可能性がある．換気トラブルにいち早く気付くためには救命的警報（アラーム）管理が重要となる．救命的警報には最低分時換気量アラーム，最低気道内圧アラーム，無呼吸アラーム，低電圧アラームの代表的なアラームがある．アラームの原因を確実にアセスメントし原因を除去する必要がある（**表2**）．

換気トラブルのアセスメントを行うには，グラフィックモニタの情報も有用である．たとえば換気トラブルの中でも，人工呼吸器回路のリークは発生しやすいトラブルの1つである．低換気アラームが発生した場合，グラフィックモニタの換気量曲線でリークの有無を確認することができる（**図4-A**）またPCVでの有効な換気を行うために，吸気時間妥当性の評価にもグラフィックモニタは有用である（**図4-C**）.

表2　代表的な救命的警報（アラーム）の原因

アラームの種類	説明	原因
最低分時換気量アラーム	設定した最低分時換気量を下回る．実測した分時換気量の70～80％が設定の目安となる．	・回路リーク ・気道閉塞 ・カフリーク ・自発呼吸消失
最低気道内圧アラーム	設定した最低気道内圧を下回る．	・回路リーク ・カフリーク ・人工呼吸器接続外れ
無呼吸アラーム	設定した時間（秒）内に吸気が感知されない．	・自発呼吸消失
低電圧アラーム	人工呼吸器が正常作動できる電圧を下回る．	・たこ足配線 ・電源不接続によるバッテリー不足

A．ガスリーク発生時の換気量波形

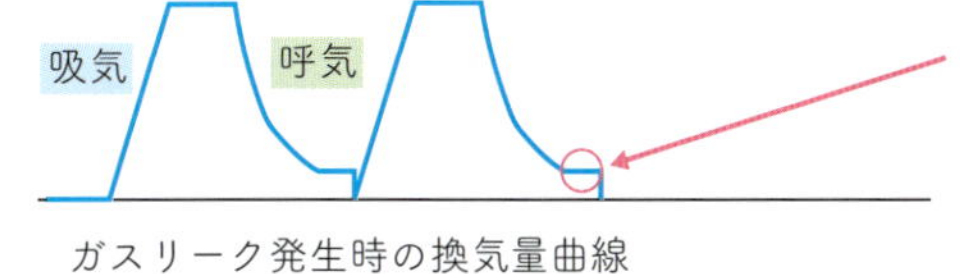

吸気量と呼気量は正常であれば等しいため，呼気波形が元のベースラインに戻らない場合はリークを疑う．

B．気道分泌物の貯留や回路内結露発生時の流量波形

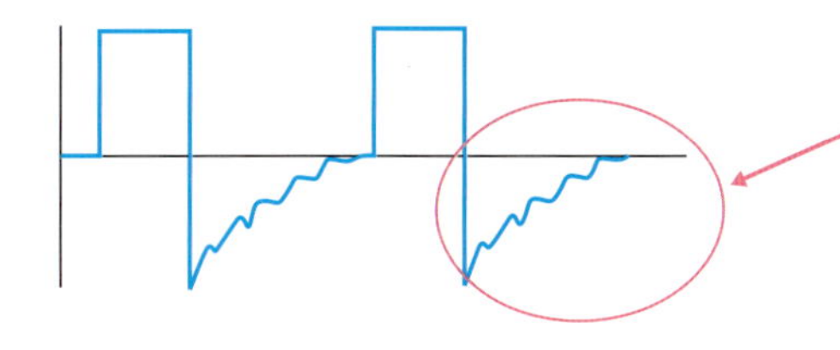

気道分泌物や回路内結露が生じると，流量波形に細かな揺れが生じ，場合によっては誤作動を誘発する（圧波形にも同様の揺れを認める場合もある）．

C．PCV換気時の吸気時間妥当性の確認ポイント

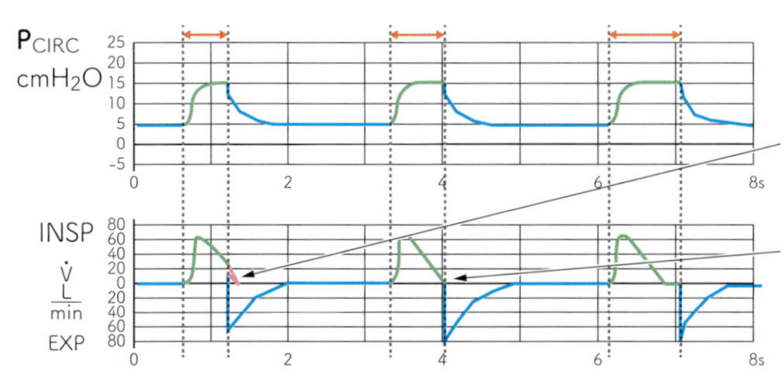

PCV換気時の圧波形（上）と流量波形（下）である．吸気の流量波形の面積は換気量を表す．

左端は吸気時間が短く，流量波形がベースラインまで戻らずに呼気へ移行している．換気量は少ない．

吸気時間を延長することで，吸気流量波形はベースラインまで戻り，換気量が増えたことがわかる．ただし，それ以上吸気時間を延ばしても換気量の増加はない（右端）．

図4　グラフィックモニタを用いたアセスメントの例
青色の波形は呼気を示す．緑色の波形は吸気を示す．

C 人工呼吸器使用中の見逃してはいけないサイン

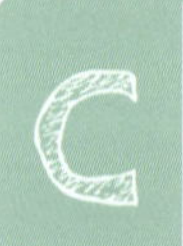

サイン1 バイタルサインの変化

人工呼吸器のアラームだけで異常を発見することができない．そのため，人工呼吸器管理中は生体情報モニタとして**心電図**，**パルスオキシメータ**による経皮的酸素飽和度の連続モニタリングが義務づけられ，**カプノメータ**による呼気二酸化炭素濃度の連続的モニタリングも推奨されている[1]．

見逃してはいけない

サイン2 オートトリガー

オートトリガーとは，患者が吸気努力をしていないのに人工呼吸器のトリガーが感知し，患者が必要としていない換気補助が行われる状況のことである（☞p.145参照）．オートトリガーの原因としては，人工呼吸器回路からのリークや人工気道のカフリーク，人工呼吸器回路の揺れや振動，結露，喀痰貯留，心臓が肺に接して拍動することで心拍をトリガーしてしまう心原性振動が考えられる．吸気努力を認めていない状況で頻呼吸となっている場合はオートトリガーを疑う必要がある．

オートトリガーが疑われる場合，まずは前述の予測される原因について観察を行い，問題があれば対処を行う．グラフィックモニタの流量波形に細かな揺れを認めている場合は，回路の結露や喀痰貯留が生じている場合が多い（**図4-B**）．心原性振動のように原因が回避できない場合は，トリガー感度の調整が必要となる．

D 人工呼吸器使用中のワザ

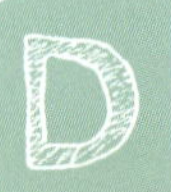

重症化回避のワザ 24

人工呼吸器関連肺傷害（VALIまたはVILI）を予防するために合併症予防アラームを有効利用する！

1）陽圧換気による弊害

人工呼吸管器理による陽圧換気は，非生理的な呼吸であるため生体に及ぼす影響も大きく，管理上合併症対策が重要となる．合併症でもっとも重篤な病態とは，圧による傷害から発生する緊張性気胸で，循環虚脱を伴い，場合によっては心停止にいたる．人工呼吸器管理によって生じる肺傷害を総じて ventilator-associated lung injury（VALI），あるいはventilator-induced lung injury（VILI）という．VALIは，肺胞の過伸展あるいは虚脱再開通により生じると考えられている．また肺内に虚脱肺胞が存在することで換気されやすい肺

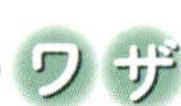

表3　人工呼吸器管理における合併症を予防するために重要なアラーム

アラームの種類	内容	アラームの目的	アラームの原因	アラーム設定の目安
気道内圧上限アラーム	気道内圧が設定した値以上に上昇したことを知らせるアラーム	・陽圧換気による圧損傷による気胸を防ぐために設定する. ・圧損傷によるVALIを予防する.	・肺コンプライアンスの低下 ・気道抵抗の上昇 ・気管チューブの閉塞やキンク ・患者回路の閉塞やキンク ・ファイティング	実測最大回路圧（気道内圧）の＋10 cmH_2O （35～40 cmH_2O 以上の設定は避ける）
分時換気量上限アラーム	分時換気量が設定した値以上に上昇したことを知らせるアラーム	・肺の過膨張（容量損傷）によるVALIを予防する.	・肺コンプライアンスの上昇 ・気道抵抗の低下 ・自発呼吸の増加	実測分時換気量の＋20～30%の値
呼吸数上限アラーム	呼吸数が設定した回数以上に上昇したことを知らせるアラーム	・自発呼吸増加による肺の過膨張（容量損傷）によるVALIを予防する. ・オートトリガの発生を早期発見する. ・頻呼吸による呼吸筋疲労を予防する.	・1回換気量の不足（自発呼吸が弱い） ・オートトリガー	実測呼吸数の＋20～30%の値

胞が過伸展するため，再開通した肺胞と虚脱したままの肺胞の境界で擦れ合うことも傷害の要因として周知されている．

2）肺を保護するための管理

VALIを予防する管理として，高い気道内圧と高い1回換気量を回避する管理が推奨されている．急性期の患者では1回換気量10～12 mL/Kg以上は避け，プラトー圧※1を30 cmH_2O 以下に維持する換気モードが推奨されている[2)]．このようにVALI予防のために肺を保護する管理を行ううえでは，合併症を予防するためのアラーム管理が必要となる．合併症を予防するための代表的なアラームとして，気道内圧上昇アラーム，分時換気量上昇アラーム，頻呼吸アラームがある．**表3**に合併症対策アラーム管理のポイントをまとめた．肺保護の観点でアラーム設定を考慮することが重要である．

重症化回避のワザ 25

グラフィックモニタを評価してauto-PEEPを見逃さない！

1）auto-PEEPの発生要因と影響

auto-PEEPとは，人工呼吸器管理において呼気が完全に呼出される前に陽圧換気で吸気が供給され，十分な呼出ができずガスをとらえこむエアトラッピング（air trapping）が起こり，**実際に設定したPEEPに加え，さらなるPEEP圧が発生している状態**である．発生要因としては，人工呼吸器の設定（1回換気量と呼気時間）と肺の状態

※1プラトー圧：呼気終末でガスの流れのない状態での圧力

（気道抵抗と肺コンプライアンス）により発生する．

auto-PEEPが発生すると，人工呼吸のトリガー不全が生じ，呼吸仕事量を増加させ呼吸筋疲労を助長させる．また肺の過膨張により血行動態が不安定になりやすく，気胸の発生リスクも高める．COPD症例はauto-PEEPの発生にとくに注意が必要となる病態である．COPDは，肺胞壁が破壊されているため，肺は弾性収縮力が低下しており，また末梢気道狭窄のため，気流閉塞や吸気のあと呼気が十分にできずエアトラッピングが起きauto-PEEPが発生しやすい．

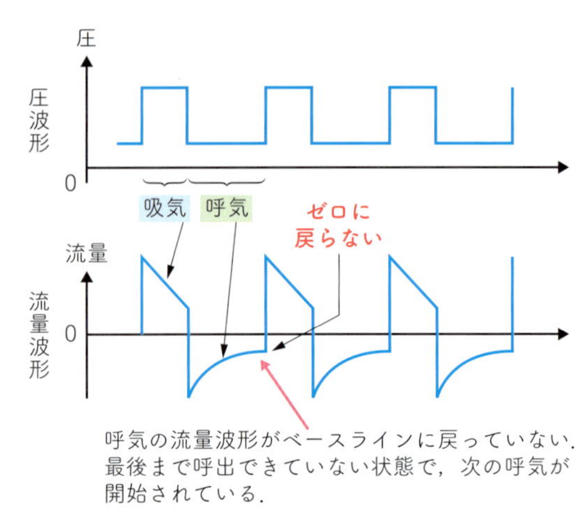

図5　グラフィックモニタによるauto-PEEP（エアトラッピング）の確認

2）auto-PEEPの早期発見と対応

人工呼吸器管理において重症化を回避するためにauto-PEEP発生の有無を評価し，auto-PEEPの早期発見に努める必要がある．auto-PEEP発生の早期発見は，グラフィックモニタの流量波形による評価が有用である（**図5**）．人工呼吸器によってはauto-PEEPの測定が可能な機種もあるため，使用している機種の機能を確認しておくことも必要である．

auto-PEEPが発生している場合，十分な呼気時間を確保するために吸気時間と呼気時間（I:E比）の設定調整や，auto-PEEP値よりも高めのPEEP圧を設定することで閉塞している気道の拡張を図り呼気効率を上げる（カウンターPEEP）などの対応が必要となる．

引用文献

1）日本呼吸療法医学会人工呼吸管理安全対策委員会：人工呼吸器安全使用のための指針第2版．人工呼吸 **28**（2）：210-225, 2011
2）学会合同呼吸療法認定士認定委員会（編）：人工呼吸の合併症．新 呼吸療法テキスト，アトムス，p235-236, 2012

参考文献

- 今中秀光：換気力学モニタの臨床的意義，Clin Eng, **14**（6）：593-601, 2003
- 日本クリティカルケア看護学会：人工呼吸療法が生体に及ぼす影響．人工呼吸器離脱のための標準テキスト，学研メディカル秀潤社，p.12-40, 2015
- 田中竜馬ほか（訳）：患者-人工呼吸器非同調，ヘスとカクマレックのTHE人工呼吸ブック，第2版，メディカル・サイエンス・インターナショナル，p.155-166, 2015
- 渡辺敏はか：医療機器使用者のための警報装置（アラ　ム）ガイドライン．厚生労働科学特別研究事業「医療用具の警報装置の現状と問題点の調査研究」，2003

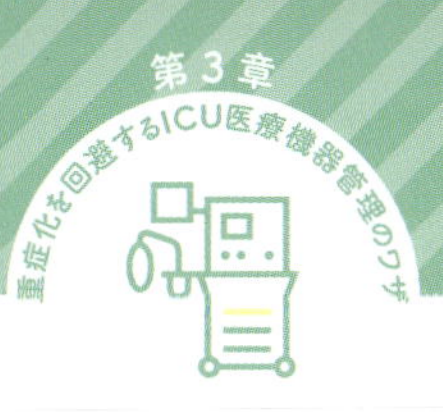

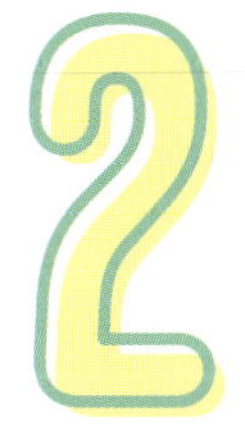

パルスオキシメータ

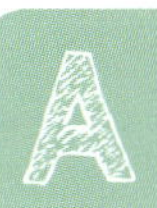

押さえておきたい基本知識

重症患者は，呼吸状態が不安定であるため酸素療法や人工呼吸療法を必要とすることが多い．酸素療法や人工呼吸療法を実施する場合は，体内の酸素化の程度を定期的に評価する必要があり，そのツールの1つとしてパルスオキシメータが頻用される．パルスオキシメータは，血液中のヘモグロビンが酸素と結合している割合を測定するための機材で，測定値を元に患者の体内での**酸素化をモニタリング**することができる．このため，ICUに入室する患者の多くに適用されている．

パルスオキシメータは手軽に使用可能だが，測定値を評価し適切なケアにつなげていくためには，呼吸生理学に関する基礎的な知識が必要とされる．

パルスオキシメータ装着の目的

- 低侵襲かつ簡便に動脈血酸素飽和度（SpO_2）と脈拍を連続測定する．
- SpO_2を連続的に測定することで，低酸素血症の徴候を早期に発見する．

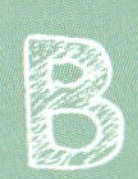

パルスオキシメータのしくみ

（1）パルスオキシメータの基本構造

パルスオキシメータは手や足の指のツメにセンサーを装着することで，経皮的に動脈血酸素飽和度（SpO_2）と脈拍を測定する．その原理は，ある物質（水を含む）に当てたときの光の反応にある．水溶液などの物質に光を当てると，光はその物質に反射するか，通過するか，または吸収される．水溶液に吸収される光の量は，その水溶液の濃度（濃度が高いと吸光度[※1]は高い），光が通過する距離（距離が長いと吸光度は高い），色素の色と光の波長の関係（吸光係数）によって変化する．その特性を生かして測定を行っている．

a 経皮的動脈血酸素飽和度（SpO_2）

パルスオキシメータのセンサーは，光を発光する場所（**発光部**）とその光を受け取る場所（**受光部**）からなる（**図1**）．センサーの発光部からは，波長が異なる2種類の光が出ている．波長が短く（660 nm付近）赤色に見えている**赤色光**と，波長が長く（900 nm付近）目で見えない**赤外光**である．ヘモグロビンの色は，酸化ヘモグロビンは酸素を多く含むため鮮紅色，還元ヘモグロビンは酸素が少ないため暗赤色を呈する．鮮紅色の酸化ヘ

※1 吸光度：物質に光を当てた際に，物質の光吸収を表す尺度

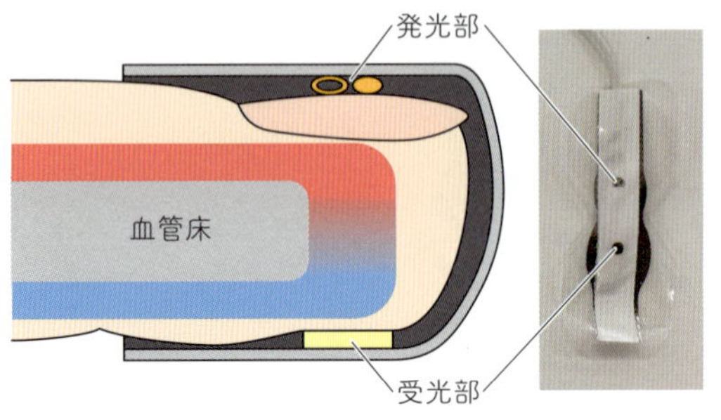

図1　パルスオキシメータのセンサーの仕組み
右：指に装着するセンサーを開いた写真
左：発光部が爪，受光部が爪の真下にくるよう挟むようにして装着する．
［日比野聡：SpO_2モニタリング．重症集中ケア**10**(1)：59, 2011を参考に筆者作成］

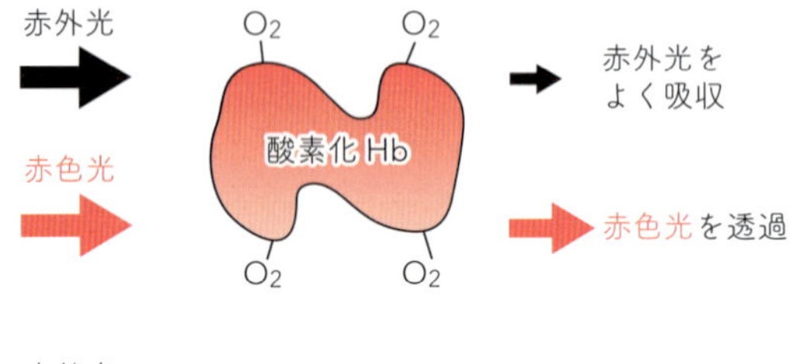

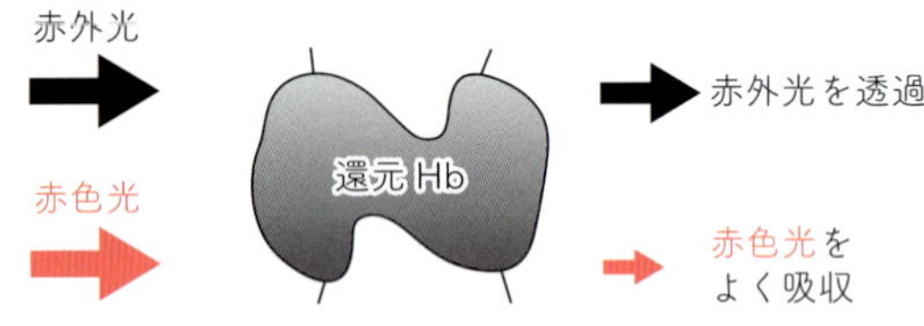

図2　酸化ヘモグロビンと還元ヘモグロビンの吸光の違い
［米倉修司：第16章 人工呼吸ケアの周辺機器．人工呼吸器ケア「なぜ・何」大百科，道又元裕(編)，p437，照林社，2005を参考に筆者作成］

モグロビンは赤色光より赤外光をよく吸収する．また，暗赤色の還元ヘモグロビンは，赤外光より赤色光をよく吸収する特徴がある．その特徴を利用して，**赤色光と赤外光の吸収された割合から酸素飽和度**[※1]**が算出**される（**図2**）．

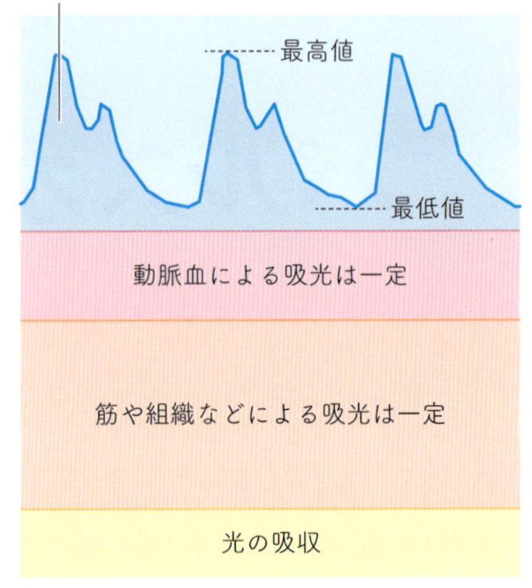

図3　パルスオキシメータによる脈波の検知
横軸は時間，縦軸は吸光量を示す．
［日比野聡：SpO_2モニタリング．重症集中ケア**10**(1)：59, 2011より引用］

b 脈拍

発光部からの光は動脈のほか，静脈や筋肉や組織を通る中，一部は吸収されて受光部へ届けられる．その際に静脈や筋肉や組織は容積の変化はほとんどないため，吸収される光の量は一定である．しかし，動脈は血液が波のような形で血管内を移動するため，吸収される光の量が**脈拍ごとに変化**することになる（**図3**）．その変化を**脈波**として認識して**脈拍数**が算出される．

(2) パルスオキシメータの値（SpO_2）が示すもの

血液中の酸素は，血液に物理的に溶解しているか［酸素分圧：partial pressure oxygen（PO_2）］，ヘモグロビンと結合（oxyhemoglobin，酸化ヘモグロビンor酸素化ヘモグロビン）する形で存在しており，大半が後者の形態をとる．血液100 mL（この血液中のHb量を基準値の15 gと仮定）で換算すると，理論上，血液に物理的に溶解して運搬される酸素の量は0.3 mL，酸化ヘモグロビンによって運搬される酸素の量は20.1 mLであり，酸素の運搬は酸化ヘモグロビンにその大半を依存していることがわかる．

血液中のヘモグロビンのうち，**酸素と結合して**

※1 赤色光/赤外光で示され，値が上昇すると酸素飽和度は上昇する

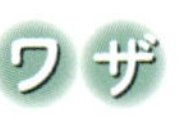

いるヘモグロビンの割合を示したのが**酸素飽和度**（oxygen saturation：SO_2）で，パルスオキシメータによって簡易的に測定できる．パルスオキシメータで測定される動脈血酸素飽和度は**SpO_2**（Pは，pulse：脈拍　peripheral：末梢，percutaneous：経皮的，の略として用いられており統一されたものはない）で表記され，%の単位で示される．

SO_2	酸素飽和度（%）	酸素と結合しているヘモグロビンの割合の百分率
SaO_2	動脈血酸素飽和度（%）	動脈血の酸素飽和度の実測値（動脈血から直接測定する）
SpO_2	経皮的動脈血酸素飽和度（%）	パルスオキシメータの光センサーを通して測定された動脈血飽和度（＝SaO_2の近似値）
PaO_2	動脈血酸素分圧（TorrまたはmmHg）	動脈血中に含まれている酸素の圧力
CaO_2	動脈血酸素含量（mL/dL）	血液中に溶解している酸素の量（溶存酸素）とヘモグロビンと結合している酸素の量の総和

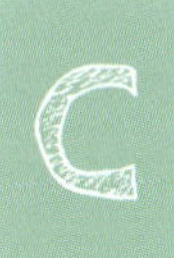

C パルスオキシメータ管理中の 見逃してはいけないサイン

見逃してはいけない サイン3 正常なSpO_2値に潜む組織や細胞の低酸素状態

体内を循環する血液の酸素化に問題がなくとも，心拍出量が低下すれば組織や細胞へ運搬される酸素の絶対量が不足し低酸素状態をきたすことがある．SpO_2は血液中のヘモグロビンの濃度に影響を受けることから，心拍出量の低下は必ずしものSpO_2値の低下にはつながらない．つまり，**SpO_2が正常値であっても組織や細胞への酸素供給は十分でない**場合もあることは忘れてはいけない．

心拍出量低下のほか，一酸化炭素ヘモグロビン（CO-Hb）やメトヘモグロビン（Met-Hb）※1などの**異常ヘモグロビンが増加**した場合も同様に酸素化の状態がSpO_2値に反映されないため，注意が必要である．

見逃してはいけない サイン4 正常なSpO_2値であるにもかかわらず出現する呼吸困難

SpO_2が正常値を示しているにもかかわらず患者が呼吸困難を訴える，こうしたことはまれではない．呼吸困難は大脳皮質が認識する感覚（もしくは知覚）であって必ずしも低酸素血症が伴うわけではない．要因として低酸素血症以外に，高二酸化炭素血症，精神的興奮や苦痛，過呼吸，努力

※1 一酸化炭素は，ヘモグロビンとの結合が酸素と比べてヘモグロビンと結合しやすく一酸化炭素ヘモグロビンとなる．そのため，ヘモグロビンと酸素が結合できなくなることによって組織への酸素運搬が障害される．また，メトヘモグロビンはヘモグロビン中の2価の鉄イオン（Fe^{2+}）が酸化されて3価の鉄イオン（Fe^{3+}）となったものである．メトヘモグロビンは酸素と結合できず，組織への酸素供給も障害する．パルスオキシメータは一酸化炭素ヘモグロビンやメトヘモグロビンなどの異常ヘモグロビンを識別することができないため，SpO_2が正常値を示す．

呼吸，高熱，環境温度の上昇，といったものが挙げられる．**低酸素血症以外の要因では，SpO_2の値は変化しないか，変化してもごくわずか**であるため，注意する．

見逃してはいけない サイン5 センサーによる圧迫やセンサーのずれによる測定値の誤差

センサーにはクリップ式とシール式がある．**クリップ式**は指に挟むだけで測定することができ，再利用も可能である．しかし，末梢への血流が低下している時は，クリップの**圧迫によりわずかな動脈拍動を阻害**して測定不能となる場合がある．また，通常の末梢循環であってもクリップによって過度な圧迫がかかっている場合は，静脈還流を阻害してしまう．静脈還流を阻害すると**静脈が拍動してしまう**ため，正しい測定値とならない可能性があるうえに，皮膚トラブルの原因ともなり患者への苦痛となる．

一方で，**シール式**は粘着によって皮膚に密着させるため，クリップ式のような圧迫による弊害がなく，患者への苦痛も少ない．その反面，センサーの発光部と受光部を確認して対面させて装着することが重要となる．**装着場所が正しくなかったり，ずれたりすると発光部からの光が受光部に届かず**，測定不能となったり正しい測定値が得られなくなる．また，シールがいったんはがれると粘着力が低下するので，取り替える必要がある．センサーの上から別のテープを使って固定すると，センサーを圧迫し，クリップ式と同様に圧迫による弊害が生じる危険があるため，行ってはいけない．

患者の体動が激しい場合は，患者が動くことでセンサーがずれることがある．センサーがずれると発光部からの光が受光部で正確に受け取られず，正しく測定できない．皮膚に密着するシール式のセンサーのほうが，クリップ式に比べて，体動による影響は少ないため，体動の激しい患者ではシール式のセンサーが推奨される．

また，**マニキュアは発光部からの光が受光部で受ける際の障害となる**ため，測定結果に誤差が生じる．そのため，マニキュアは落としてから装着する必要がある．

見逃してはいけない サイン6 SpO_2値のタイムラグ（10～30秒程度）

低酸素状態を改善するために酸素投与を開始してもSpO_2が改善しない，といった現象は臨床でよく経験する．これがいわば，SpO_2値のタイムラグとよばれるもので，①酸素化された血液が体を循環するために要する時間，②パルスオキシメータの値を算出するのに要する時間，が要因として挙げられる．機種によっても異なるが，おおよそ10～30秒程度のタイムラグ（値に反映されるまでの時間）がある．

人工呼吸器離脱（ウィーニング）のための評価，酸素療法開始後の評価にSpO_2値を用いる場合は，測定値に遅延が生じることは知っておくべき重要事項である．

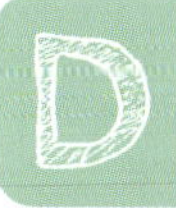

パルスオキシメータ管理のワザ

重症化回避のワザ 26

貧血の患者は，SpO_2が正常値でも血液中の酸素が“十分”とは限らない．呼吸数が増加しているときは要注意！

1）貧血によって体内の酸素の量は変化する

動脈血酸素飽和度（SaO_2）は，全体のヘモグロビンにおける酸化ヘモグロビンの割合を表している．貧血患者は，血液中のヘモグロビンの全体量が減少している．そのため，SpO_2が100％でも，ヘモグロビンに結合している酸素分子の絶対量は少ない．

血液中の酸素の量を示すものは**酸素含量（CaO_2）**とよばれる．酸素含量はヘモグロビンに結合する酸素含量と血漿中に溶解する酸素含量の総和によって求められる（☞p.157参照）．酸素含量の約98％はヘモグロビンに結合した酸素含量であるため，ヘモグロビンは組織への酸素供給に大きく影響する．よって，出血などによって貧血となった場合はSpO_2が正常値を示しても血液中の酸素含量は減少している場合が多い．

貧血によって体内の酸素が少なくなると，**代償反応**として呼吸数を増やして外界からの酸素を体内に取り入れようとする．安静時の**呼吸数が25回/分以上**を呈する場合や，通常の状態に比べて呼吸数が早くなっている場合は体内の酸素不足を示す重要なサインであるため，SpO_2の値の良し悪しに限らず注意が必要である．

2）貧血の改善が患者の呼吸を安定させるカギになる

貧血患者の呼吸数の増加や呼吸困難を示す表情や言動などが認められる場合，SpO_2が正常であれば酸素投与，もしくは酸素を増量しても症状は改善しない．それは，血漿の酸素分圧がいくら上昇しても酸素含量にはほとんど影響しないからである[※1]．貧血を原因とする呼吸状態の変化は，医師と相談して貧血の治療を優先し行う必要がある．ヘモグロビンが増加すれば酸素含量は増加して，体内への酸素供給を大幅に改善させることができる．そのため貧血の改善が呼吸数の増加や呼吸困難といった症状を改善させることにつながる．

●貧血患者のチアノーゼ

チアノーゼは，組織の酸素供給量が少なくなることで出現する症状の1つで呼吸状態をアセスメントするうえで重要な観察ポイントである．貧血患者にはそれが当てはまらないことがある．

通常，チアノーゼは還元ヘモグロビンが5g/dL以上で出現する．**貧血患者はヘモグロビンの量自体が減少しているため，チアノーゼが出現しにくい．このためチアノーゼが出現していなくても低酸素**におちいっている可能性がある．また，貧血時にチアノーゼが出現したときは低酸素の状態がかなり進行しているとみて，早急に医師に報告し酸素投与や輸血についての確認を早急に行う必要がある．

※1 酸素含量（CaO_2）$=1.34\times Hb\times SpO_2/100+PaO_2\times 0.0031$
上記の式からPaO_2を増量しても酸素含量はほとんど増加しない（☞p.157参照）

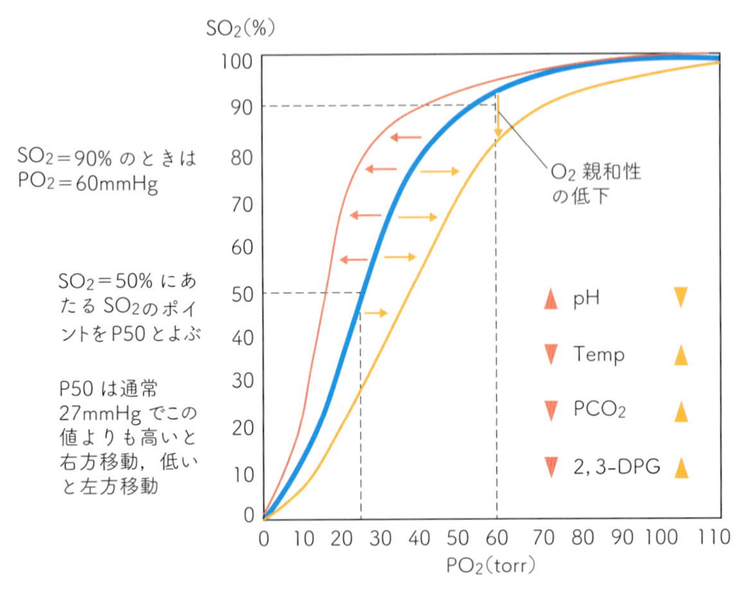

図4　酸素解離曲線
例）pHの低下，二酸化炭素分圧，体温，2,3-DPGの上昇によって右方移動する．
　pHの上昇，二酸化炭素分圧，体温，2,3-DPGの低下によって左方移動する．

重症化回避のワザ 27

高二酸化炭素血症，発熱時，アシデミアの状態では，SpO_2値90%を切る前から早めに低酸素血症に対する治療に備えた準備を始める

1）酸素解離曲線が右方に移動しており，酸素飽和度が低下しやすい状態にある

酸素飽和度（SO_2）と酸素分圧（PO_2）には相関関係があり，SO_2が90%のときにはPO_2は60 mmHg程度と推定される．この関係性をグラフ化したものが**酸素解離曲線**（**図4**）である．酸素解離曲線は直線ではなく，SO_2が90%を下回ると曲線が急激に下降する（**図4**の青線）．これは，細胞組織の酸素供給量が低下していることを示しており低酸素血症の基準となる．ヘモグロビンと酸素の結合力（親和性）は血液中の二酸化炭素分圧，pH，体温，2,3-DPGの影響によって曲線が左右に移動する．右方移動のときは，親和性は低くPO_2の値と比較してSO_2が低い．これはヘモグロビンから酸素を遊離しやすくすることで組織への酸素供給を補っていることを示す．

重症患者は生体へのさまざまな侵襲によって，**発熱，二酸化炭素産生量の増加，アシデミア**の状態であることも多い．そのため，組織へのO_2供給を補填するため酸素解離曲線も右方に移動していることが多い．

2）SpO_2の急激な変化にも対応できるように早めの対応が必要

低酸素血症の状態になると，体内の各臓器へ必要な酸素を供給できなくなる．そこで，SpO_2が90%を下回れば低酸素血症を改善させるための治療が行われる．しかし，重症患者は上述したように酸素解離曲線の右方移動によって**SpO_2の低下が急激に起こりやすい**．SpO_2の値が90%以上を示していても，状態の変化によって値が激しく変化して容易に80%台へ低下する場合がある．そのため，SpO_2値が90%未満とならなくても，SpO_2の値が低下し始めたら早めに原因を検索しながら酸素流量および濃度を増加させるなど低酸素血症に対する治療の準備を行う必要がある．

重症化回避のワザ 28

SpO_2値がずっと100%を示している状態は，高濃度の酸素投与により身体への弊害をきたしたり，異常時の発見が遅れるために要注意！

1）高濃度酸素によってSpO_2値100%にすることの弊害

低酸素血症改善のために酸素投与が行われると，PaO_2の上昇とともにSpO_2の値も上昇する．しかし，SpO_2の値は100%が最高値なので，高濃度の酸素投与によってPaO_2の上昇があったとしても，**SpO_2の値は100%以上になることはない．ここに1つの落とし穴がある．**

高濃度の酸素を投与することは生体にとっては悪影響でもある（☞p.162参照）．高濃度の酸素投与によって活性酸素が増加すると肺への組織傷害を引き起こす[1]．また，肺胞内における高濃度の酸素が血液中に急激に吸収されることによる無気肺（吸収性無気肺）を起こして酸素化の悪化を引き起こす要因となる．

酸素による影響以外で肺での酸素化能が低下したときにも，SpO_2の値が100%のままだと発見が遅れることになる．たとえば，PaO_2が300 mmHgの場合に何らかの原因により酸素化能が低下して150 mmHgに低下したとしても，SpO_2の値は100%のまま変化することはない．

このように，必要以上の酸素投与によってSpO_2の値を100%に保つことは，**肺への傷害を引き起こす**ほか，**酸素化能の低下を見逃す**ことになるので危険である．

2）SpO_2値を適切に管理する

SpO_2の値が95%以上であれば，PaO_2は80 mmHg以上は維持できていると推定されるため，体内への酸素供給においても問題にならない．そのため，SpO_2の値は95～98%の範囲で管理を行うとよい．SpO_2の値100%を示す場合には，酸素流量および酸素濃度は，SpO_2の値が95～98%の範囲となるように調節する．SpO_2の値が低下し始めたら，その原因を検索しながら必要に応じて酸素流量および濃度を増加させるなどを行い，低酸素血症を回避する．

引用文献

1） 稲田英一（監訳）：The ICU book, 第3版, メディカル・サイエンス・インターナショナル, p355-360, 2008

参考文献

- 道又元裕ほか（編）：人工呼吸管理実践ガイド, 照林社, 2009
- 辻本雄大ほか：酸素化能のアセスメント．重症集中ケア **16**(2)：26-31, 2017
- 清村紀子（編）：全科対応 重症患者ケアパーフェクトブックQ&A, 学研メディカル秀潤社, 2013

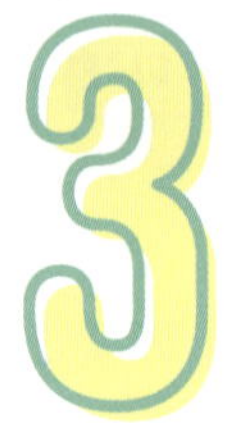

カプノメータ

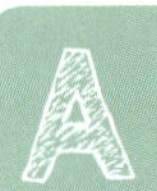

押さえておきたい基本知識

重症患者は，呼吸・循環動態のモニタリングが行われることが多い．酸素療法や人工呼吸器管理中は，体内の酸素化のみだけではなく**換気**も定期的に評価する必要がある．その換気状態の評価に多く用いられるのが，カプノメータである．

カプノメータは呼気中に含まれる**呼気終末二酸化炭素分圧**（$P_{ET}CO_2$）を測定する医療機器であり，カプノメータから得られる$P_{ET}CO_2$の値から換気状態の指標である**動脈血二酸化炭素分圧**（$PaCO_2$）を推定することができる．$P_{ET}CO_2$はカプノメータによってリアルタイムにモニタリングすることができるため，救急・集中治療領域で幅広く活用される．カプノメータから得られる値やその波形は，**換気の有無や呼吸パターンの把握**のほか気管挿管の成否の確認や換気中断の早期発見，心肺蘇生の質の評価などの指標となる．

カプノメータの目的

- 非侵襲的に呼気中の呼気終末二酸化炭素分圧（$P_{ET}CO_2$）と呼吸数を連続してモニタリングする
- $P_{ET}CO_2$から換気を評価する
- 挿管時の位置確認や呼吸器回路や換気の中断の早期発見，心肺蘇生の質や自己心拍再開などをカプノグラムから評価する

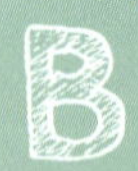

カプノメータのしくみ

（1）カプノメータの基本的構造

カプノメータは，気管チューブと人工呼吸器回路の間にサンプリングアダプタやセンサー（もしくは鼻や口元にサンプリングチューブ）を装着し，**吸気・呼気に含まれる$P_{ET}CO_2$（mmHg）（濃度％）を測定する機器**である[1]．CO_2は波長4.3 μm付近の赤外線を吸収するという性質をもつ．カプノメータはこうしたCO_2の性質を活用し，呼気ガスに赤外線を当て，赤外線の吸収量の変化から$P_{ET}CO_2$を測定している．

$P_{ET}CO_2$の値を経時的に曲線で表したものを**カプノグラム**という．カプノグラムは$P_{ET}CO_2$の増減から**呼吸数**も計測している．カプノグラムから得られる呼吸数は心電図モニタから得られる呼吸数と比較し，電極の外れや体動などによる影響を受けることがないため，**信頼性が高い呼吸モニタ**であるといわれている．

カプノメータの測定方法には，メインストリーム方式とサイドストリーム方式の2種類がある（**図1**）．**メインストリーム方式**は，気管チューブの先端にCO_2センサーを取り付けて測定する方式である．**サイドストリーム方式**は，呼吸器回路からサンプリングチューブを介して50～200 mL/

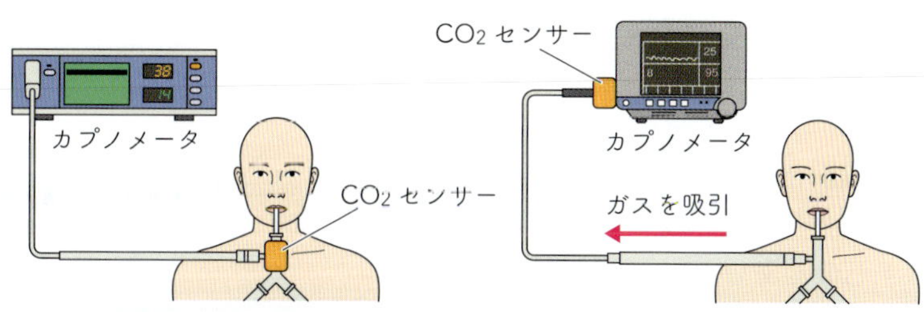

	メインストリーム方式	サイドストリーム方式
長所	●浅速呼吸や低流量の呼吸でも正確に測定でき波形の歪みが少なく，見やすい ●安定性があり長時間の使用が可能	●回路にセンサを一直接取り付けないため重みなどによる患者の負担が少ない ●センサーを取り付けないため死腔が少ない
短所	●センサーの取り付けで死腔が増加する ●重みでチューブトラブルを起こす可能性がある ●センサーの受光部が呼吸器回路にある水分や分泌物などにより汚染されると，測定値に誤差が生じる	●メインストリーム方式に比べて正確性に欠ける ●呼気ガスから測定までにタイムラグがあるため誤差が生じる可能性がある ●水分や気道分泌物によりサンプリングチューブが閉塞し測定困難となる

図1　メインストリーム方式とサイドストリーム方式

分の速度で呼気ガスをカプノメータまで誘導し測定する方法である．各方式の長所と短所を踏まえ，測定方式を選択していく必要がある．

(2) $P_{ET}CO_2$ の値が示すもの

生命維持に必要なエネルギーは組織で使用され，水と CO_2 が産生される．CO_2 は拡散によって細胞から血液へ，血液から呼気へと移動し体外へ排出される．CO_2 の拡散能は酸素の20倍であるため，拡散障害や換気血流比不均衡の影響を受けにくい．

心肺機能に異常がない場合は，肺胞気と静脈血間で O_2・CO_2 ともに平衡に達するまでガスが移動（拡散）するため，動脈血二酸化炭素分圧（$PaCO_2$）と肺胞気二酸化炭素分圧（P_ACO_2）がほぼ等しくなる．こうしたことから，$P_{ET}CO_2$ は $PaCO_2$ とほぼ同じととらえることが可能となる（$P_{ET}CO_2$ のほうが2～5 mmHg程度低いとされている．☞p.89，ワザ㉙参照）．

(3) カプノグラムが示すもの

カプノグラムの波形は，正常では台形状でⅠ～Ⅳの4相からなる．カプノメータによって測定される二酸化炭素分圧は，呼気終末時にもっとも高くなり，これを $P_{ET}CO_2$ という．正常な値や形状が変化したり，表示できなくなると，換気の異常が発生していることが推測できる（**図2**）．

カプノグラムは横軸が時間，縦軸が二酸化炭素分圧を示す．**第Ⅰ相**では，吸気で満たされた気管

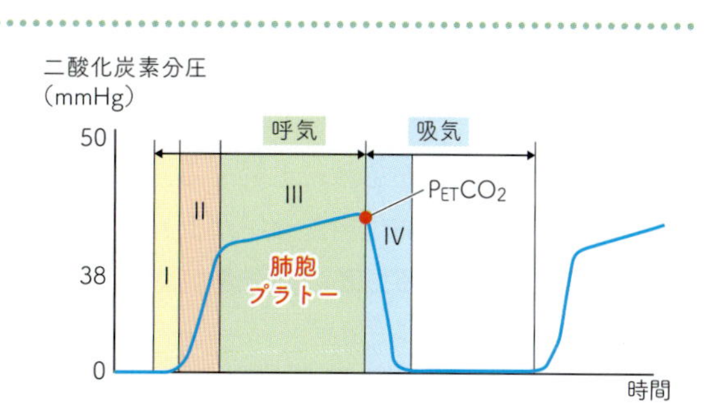

図2　正常なカプノグラム

column 3

血液ガス記号の表記ルール

血液ガス記号の表記は決まりがある．右図のように一次記号は，大文字で表記し，ガスの状態を示すものであり，partial pressure＝分圧を意味する．二次記号は，下付きで表記し，大文字の場合は，気体の種類を示し，小文字の場合は，液体や採取部位を示す．そのため，$P_{A}O_2$の場合の二次記号がAの場合は，A＝alveolar＝肺胞気を示すことになり，肺胞気酸素分圧となる．最後に三次記号は，ガス分子つまり元素記号を示す．

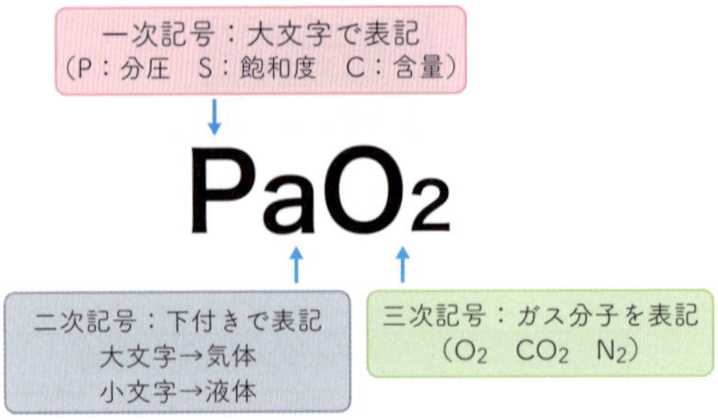

一次記号：大文字で表記
（P：分圧　S：飽和度　C：含量）

PaO_2

二次記号：下付きで表記
大文字→気体
小文字→液体

三次記号：ガス分子を表記
（O_2　CO_2　N_2）

図3　血液ガス記号の表記ルール

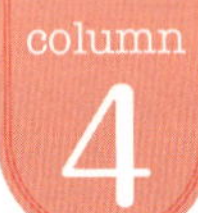

心肺蘇生と$P_{ET}CO_2$

心肺蘇生時にカプノメータを活用することは，心肺蘇生の質の評価や挿管時の気管挿管の成否確認に有用である．また，自己心拍再開の確認の指標にもなる．

気管チューブが気管内に挿入されていれば，CO_2を検知できるため，食道挿管か気管挿管かを鑑別できる．また，心肺停止状態では肺血流がないため，組織で産生されたCO_2を肺胞まで運ぶことができず，ガス交換も困難になり呼気のCO_2は検出されない．そのため，$P_{ET}CO_2$も0 mmHgとなるが，胸骨圧迫時は肺血流量が増えるので$P_{ET}CO_2$が検出されるようになる．胸骨圧迫中の$P_{ET}CO_2$ 10 mmHg以下は胸骨圧迫が不十分とされ，**$P_{ET}CO_2$>10 mmHgを維持する**必要がある[4]．

自己心拍が再開し，換気が一定である場合，心拍拍出量が増加し肺血流量が再開・増加するため$P_{ET}CO_2$が上昇する．リズムチェック前でも$P_{ET}CO_2$が10 mmHg以上上昇していれば心拍再開が予見できる．

チューブや気管内などの解剖学的死腔のガスが呼出されるため，カプノグラムはベースラインを示す．**第Ⅱ相**では，肺胞からCO_2が呼出され，呼気中の二酸化炭素分圧が急激に上昇する．**第Ⅲ相**では，呼気が進むと二酸化炭素分圧が上昇し，呼気終末で最高値に達する．この部分を**肺胞プラトー**といい，平坦でわずかに右上がりとなる．この呼気の終了時の最高値を**呼気終末二酸化炭素分圧（$P_{ET}CO_2$）**という．これが，カプノメータで表示される数値であり，正常35～45 mmHgである．**第Ⅳ相**では，吸気により二酸化炭素分圧は急激に低下する．

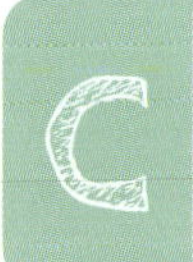

カプノメーター管理中の見逃してはいけないサイン

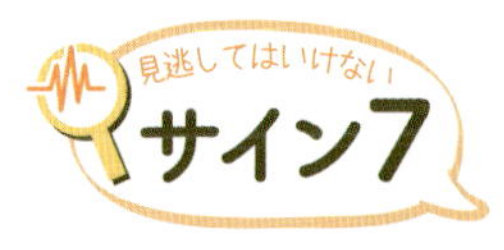

カプノグラムの波形の変化に潜む異常

● $P_{ET}CO_2$ の急激な低下や突然の消失

$P_{ET}CO_2$ の値が急激な低下・消失をした場合は，換気が十分でないことが考えられる．（**図4-A, B**）．

● 肺胞プラトーの変化

第Ⅲ相では通常，呼気中の二酸化炭素濃度がなだらかに上昇し，平坦な肺胞プラトーが出現する．**肺胞プラトーが平坦化していない波形**（**図5-A**）は，呼出障害がある場合に認められる．また，第Ⅲ相の肺胞**プラトーの途中で切れ込みが入ったような波形**（**図5-B**）は，人工呼吸の調節換気下で自発呼吸が出現したことを表しており，人工呼吸器のミストリガー（☞p.145参照）も考えられる．

● ベースラインの異常

基線がベースラインに戻らない波形（**図5-C**）は，二酸化炭素の再呼吸や麻酔器や人工呼吸器の吸気・呼気弁の閉鎖異常がある場合に認められる．

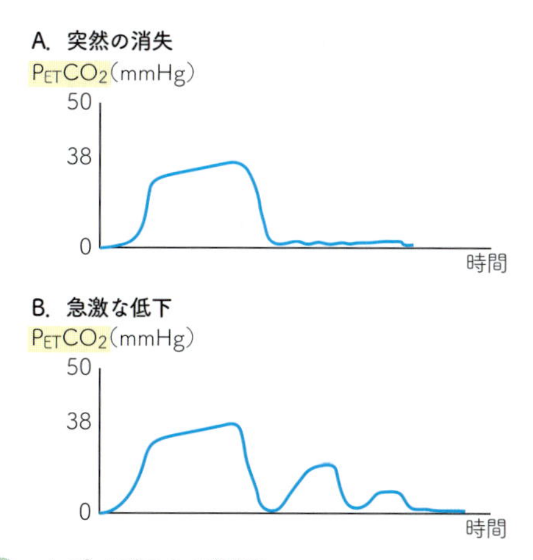

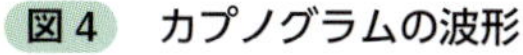
図4 カプノグラムの波形

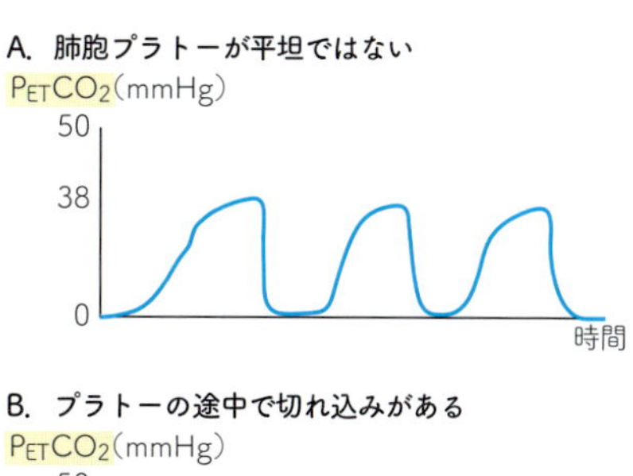

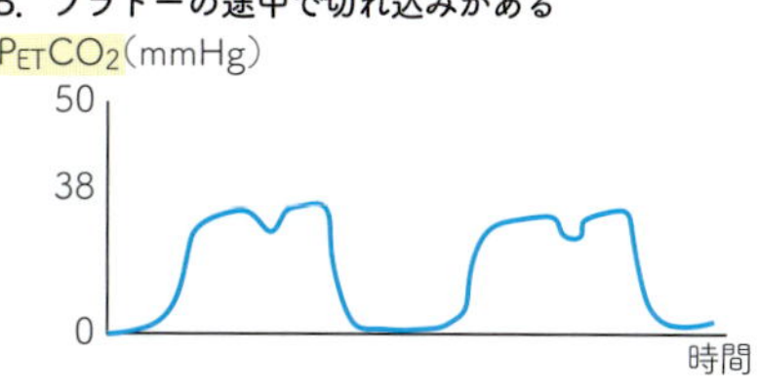

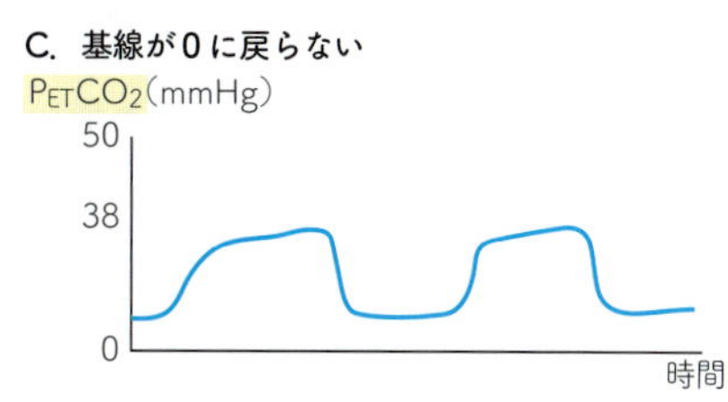

図5 カプノグラムの異常波形

見逃してはいけない サイン8 サンプリングチューブの閉塞

サイドストリーム方式（**図1**）で$P_{ET}CO_2$を測定する際，非挿管用（**図6**）・挿管用のサンプリングチューブを用いる．サンプリングチューブ内には，内部に疎水性フィルタが存在し，サンプリングチューブ内のガスから水分を分離して，本体への水分や細菌の侵入を防いでいる．しかし，処理できないほどの水分や分泌物がチューブ内に付着するとチューブが閉塞し，$P_{ET}CO_2$の測定が困難となる．

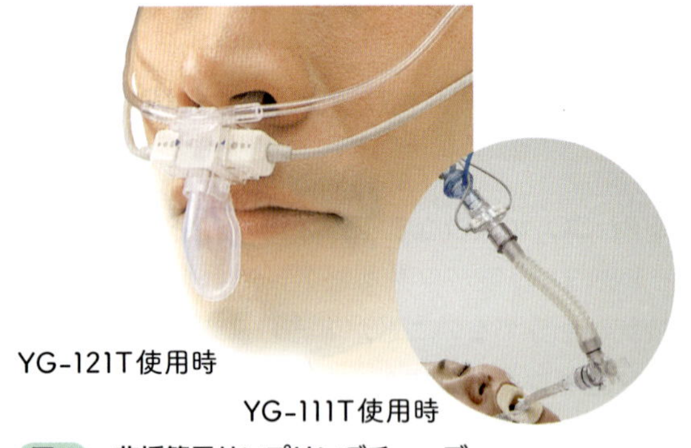

図6　非挿管用サンプリングチューブ
（写真提供：日本光電）

$P_{ET}CO_2$の上昇・低下

$P_{ET}CO_2$は換気状態を示す有用な指標となるが，肺血流量や心拍出量，体温や疼痛などさまざまな影響を受ける（**表1**）．

$P_{ET}CO_2$上昇の代表的な因子として肺胞換気量の低下や肺血流量の増加が挙げられる．また，$P_{ET}CO_2$低下の代表的な因子として無呼吸や肺胞換気量の増加，肺血流量の減少が挙げられる．$P_{ET}CO_2$は換気状態を示す有用な指標であるが，呼吸・循環・代謝などさまざまな要因により$P_{ET}CO_2$は変化するため，数値や波形の異常を認めた際は，さまざまな視点からアセスメントしていく必要がある．

表1　$P_{ET}CO_2$の影響因子

原因	$P_{ET}CO_2$の上昇	$P_{ET}CO_2$の低下
呼吸	・肺胞換気量の低下 低換気 閉塞性肺疾患	・無呼吸 ・肺胞換気量の増加 ・過換気
循環	・肺血流量の増加 ・心拍出量の増加 敗血症	・肺血流量の減少 心停止 肺塞栓 出血
代謝	・CO_2産生の増加 発熱 疼痛	・CO_2産生の低下 低体温
人工呼吸器	・呼気弁の異常による再呼吸 1回換気量の不足	・呼吸器回路のリーク ・過換気 ・気管チューブ閉塞

［塚田さやか：カプノメータからどのような情報が得られますか？　呼吸器ケア［夏季増刊］：196, 2017を参考に筆者作成］

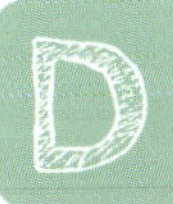

カプノメータ管理のワザ

重症化回避のワザ 29

a-EDCO$_2$を定期的に評価し，換気異常を見抜け！

1）PETCO$_2$とPaCO$_2$には較差がある

通常，**PETCO$_2$のほうがPaCO$_2$より2〜5 mmHg程度低い**．PETCO$_2$とPaCO$_2$の較差は，PaCO$_2$ − PETCO$_2$ = a-EDCO$_2$（動脈呼気二酸化炭素分圧解離）として表記され，a-EDCO$_2$の正常値は2〜5 mmHgである．PETCO$_2$とPaCO$_2$とに較差が生じるのは，解剖学的死腔，機械的死腔があるためである．**解剖学的死腔**とは，鼻腔から終末細気管支までのガス交換に関与しない空気※1が存在する部分のことである．また，気管チューブ，人工呼吸回路などは**機械的死腔**といい，死腔量が増すことにより，PETCO$_2$とPaCO$_2$の較差が拡大する．

2）a-EDCO$_2$は，換気血流不均衡や人工呼吸器の異常によって変化するため，定期的に評価していく

a-EDCO$_2$が拡大する要因として，死腔換気の増大やシャントの増加が考えられる．

①換気＞血流

たとえば肺動脈塞栓や心拍出量，肺血流量の低下などがある場合は，ガス交換が行われない肺胞死腔が増大し，PETCO$_2$は低下する一方で，有効換気量が低下するのでPaCO$_2$は上昇し，a-EDCO$_2$は拡大する（**図7-A**）．

②換気＜血流

無気肺や肺内シャントがある場合は，肺胞でガス交換が行われず，右室から拍出された血液が肺胞気に接することなく酸素化されずに左心系に流入するため，動脈血の二酸化炭素分圧が高くなり，a-EDCO$_2$は拡大する（**図7-B**）．

無気肺や肺内シャントがある場合は，肺胞でガス交換が行われず，右室から拍出された血液が肺胞気に接することなく酸素化されずに左心系に流入する．そのため，動脈血の二酸化炭素分圧が高くなりPETCO$_2$は低下し，a-EDCO$_2$は拡大する．

また，人工呼吸回路の外れやリークなどによっても機械的死腔量が増加し，a-EDCO$_2$は開大する．以上のことからPETCO$_2$のみで換気を評価するの

A. 換気＞血流

a

原因

肺胞換気と肺毛細血管の血流の割合が不均等

肺胞「a」は換気があるが血流がない
血流遮断→死腔換気

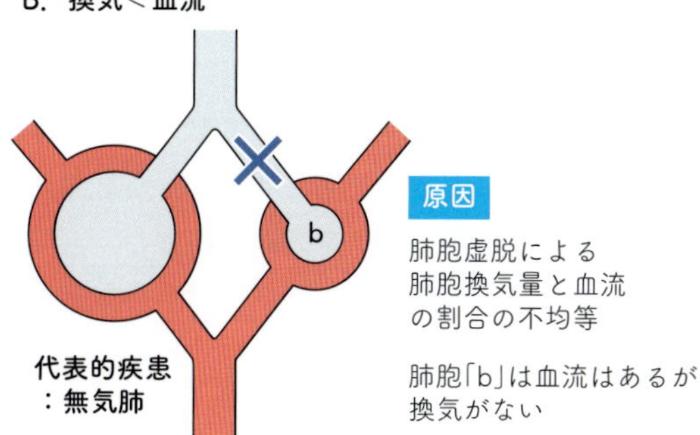

図7 a-EDCO$_2$が拡大する要因

※1 正常な成人の1回換気量は，約500 mLでこのうち，約350 mLがガス交換に関与する．残りの約150 mLの空気は，鼻腔から終末細気管支までの部分に残りガス交換に関与しない．

ではなく，較差が大きくなる病態や状態を理解し，$a\text{-}EDCO_2$を定期的に評価していくことで異常の早期発見・早期治療が可能となる．

重症化回避のワザ 30

カプノグラムの変化を経時的に観察して，異常の早期発見・対処につなげよ！

1）カプノグラムの変化を経時的に観察し，呼吸・循環・代謝の状態や機械側の異常を発見する

カプノグラムを経時的にみることで換気の異常のみ判断できるのではなく，呼吸・循環・代謝の状態の把握や人工呼吸器回路の異常などを早期発見できる．$P_{ET}CO_2$の突然の消失や急激な低下の原因として，気管チューブの閉塞や誤抜去，食道挿管，呼吸器回路の外れ，サンプリングチューブの完全閉塞・外れ，無呼吸が考えられる．そのため，気管チューブや呼吸器回路，サンプリングチューブの確認を行い，対応していく必要がある．また，血圧の低下とともに急激な$P_{ET}CO_2$の低下をきたす場合は肺塞栓症や心拍出量の低下によるショックを考慮する．血圧や心拍数，不整脈の有無，末梢冷感や湿潤などの循環動態や呼吸音，呼吸パターンや深さ，SpO_2の低下などの呼吸状態，意識レベルなどを経時的に観察し，迅速な対応が必要である．

●**肺胞プラトー圧が平坦化していない波形**

肺胞プラトー圧が平坦化していない波形となる病態としては，気道狭窄や気管支喘息，COPDなどの呼出障害が考えられる．低換気による高二酸化炭素血症をきたしていないかをアセスメントする．人工呼吸器管理中の患者では，1回換気量の減少や呼吸数の低下，分時換気量を観察し，設定された1回換気量と実測値に差がないか，気道閉塞など低換気を起こす病態を考慮し，対処する必要がある．

●**基線がベースラインに戻らない波形**

この波形を呈する原因は，二酸化炭素の再呼吸や麻酔器や人工呼吸器の吸気・呼気弁の閉鎖異常がある場合である．そのため，麻酔器や人工呼吸器設定変更や麻酔器や人工呼吸器自体を変更する必要がある．

$P_{ET}CO_2$は換気状態を示す有用な指標となるが，肺血流量や心拍出量，体温や疼痛などさまざまな影響を受ける．そのため，測定値が変化した場合は，呼吸だけではなく，循環や代謝も同時にアセスメント・評価し対応していく．

2）サンプリングチューブ閉塞の対応方法

サンプリングチューブの閉塞では，分泌物の除去や人工呼吸器管理中の患者では過度の加湿がされていないか，サンプリングチューブが上向き（**図8**）になっているかを確認し，水分や分泌物がサンプリングチューブ内に侵入するのを防ぐ必要がある．また，頻繁にサンプリングチューブの交換を余儀なくされる場合はメインストリーム方式に変更するなど対処が必要である．

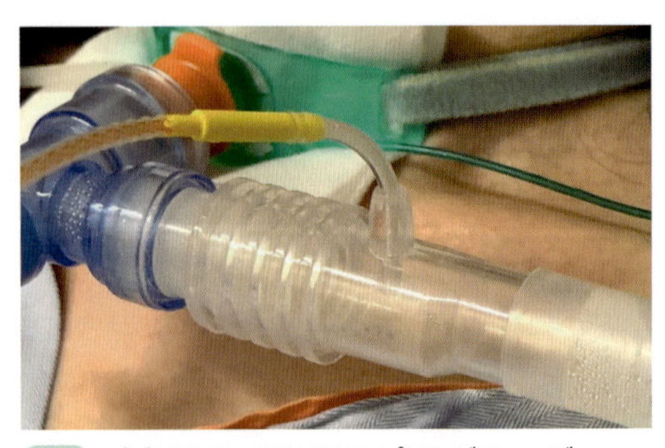

図8 上向きになっているサンプリングチューブ

引用文献

1) コヴィディエンアカデミア. モニタリング. カプノグラフィ, 2018. 〈www.covidien.co.jp/medical/academia/monitoring/capnometer〉[2019年1月24日閲覧]
2) 芝田香織：第3章　クリティカルケア領域のケアマネジメント　全身モニタリング. ICUケアメソッド　クリティカルケア領域の治療と看護, 道又元裕（編）, p218, 学研メディカル秀潤社, 2014
3) 塚田さやか：カプノメータからどのような情報が得られますか？呼吸器ケア［夏季増刊］：196, 2017
4) 山下智幸：カプノメータ. レジデントノート **17**(7)：1291, 2015

参考文献

- 赤沼裕子ほか：麻酔後回復室(PACU)に新たに導入されたカプノメータによる呼吸数と目視法と比較. 日臨麻会誌 **36**(7)：637-644, 2016
- 萱嶋道徳：呼気炭酸ガス濃度計(カプノメータ). EMERGENCY CARE, p65-72, 2005
- 医療情報科学研究所(編)：病気がみえる　呼吸器, メディックメディア, 2009
- アメリカ心臓協会：心肺蘇生と救急心血管治療のためのガイドライン 2015, シナジー, 2016
- 坂口嘉郎：炭酸ガスモニターの解釈を極める. 日臨麻会誌 **35**(1)：130-136, 2015

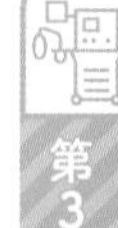

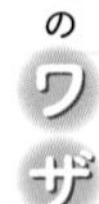

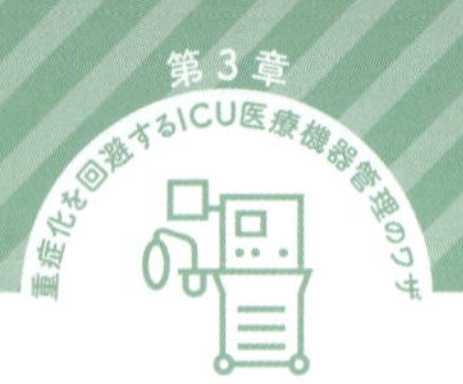

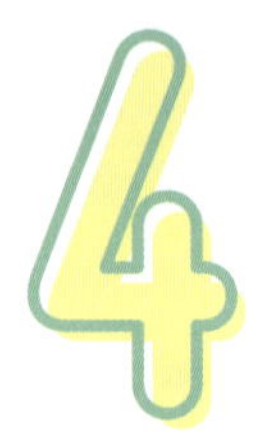

輸液ポンプ・シリンジポンプ

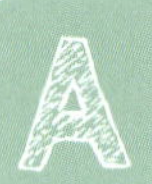

押さえておきたい基本知識

輸液ポンプとは輸液を指示された輸液量で投与する時に使用する医療機器であり，シリンジポンプとはシリンジを使用して薬剤を指示された輸液量で投与するときに使用する医療機器である．

重症患者は，循環動態が不安定で輸液量の厳密な管理や水分出納バランス管理が必要な場合が多く，輸液ポンプ・シリンジポンプの使用が必須になることがほとんどである．輸液ポンプ・シリンジポンプの使用が求められる薬剤を**表1，2**に示す．

輸液ポンプ・シリンジポンプは，間違った使用をすることで患者の全身状態に影響を及ぼすことがある．そのため，機器の仕組みや手順を理解し，正しい目的で使用することや正しいアラーム対応をすることが重要である．

輸液ポンプ・シリンジポンプ使用の目的

- 薬剤を正確な輸液量で投与する．
- 薬剤の過量投与や過少投与を防ぐ．
- 水分出納バランス管理のため正確なIN（投与された輸液量）を計算する．

表1　輸液ポンプの使用が求められる薬剤とその特徴

薬剤	特徴
高カロリー輸液（エルネオパ®，ミキシッド®，トリパレン®，ハイカリック®，フルカリック®など）	末梢から投与する輸液に比べて3～6倍のカロリーがあり，糖濃度も高い．急速投与をすると高血糖になる恐れがある．通常24時間かけて一定の速度で投与する．
カリウム製剤（塩化カリウム液）	急速投与による高カリウム血症を起こすと不整脈や心停止を引き起こす可能性があり，カリウムイオン濃度40 mEq/L以下に希釈し（例：塩化カリウム注1本20 mEq/L（20 mL）の場合，1 Lの輸液に2本まで），投与速度は20 mEq/時を超えない速度で投与する．
脂肪乳剤（イントラリポス®など）	脂肪乳剤は脂肪をきちんと代謝させるために成人：0.10 g/kg/時以下の速度で投与する．急速投与した場合，脂肪乳剤に含まれる人工脂肪粒子がすべて代謝されず，血中脂質の増加が起こり，熱感，発熱，悪心などの副作用の出現や，脂肪異常症，感染性合併症，血栓症等の原因になる可能性がある．
抗がん薬(分子標的薬・プラチナ製剤・ホルモン剤など）	抗がん薬は，各腫瘍によってレジメンという治療計画が決められている．抗がん薬の種類によって決められた投与速度を守らないと，治療効果が得られないことや，副作用が出現することもあるため，輸液ポンプやシリンジポンプの使用が必須である．

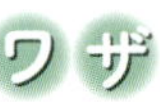

表2　シリンジポンプの使用が求められる薬剤とその特徴

薬剤	特徴
強心薬，昇圧薬（イノバン®，塩酸ドパミン®，ドブタミン®，ノルアドレナリン®など）	ドパミンは投与量によって活性化される受容体が違うため効果も変わってくる．また，10 mL/時以下の微量投与をすることが多いためシリンジポンプでの正確な投与が必要である（塩酸ドパミンキットなど点滴静脈投与できる製剤については輸液ポンプによる正確な投与管理が必要である）．
降圧薬，冠動脈拡張薬（ニカルジピン®，ミリスロール®，シグマート®，ニコランジル®，ヘルベッサー®など）	強心薬・昇圧薬と同様に，微量投与から開始し，流量を調整していくためシリンジポンプの使用が必須である．
鎮静薬（プレセデックス®，ディプリバン®，ミタゾラム®など）	人工呼吸器管理中に使用することが多く，過剰投与すると呼吸停止や血圧低下などの重篤な副作用が起きるため，適切な投与速度管理が必要である．また，ディプリバンは，脂肪乳剤であり12時間以降に脂肪乳剤中の微生物が増殖する事が報告されており，12時間毎に点滴ラインを交換しないといけない特徴がある．
鎮痛薬（フェンタニル®，モルヒネ塩酸塩®など）	人工呼吸器管理中に鎮静薬と併用で使用することや，術後の鎮痛管理目的や，がん性疼痛の鎮痛管理目的で使用することが多い．鎮静薬と同様に，患者に適した流量管理が必要なためシリンジポンプの使用が必須である．

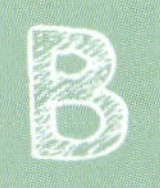

B 輸液ポンプ・シリンジポンプのしくみ

●輸液ポンプ

輸液ポンプは，ドアを開けると中央部分に**フィンガー**とよばれる凸凹した部分がある．そのフィンガーに沿うように輸液チューブをセッティングする（**図1**）．ドアを閉め電源を入れると，フィンガーが上から下に動き出し，輸液ラインをしごくことで薬剤が患者側に送られる．

輸液ポンプで設定した輸液量を調整する仕組みとして，流量制限方式の輸液ポンプと，滴数制限方式の輸液ポンプの2種類がある．

流量制限方式の輸液ポンプは，各社が指定する輸液ポンプ専用の輸液チューブを使用することで，「輸液チューブを何cmしごけば，何mL投与される」という計算が可能となり，設定された流量を投与することができる（**図2-A**）．

滴数制限方式の輸液ポンプは，輸液セットの滴下筒（ドリップチャンバー）に滴落検知器（フローセンサー）を取り付け，滴下数をカウントし，設定の流量（滴下数）になるようにフィンガーの動きを調整することで，設定された流量を投与することができる（**図2-B**）．

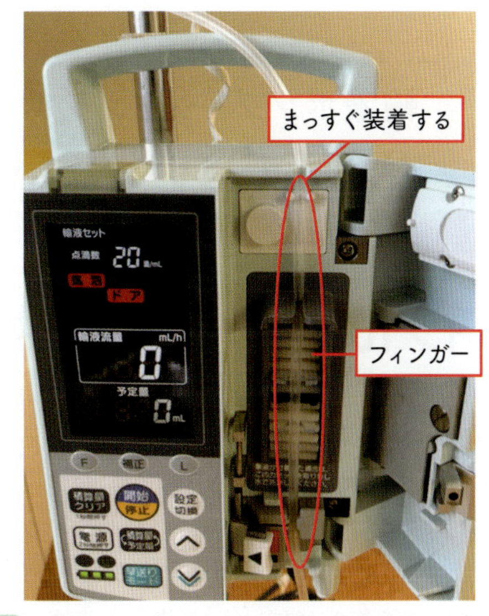

図1　輸液ポンプ前面（ドア開放）・輸液ラインの装着

輸液ポンプ使用時には，輸液セット（滴/mL）と流量と予定量を設定しないといけない．輸液セットには20滴/mLと60滴/mLの2種類がある．輸液ポンプ使用時には，まずどちらの輸液セットを使用するかを確認し，輸液ポンプで設定する．**使用している輸液セットと輸液ポンプが設定している輸液セットが違っていると，正確な投**

A. 流量制限方式

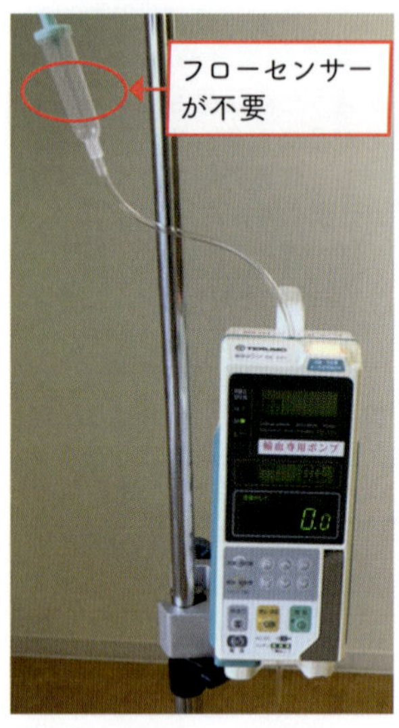

B. 滴数制限方式

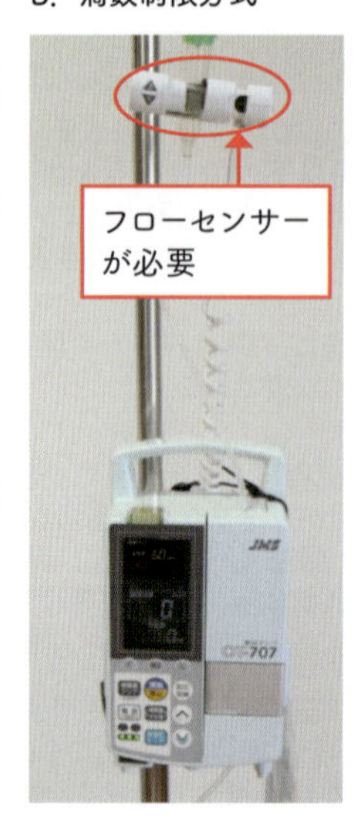

図2 輸液ポンプの種類

与ができない．輸液ポンプの機種によっては，1つのディスプレイで流量と予定量をボタンで切り替えて入力するタイプがある．**流量と予定量を間違って入力すると急速投与が起きやすい**．医療事故防止対策製品の輸液ポンプでは，流量が予定量よりも大きく入力したときは，アラームが鳴り投与できないようになっている．心不全の患者に輸液の急速投与を起こしてしまうと，状態の悪化を招くことになるため，流量と予定量は必ず再確認をして投与することが重要である．

●シリンジポンプ

シリンジポンプは，準備した薬剤をシリンジで投与する機器で，微量投与するときに適している．使用できるシリンジは機種によっても違うが，10～50 mLが主である．シリンジクランプを動かし，シリンジのフランジがスリットに，シリンジの押子がフックやスライダーに密着するようにセットする．シリンジポンプにはモーターがあり，モーターが回転することによってスライダーが進み，同時に押子も押され薬剤が患者側に送られる．

C 輸液ポンプ・シリンジポンプ管理中の見逃してはいけないサイン

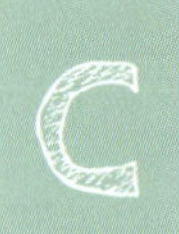

見逃してはいけないサイン10 投与された量に比べて輸液の残量が多い

設定した滴下量と輸液残量が異なっている原因の1つに，ポンプと輸液チューブの接続方法の不備がある．輸液チューブ装着時にポンプのフィンガーに沿ってまっすぐ装着する必要がある（**図1**）．正しく装着されていない場合，薬液の過剰注入，過小注入，未投与などの正常な注入が行われず，患者の全身状態に影響を及ぼす可能性がある．また，クレンメの位置が原因になることもある．輸液セットの**クレンメは必ずポンプの下（患者側）になるようにセット**しないといけない．輸液ポンプの閉塞警報センサーは輸液ポンプの下側にある．閉塞警報センサーは，輸液チューブが膨張する（輸液が通らない）ことによって作動する．

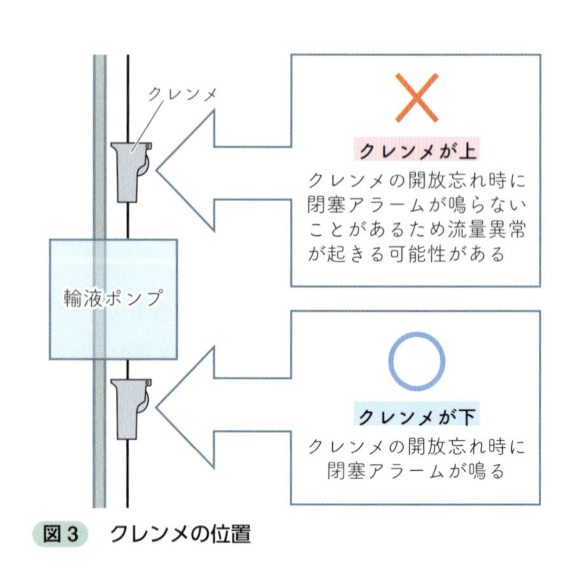

図3 クレンメの位置

クレンメをポンプの下側にしておくと，クレンメの開放忘れ時に発生する輸液チューブの閉塞（膨張）に対して閉塞アラームが鳴るが，クレンメをポンプの上側にした場合は，アラームが鳴らないことがあり，そのときに流量異常が起きる可能性がある（**図3**）．

同じ輸液チューブを長時間使用した場合，ポンプのフィンガー部に当たっている部分が摩耗してしまい，流量誤差や破損による薬液漏れが起きることもある．メーカーの定める期間に従って，輸液チューブの位置を変えてポンプのフィンガーに沿ってセットする必要がある．

見逃してはいけない サイン11 シリンジポンプで設定された量に比べて薬液の残量が少ない

シリンジの押子がフックやスライダーから外れた場合，薬剤が注入されなかったり，高低落差による過剰送液（サイフォニング現象）や逆流が発生することがある（**図4**）．

押子のセットは確実に行い，**シリンジポンプは患者と同じ高さ**になるように調整する必要がある．また，開始ボタンを押したときにシリンジが正しくセットされていない場合は，「ピー」とアラーム音が鳴り，薬液の注入は開始されず過剰送液（サイフォニング現象）や逆流を防ぐことができる（**図5**）．注入開始時は，運転ランプが緑色に点滅しているかの確認が必要である．

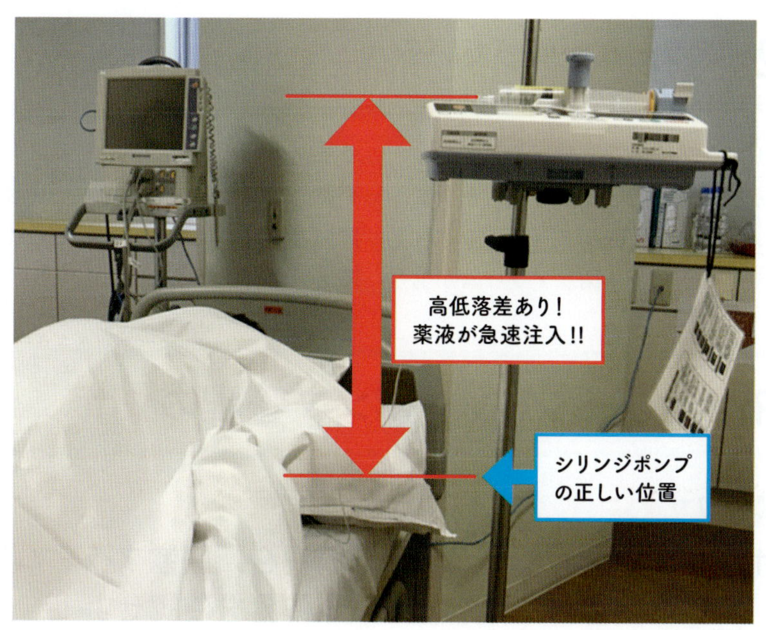

図4 サイフォニング現象

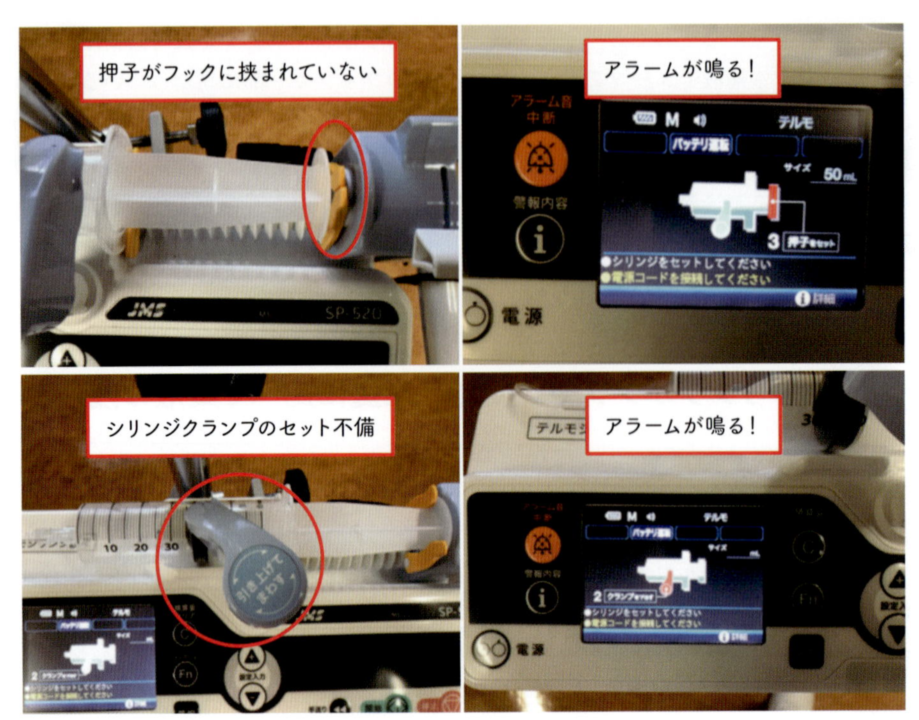

図5　シリンジのセット不備

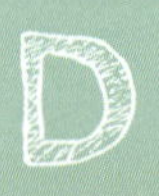

見逃してはいけないサイン12　アラームが鳴っている

クレンメが閉じたままであったり，チューブの屈曲，三方活栓が解放されていなかったことなどが原因で，シリンジポンプの閉塞アラームや輸液ポンプの閉塞アラームが鳴る．閉塞アラームが鳴るまでの間は薬剤が注入されていないため，鎮静薬や昇圧薬など重要な薬剤の場合，患者の全身状態に影響を及ぼす場合もあるため注意が必要である．

D　輸液ポンプ・シリンジポンプ管理のワザ

重症化回避のワザ 31

シリンジポンプの流量が1 mL/時以下の場合，閉塞アラームはすぐに鳴らない！　ライン閉塞，三方活栓，薬液残量を確認せよ！

1）閉塞アラームが鳴るまでの間，薬液は注入されていない

シリンジポンプのメーカーによっても違うが，閉塞による過負荷圧設定にはJMSシリンジポンプの場合L：20～60 kPa，M：50～90 kPa，H：80～140 kPa，テルモシリンジポンプの場合，L：40.0 ± 13.3 kPa，M：66.7 ± 13.3 kPa，H：106.7 ± 26.7 kPaとある．過負荷圧設定によって閉塞ア

表3　閉塞アラームまでの時間（50 mL シリンジ使用の場合）

流量（mL/時）	過負荷圧設定値	閉塞圧（kPa）	過負荷アラームまでの時間（分）	過剰送液量（mL）
1	L	37.3	69.7	0.44
	M	62.0	93.8	0.56
	H	99.6	141.7	1.19
5	L	39.6	14.6	0.54
	M	64.7	20.5	0.62
	H	100.8	26.1	1.24

過負荷圧設定値　L：低，M：中，H：高

［日本看護協会：医療・看護安全管理情報No.10, Vol.427, 2003.1.15より引用］

ラームが鳴るまでの時間と圧を開放したときに一気に流れる過剰送液量について（**表3**）に示した．流量1 mL/時で過負荷圧設定がHの場合，閉塞アラームが鳴るまでに2時間以上かかるため，その間薬液が注入されず，圧を開放したときに1.19 mLも過剰送液されることになる．

2）閉塞アラームが鳴った場合，原因を探してから対処する

三方活栓が解放されてなく閉塞アラームが鳴った場合，チューブを三方活栓から外し圧を除去（過剰な薬剤を除去）してから，三方活栓を開放する．圧を逃がさずに三方活栓を開放すると溜っていた薬液が一気に注入されることになる．それにより，昇圧薬が投与されている場合は，血圧が急激に上昇するなどの循環動態の変調をきたすため，チューブを三方活栓から外し圧を除去（過剰な薬剤を除去）してから，三方活栓を開放する必要がある．

3）看護師の目で確認する

アラームが鳴らないから確実に投与できていると安心して観察を怠ると，異常に気付くのに遅れてしまうことがある．シリンジポンプ使用時は，ラインの閉塞の有無，三方活栓の開放確認，薬液の残量確認を看護師が定期的に行いカルテやチェックリストに記録を残していく．

重症化回避のワザ 32
高カロリー輸液などの粘稠な薬剤を投与するときは，流量制限方式の輸液ポンプを選択すべし！

1）粘稠な薬剤は輸液セットの1滴の大きさ（滴容量）が小さい

輸液セットには20滴＝1 mLと60滴＝1 mLの2種類がある．粘稠な薬剤には高カロリー輸液や抗がん薬などがあり，投与する薬剤に脂溶性ビタミン剤のような界面活性作用を有する成分を含んだ薬剤が配合されていると，輸液の表面張力が低下し1滴の大きさ（滴容量）が輸液セットが設定している1滴の大きさよりも小さくなる．そのような薬剤を滴数制御方式の輸液ポンプで投与すると，1滴の大きさ（滴容量）の違いを判断することができず，注入量が少なくなる．重症な患者ほど栄養管理は重要で，高カロリー輸液の投与量が少なくなるということは，カロリー不足になり状態の悪化を招く原因になりかねない．そのため，適切な量を投与するために，滴数で計算する滴数制限方式の輸液ポンプより，流量制限方式の輸液ポンプを使用するほうが望ましい．

重症化回避のワザ 33

循環作動薬をシリンジポンプで投与中に薬液の交換をするときは，2台法（並列交換）が望ましい！

1）循環動態に影響を及ぼす可能性がある

シリンジポンプの薬液交換の方法はさまざまあり，大きく分けるとシリンジポンプ1台で交換する方法（1台法）と，シリンジポンプ2台で交換する方法（2台法）がある．シリンジ交換をしたときに，シリンジのフランジと押子とシリンジポンプのスリット，フック，スライダーの間に小さな隙間ができてしまう．その隙間がなくなり密着するまでの間，薬剤が投与されないため，循環作動薬投与時などは循環動態に影響を及ぼす可能性がある．循環動態の変調をきたしやすい患者に対しては，隙間をなくすために早送りをしてシリンジとシリンジポンプを密着させたシリンジポンプを新しく準備してから交換する2台法を行うほうが望ましい．

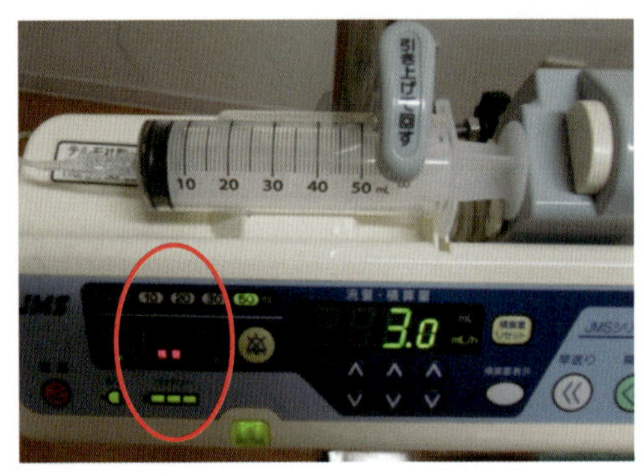

①1回目の残量アラームが鳴る．

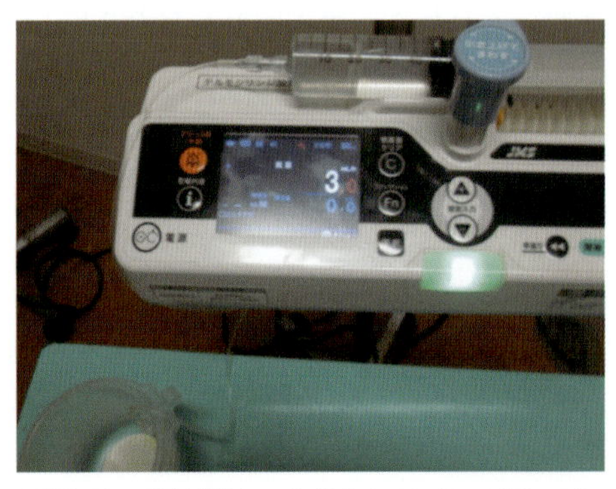

②新シリンジを準備し，もう1台のシリンジポンプにセットし同流量で流し出し，ルートの先端は清潔な容器で受ける（シリンジとシリンジポンプが密着し確実にセットされ投与が正確にできるようにするため）．

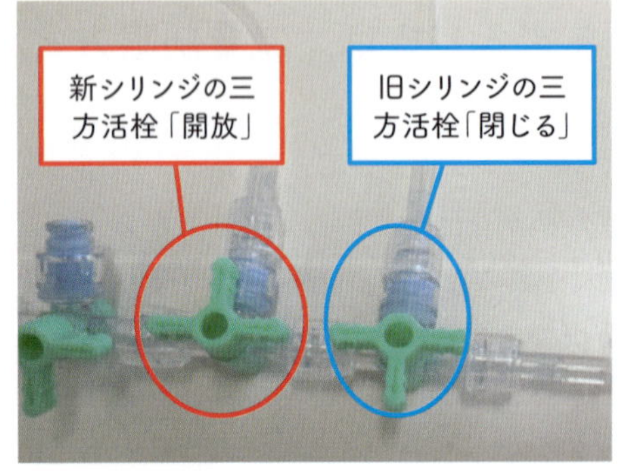

③2回目の残量アラームが鳴ったら，新シリンジを三方活栓に接続し開放する．流量の設定や，確実に投与されているのを確認したら，少なくなった薬剤の三方活栓を閉じる．

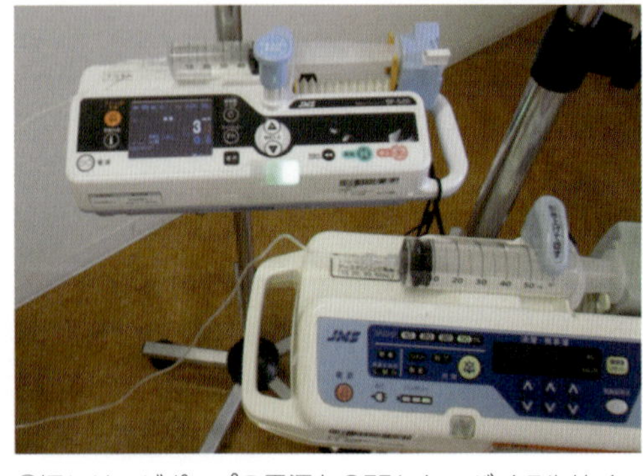

④旧シリンジポンプの電源をOFFにし，バイタルサインに変動がないかを確認する．

図6 シリンジポンプ2台での交換方法（例）

2）2台で交換する手順

2台法には，2台のシリンジポンプの流量の総和を常に一定になるように，旧シリンジの流量を徐々に減量し，新シリンジの流量を徐々に増量する方法や，旧シリンジの流量はそのままで，1回目の残量アラームが鳴ってから新シリンジの流量も同じ流量でセットし，2回目の残量アラームが鳴ってから新しいシリンジに交換する方法などがある（**図6**）．どの方法も，流量設定のミスや，循環動態に影響を及ぼす可能性があるため，個々でやりやすい方法をするのではなく，施設で統一した方法をマニュアル化して全員が同じ方法をしていくことが重要である．

重症化回避のワザ 34

ポンプ（輸液・シリンジ）を使用して投与する薬液と自然落下にて投与する薬液を同一ルートで投与しない！

1）1種類でもポンプを使用して投与している場合は，すべての薬液にポンプを使用する

輸液ポンプより患者側でチューブが屈曲や閉塞した場合，輸液ポンプの閉塞アラームが鳴らずに，輸液ポンプ側のチューブ内の圧が陽圧になる．その圧は，側管から自然落下で投与している薬剤のチューブ内の圧より高いため，自然落下で投与している薬剤のほうへ逆流する現象が起きる．また，自然落下で投与している薬剤が空になったときに，薬剤のバッグ内が陰圧になりバッグ内の空気がチューブ内に引き込まれる可能性がある．

自然落下で薬剤を投与する場合は，患者の体位やチューブの屈曲などによって流量が安定しないことがある．複数の薬剤を適切な流量で投与したいときには，1種類だけポンプを使用するのではなく，すべての薬剤にポンプを使用することが重要である．

参考文献

- 道又元裕（編）：重症集中ケアシリーズ4　ICUナースのカテーテル管理，日総研，2013
- 道又元裕，露木菜緒（編）：ICU3年目ナースのノート，日総研，2015
- 相馬泉ほか：Emergency Care3月号，メディカ出版，2015

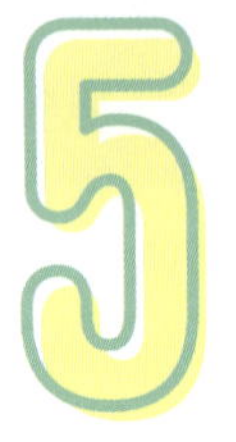

5 スワンガンツカテーテル

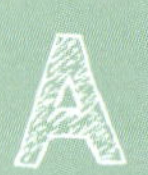

A 押さえておきたい基本知識

スワンガンツ（Swan-Ganz：S-G）カテーテルとはバルーンを用いて心臓内に留置するカテーテルの総称であり，心臓ページングが可能なものや，混合静脈血酸素飽和度（SVO_2）[※1]が連続モニタリングできるものもある．急性心筋梗塞や心不全，心臓外科手術の周術期管理，多臓器不全や高度な臓器障害を伴った重症患者の循環管理に用いられる．ベッドサイドで簡便に，右・左心系の評価が持続的に可能である．心内圧測定により前負荷，間接的な計算により心拍出量や心係数，肺・体血管抵抗により後負荷を測定でき，心機能の評価が行える．さらに治療戦略の補助，および治療効果の判定が可能である．

心係数（CI）		
	Subset I 正常	Subset II 肺うっ血あり 【治療】 ・前負荷軽減 （利尿薬・血管拡張薬）
2.2L/分/m²	Subset III 末梢循環不全あり 【治療】 ・循環血液量増加 ・心収縮力増加	Subset IV 肺うっ血 末梢循環不全あり 【治療】 ・前負荷軽減 （利尿薬・血管拡張薬） ・心収縮力増加・補助循環
	18 mmHg	肺動脈楔入圧（PCWP）

図1　フォレスター分類

臨床上よく使用されている例として**フォレスター分類**がある（**図1**）．フォレスター分類は，

> **column 5　フロートラックセンサー**
>
> 近年，S-Gカテーテルに変わり，低侵襲デバイスが活用される機会も増えてきた．フロートラックセンサーは**低侵襲デバイス**の1つで，動脈カテーテルを使用し，動脈圧波形から心拍出量などが測定できる．しかし，低侵襲かつ簡便である反面，大動脈弁逆流などの疾患や心房細動などの不整脈によって精度が落ちる可能性[1)]が報告されており，患者の状態に応じて使用する必要がある．
>
> S-Gカテーテル，フロートラックセンサーどちらにおいても，経時的に得られた数値と，患者の状態を総合的にアセスメントすることが大事である．カテーテル挿入時に伴う合併症に注意し，異常の早期発見や予防に努めていく必要がある．

※1 混合静脈血酸素飽和度（mixed venous saturation：SVO_2）：肺動脈血液（上大静脈血・下大静脈血・冠静脈血が混じり合った血液）内の酸素飽和度であり，体内の酸素需要のバランスを反映している．$SVO_2 = SaO_2 \times (1 - VO_2/DO_2)$ で求められ，正常値は60～80％である．動脈血酸素飽和度（SaO_2）の低下，心拍出量の減少，貧血，酸素消費量の増加等により，SVO_2は低下する．
VO_2：酸素消費量（oxygen consumption）
DO_2：酸素供給量（oxygen delivery）

急性心筋梗塞の患者を対象として，スワンガンツカテーテルから得られる数値を用いた重症度分類である．これは末梢循環を反映する心係数と，肺うっ血を反映する肺動脈楔入圧を基準として４つのsubsetに分類されている．この分類はポンプ失調の病態や重症度の反映だけでなく，治療方針の決定にも使用されている．

目的

▶S-Gカテーテル

右心系・左心系の評価が持続的に測定でき，得られた数値より心機能の評価や治療の補助を行う

▶フロートラックセンサー

心拍出量・1回拍出量変化率などを観察し血行動態を把握すること，その他の治療が必要かを判断する

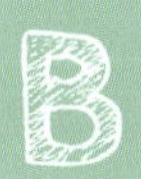

スワンガンツカテーテルのしくみ

(1) S-Gカテーテルの基本構造

S-Gカテーテルの長さは110 cmで，主に内頸静脈や大腿静脈から挿入され，右心房→右心室→肺動脈へと進んで肺動脈内に留置される．静脈アプローチで施行できるため，血行動態を計測する際にも造影剤などは不要となる．

S-Gカテーテルから得られるデータを**表1**に示す．圧測定位置によって，波形に特徴がある（**図2**）．カテーテル先端では**肺動脈圧**（pulmonary artery pressure：PAP），注入用側孔より**右心房圧**（right artery pressure：RAP）が測定できる．カテーテル先端を肺動脈に十分に進めてバルーンを膨張させると，肺動脈の分岐が遮断され，**肺動脈楔入圧**（pulmonary artery wedge pressure：PAWP)を測定できる（**表2**）．PAWPは，肺血管床に病変がない場合，左房圧（left artery pressure：LAP）と近い値となる．

また，先端から4 cmの部分にサーミスターという温度センサー（電熱線）があり，**心拍出量**（cardiac output：CO）を熱希釈法により算定している※1．

(2) フロートラックセンサーの仕組み

患者に挿入された動脈カテーテル等に接続し，観血的に得られた動脈圧波形のデータを，専用の動脈圧心拍出量測定装置や血圧測定装置等に取り込むことで，連続的に**動脈圧心拍出量**※2や観血的血圧測定などを行う．

※1熱希釈法による心拍出量の測定：右心房に開口した側孔での温度と，肺動脈内に位置している先端での温度の差によって算出されている．実際は冷却した注入液（生理食塩液または5%ブドウ糖液）をカテーテルの注入用側孔（右心房）に素早く注入し，肺動脈内の温度センサーで，温度の変化を測定する．そのときの温度変化は熱希釈曲線といわれる．この曲線は，冷却した注入液を注入することにより血液温の低下，そして再度温かくなる変化を表しており，曲線下の面積は心拍出量と反比例する．曲線下の面積は，心拍出量が低い場合には，温度がベースラインに戻るまで，より長い時間を要し，曲線下の面積は広くなる．また心拍出量が高い場合には，冷却した注入液は，温度がベースラインに戻るのも早くなり，曲線下の面積は小さくなる．持続的に心拍出量が測定できるカテーテルでは，冷却した注入液の投与が必要なく，自動的に計算されている．

※2動脈圧心拍出量（arterial pressure based cardiac output：APCO）：脈拍数と1回拍出量の積で表される．動脈圧波形を解析し心拍出量を求めることができ，患者データ（性別・年齢・身長・体重）を動脈圧心拍出量測定装置に入力すると，心係数や体血管抵抗等が計算することができる．

表1 S-Gカテーテルから得られるデータ

部位	カテーテルの位置（測定位置）	波形	正常値（mmHg）	変動要因
右心房圧（RA）		a v a v	2～8 平均圧：4	右心系前負荷 低値：循環血液量減少 高値：循環血液量増加（右心不全・心タンポナーデ・過剰輸液など）
右心室圧（RV）			収縮期圧：15～25 拡張期圧：0～8	高値：肺高血圧症・右心不全・右室梗塞・心タンポナーデなど
肺動脈圧（PA）			収縮期圧：15～25 拡張期圧：8～15 平均圧：10～20	右心系後負荷 低値：循環血液量減少 高値：循環血液量増大・肺血管抵抗の増大・肺梗塞など
肺動脈楔入圧（PAWP）		a v a v	6～12	左心系の前負荷 低値：循環血液量減少 高値：左心不全・胸腔内圧上昇

項目	正常値	異常時の解釈と原因
心拍出量（CO） 心係数（CI）	4～8 L/分 2.5～4 L/分/m^2	COを規定する因子 （HR・心収縮力・前負荷・後負荷） 低下：低心機能・循環血液量不足
混合静脈血酸素飽和度（SVO_2）	65～80%	組織の酸素需給バランス （酸素運搬量・酸素消費量により変動） 低下：低心機能　代謝亢進（高体温・シバリング） 酸素供給量の低下（呼吸不全・Hb減少） 高値：組織代謝の低下（低体温）　CO増加 相対的酸素供給量減少（敗血症）

［エドワーズライフサイエンス：血行動態モニタリング―その生理学的基礎と臨床応用〈https://edwards.com/jp/uploads/files/support-guide-ecce-hm.pdf〉（2019年5月17日閲覧）を参考に筆者作成］

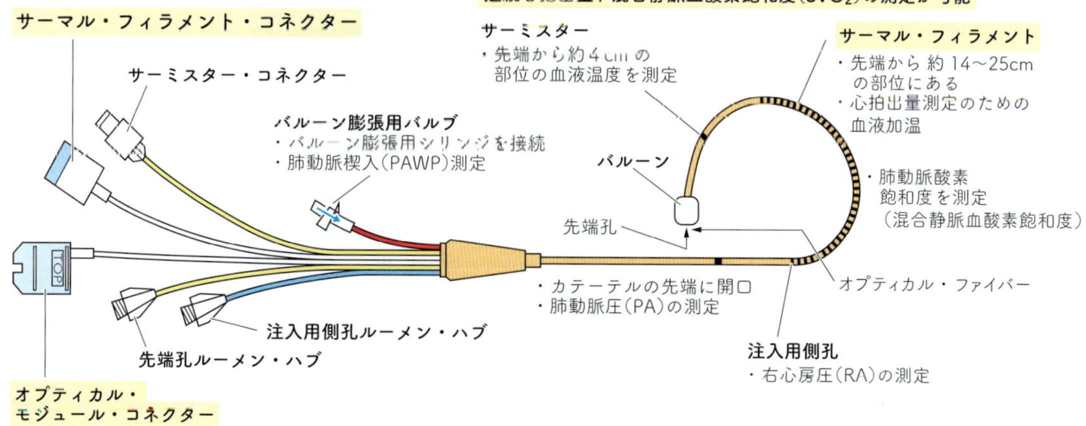

図2　スワンガンツカテーテルの基本構造

［エドワーズライフサイエンス株式会社：製品カタログ, p7より許諾を得て作図］

表2　肺動脈楔入圧（PAWP）の測定方法と注意点

測定方法	①肺動脈圧波形を見ながら，ゆっくりとバルーンを膨張させる（インフレート）（**図3-A**） ②肺動脈圧が肺動脈楔入圧に変化したところで止め測定する ③測定後はバルーンを収縮させる（デフレート）（**図3-B**） ④肺動脈圧の波形に戻れば，規定のバルーン容量まで空気またはCO_2をすべて抜き，膨張用シリンジをロックしておく（**図4**）
注意点	・肺高血圧を有する高齢患者は，楔入によって肺動脈破裂または穿孔のリスクが高い ・肺動脈楔入圧は，肺動脈拡張期圧と近似するため，患者の血圧・脈拍・心拍出量・臨床症状が安定していれば，肺動脈拡張期圧として代用することが可能である．測定の際，楔入時間は最小限とする（2呼吸周期または10～15秒以内） ・バルーンを膨らませすぎると，肺動脈が過度に押し伸ばされ，血管の損傷を引き起こすことがあるため，楔入圧が得られたら，そこでバルーンの膨張を止める ・カテーテル先端が深く楔入した状態での，バルーンを膨張，および膨張させた状態でヘパリン加生食をフラッシュすると肺動脈破裂を引き起こす可能性があるため禁忌である[1] ※ヘパリン加生食のフラッシュは，SVO_2の校正や，モニタリングしている波形が鈍っている際，カテーテル内の血液を逆血した際，カテーテル内の血液を流し閉塞を防ぐために行う

A. **インフレート**：先端のバルーンが膨張する

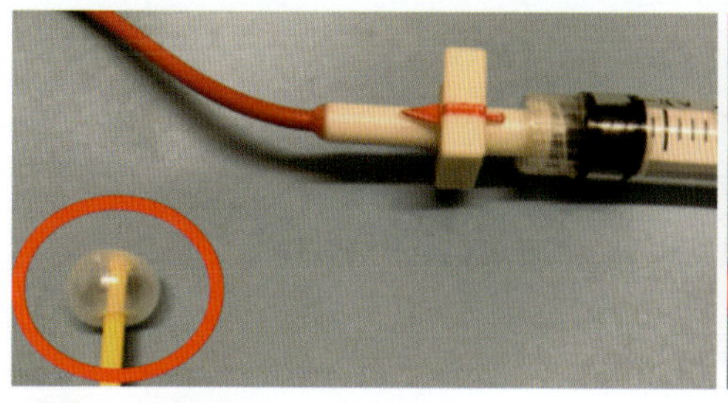

B. **デフレート**：先端のバルーンが収縮する

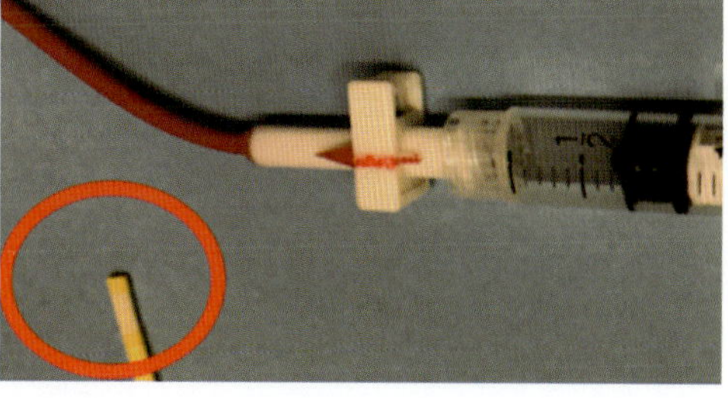

図3　膨張用シリンジの取り扱い

A. ロック：シリンジの内筒を押しても，ロックがかかり押せない状態

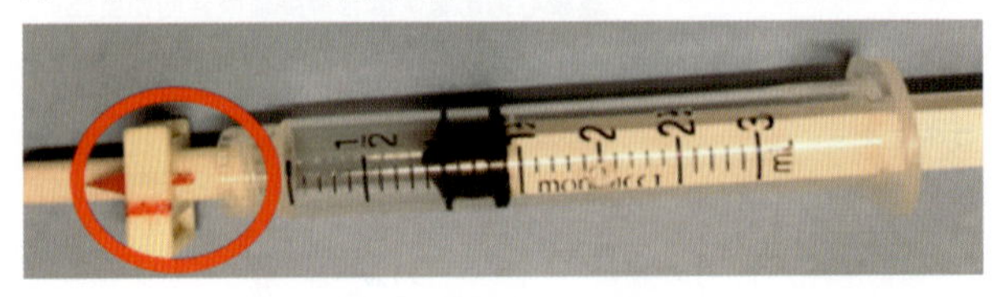

B. アンロック：シリンジの内筒を押せる状態（バルーンが膨張する）

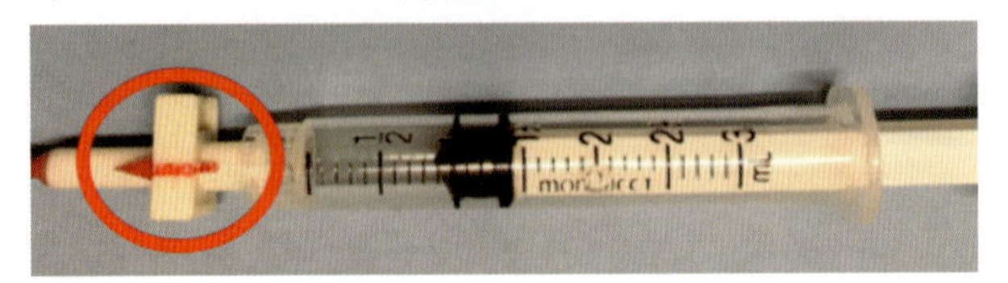

図4 膨張用シリンジ

C スワンガンツカテーテル管理中の見逃してはいけないサイン

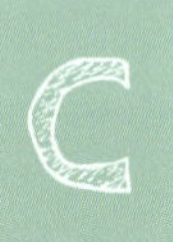

見逃してはいけない サイン13 SQIレベルが3になった！

シグナルクオリティーインジケーター（SQI）とは，血管内のカテーテルの状態と位置に基づくシグナルクオリティーのことをいう．4つのSQIレベルがあり，数値が上がるほど測定値の信頼度は低くなる（**表3**）．シグナルクオリティーが低下する（SQI 3または4となる）原因として，信号の拍動（例：カテーテル先端のつまり），シグナルの強度（例：カテーテルのねじれ，血栓，血液希釈），カテーテルが血管壁に断続的に接触することがある．SQIレベルは2秒毎に更新され，SQIボックスに表示される．SQI 3以上の場合は問題を解決する必要がある（**表4**）．

表3 シグナルクオリティーインジケータレベル（SQIレベル）

SQIレベル	色	説明
1	緑	標準：シグナルクオリティーはすべての面において最適
2	緑	中：適度に調整されたシグナルクオリティーを示す
3	黄色	低：レベルの低いシグナルクオリティーを示す
4	赤	無効：シグナルクオリティーの1つ以上の面について深刻な問題があることを示す

表4 SQI低下の原因と対応

原因	対応
カテーテル先端の血流低下，または カテーテル先端が血管壁に接触	カテーテルの位置が正しいか確認 （カテーテル挿入の長さ，胸部X線による位置確認）
カテーテル先端に血栓が付着	院内プロトコルに従い，遠位ルーメンの吸引とフラッシュ
カテーテルが折れ曲がっているか，損傷している	カテーテルの折れ曲りがないか確認し，再度キャリブレーションを行う カテーテル損傷の恐れがある場合は，カテーテルを交換し，再度キャリブレーションを行う

見逃してはいけない サイン14 スワンガンツカテーテルの異常波形がみられる

S-Gカテーテルは主に内頸静脈から挿入され，上大静脈→右心房→三尖弁→右心室→肺動脈の順にカテーテル先端を進め留置される．**図5**に一般的な波形を示す．

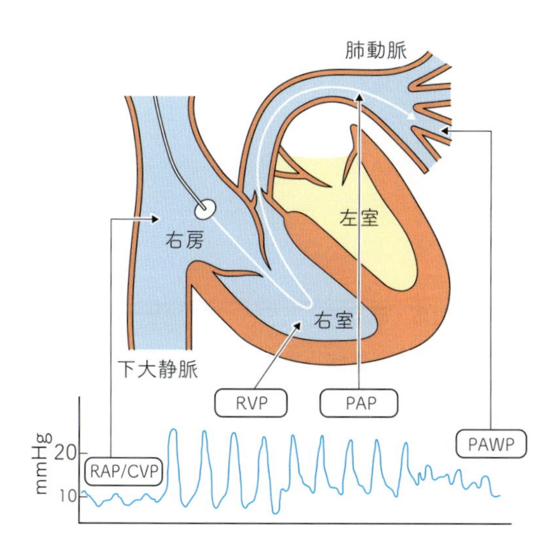

図5 S-Gカテーテルの一般的な波形と測定位置
［斎藤大輔：肺動脈圧モニタの基礎と看護の視点～看る機会は減っても，しっかり押さえておこう！～ 重症患者ケア **4**(2)：428, 2015より引用］

異常① 肺動脈圧の波形が肺動脈楔入圧の波形を示す．
過度に楔入（オーバーウェッジ）している（**図6**）．

原因	対応・観察点
カテーテルの挿入が深すぎる a v 肺動脈圧 ➡ 肺動脈楔入圧	・医師によるカテーテル位置の調整を行う ・肺動脈損傷による出血や肺梗塞の症状の有無を確認する ・常時肺動脈圧をモニタリングし，波形の変化がないか確認する
膨張用シリンジがインフレートされている（**図3-A**）	・膨張用シリンジをデフレートし（**図3-B**），バルーンを収縮させロックする（**図4**） ・肺塞栓の症状など呼吸状態を確認する

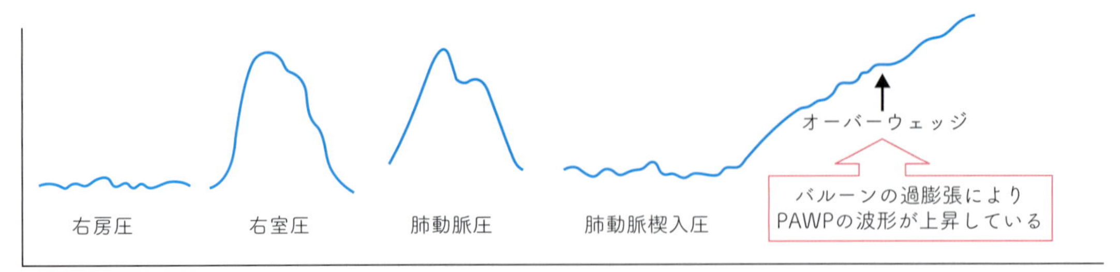

図6　過度に楔入（オーバーウェッジ）した際の波形
バルーンを膨張させるとPAWPの波形に変化するが，バルーンを膨らませすぎるとPAWPの波形が急に上昇し識別しにくい波形となる．これは過度の楔入によるものであり，オーバーウェッジともいわれている．事前に規定した空気の量であっても，カテーテルが末梢へ自然移動することがあり，バルーンを膨張させた際に過膨張となることもある．
［小林純子：おもな術後管理　心機能と肺動脈カテーテル．はじめての心臓外科看護，公益財団法人心臓血管研究所付属病院ICU（編著），メディカ出版，p37, 2014より引用］

異常② 肺動脈圧が，右心室圧の波形に変化した．

原因	対応・観察点
カテーテルが抜けて，カテーテルの先端が右心室にある 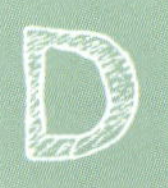 肺動脈圧 → 右心室圧	・医師によるカテーテル位置の調整を行う ・肺動脈損傷による出血や肺梗塞の症状の有無を確認する ・常時肺動脈圧をモニタリングし，波形の変化がないか確認する

異常③ 肺動脈圧や右房圧の波形が鈍っている．

原因	対応・観察点
カテーテルが閉塞している	・血液の逆流と血塊がないかを確認し，医師に報告する ・加圧バッグの圧がきちんとかかっているかを確認する ・ヘパリン加生食の残量が少なくなっていないかを確認する
カテーテルが血管壁にあたっている	・肺動脈ラインをヘパリン加生食でフラッシュする

D スワンガンツカテーテル管理のワザ

重症化回避のワザ 35

測定は胸腔内圧の影響がもっとも少なくなる呼気終末期に行う！

1）胸腔内圧の影響により，得られる数値が変わる

自発呼吸では，吸気により胸腔内圧が低下し，静脈還流量が増加するため，心臓充満血液量が増加する．吸気時は心室充満血液量が増加するが，胸腔内圧の低下により，PAの波形は低下する．

呼気時は，胸腔内圧は吸気時と比べて高くなり，その結果，PAP・PAWPの波形は上昇する．そのため，測定は胸腔内圧の影響がもっとも少なくなる**呼気終末期**の値を記録する．

人工呼吸器を使用し，自発呼吸がない場合，吸気における胸腔内圧は陽圧になる．呼気時は胸腔内圧が相対的に陰圧となるため測定値は低下する（**図7**）．この際も，PAP・PAWPは呼気終末期で測定する．

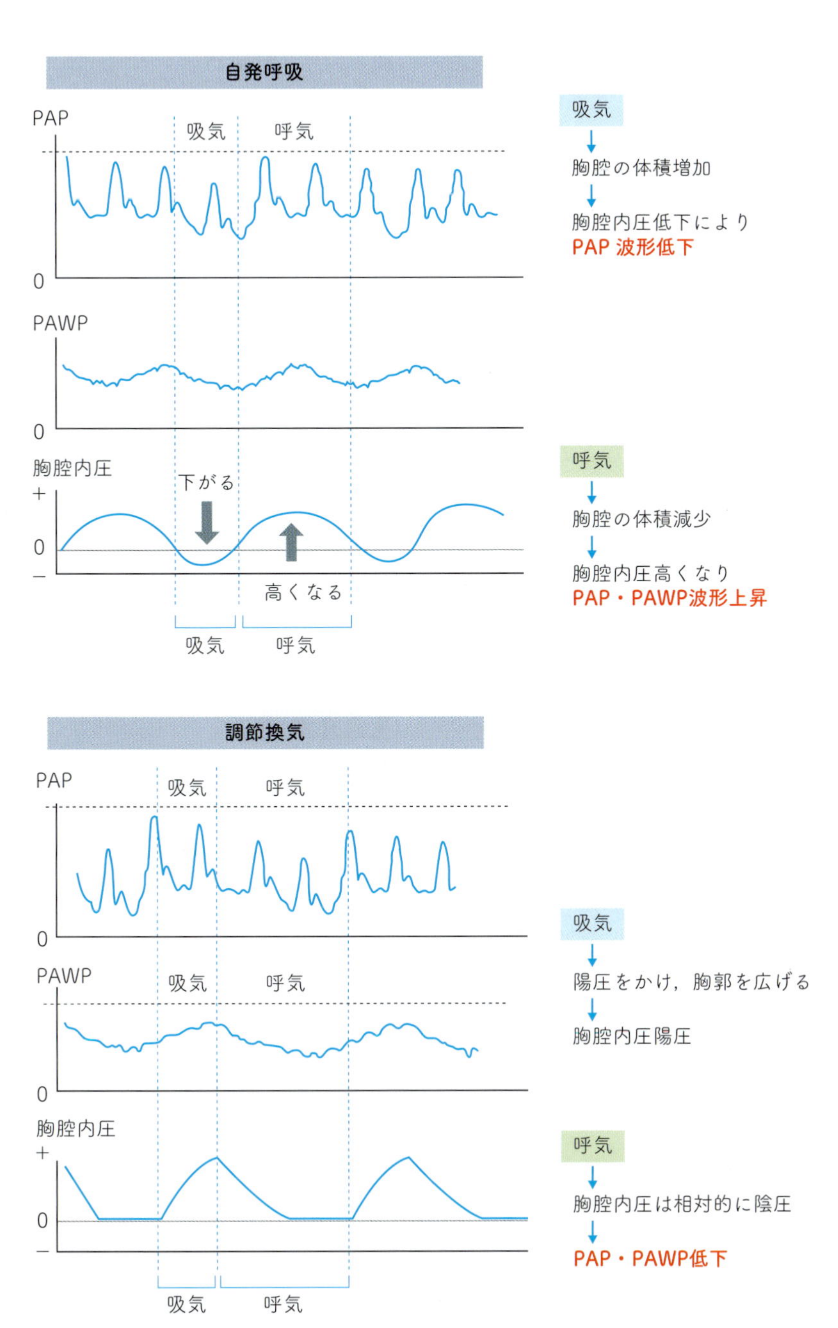

図7　自発呼吸の有無とPAP・PAWPの関係
［エドワーズライフサイエンス：スワンガンツカテーテルを安全に使用するためのガイドライン，p124.125を参考に筆者作成］

重症化回避のワザ 36

得られた数値は，一時的な数値ではなく経時的変化をとらえる！

1）リモデリングにより，得られる数値は基準値を超えることもある

心疾患を持つ患者は，心臓のリモデリングが進んでいるため，得られる数値は，基準値より高値となることがある．そのため，基準値との比較だけでなく，治療や手術の前後の経過のなかで，その患者の数値がどのように推移しているのかをみることで，改善しているのか，悪化しているかを，血行動態，呼吸状態，尿量，水分バランスなどと合わせて総合的にアセスメントしていく必要がある．

column 6 リモデリング

心筋梗塞，高血圧，弁膜症などの圧負荷・容量負荷に対して循環動態を保つために，構造と形態を変化させることであり，心筋細胞の肥大と線維化を伴う．初期には代償機転として働くが，長期にわたり過剰な負荷が心筋にかかることにより代償機転が破綻し，心臓の収縮・拡張機能の障害を引き起こし，予後不良因子となる．

引用文献

1）エドワーズライフサイエンス：血行動態モニタリング―その生理学的基礎と臨床応用―. Edwards Lifesciences.〈https://www.edwards.com/jp/uploads/files/support-guide-ecce-hm.pdf〉［2019年5月17日閲覧］
2）取扱説明書 Vigilance II ビジランスヘモダイナミックモニター. Edwards Lifesciences.〈https://www.edwards.com/jp/uploads/pdf/ifus/EWL14034818.pdf〉［2019年5月17日閲覧］
3）添付文書. スワンガンツ・サーモダイリューション・カテーテル. Edwards Lifesciences.〈http://www.info.pmda.go.jp/downfiles/md/PDF/170492/170492_20400BZY00109000_E_01_02.pdf〉［2019年5月17日閲覧］

参考文献

- 大槻勝明：ME機器管理下における患者ケアの要点：S-Gカテーテル使用時の患者ケアの要点. 集中ケア **6**(6)：104-116, 2008
- 原田雅子：エキスパートのカテーテル・ドレーン管理と創意工夫：⑦S-Gカテーテル. 集中ケア **8**(5)：40-44, 2009
- 中村香織：エキスパートの経験と患者満足から見たベッドサイドケアの最善：クリティカルケア領域のカテーテル管理, 観血的動脈ライン, 中心静脈カテーテル, スワン・ガンツカテーテル. 集中ケア **8**(2)：70-77, 2009

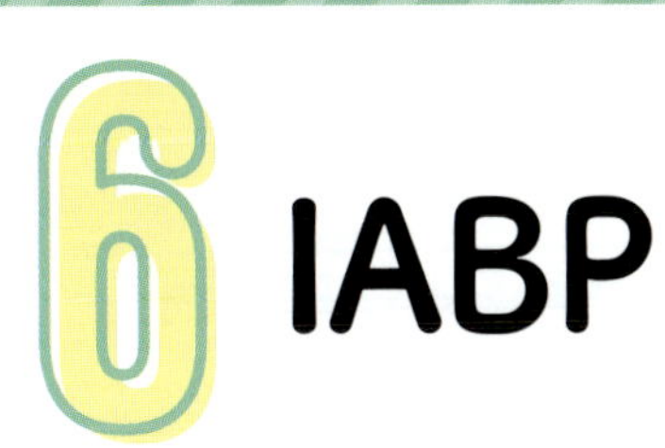

6 IABP

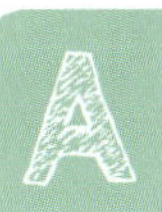

A 押さえておきたい基本知識

大動脈バルーンパンピング（intra-aortic balloon pumping：IABP）はクリティカルケア領域では使用頻度の高い補助循環装置である．

IABPは胸大動脈内に留置されたバルーンを拡張・収縮させることで，循環補助作用が生じる．冠動脈の血流は大半が心拡張期に流れている．拡張期に合わせてバルーンが拡張されるため，冠動脈への血流量が増加し，心筋への酸素供給量が増加する．また，心収縮期にバルーンが収縮するため，その際に生じる吸引効果で後負荷が軽減する．そのことによって，心筋の酸素消費量も低下し，さらに心拍出量が約20％程度増加するといわれている[1]．

IABPの目的

- バルーンの拡張効果で，冠動脈の血流量を増加させる．
- バルーンの収縮効果で，心仕事量を減少させる．
- バルーンが拡張・収縮を繰り返すことで，平均動脈圧を維持させる．

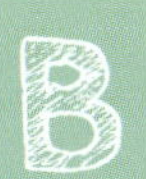

B IABPのしくみ

(1) IABPの基本構造

IABPは**バルーンカテーテル**とバルーンを拡張・収縮させる**駆動装置**から構成される．バルーンカテーテルは，バルーン部分，カテーテルシャフト部分，延長駆動ホースとの接続部分からなる．カテーテルシャフト部分は2層構造となっており，内側（インナーカテーテル）は留置時のガイドワイヤーの挿入や先端圧モニターとして利用される．外側（アウターカテーテル）は，バルーン部分につながっており，ヘリウムガスの導管として使用される（**図1**）．

駆動装置は，コンプレッサー方式とベローズ方式の2種類に大別され，現在の主流はコンプレッサー方式である（**図2**）．コンプレッサー方式はコンプレッサーで陽圧（▲）と陰圧（△）を発生させ，その圧力を利用し，バルーンにヘリウムガスを送りバルーンを拡張・収縮させる．ベローズ方式はモーターを利用しベローズ（蛇腹）を伸縮させて，ヘリウムガスを移動しバルーンを拡張・収縮させる．

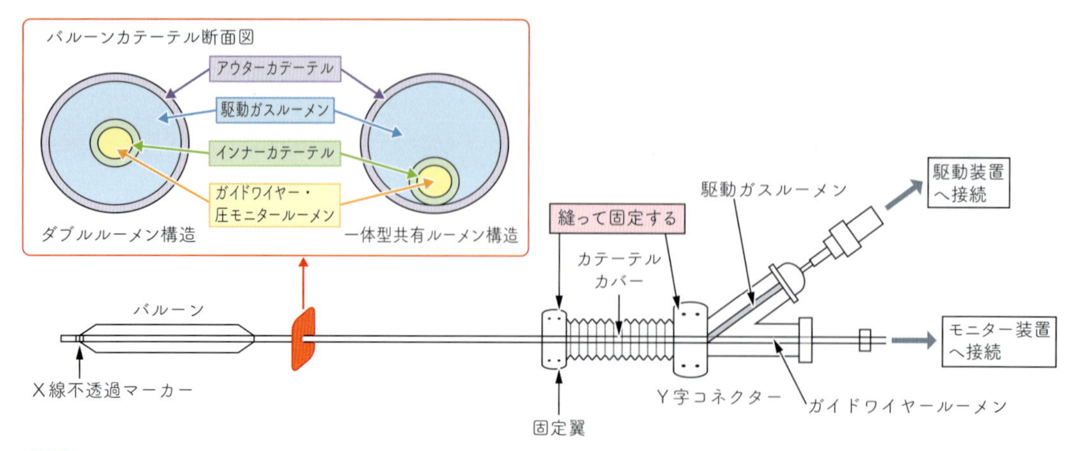

図1　バルーンカテーテルの構造

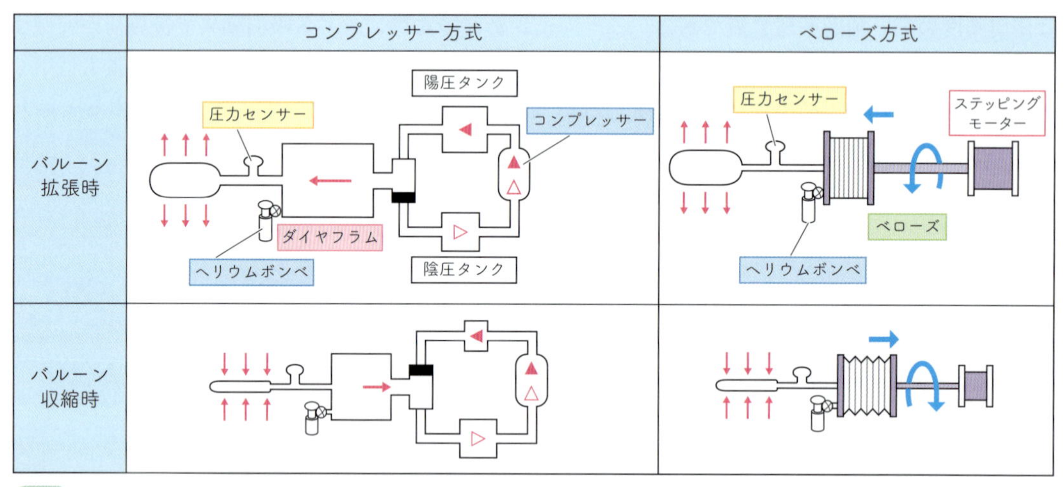

図2　コンプレッサー方式とベローズ方式の構造図

(2) バルーンカテーテルの種類と挿入位置

a 留置部位

バルーン上端は左鎖骨下動脈分岐部から約2 cm遠位の胸大動脈内に留置し，バルーン下端が腹腔動脈にかからないようにする（**図3**）．腹大動脈は一般的に，末梢側になるほど血管径が細く，石灰化が強くなるという特徴を持つ．そのため，バルーン留置位置が浅い（挿入部位から短い）場合やバルーン長が患者の体型に合わず長いバルーンを選択した場合は，腹大動脈でバルーンが拡張することになり，腹腔動脈や上腸間膜動脈，腎動脈の血流低下や，臓器虚血，バルーン穿孔を招く恐れがある．さらにバルーンが心臓から遠方の位置にあるほど補助効果が低下する可能性がある．

b 種類

日本人の左鎖骨下動脈分枝から腎動脈までの平均的な胸・腹大動脈の長さは250 mm前後とされている．また，CTの計測でも，左鎖骨下動脈分枝から腎動脈までの平均胸・腹大動脈長は214 mmとされている[2] ことから，日本人の体格に合ったバルーン（ショートバルーン）が開発されている．適切な位置に留置するためには，患者の身長に合わせてバルーンサイズを選択することが

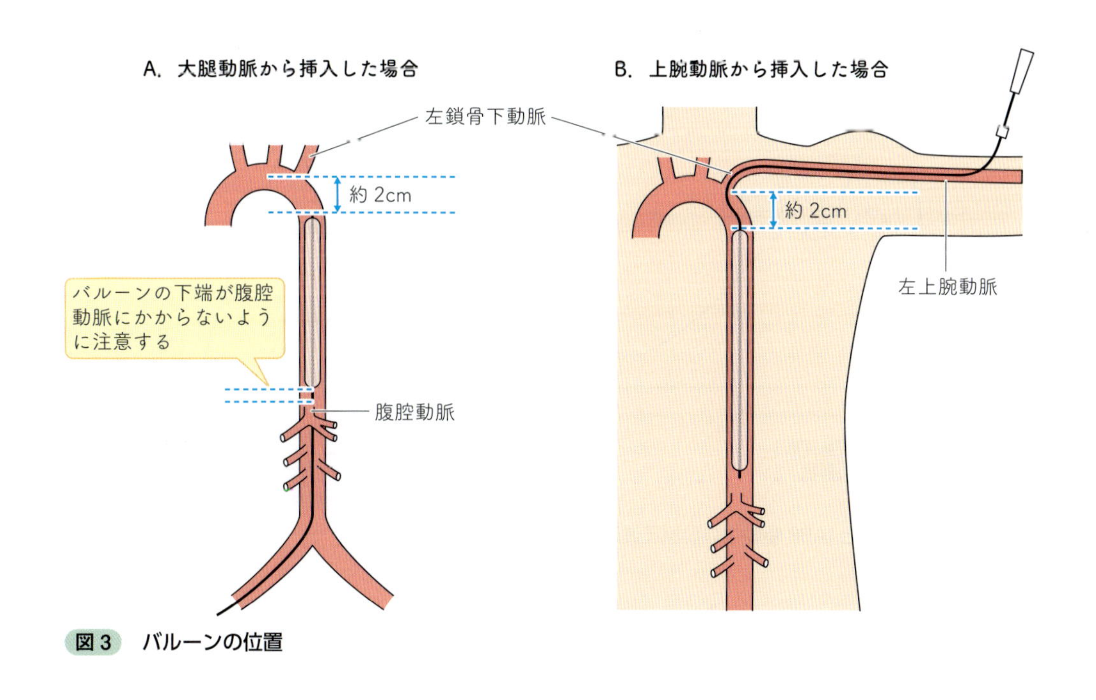

図3 バルーンの位置

重要である．最近では，ショートバルーンカテーテル以外にも至適なタイミングが可能な光ファイバー圧センサー付きバルーンカテーテルも登場している．

(3) バルーンの収縮・拡張がもたらす効果

心臓の拡張期にバルーンを拡張させ，冠動脈の血流量増加と平均動脈圧を上昇させることを**ダイアストリック・オーグメンテーション**（diastolic augmentation）という（**図4**）．心臓の拡張期は，大動脈弁は閉じていることから，バルーンが拡張することで大動脈起始部内の圧が上がり，冠動脈や腕頭動脈，左総頸動脈，左鎖骨下動脈へ血流が流れる．その結果，冠動脈への血流量が増大することで，心筋へ供給される酸素供給量が増加することになる．

心臓の収縮期にバルーンが収縮し，左室の後負荷と心臓の酸素消費量の軽減を図ることを**システリック・アンローディング**（systolic unloading）という（**図4**）．等容性収縮期に心臓が収縮を開始し，左心室の圧が大動脈圧を上回ると大動脈弁が開放される．同時にバルーンを収縮させ大動脈内圧を下げて，心臓が血液を駆出しやすいようにする．さらに，バルーンが閉じる際に生じる陰圧により，バルーンの容量分の血液を，容易に駆出させることができる．そのため収縮期圧は低下し左室駆出抵抗が減少する．このことにより，収縮期の心筋仕事量が低下し，心筋の酸素消費量を減少させることができる．

(4) バルーンの収縮・拡張のタイミングを決めるトリガーモード

IABPのバルーンは生体信号を受けて拡張と収縮を繰り返す．生体信号には，大きく分けて，①心電図，②大動脈圧，③心臓ペーシング，がある．通常は心電図でトリガーし，拡張・収縮のタイミングが決定されるが，電気メスの使用やシバリング，搬送による振動等で心電図波形にノイズが生

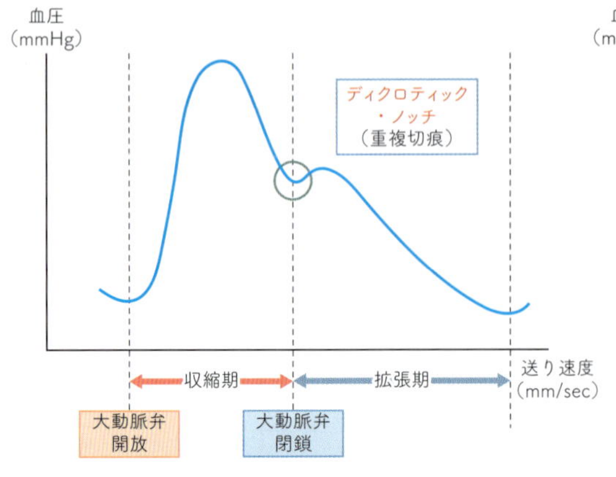

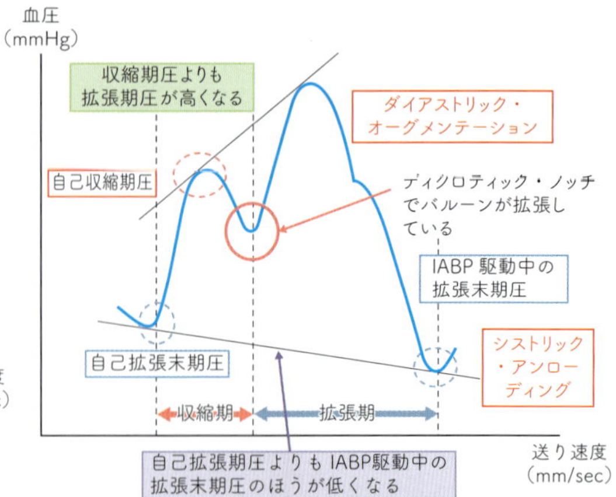

図4 自己動脈圧波形とIABP駆動中の動脈圧波形

じる場合や低電位波形を呈する状態の場合は，トリガー信号が認識できないことがあるため，大動脈圧トリガーを選択する．心臓ペーシングは，ペースメーカーのペーシングスパイクに同期させてトリガーする．

大動脈圧トリガーで駆動させる場合は，バルーン収縮を心収縮期の立ち上がりの前に終了するように設定する．タイミングが遅れると，心臓の収縮期圧が低下する．バルーンの拡張と心収縮期が重なることで，トリガーの遅延やトリガーミスが生じ，同期できなくなることがある．

大動脈圧トリガーを避けるべき状態としては，不整脈が持続している（とくに頻脈性不整脈）場合が挙げられる．とくに心房細動でR-R間隔が不整な場合は，R波が検出された後にバルーンが収縮する不整脈モードか，任意にバルーンを収縮したい時に使用する心電図ピーク（R波）モードを使用する．大動脈の脈波がない状態（人工心肺，選択的脳灌流，左室補助装置使用時など）で使用する場合は，必ず本体の設定をオート操作モードに設定する必要がある．

心肺蘇生時の場合は，胸部圧迫の速さとリズムに対してアシストするために心電図トリガーまたは動脈圧トリガーを選択する．フルオート操作モードの場合，心電図信号または動脈圧信号のいずれかを信号品質の高いほうが選択されて駆動することになる．

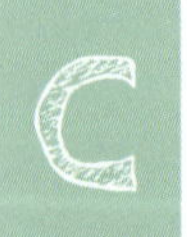

IABP管理中の見逃してはいけないサイン

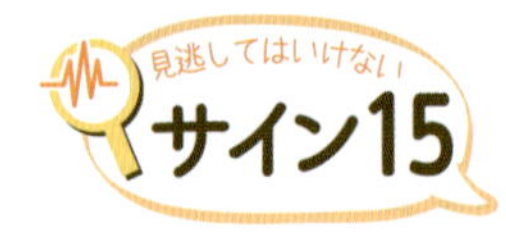

駆動波形からの重要なサインを見逃すな！

タイミングを調整するには，初めにアシスト比を1：2に設定し，心電図波形と動脈圧波形（自己圧波形と駆動時の圧波形）を確認する（**図4**）．

心拍数が200回/分以上の場合や外部モニターからの生体信号の遅延が生じている（外部モニターは周波数帯域が狭く，信号伝搬速度が遅れる

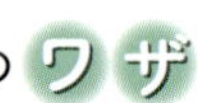

ことがある）場合，タイミングがずれることがある．また，開始直後に調整していても，時間の経過とともにタイミングがずれることもあるため，駆動中は常に観察を継続することが不可欠である．

●不適切なタイミング（図5）

①バルーンが拡張するタイミングが早い（early inflation）：バルーンの拡張のタイミングが早く，心収縮期にバルーンが拡張している状態である．この状態が続くと，大動脈弁逆流や早期閉鎖を生じ，後負荷を増大させることになる．

②バルーンが拡張するタイミングが遅い（late inflation）：バルーンの拡張のタイミングが遅れると，ダイアストリック・オーグメンテーションが十分効果が得られない状態となり，冠動脈への血流量が増加しにくくなる．波形ではディクロティック・ノッチが出現している．

③バルーンが収縮するタイミングが早い（early deflation）：バルーンの収縮のタイミングが早いと，心臓の拡張期にバルーンが収縮することになり，そのことによって生じた吸引効果が，冠動脈の血流量や脳血流量の低下やシストリック・アンローディング，後負荷の軽減の効果は得られにくくなる．

④バルーンが収縮するタイミングが遅い（late deflation）：バルーンの収縮のタイミングが遅くなると，左室からの駆出が始まってもバルーンが収縮していないため，駆出抵抗が生じ，心臓の仕事量が増加する．さらに，心破裂や中隔穿孔などの合併症を生じる危険性が高くなる．

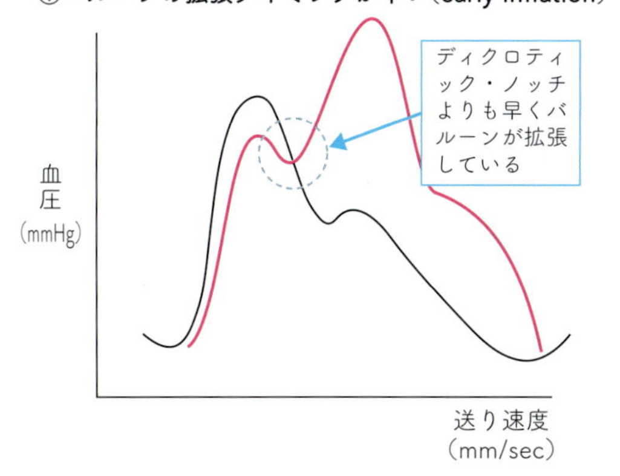

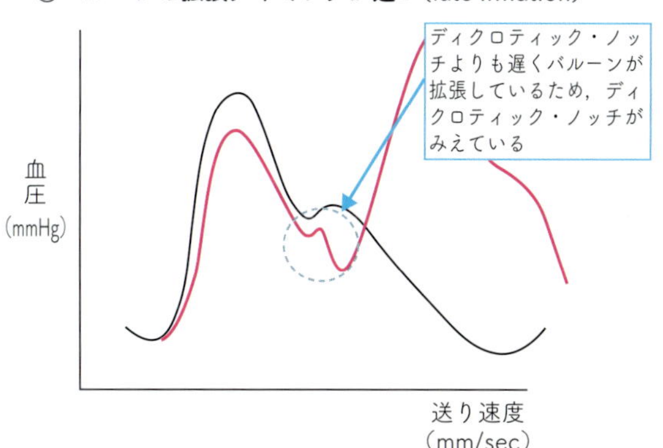

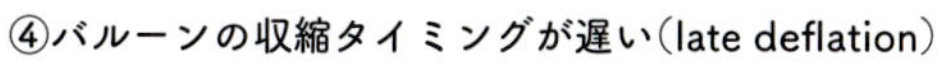

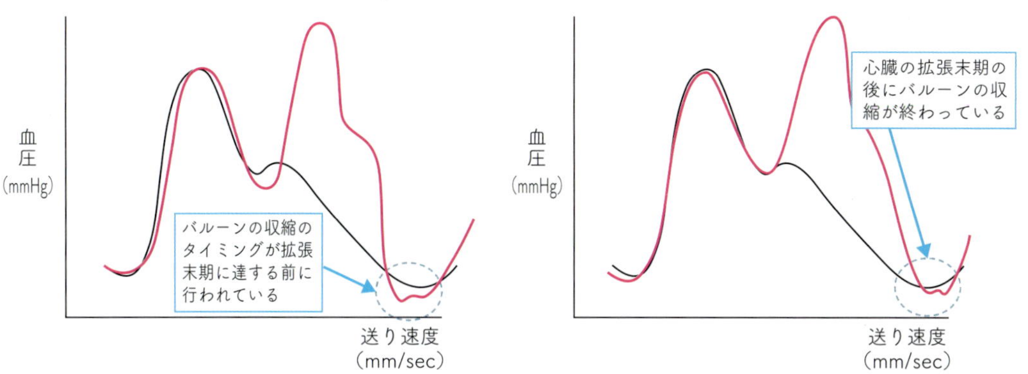

黒ライン：自己動脈圧波形，**赤ライン**：IABP 駆動時の動脈圧波形

図5 不適切なタイミング

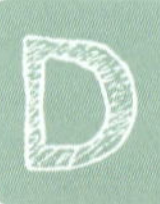

IABP管理中のワザ

重症化回避のワザ 37

安全にIABPを駆動するために，チェックリストを活用する！

過去に報告された事故としては，「停電によるトリガー不良」「バルーンの破裂」などがある[3]．IABPの効果を最大限に得るためには，安定した生体信号が確保されることと，バルーンの収縮と拡張が維持されることである．

安全に安定した駆動がされるよう，チェックリストなど（**表1**）を用いて毎日各勤務帯（とくに勤務交代時）で駆動状況の確認を行うとともに，日頃からIABPに関する知識や技術の習得に努めることで事故発生のリスクを減らすことができるといえる．

表1 IABP駆動中の動作点検チェック項目の一例

項目		点検内容
バルーンの収縮・拡張のタイミング		アシスト比 オーグメンテーション圧 バルーン内圧波形 駆動中の動脈圧波形
バルーンの位置		胸部X線写真 挿入部位や固定したカテーテルの位置のずれの有無
回路	バルーンカテーテル	屈曲の有無 固定状態 バルーンサイズ カテーテルの接続部位 カテーテル内の水滴や血液の有無
	動脈圧ライン	閉塞の有無 加圧バッグの状態（適正圧での加圧，ヘパリン加生理食塩水の残量）
トリガー		トリガーモード 選択されたトリガーモードで生体信号と同期できているか
駆動装置	電源	無停電電源に接続しているか バッテリーは充電されているか 電源接続部の上に水滴や薬液が落下していないか
	ヘリウムガスボンベ	残量 バルブが開放されているか

重症化回避のワザ 38

迅速にアラーム対応を行い，トラブルを回避する！

アラームには主に，①ガス漏れ検出アラーム，②高圧アラーム，③トリガー不良アラーム，④ヘリウムボンベアラーム，⑤バッテリー電圧低下アラーム，⑥電源異常アラーム，⑦オーグメンテーション圧アラーム，がある（**表2**）.

アラームが作動した場合は，駆動装置にアラームメッセージが表示され，詳細な内容が示される．内容を確認することで確実に対応できるが，事前に取扱説明書やトラブルシューティングを確認し，異常アラーム作動時の現象とそのときに表示され

表2　主なアラームの種類

	アラームの内容	考えられる問題	対応策	注意点
ガス漏れ検出アラーム	バルーン回路から規定値以上のヘリウムガスが漏れている	バルーン内のガスが漏れ，ガス塞栓となって臓器損傷を生じる危険性がある.	・チューブ内に血液がみられる場合は，バルーン破損の可能性がある．駆動を停止し，医師に報告する	・チューブの接続部分にゆるみや外れなどの異常を定期的に確認する ・バルーンの摩耗などによる穿孔が発生することがある ・チューブの屈曲（キンク）が生じるとヘリウムガスの流れが遮断され，ガス漏れと判断されアラームが作動することがある ・バルーン内圧波形のベースラインが低下している場合は，接続部分のゆるみやバルーン穿孔の可能性がある
高圧アラーム	・バルーンが拡張しない ・バルーンカテーテルまたは延長チューブが屈曲している	バルーンの拡張や収縮が行えず，効果が得られない	・バルーンの挿入位置を胸部X線写真などで確認する ・チューブの屈曲があれば解除する	・挿入側の下肢の屈曲を確認する ・バルーン内圧波形でプラトーの上昇がないかを確認する
トリガー不良アラーム	心電図，動脈圧などが入力されない	生体信号が適正に入力されないため，バルーンの拡張・収縮のタイミングが合わなくなる可能性が高い	・選択したトリガモードに応じた生体信号を装置本体に入力する ・電気メス使用時や移動による振動，シバリングが生じている場合は，動脈圧トリガーに変更する ・心電図の電極を胸壁に密着するよう皮膚表面をアルコール綿（禁忌時使用しない）で拭いた後に貼付する ・心電図トリガーの場合は，大きなR波となる誘導を選択する	・動脈圧のトリガー不良アラームが作動した場合は，①急激な血圧低下がないか，②動脈圧波形になまりなど生じていないか，を確認する

（つづく）

表2 主なアラームの種類（つづき）

	アラームの内容	考えられる問題	対応策	注意点
ヘリウムボンベアラーム	ヘリウムガスの残量が少ない	ヘリウムガスがバルーン内に送られない可能性が高い	・必ず予備のヘリウムガスボンベを準備しておく ・ヘリウムガスボンベのバルブの開放具合が不足している場合があるため，完全に開放するようにする	・使用前にヘリウムボンベの充填容量を確認する ・ヘリウムガスボンベのバルブが開放されているかを確認する ・ヘリウムガスボンベの残量が0に近い状態まで使用しない
バッテリー電圧低下アラーム	内臓バッテリーの電圧が低下している	・内臓バッテリーが充電されていない ・内臓バッテリーでの駆動時間が残り少ない	・満充電であった場合，約60～180分バッテリー駆動が可能である（機種によって異なる） ・駆動装置保管中は，必ず本体をAC電源に差し込み，内蔵バッテリーが充電できる状態にしておく ・移動が終了した場合は速やかに電源プラグをAC電源に差し込む	・駆動中の本体の電源がAC（Alternating Current：交流）電源かバッテリーかを確認する ・移動時は内臓バッテリーが充電されているか確認し，バッテリー駆動に切り替わったことを確認する
電源異常アラーム	AC電源から内臓バッテリーに切り替わった	・電源プラグが誤って抜けたかまたは意図的に抜いたか ・停電または電源コードの断線の発生	・電源コードの断線の疑いがある場合は,電源コードを交換する ・アラームの作動が持続する場合は，駆動装置を交換する ・電源プラグを誤って抜くことがないよう，IABPの機器のコンセントであることが明確になるよう表示しておく	・電源プラグを意図的に抜いた場合は，アラーム音を速やかに消音する ・電源プラグが誤って抜けた場合は，速やかにAC電源に差し込む
オーグメンテーション圧アラーム	動脈圧波形でバルーン拡張時の拡張期圧の上昇が警報設定より低い状態	・バルーンの破損 ・カテーテルの屈曲により適切にヘリウムガスがバルーン内に送られていない ・バルーンの先端が適切な位置からずれている	・バルーンの先端位置がずれている場合は，先端位置の修正を行う ・バルーンが破損している場合は，速やかにカテーテルを抜去する	・ヘリウム充填容量の設定値を確認する ・バルーンの先端位置を胸部X線写真で確認する ・血圧の変動に注意する ・バルーンカテーテルやヘリウムガスラインに屈曲がないかを確認する

るメッセージ，および対処方法について確認しておくことはIABP駆動中の異常に早急な対応するためには必須である.

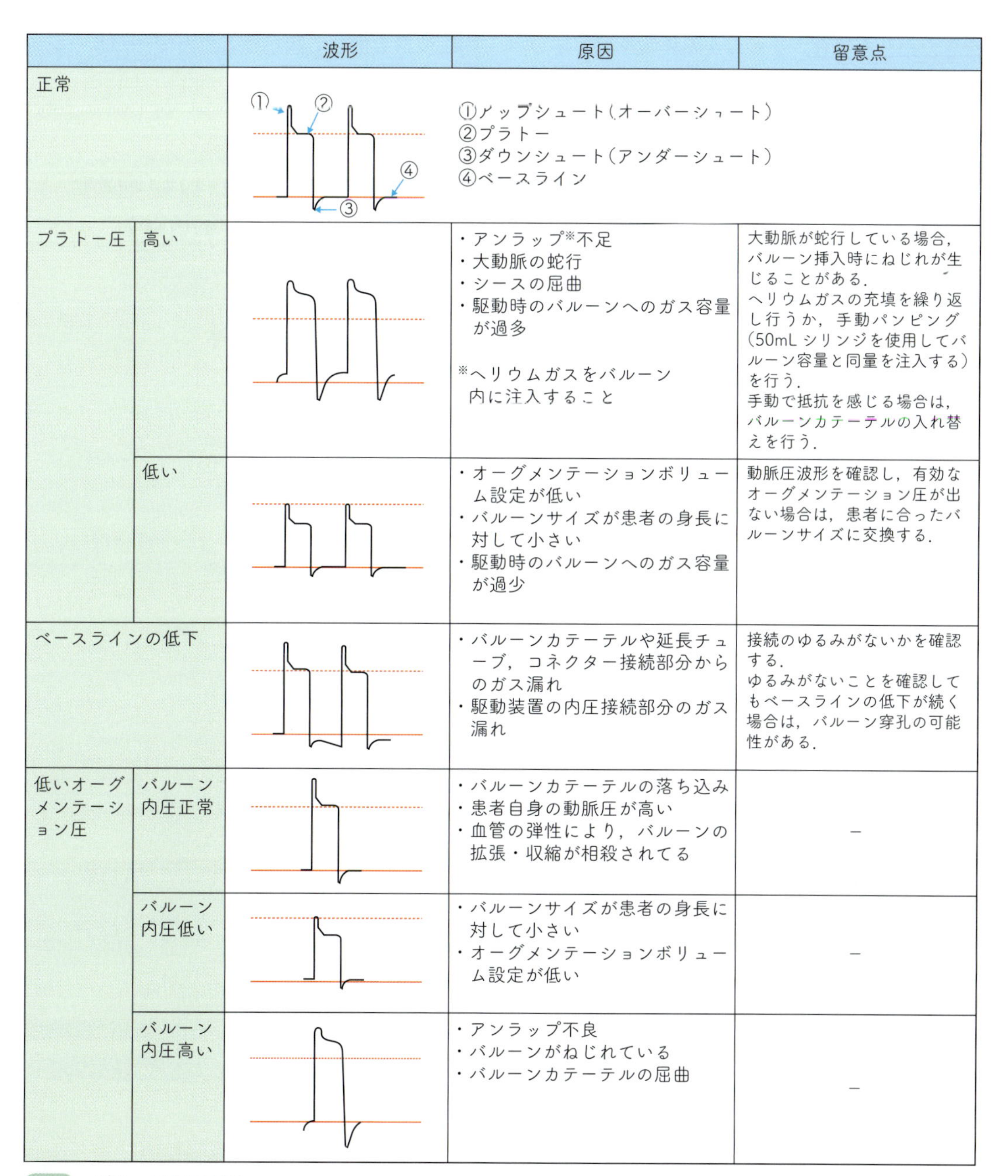

		波形	原因	留意点
正常		① ② ③ ④	①アップシュート（オーバーシュート） ②プラトー ③ダウンシュート（アンダーシュート） ④ベースライン	
プラトー圧	高い		・アンラップ※不足 ・大動脈の蛇行 ・シースの屈曲 ・駆動時のバルーンへのガス容量が過多 ※ヘリウムガスをバルーン内に注入すること	大動脈が蛇行している場合，バルーン挿入時にねじれが生じることがある． ヘリウムガスの充填を繰り返し行うか，手動パンピング（50mL シリンジを使用してバルーン容量と同量を注入する）を行う． 手動で抵抗を感じる場合は，バルーンカテーテルの入れ替えを行う．
	低い		・オーグメンテーションボリューム設定が低い ・バルーンサイズが患者の身長に対して小さい ・駆動時のバルーンへのガス容量が過少	動脈圧波形を確認し，有効なオーグメンテーション圧が出ない場合は，患者に合ったバルーンサイズに交換する．
ベースラインの低下			・バルーンカテーテルや延長チューブ，コネクター接続部分からのガス漏れ ・駆動装置の内圧接続部分のガス漏れ	接続のゆるみがないかを確認する． ゆるみがないことを確認してもベースラインの低下が続く場合は，バルーン穿孔の可能性がある．
低いオーグメンテーション圧	バルーン内圧正常		・バルーンカテーテルの落ち込み ・患者自身の動脈圧が高い ・血管の弾性により，バルーンの拡張・収縮が相殺されてる	−
	バルーン内圧低い		・バルーンサイズが患者の身長に対して小さい ・オーグメンテーションボリューム設定が低い	−
	バルーン内圧高い		・アンラップ不良 ・バルーンがねじれている ・バルーンカテーテルの屈曲	−

図 6 バルーン内圧波形

重症化回避のワザ 39

バルーン内圧波形からバルーンの異常を察知する！

バルーン内圧波形（**図6**）は，バルーンの状態監視やアラーム作動時の原因の判断指標として重要である．波形は，①アップシュート（オーバーシュート），②プラトー，③ダウンシュート（アンダーシュート），④ベースライン，から構成されており，その中のプラトーとベースラインに変化をきたたした場合，なんらかの異常を呈していることが多い．心電図波形だけでなく，バルーン内圧波形も併せて観察することで，バルーンの異常の早期発見につながる．

引用文献

1) 児玉隆秀ほか：IABPの原理と適応. 補助循環マスターポイント102, メジカルビュー社, 許俊鋭（編）, p.46-47, p.51-54, 2009
2) 倉島直樹：各社装置IABP・バルーンの特徴. 最新にして上々！ 補助循環マニュアル, 西村元延ほか（編）, メディカ出版, p.53, 2015
3) 佐々木勇二ほか：IABPに於ける事故症例7例の対策について. 体外循環技術 **17**（1）〈https://www.jstage.jst.go.jp/article/jject1975/17/1/17_1_43/_pdf/-char/ja〉［2019年5月17日閲覧］

参考文献

- 土井貴仁：バルーンカテーテル. プラクティカル補助循環ガイド, 澤芳樹ほか（編）, メディカ出版, p.75-78, 2016
- 染谷忠男：装置面の管理（事故防止安全対策）. 最新にして上々！補助循環マニュアル, 西村元延ほか（編）, メディカ出版, p.85-103, 2015

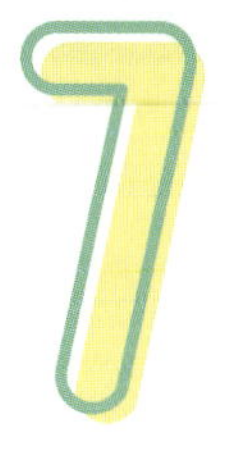

PCPS

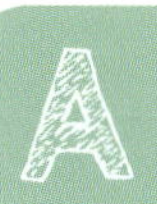

押さえておきたい基本知識

経皮的心肺補助装置（percutaneous cardiopulmonary support：PCPS）とは遠心ポンプと膜型人工肺を用いた循環・呼吸補助を目的とした体外循環法で，**経皮的に脱血管・送血管を挿入して施行**するものと定義されている．IABP（intra-aortic balloon pumping）による補助を行っても循環の維持が困難な重症心不全や，心原性ショック患者に使用される．

日本では，PCPSとよばれるが，海外では，ECMO（extracorporeal membrane oxygenation：体外式膜型人工肺）の中の補助循環を主な目的としたV-A（veno-arterial：静脈脱血－動脈送血）ECMOとよばれている（**表1**）．本項では，V-A ECMOであるPCPS（以下，日本で使用されているPCPSとする）について解説していく．

PCPSは，右房から血液を脱血することで前負荷（心臓に戻ってくる血液量によって心室にかかる負荷）を軽減し，人工肺によるガス交換を行うことで呼吸補助の役割を果たしている．**PCPSによる補助効果は心臓機能の約50～70％をサポート**することができ，IABP（大血管の圧力を調整することで循環を補助する）よりも強力な心肺補助を行うことができる（☞p.246，「第4章-9．補助循環装置（IABP/PCPS）管理中の患者管理」の表7参照）．

PCPSの目的

- 循環不全に対して，静脈から脱血し，動脈に送血する循環補助，呼吸補助を目的とする

PCPSの適応

- 重篤な急性心不全および呼吸不全で従来の治療では高い死亡率が想定される症例

PCPSの適応外

- 相対的禁忌であり，リスクと利益を天秤にかけて判断する
  - ・回復後，正常な生活が望めない患者
  - ・非可逆的な中枢神経障害
  - ・末期悪性腫瘍
  - ・凝固能障害による全身性の出血リスク
  - ・患者の年齢，体格
  - ・無益な場合
  （患者の状態が重篤すぎる，従来の治療が長期に及んでいる，死亡が避けられないなど）

［山形泰士，道又元裕（編）：基本から学べる体外循環　管理のポイントと看護ケアの実際．重症患者ケア **4**(3)，2015を参考に筆者作成］

表1　PCPSとECMOの関係

	V-A ECMO（PCPS）	V-V ECMO
脱血－送血	静脈－動脈	静脈－静脈
カニューレ挿入位置	脱血：内頸静脈・大腿静脈 送血：総頸動脈・大腿動脈	脱血：内頸静脈・大腿静脈 送血：内頸静脈・大腿静脈
体循環	ECMOの流量＋自己の心拍出量	自己の心拍出量
動脈圧	脈圧が小さくなる	波形は変わらない
循環補助の効果	部分補助または完全補助	直接的な補助効果はない

V-A ECMOとV-V ECMOの違い

PCPS（V-A ECMO）は，**心機能が低下した場合**に，その補助を目的として使用される．心臓と肺の補助を行うことができ，重症心不全や肺塞栓症など心肺機能が低下した場合に導入される．

一方V-V ECMOは，心機能は維持できているが，**肺の機能（酸素化，換気能）が低下した場合**に使用される．肺の補助を目的としているため，循環機能の補助を行うことはできない．重症ARDSや重症喘息発作など急性呼吸不全患者に導入される．

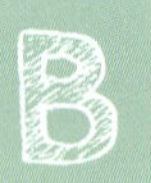

B PCPSのしくみ

（1）基本構造

PCPSは，脱血カニューレ（静脈側）・遠心ポンプ・人工肺・送血カニューレ（動脈側）・回路・酸素ブレンダー・ポンプコンソール（制御装置）で構成されている（**図1**）．体外循環としては，**脱血カニューレ→遠心ポンプ→人工肺→送血カニューレ**となる．

（2）PCPS回路の特徴

回路内の血液の循環の際の血栓化や炎症反応を抑制するために，回路内はヘパリンまたは高分子ポリマーでコーティングされている．しかし，大量の血液が回路という異物に接触するため，血小板が消費や凝固線溶系の異常をきたしやすい．そのため，血小板や凝固線溶系のデータに異常がないかのモニタリングをしつつ，**回路内に血栓ができていないか**（☞p.124参照）にも観察が必要となる．また，PCPSの回路により異なるが，回路内の容量は全体で470～580 mL程度であり，PCPS開始時や離脱時は回路内の容量分の血液を失血することを念頭に**事前の輸血準備や循環動態の観察が必要**となる．

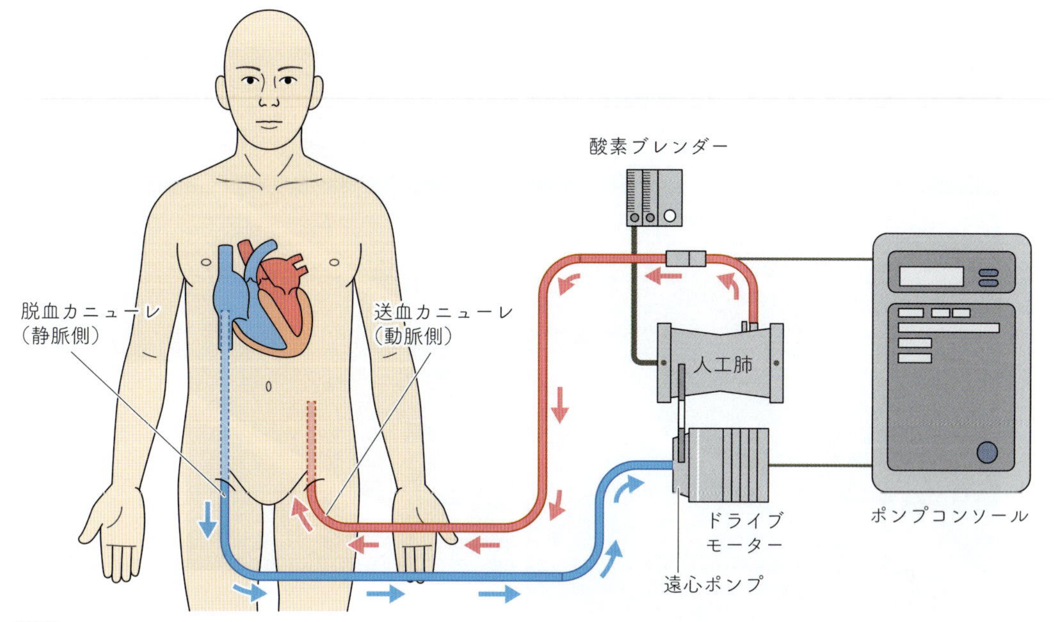

図1　PCPSの基本構造
1) 大腿静脈または内頸静脈から脱血カニューレを挿入し，カニューレの先端を右心房まで位置するように留置する.
2) 脱血カニューレから遠心ポンプの回転により，陰圧をかけて血液を抜き取る.
3) 遠心ポンプを通って血液を送る.
4) 人工肺で，酸素ブレンダーから送られてきた酸素とガス交換を行う.
5) 送血カニューレを通って大腿動脈に血液を送り出す.
6) 自己心臓から送り出された血液と混ざり，全身に血液が循環される.

(3) 各パーツの解説

a カニューレ

PCPS管理の第一歩は，脱血カニューレと送血カニューレを挿入する**カニューレーション**から始まる．カニューレの選択は，その後のPCPSの管理に影響する（カニューレのサイズで最大流量が決まる）ため慎重に行いたいが，PCPS開始時は緊急である場合が多い．カニューレから血液が効果的・効率的・安全に脱血・送血されるためには，カニューレ内の**圧力**と**流量**が重要であり，**患者の身長に適したサイズ**の選択が重要である．そのため，患者の身長に合わせたカニューレの選択法を一覧表にして，すぐに確認できるように準備しておくことも工夫の1つである.

①脱血カニューレ

脱血カニューレには，14 Fr（外径4.7 mm）から28 Fr（外径9.3 mm）の太さがある．一般成人では，体型によるが17～21 Frのカニューレが使用されることが多い．**挿入部位は大腿静脈を選択される場合が多い**が内頸静脈を選択されることもある．脱血カニューレは，**右心房まで挿入する**必要があるため，成人の場合，送血管よりも長い50 cm程度である.

PCPSは脱血した血液量よりも多い血液量を送り出すことはできない．大量の血液を効率よく脱血する必要があるため，脱血カニューレ内には，陰圧がかかっている．しかし，赤血球は陰圧に弱く，－100 mmHg程度で破壊され溶血が起こってしまう．この溶血を防ぎつつ，効率よく脱血するために先端の他に多数の側孔があるという特徴をもった構造になっている（**図2**）.

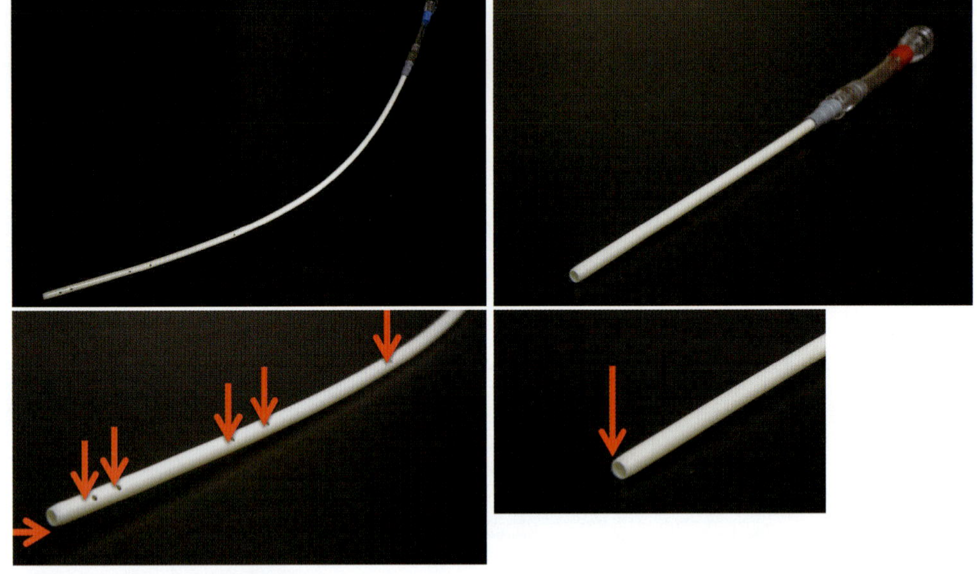

図2　脱血管・送血管の構造
脱血管のほうが長い.
脱血管：先端の孔と側孔が複数ある.
送血管：先端に孔がある.

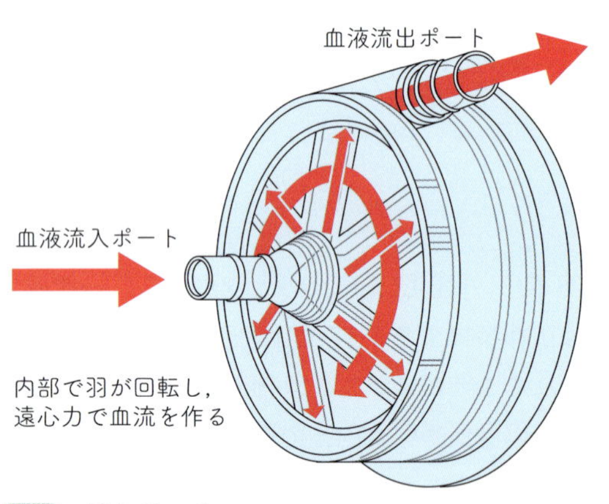

図3　遠心ポンプ
［テルモ社ホームページを参考に作成］

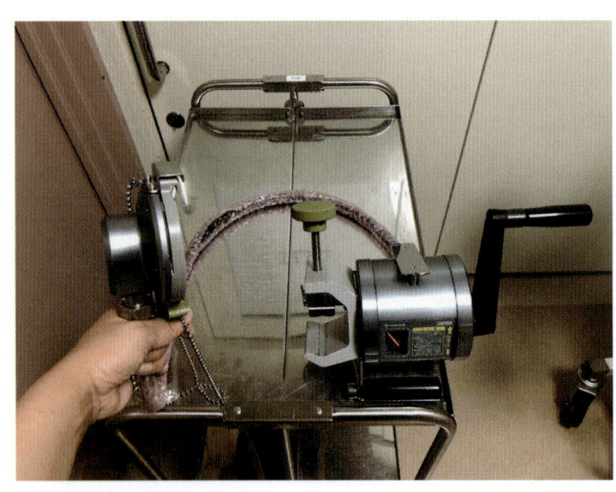

図4　手動ハンドル

②送血カニューレ

送血カニューレには，13.5 Fr（外径4.7 mm）から22 Fr（外径7.1 mm）の太さがある．一般成人では，体型によるが，14〜20 Frのカニューレが使用されることが多い．挿入部位は，**大腿動脈から挿入**される場合が多く，**先端は大腿動脈から外腸骨動脈に留置**する．そのため，送血管の長さは15〜18 cmと脱血管に比べ短いものとなる．血液を送り出すために送血管には，陽圧がかかっているが，赤血球は陽圧にも弱く400 mmHg程度で破壊され溶血が起こってしまう．そのため，**送血回路の圧が300 mmHg以上高くならないように管理が必要**となる．

b 遠心ポンプ

大腿静脈（または，内頸静脈）から脱血された血液は，遠心ポンプ中央部の血液流入ポートから流入し，回転子につられて回転する．回転した血液は，外側に向かう遠心力が発生し，ポンプ外周の血液流出ポートから人工肺を通って大腿動脈へ送血される（**図3**）．災害時や停電時など，ポンプを回転させる電源が供給されなくなった場合には，付属する器具を用いて手動でポンプを回転させてその血流を維持する必要がある（**図4**）．

c 人工肺

人工肺は，ポリプロピレン製で直径0.1 mm程度の中空糸というガス交換膜の束でできている．中空糸の中は空洞で，外側を血液が通り内側を酸素が通る構造をなし，その中で“拡散”によりガス交換が行われている．人工肺でガス交換が有効に行われているかどうかを評価する方法として，人工肺の前後の回路から血液ガス検査を実施する．人工肺により酸素化された血液と生体肺を通った血液が分布する部分を**ミキシングゾーン（mixing zone）**といい，血液ガスのデータは採血場所によって異なる（**図5**）．

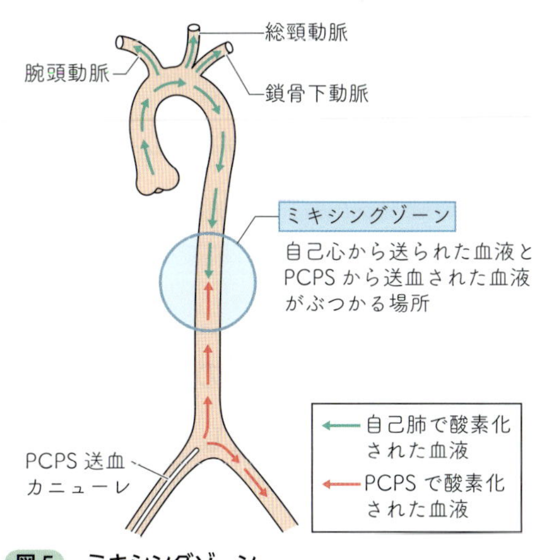

図5　ミキシングゾーン

［道又元裕（監）：見てできる臨床ケア図鑑　ICUビジュアルナーシング，学研メディカル秀潤社，p.194, 2014より引用］

d 酸素ブレンダー

酸素濃度の設定と酸素流量の設定を行う．この酸素濃度は，人工肺での酸素化を調整する．ブレンダーでの酸素化はFIO$_2$にて設定し，二酸化炭素の調節は混合気ガス流量にて調整する．酸素流量は人工肺での換気を調整する．

（4）PCPS管理中の観察項目

PCPS管理中は，患者の全身状態の観察と同様に機器・回路の観察が非常に重要となる．ここでは，各機器・回路の観察ポイントについて説明する．

a 脱血カニューレ・送血カニューレ

安全で適切な脱血・送血が行われ続けるためには，カニューレの挿入位置と，刺入部・固定部の観察を日々繰り返すことが重要となる．刺入部から出血をすることがあり，圧迫止血や縫合が必要となることがある．また仮に，脱血側のカニューレが外れると回路内へ大量の空気が混入する．また，送血側のカニューレが外れると外れたカニューレから大量に血液が流れ出て大事故につながる恐れがある．

b 遠心ポンプ

遠心ポンプは，1分間に数千回転の速度で回転している．そのため，まず適切に回転し続けているかをモニタリングする必要がある．しかし，**回転数と流量が一致しない**という特徴も持ち合わせているため，回転数のみに注視するのではなく，**灌流(かんりゅう)量も同時にモニタリング**し，その変化に注意する必要がある．

c 人工肺

回路内の微小血栓が増加していくと遠心ポンプや人工肺が詰まり，送血ができなくなる．そのため，まず肉眼で血栓の有無を観察することが必要である．また，後述するが，ウェットラングや血漿リークなど人工肺は観察しなければならないポイントが非常に多い.

d 酸素ブレンダー・ポンプコンソールなどの駆動装置

酸素ブレンダーの故障などにより酸素化が不良となることがある. また, 駆動装置の電源やケーブル異常によりPCPSが突然停止することも考えられる. 酸素・混合気の配管や電源ケーブルの接続の確認も日々繰り返すことが重要である. また, 全回路における血液異常の継続した観察も異常の早期発見につながる.

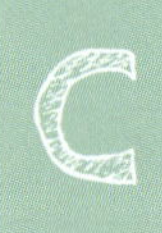

PCPS管理中の 見逃してはいけないサイン

見逃してはいけない サイン16 脱血管が震えている

脱血する血液が少なくなれば, 脱血回路を流れる血液の流量, そして圧力が低下する. 体内の循環血液量が減少すると, **カニューレの先端が血管壁にぶつかり, 血液を引き込めなくなるため, 脱血回路が震える**という現象が起きる. その際は, 循環血液量の評価やカニューレの位置の確認を行い, 輸液や輸血が必要となる. 脱血不良となる前に脱血圧の低下のサインや体液のアセスメントを行い管理していく.

見逃してはいけない サイン17 回路から「キュルキュル」と異常音がする

遠心ポンプに血栓ができると, ポンプから異常音が聞こえることがある. 遠心ポンプの血栓は, 回路の閉塞を引き起こし, 血液を送り出すことができなくなる. 結果, 急激な循環の破綻を起こし, 致死的状況に陥ることが多い.

その際は, すぐに回路を交換する必要もあるため, 医師へ報告し回路交換の準備を行う. また回路交換時は, 回路内にある血液を喪失するため, 輸血準備や輸液管理が必要となる.

見逃してはいけない サイン18 回路や人工肺の血液の色にムラがある

人工肺に血栓ができて, 閉塞している. **図6**のように人工肺の一部に血栓ができていると回路や人工肺に血液が濃い部分を確認できる. 人工肺での酸素化と換気能が低下している可能性があるため, 人工肺の前後の血液ガス検査を確認し, 酸素化能が低下していたら回路交換を検討する. その際は, サイン⑰のときと同様に回路交換の準備, 管理を行う.

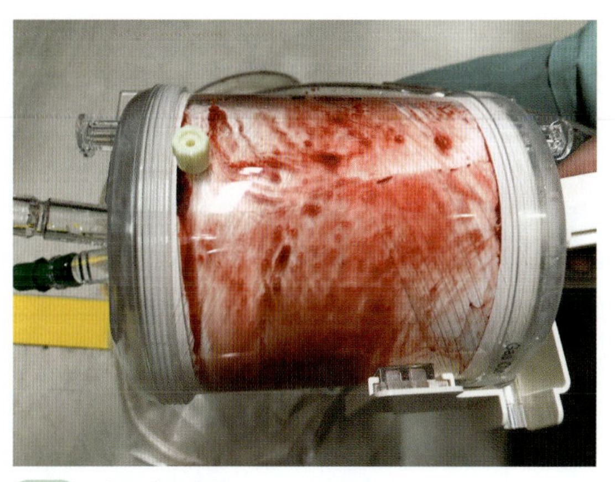

図 6　人工肺の血栓
使用後に水で洗い流して，血栓を確認した人工肺.

見逃してはいけないサイン19　人工肺に水滴，泡が出ている

人工肺の排ガスポートから水滴や，血漿が漏れ出して黄色い泡となって出てくることがある．これは，人工肺を通ってきた医療ガスが人工肺で血液温度により温められ，その後排気されるときに室温との温度差で冷やされて，結露して人工肺の周りに水滴として付着している現象である．人工肺に結露した水滴が付着した状態だと有効にガス交換が行えなくなる．対策として，加温器で血液が冷えないように人工肺周囲を温めるか，酸素流量を一時的に増やして，結露を酸素ガスで吹き飛ばすように操作をする.

column 8　オートフラッシュモード

オートフラッシュモードを搭載している新たなPCPSが登場している．オートフラッシュモードとは，有効なガス交換ができなくなるウェットラング対策のモードの1つであり，結露が発生しないように設定した秒数，設定時間毎に自動でガスを送気してくれる．一時的に結露を飛ばす操作が不要であり，管理の煩わしさを一部自動で実施してくれるモードである.

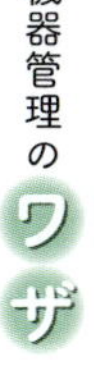

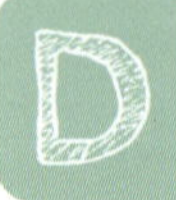

PCPS管理中のワザ

重症化回避のワザ 40

PCPS管理中は，起こりえるトラブルを理解しておくことがトラブル回避の近道！

1）起こりえるトラブル

脱血管・送血管刺入部のトラブルは，出血を起こすことが考えられる．その対処方法は，ACT・APTTを定期的に測定し経過をフォローしていくこと，凝固因子の補充，縫合止血，必要時輸血を行うことである．

回路のトラブルは，脱血管・送血管の三方活栓の誤操作により，回路から空気を巻き込む（脱血管），血液が噴き出す（送血管）が起こりえる．また回路内での血栓形成により回路が急に閉塞し，緊急で回路交換を行わなければいけなくなる．

機器のトラブルとしては，バッテリー低下や停電により遠心ポンプが回転しなくなることが考えられる．これに対しては，手動ハンドルを使ってポンプを回転させる．

2）起こりえるトラブルに対処するための日頃の準備

PCPSを装着する患者が年間20例以内の施設が7割以上であった[1)]．

つまりPCPS管理に慣れないスタッフにもわかりやすいマニュアルを作成し周知をすることや，日々トレーニングを行い，緊急で装着管理を行ってもよいようにスタッフ教育を行うことが事故防止につながる．そして起こりえる機器トラブル（**表2**）を理解し，その対策を理解しておくことが重要である．

3）トラブルの原因と対処法

人工肺の前の回路（脱血側）は強い陰圧，人工肺の後ろの回路（送血側）は，強い陽圧がかかっている．そのため，人工肺のガス交換能を評価する血液ガスの検査を実施するときに手順を間違えると重大な事故につながる．

脱血側では大量の空気を回路内に引き込み空気塞栓を起こすリスクがある．送血側では，大量の血液を噴き出させて出血性ショックを起こすリスクがある．これらを理解し，送血側回路，脱血側回路から採血をするときは，ロック付きシリンジを使用するなど，回路の解放に注意をする（**図7**）．

回路内の血栓閉塞を予防するためには，ヘパリンコーティングされた回路の使用や，ヘパリンを持続投与し，APTT 1.5倍，ACT 200秒程度でコ

表2 起こりえる機器トラブル

トラブル	考えられる原因	対処方法
脱血管・送血管 刺入部トラブル	出血	ACT・APTT管理・凝固因子の補充 輸血・縫合止血
回路（脱血・送血）トラブル	回路から空気を巻き込む（脱血管） 回路から血液が噴き出す（送血管） 回路が急に閉塞する	チューブをクランプする 回路交換
機器トラブル	バッテリー低下 停電	手動ハンドルを使ってポンプを回転させる

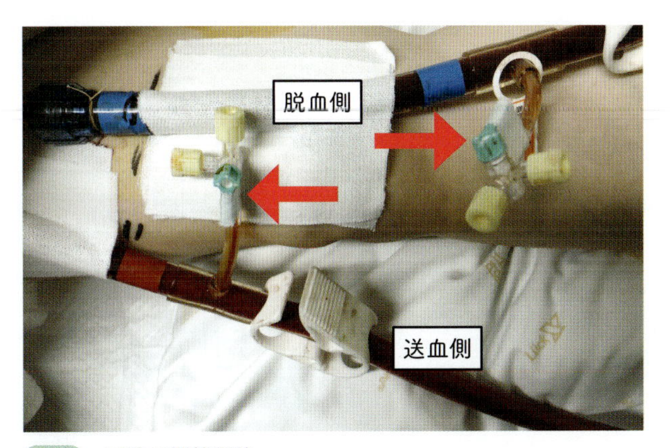

図7　回路の解放予防
誤って三方活栓が解放されて，空気を引き込まないよう（脱血管側），血液が噴き出さないよう（送血管側）にテープで固定している．

ントロールする．しかし，HIT（heparin induced thrombocytopenia：ヘパリン起因性血小板減少症）の発症やATⅢの低下により，コントロールできないことがある．HITの場合は，ヘパリンをガルバトロバンに変更，ATⅢが低下している時は，補充を行うようにする．

重症化回避のワザ 41

回路内の圧の変化に気づき，早期に対応する！

回路内の圧をモニタリングすることで，人工肺など回路内の異常に早期に気づき，対応することができる（**表3，図8**）．回路内の圧が変化することでどこに異常が起きているか予測ができる．回路だけでなく，患者の状態を確認し，回路交換のタイミングや循環血液量の調整などを行う．

1）脱血圧低下

脱血カニューレや脱血回路の異常が考えられる．原因として，脱血カニューレ内の血栓，脱血カ

表3　回路内圧の変化

回路内圧の変化	トラブル部位	トラブルの原因
肺前圧上昇　肺後圧低下	人工肺	人工肺に血栓
肺前圧上昇　肺後圧上昇	送血カニューレ 送血回路	送血カニューレ内の血栓 送血回路の屈曲など
脱血圧低下	脱血カニューレ 脱血回路	脱血カニューレ内の血栓 脱血カニューレの位置不良 循環血液量減少 脱血回路の屈曲など
脱血圧上昇　肺前圧低下	遠心ポンプ	ポンプ不全（遠心ポンプの消耗・血栓）

［佐々木勝教，森村尚登：VA ECMO-施工中の管理方法. Intensivist **5**（2）：285-303, 2013を参考に筆者作成］

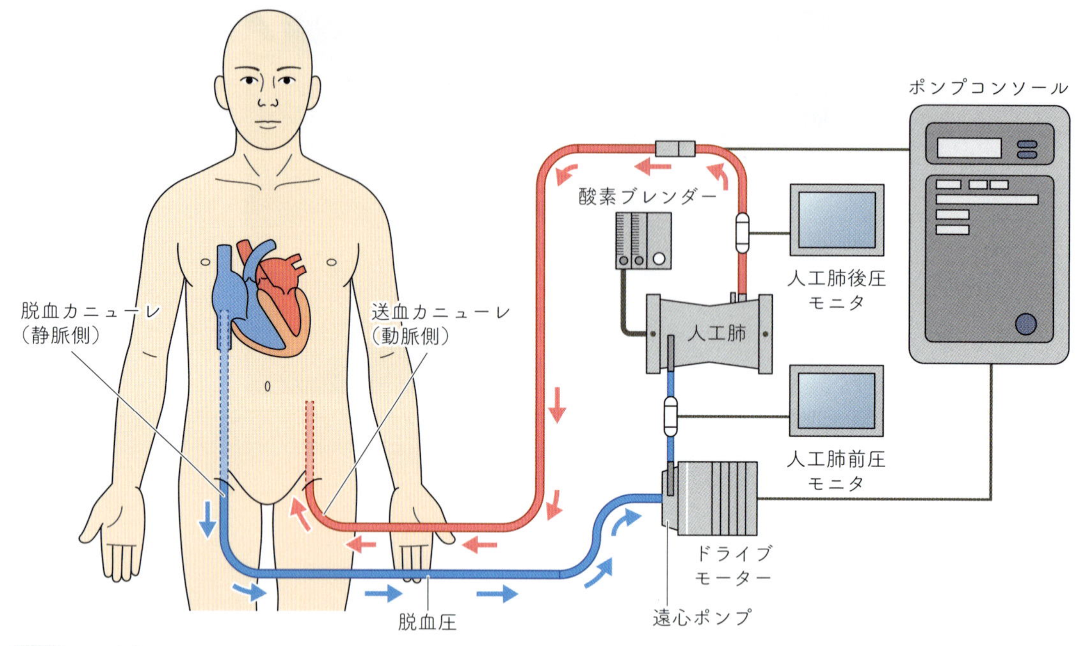

図8 回路内圧の位置

ニューレの位置不良，循環血液量減少，脱血回路の屈曲がある．まず回路を目視して，脱血回路の震えや送血流量の低下があれば循環血液量減少が予測されるため，輸液量を増やす．また回路内に血栓や閉塞がないかを確認し，血栓があれば，ACTなど血液凝固能を再評価し，必要時はヘパリン投与や回路交換を検討する．

2）脱血圧上昇，肺前圧低下

遠心ポンプの消耗，血栓が考えられる．遠心ポンプの目視とポンプ回転数の変化，送血流量の低下がないかを確認する．回路交換も必要となる可能性があり，準備を行う．

3）肺前圧上昇，肺後圧低下

人工肺の血栓が起きている可能性がある．人工肺を目視し，血栓がないか，送血回路側の血液ガス検査を実施し，酸素化能の低下がないか確認をする．人工肺の機能が低下していれば，回路交換を検討する．

4）肺前圧上昇，肺後圧上昇

送血回路，送血カニューレの血栓，屈曲が考えられる．回路の目視を行い，原因を解除する．

引用文献

1）JSEPTIC 簡単アンケート第22弾：経皮的心肺補助法（2012年12月実施）〈http://www.jseptic.com/rinsho/pdf/questionnaire_121225.pdf〉［2019年3月2日閲覧］
2）日本救急医学会：医学用語解説集．〈http://www.jaam.jp/html/dictionary/index.htm〉［2019年1月28日閲覧］
3）西村元延（監）：CIRCURATION Up-to-Date Books 08最新にして上々！補助循環マニュアル，メディカ出版 p.85-103, 2015

参考文献

- 氏家良人（監）：やさしくわかるECMOの基本〜患者に優しい心臓ECMO〜呼吸ECMO, E-CPRの考え方教えます！，羊土社, 2018
- 山形泰士，道又元裕（編）：基本から学べる体外循環　管理のポイントと看護ケアの実際．重症患者ケア **4**(3), 2015
- 佐々木勝教，森村尚登：VA ECMO-施工中の管理方法．Intensivist **5**(2)：285-303, 2013

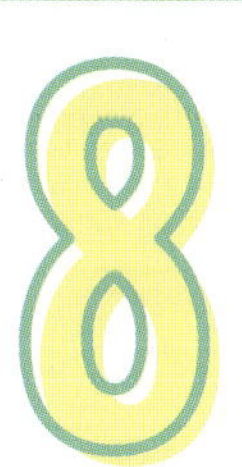

血液浄化

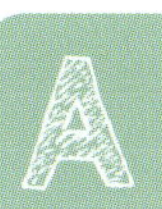

押さえておきたい基本知識

集中治療室で治療を受ける重症患者は，正常な腎機能の維持や神経・内分泌系機能の維持が困難な状況にあり，容易に体液・電解質バランスの破綻をきたす．また，敗血症や急性肝不全，多臓器不全，薬物中毒などでは，体内に有害物質が蓄積するため，さらなる全身状態の悪化を招き生命の維持が困難な状態になる．

血液浄化療法とは，何らかの原因で体内にたまった有害物質や過剰な水分・電解質等を除去し，必要なものを補充することで，体液の正常化を図る治療法である．

血液浄化の目的

- 慢性，急性腎機能障害患者の腎代替療法とし，体内の余分な水分や電解質，老廃物を除去し，不足しているものを補充する
- 各種疾患に伴い，体内に蓄積した有害物質を除去する

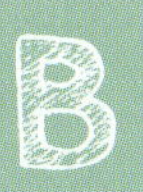

血液浄化のしくみ

血液浄化（blood purification：BP）には，**図1**に示すようにさまざまなものがあるが，腎代替療法（renal replacement therapy：RRT）と腎代替療法以外のものに分けられる．

RRTは腎補助を目的とした治療のみを指す．RRTには腎機能低下時に濾過や拡散などの原理を使用して腎臓の機能を代替する血液透析（hemodialysis：HD），血液濾過（hemofiltration：HF），血液濾過透析（hemodiafiltration：HDF）がある．これらは間欠的に行う場合と持続的に行う場合があり，間欠的腎代替療法（intermittent renal replacement therapy：IRRT），持続的腎代替療法（continuous renal replacement therapy：CRRT）に分類され，HD，HF，HDFそれぞれの頭文字にintermittentのI，continuousのCをつけてIHDやCHDのように表記される．しかし，持続的に行う場合のみCをつけて表記し，HD，HF，HDFのように表記される場合には間欠的な物を指すことも多い．近年，従来のIHDよりも透析液流量を下げ，施行時間を倍程度に長くして施行回数を増加させた，持続低効率血液透析（SLED）も注目されている．また，自己の体内にある腹膜を用いて在宅で透析を行うことが可能な腹膜透析（peritoneal dialysis：PD）もある．これらのほかに，体液量が過剰となる病態において，血漿水成分だけを体外に排出する治療法として限外濾過（ultrafiltration）がある．この限外濾過には体外式限外濾過療法（extra corporeal ultrafiltration method：ECUM）と緩徐持続的限外濾過（slow continuous ultrafiltration：SCUF）

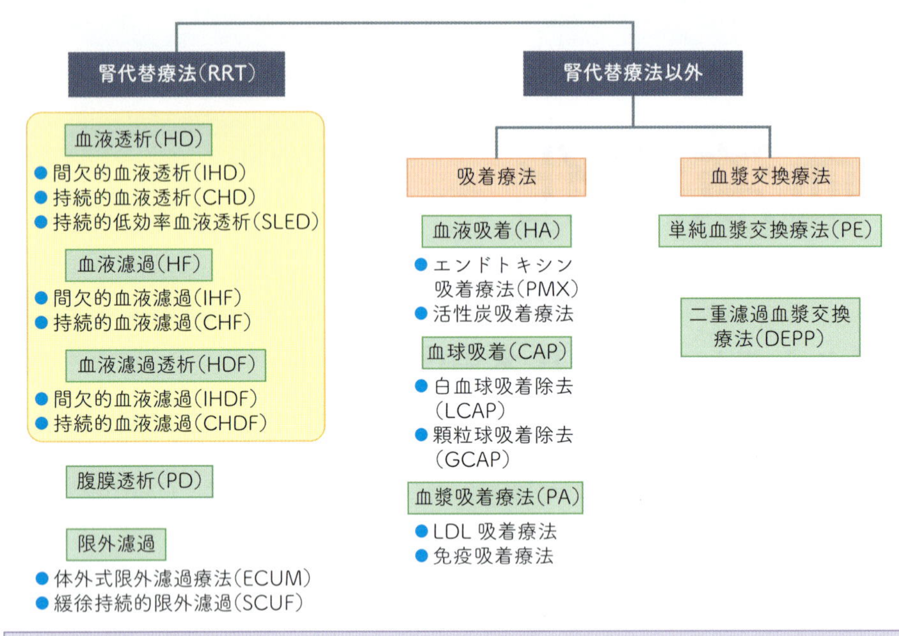

図1 代表的な血液浄化療法

があるが，どちらも溶質濃度に変化をきたさないため循環動態への影響が少ない除水が行える．

RRT以外の治療法としては，アフェレシス療法である**吸着療法**や**血漿交換療法**，病態にかかわる物質の除去や補充を目的（non-renal indication）として行うHD，HF，HDFがある．

吸着療法は，さまざまな吸着材を使用し，ターゲットとなる有害物質を血液中から選択的に除去する治療法である．除去したい有害物質や吸着の方法によって，血液吸着（hemoadsorption：HA），血球吸着（cytapheresis：CAP），血漿吸着療法（plasma adsorption：PA）がある．血漿交換療法は，血液を血球成分と血漿成分に分離し，有害物質を含む血漿の廃棄と新たな血漿の補充を行う治療法である．血漿交換の方法によって単純血漿交換療法（plasma exchange：PE），二重濾過血漿交換療法（double filtration plasmapheresis：DFPP）がある．また，主にRRTとして行われるHD，HF，HDFも敗血症や多臓器不全などの治療の際に血液中の有害物質除去など，腎補助以外の目的としても併用，応用される．これらは，患者の病態，全身状態や体外に排出したい物質に応じて選択される．

本項では，集中治療室でよく行われる代表的なものを紹介する．

（1）血液浄化療法

a 拡散・濾過の原理

拡散とは，ある物質の濃度が違う2つの溶液（血液と透析液）を，半透膜（ダイアライザーの透析膜）を介して接触させた際に，半透膜を通過する物質は濃度の高いほうから低いほうへ濃度が均一になるまで移動する現象（**図2-A**）であり，**低分子量物質の除去に優れている**．この拡散の原理では，溶質の分子が小さいほど移動速度が速く，半透膜の膜孔径を通過できる分子の大きさよって

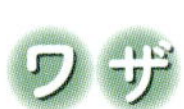

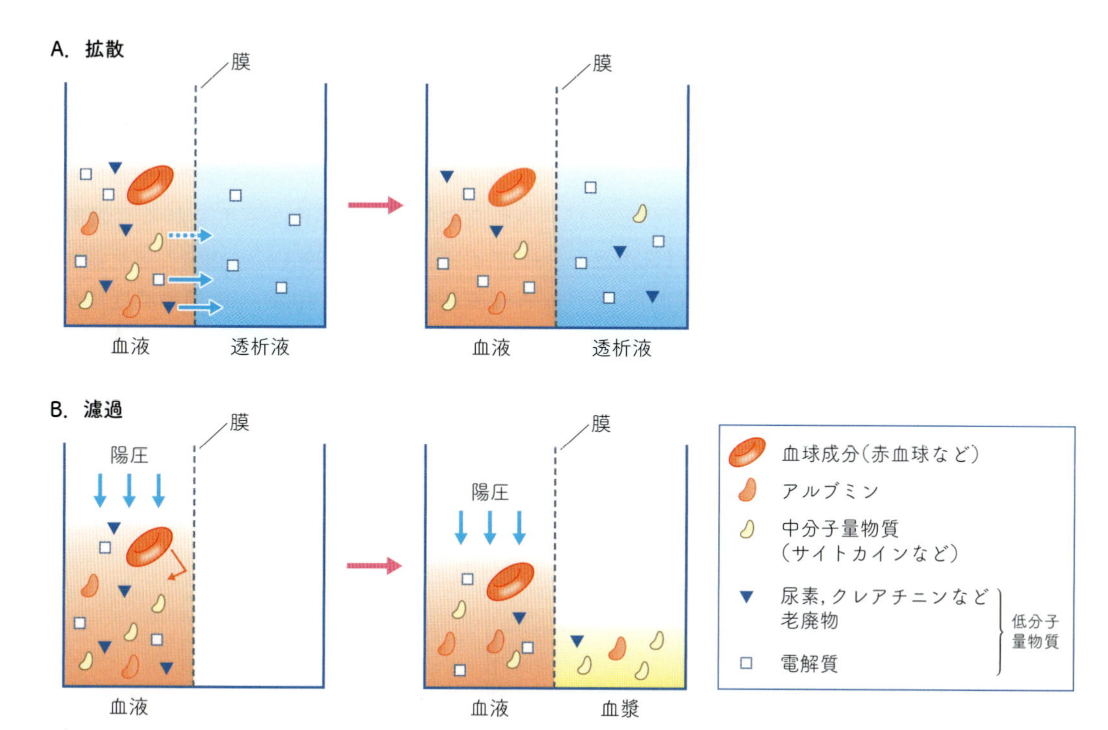

図 2　拡散と濾過の原理

低分子量物質：尿素窒素(BUN)，クレアチニン，尿酸，カリウムやナトリウムなどの電解質，重炭酸など.
中～高分子量物質：β2-MG，α1-MG，アルブミン，サイトカイン，IgG，IgMなど.

決まる.

濾過とは,2つの溶液を濾過膜を介して接触させ,一方に圧力をかけることで，膜透過性のある水分子や物質が移動する現象（**図2-B**）のことをいい,濾過に使用する濾過膜は透析膜に比べ膜孔径が大きく，**中分子量物質～低分子蛋白の除去に優れている.** 濾過を行う際，血液中の水分や物質を喪失し，不足分については補充液を投与することで補い，体内へ返血される.

b 血液濾過透析

重症患者は，さまざまな疾患や治療に伴い一次的，二次的に腎機能の悪化をきたすことが多く，血液浄化療法を必要とすることも少なくない．また，重症患者の多くは，循環動態や全身状態が不安定なため，循環動態に影響が少なく，水分や電解質補正が緩徐に行える**持続的血液濾過透析（CHDF）**を選択することが多い．日本腎臓学会のAKIガイドラインでも循環動態が不安定な症例に対しては，CHDFが推奨されている[1].

血液濾過透析は，拡散と濾過の原理を合わせて，血液中の不要な物質や水分を除去するとともに，不足する物質を補充する血液浄化療法であり，これを持続的に行うのがCHDFである.

CHDFは拡散・濾過の特性を併せ持っているため，**低分子量物質から中～高分子量物質まで幅広く除去**することが可能である．また，血液浄化量は血液浄化能に影響を与える要因の1つであるが,日本の保険診療で認められているのは10～15 mL/kg/時である．CHDFの除水量は，濾過と浸透（濃度の違う2つの溶液が半透膜を介して接触した際，濃度の低いほうから濃度の高いほうへ溶媒のみが移動する）の原理によって除去された廃液量と補充液量の差にて調節することがきる.

また，CHDFでは，PS（polysulfone）膜やPMMA（polymethyl methacrylate）膜を使用することでエンドトキシンやサイトカイン除去の効果も期待できるため，病態にかかわる物質の除去や補充を目的とした適応（non-renal indication）もある．

C 血液濾過透析の回路

血液浄化療法では，血液を体内から取り出し，血液浄化後に体内に戻すための通路（**バスキュラーアクセス**）が必要になる（☞p.232参照）．重症患者が液浄化療法を行う際は，治療の緊急性や持続性，安定的な血液流量の確保などさまざまな理由により，バスキュラーアクセスカテーテルを留置することも少なくない．

CHDFの回路は，バスキュラーアクセスを介して血液を取り出し，回路内を流れる血液が**ヘモダイアフィルター**を通り，不要な物質や水分が除去された血液が患者体内へ返血される（**図3**）．ヘモダイアフィルター内では，血液と透析液が逆向きに流れている．これは，2液間の濃度差が長く続き，効率よく物質の交換が行える対交流の原理を用いているためである．血液から除去された物質を含む透析液と除水された水分は，回路外に排

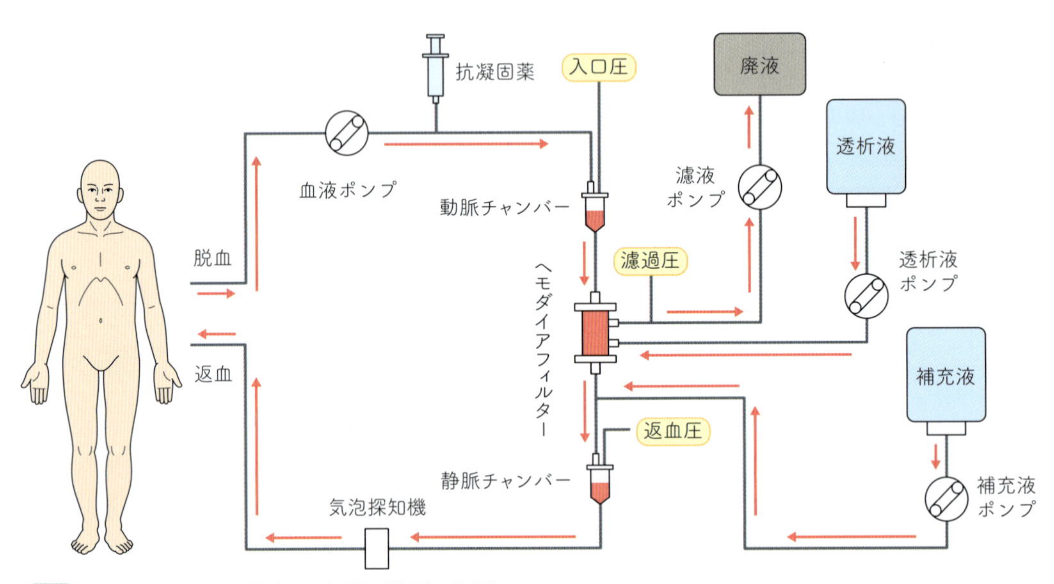

図3 CHDFの回路構成（後希釈法）（静脈－静脈）

> **column 9 回路内の血液凝固を予防する**
>
> CHDFに限らず，血液浄化療法を行う際には，回路内の血液凝固を予防するために抗凝固薬を投与する．CHDF施行時の抗凝固薬はナファモスタットメシル酸塩が用いられることが多い．ナファモスタットメシル酸塩はヘパリンに比べ半減期が5〜8分と短く，分子量も小さいため，拡散や濾過の効果で除去され，効果が血液回路内に限定されやすい．
>
> その反面，薬剤を追加するまでに時間を要すと，回路内凝固を招くことになる．そのため，薬液の残量を把握し，**薬剤の投与中断時間が最小限となるよう，追加分を準備**しておく必要がある．
>
> 通常，血液浄化療法中は，活性化凝固時間（activated coagulation：ACT）を150〜170秒程度を目標にコントロールする．

出される．

(2) 血漿交換療法

a 血漿交換の原理

血漿交換は，血液から血漿成分を分離した後，有害物質を含んだ血漿を廃棄し，不足した血漿やタンパク質を補充する血液浄化療法である．分離する方法は膜分離法と遠心分離法があるが，医用工学技術進歩の背景や操作性の観点から膜分離法を用いることが多い．膜分離法で用いる血漿分離膜には，血漿成分が通過できる大きさの膜孔があり，膜間圧力差により濾過される．

血漿交換の方法には単純血漿交換（plasma exchange：PE），二重濾過血漿交換（double filtration plasmapheresis：DFPP）がある．PEは，分離された血漿成分をすべて廃棄するため，有害物質の除去効率が高い反面，廃棄した血漿量と同等の置換液が必要となるため，置換液量が多くなるというデメリットもある．DFPPは，PE同様に血漿分離膜で分離した血漿成分を，さらに血漿分画膜を用いて濾過することで有害物質を選択的に除去する方法である．濾過された有害物質を含まないアルブミンなどは血球成分とともに体内へ返血され，有害物質を含む濾過されなかった血漿は廃棄される．PEとDFPPの違いを**表1**に示す．

b 血漿交換の回路

PEの回路は，血液を血漿分離膜で血漿成分を分離し，有害物質を含んだ血漿成分は廃棄し，その後に置換液である新鮮凍結血漿（FFP）や等張性アルブミン製剤を投与し体内へ返血する（**図4-A**）．DFPPの回路は，この回路に加え，血漿分離膜から出る廃液回路に血漿分画膜を取り付け，そこから廃液回路と返血回路が出ている（**図4-B**）．

(3) 血液吸着（HA）

a 血液吸着の原理

血液を吸着器に通し，吸着材に血液を接触させることで特定の有害物質を除去（吸着）する血液浄化療法を**血液吸着**（hemo adsorption：HA）という（**図5-A**）．除去する有害物質は吸着器の種類によって選択することができる（**表2**）．血液から不要な有害物質を選択的に除去して，体内に返血するため，基本的には置換液の投与は不要である．

HAに似た方法で，血液を吸着器に通す前に血漿分離膜を使用し，血漿分離した後に血漿成分を吸着器に通すことで，選択的に有害物質を除去する血漿吸着（plasma adsorption：PA）がある（**図5-B**）．PAの代表的なものにビリルビン吸着，LDL吸着，免疫吸着などがある．

b 血液吸着の回路

血液吸着の回路は，バスキュラーアクセスから取り出した血液を血液吸着器に通して患者に返血するといった，これまで出てきた回路の中でもっとも単純なものとなる．

表1 PEとDFPPの違い

	単純血漿交換（PE）	二重濾過血漿交換（DEPP）
除去される物質	・分離した血漿成分すべて （ビリルビン，BUN，クレアにチン，電解質，グロブリン分画，アルブミン，高分子蛋白など）	・高分子蛋白，グロブリン分画などを選択的に除去 ・除去したい物質の分子量に応じてフィルターを選択 ・フィルターに応じて相応のアルブミンも除去される
置換液量	・多い （廃棄した血漿量と同等の量）	・PEに比べ少ない （PEに比べ廃棄する血漿量が少ない）
置換液	・新鮮凍結血漿輸血 ・加熱人血漿タンパク製剤 ・人血清アルブミン製剤	・5～12%人血清アルブミン製剤を使用することが多い

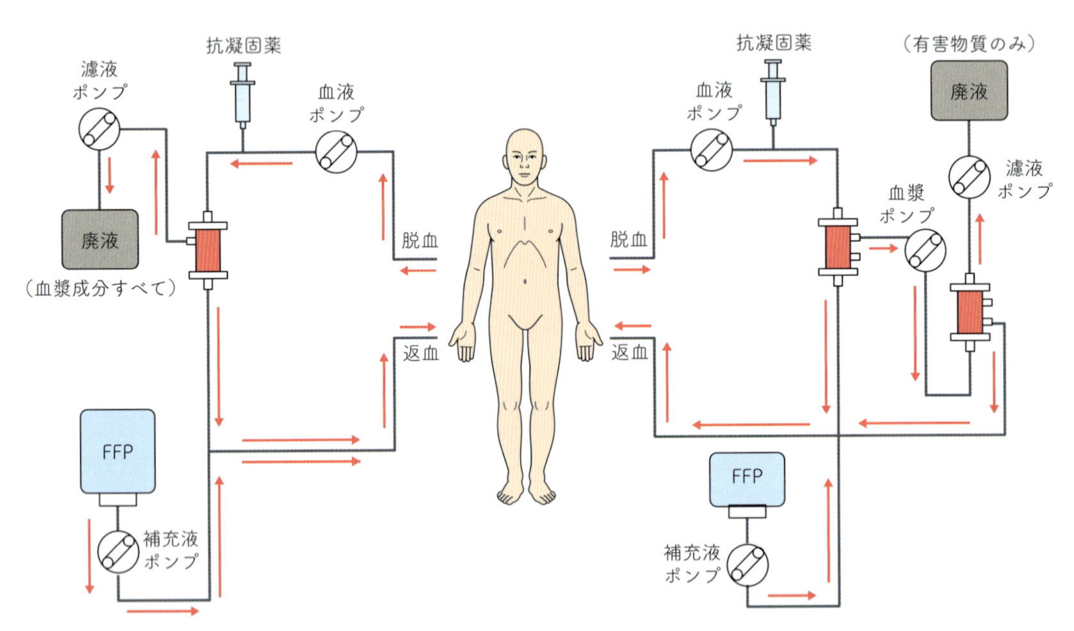

図4 PE，DFPPの回路構成（静脈－静脈）

表2 HAにおける吸着材

相互作用	作用力	リガンド	吸着対象物質	主な適応疾患
物理化学的	疎水結合	ヘキサデシル基	β_2-ミクログロブリン	透析アミロイドーシス
		石油ピッチ系活性炭	薬物，ビリルビン 胆汁酸，クレアチニン アミノ酸など	肝性昏睡 薬物中毒
	複合的結合	ポリミキシンB	エンドトキシン	敗血症 エンドトキシン血症

［中園和子，岩本ひとみ，古賀伸彦：吸着療法の基礎（種類と適応）．アフェレシスマニュアル，改訂第3版，日本アフェレシス学会（編），p.120，学研メディカル秀潤社，2010より許諾を得て改変し転載］

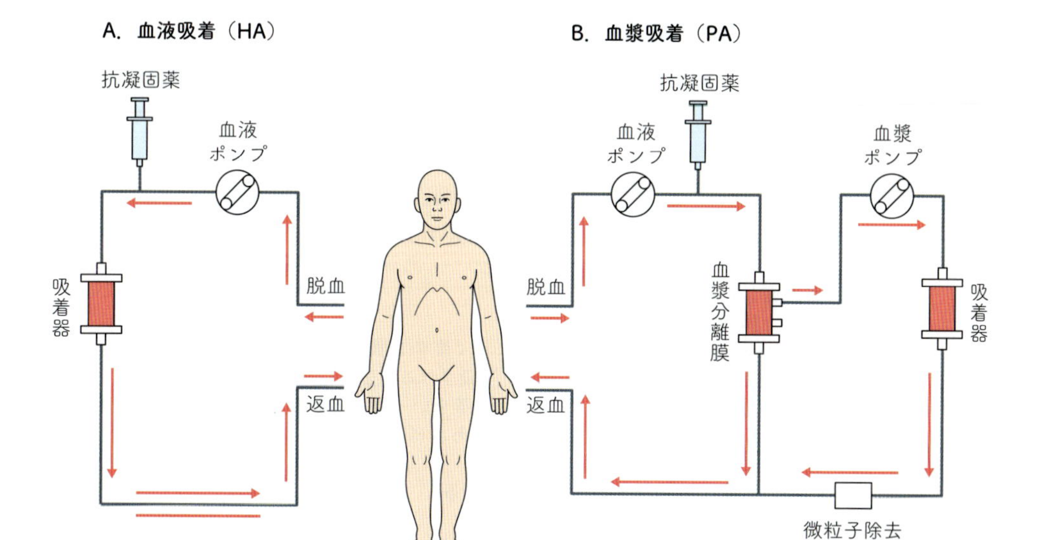

図5 HA，PAの回路構成（静脈－静脈）

C 血液浄化管理中の見逃してはいけないサイン

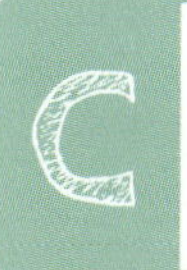

見逃してはいけないサイン20 破損，接続外れ

血液浄化療法を行う際に回路の破損や接続外れが起こると，不要な出血，回路内や体内への空気混入により，適正な治療が施行できないばかりか患者の状態を著しく悪化させてしまうこともある．血液浄化療法開始時や施行中，バスキュラーアクセスの脱血部から回路を通り返血部にいたるまでを手と目を使ってたどり，接続外れや破損などがないかの確認を行う．

見逃してはいけないサイン21 圧異常

血液浄化療法中に測定される圧は，治療法によっても異なるが，**濾過圧**，**入口圧**，**返血圧**，**TMP**，**脱血圧**がある（**表3**）．各圧力の異常は回路内に何らかの異常を示すものであるため，安易に解除せず十分な原因検索を行う必要がある．

脱血不良（脱血圧異常）については，p.232，「第4章-8．血液浄化療法中の患者管理」を参照．

表3　血液浄化療法中に測定される圧と特徴（図3参照）

濾過圧	・濾過チャンバーの上部で測定．血液浄化器（ヘモフィルターなど）の外側にかかる圧を反映している ・濾過圧の上昇　⇒静脈側回路内での血液凝固や回路屈曲の可能性がある ・濾過圧の低下　⇒フィルターの目詰まりや回路外れの可能性がある．他の圧変化と合わせて評価する
入口圧	・動脈チャンバー上部で測定．血液浄化器入り口の圧を反映している ・入口圧の上昇　⇒血液浄化器の目詰まりや，血液浄化・動脈チャンバー内の血液凝固により回路閉塞していることが考えられる ・入口圧上昇時の観察ポイント ①チャンバーや血液浄化器内の血液：黒く変色し凝固しているかも合わせて観察する ②入口圧モニタ部の保護フィルター：汚染されると正確に圧測定できない ③回路の屈曲：屈曲が無ければ血液流量をいったん下げる．早急に医師，臨床工学技士に連絡し，回路内血液の返血が可能であれば返血を行い，回路交換を行う．できなければただちに回路交換を行う ・入口圧の下降　⇒回路外れの可能性がある ・入口圧下降時の観察ポイント ①回路外れがないか各接続部の確認を行う
返血圧	・静脈チャンバー上部で測定．返血回路内の圧力を反映している ・通常100 mmHg以下 ・返血圧の上昇　⇒静脈チャンバー内の血液凝固による回路閉塞やバスキュラーアクセス（返血側）の閉塞（血栓や屈曲）により起こる ・返血圧上昇時の観察ポイント ①回路の屈曲，バスキュラーアクセスの屈曲（バスキュラーアクセスの挿入部と患者の体位）：屈曲があれば，屈曲の解除や体位の調整を行う．屈曲がなければ，静脈チャンバー内の血液が黒く変色し凝固していないかも確認する．そして早急に医師，臨床工学技士に連絡し，入口圧上昇時と同様に返血もしくは回路交換の対応を行う． ・返血圧の下降　⇒回路外れの可能性がある． ・返血圧下降時の観察ポイント ①回路外れがないか各接続部の確認を行う
TMP	・血液浄化器内の膜間（内側と外側）圧力差を示す ・200 mmHg以下が望ましい ・治療開始時より±30 mmHg以上の変化　⇒血液浄化器の目詰まりの可能性が考えられる．この際，血液浄化器内の血液が黒く変色し凝固していないかを同時に確認する
脱血圧	・機種によって測定できるものとそうでないものとがある ・脱血圧アラーム発生時（過度な低下時）は脱血不良を示す ・脱血圧アラーム発生時の観察ポイント ①回路の屈曲，バスキュラーアクセスの屈曲（バスキュラーアクセスの挿入部と患者の体位）：屈曲があれば，屈曲の解除や体位の調整を行う ②バスキュラーアクセスカテーテル内およびバスキュラーアクセス～血液ポンプの間に血栓がないかを確認する ③患者の循環血液量の評価を行う これらの確認を行うと同時に，早急に医師，臨床工学技士に連絡し，バスキュラーアクセスカテーテルの位置や向きの変更，回路の入口側と返血側の逆接続，抗凝固薬の投与量，輸液投与，バスキュラーアクセスカテーテルの交換などの検討と対応を行う

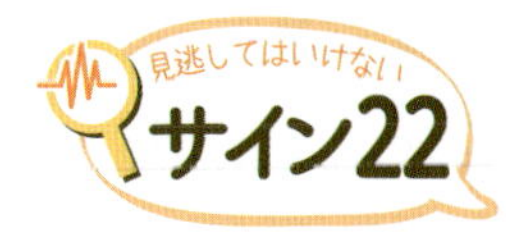

バスキュラーアクセスへパリンロック時の血栓吸引

血液浄化中に，何らかの原因で治療継続が困難となり回路交換を行う際，次の回路がすでに用意されていることは少ない．そのため，いったん治療を中断し，回路破棄とともにバスキュラーアクセスのヘパリンロックを行うことになるが，治療中断からヘパリンロックまでの時間が長くなると，バスキュラーアクセス内の血液が凝固して血栓形成することがある．また，同一のバスキュラーアクセスを長期間使用した際にも，カテーテル周囲に血栓形成していることがある．血栓を形成した状態でうかつにヘパリン化生理食塩水を注入すると，血栓を血管内に送りこむこととなり血栓塞栓症を引き起こすことになる．そのため，バスキュラーアクセスのヘパリンロックを行う際は，注入前にシリンジで血液を吸引し，血栓形成していないか確認する必要がある．また，必要に応じてバスキュラーアクセスの交換を行う．

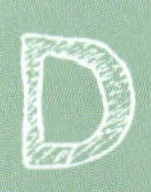

血液浄化管理中のワザ

重症化回避のワザ 42

汚染物質の投与や回路内の空気混入を予防する！

CHDFや血漿交換などの治療では，透析液や置換液，抗凝固薬を使用する．透析液や置換液，抗凝固薬に汚染があれば，患者体内に汚染物質を流入させてしまうリスクとなる．そのため，投与する製剤の汚染がないか，目視で十分に確認する．また，製剤の接続時や混注時には，スタンダードプリコーションを基本として製剤の清潔な扱いに留意すると共に接続部のアルコール消毒を十分に行う．

重症化回避のワザ 43

使用製剤の種類を確認して電解質バランスやアルブミン，凝固因子の変化を予測する！

CHDFや血漿交換では，体内にたまった有害物質や過剰な水分・電解質などを除去し，必要なものを補充する．拡散や濾過の原理を使用した際には，血中の電解質バランスが透析液の成分に近づくように変化する．また，置換液としてアルブミン製剤や新鮮凍結血漿輸血を使用すると，体内にアルブミンや凝固因子が投与されることとなる．そのため，どのような成分の透析液や置換液を使用しているのかを把握し，血液検査データがどのように変化していくかを予測・観察していく必要がある．

重症化回避のワザ 44

空気混入アラームは安易に解除してはいけない．アラーム解除の前に患者体内への空気流入予防措置を講じよ！

1）血管内への空気流入は，空気塞栓症を引き起こす恐れがある

回路内の空気が体内へ混入すると空気塞栓症を引き起こし，重篤な状態変化を招く可能性がある．血管内に空気が流入すると，血液の流れに沿って右心→肺→左心→全身へと送られることとなる．肺血管で空気塞栓が起これば，呼吸状態の悪化やショックなど肺塞栓症と同様の症状が現れる可能性がある．冠動脈で空気塞栓が生じると心筋への酸素供給が阻害され心機能低下やショック・胸部痛といった症状が起こる可能性があり，脳血管であれば意識障害や麻痺・頭痛や嘔気などの症状を，末梢血管であれば末梢循環不全に伴う疼痛やしびれを生じる可能性がある．いずれの場合も，患者に何らかの苦痛を与えるとともに，生命を危険にさらすことになるため，十分な予防策を講じる必要がある．

2）血管内への空気流入を予防する方法

空気混入アラームが鳴った際は，うかつにアラームを解除すると体内への空気流入を招くため，アラーム解除の前に，まずは患者の体内への空気流入を防ぐ措置を講じる必要がある．**回路内への空気混入**がみられた場合は，患者の体内への空気混入を防ぐために，速やかに返血側回路をクランプする．それと同時に，医師や臨床工学技士へ連絡し，ともに空気混入の原因検索を行いながら，必要であれば回路交換を行う．

また，血管内への空気流入の可能性も考慮し，呼吸状態，循環動態の変化に十分注意して観察を行う．状態に応じて高濃度酸素の投与や循環補助（輸液，カテコラミン，PCPSでの補助）の必要性について検討する．

投与製剤の残量も定期的に確認する必要がある．透析液や置換液の空液は，回路内への空気混入を招く可能性があるため，空液になる前に交換を行う．

引用文献

1）日本腎臓学会：AKI（急性腎障害）診療ガイドライン2016, p.60-61, 2017 〈https://cdn.jsn.or.jp/guideline/pdf/419-533.pdf〉［2019年5月17日閲覧］
2）Westphal O et al：Chemical research on lipopolysaccharides of gram-negativ bacteria. Angew Chem **66**：407-417, 1954
3）中田　勝ほか：透析アミロイドーシス治療用直接血液灌流型吸着器「リクセル」の吸着特性. 人工腎臓 **27**（2）：571-577, 1998
4）中園和子ほか：吸着療法の基礎（種類と適応）. アフェレシスマニュアル, 改訂第3版, 日本アフェレシス学会（編）, 秀潤社, p.120, 2010

参考文献

- 吉田　豊ほか：血液浄化療法の理解とケア. 重症集中ケア **11**（4）：3－83, 2012
- 吉田省造ほか：はじめての急性血液浄化療法管理, 日総研出版, 2008
- 旭化成メディカル：This is CRRT, 2012 〈https://www.asahi-kasei.co.jp/medical/pdf/apheresis/CRRT_document.pdf〉［2019年5月17日閲覧］
- 日本腎臓学会：AKI（急性腎障害）診療ガイドライン2016, p.62, 2017 〈https://cdn.jsn.or.jp/guideline/pdf/419-533.pdf〉［2019年5月17日閲覧］

第 4 章

重症化を回避する ICU 患者管理のワザ

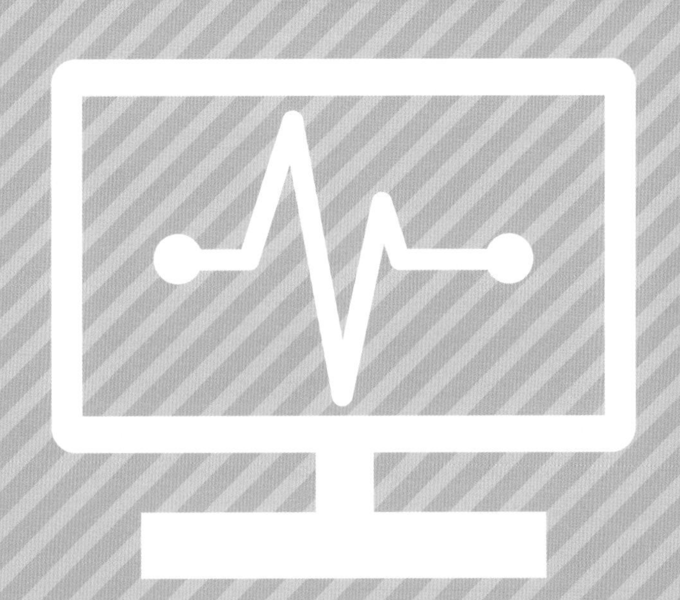

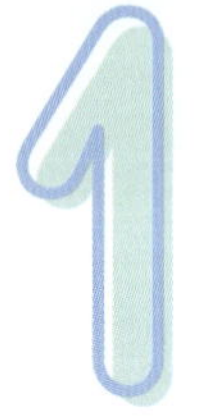

人工呼吸器管理中の患者管理

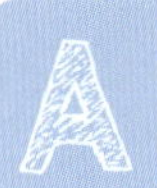

押さえておきたい基本知識

呼吸に障害をもつ患者の病態は生命危機に直結する場合が多い．ここでの看護師の役割は，**異常の早期発見**による重症化の回避と**酸素化改善のためのケア**に加えて，**酸素消費量が最小限となるためのケア**である．人工呼吸器管理を必要とする患者の背景を知るためには，呼吸不全をきたす病態的特徴の理解に加え，人工呼吸器自体が与える生体への影響についての理解を深める必要がある．

（1）人工呼吸器管理を必要とする患者の病態的特徴

呼吸障害をきたす疾病は数多くあるが，その病態は**換気障害**と**酸素化障害**に大別される．これらは，**肺胞低換気**（換気不全），**拡散障害**，**換気血流比不均衡**，**酸素運搬能力の障害**（シャント・死腔換気増加）という4つの病態が存在して生じる（**表1**）．人工呼吸器管理に難渋する症例では，このような病態が混在して存在している．

（2）人工呼吸器管理による身体への影響

自然呼吸（自発呼吸）と，人工呼吸の決定的な違いは，**陽圧呼吸**である点である．この非生理的な呼吸によって，生体の呼吸器系，循環器系，神経系，消化器系，筋骨格系にさまざまな影響を及ぼしている．

自然呼吸（自発呼吸）では，吸気時に横隔膜が収縮して，肋骨が挙上することで肺が広がる．このとき，**胸腔内は陰圧**となる．呼気時には横隔膜が弛緩して肺が元のサイズに戻ろうとするとき，肺内から空気を押し出している（**図1-A**）．また，胸腔内が陰圧になることで心臓へ返る静脈血（静脈還流）も，右心房に環流しやすい状態にある．一方，人工呼吸器管理では，機械によって強制的にガスを送気し，内側から胸腔内圧と肺胞内圧を高めて呼吸を行う（**図1-B**）．吸気時には，**胸腔内は陽圧**となることから，コンプライアンスの低下した肺では**人工呼吸器関連肺傷害**（ventilator associated lung injury：VALI）[※1]が生じる可能性がある．また，陽圧換気は横隔膜の収縮による呼吸ではないため，下葉の広がりは不良であり，換気血流不均等分布が問題となる．このような非生理的な呼吸は循環器系への影響も生じ，恒常性を維持するための生理的な反応が全身に及ぶため，全身管理が必要となる．

[※1] 人工呼吸器関連肺傷害（VALI）：重症呼吸不全の肺胞の障害は均一ではなく，含気がなく換気に関与しない無気肺部分，正常な部分，過膨張な部分の3通りに分かれている．このような肺胞に高い気道内圧や大きい容量での換気が加わると，①正常および過膨張の部分で過伸展，②無気肺部分で虚脱と開放を繰り返す．この刺激によって，機械的な肺胞障害が引き起こされる．この影響は肺胞だけにとどまらず，全身に炎症反応が起こる．

表 1 呼吸不全のしくみ

	a．肺胞低換気 酸素化障害 換気障害	b．拡散障害 酸素化障害	c．換気血流比不均衡分布 酸素化障害	d．シャント・死腔換気 酸素化障害
肺胞と肺血流の関係	換気量少 ガス交換× 毛細血管	肺胞壁肥厚 血管壁肥厚 拡散面積の減少 間質の拡大	換気量増量 換気量少量 血流増加 血流減少 酸化ヘモグロビンの減少	肺胞虚脱 換気量増量 血流減少 血流増加 酸素化されない血液 シャント 塞栓物 十分な換気量 ガス交換なし 血流遮断 死腔増加
原因	呼吸中枢の抑制 ガス通過障害 肺胸郭異常	肺胞と肺毛細血管間の距離増大 拡散膜面積の減少	肺胞換気と肺血流（V/Q）の不均衡	シャント：酸素化されずに肺静脈へ流入する血液の増加によるV/Q不均衡 死腔換気：肺動脈の血流途絶によるV/Q不均衡
PaO_2低下	あり 酸素投与で改善なし	あり 酸素投与で改善あり	あり 酸素投与で改善あり	高度にあり 酸素投与で改善なし
$PaCO_2$上昇	あり	なし（純粋な拡散障害のみの場合）	なし（低換気がない場合）	なし（低換気がない場合）
代表的疾患	全身麻酔後 中枢神経系障害 神経筋疾患 窒息・舌根沈下 気管支喘息 COPD 肥満 など	肺炎 ARDS（初期） 肺水腫 間質性肺炎 COPD	肺炎 ARDS COPD 気管支拡張症 長期臥位に伴う荷重肺障害	シャント 無気肺（肺炎・肺水腫など） 死腔換気 肺塞栓（血栓・脂肪） 心拍出量減少 肺高血圧症

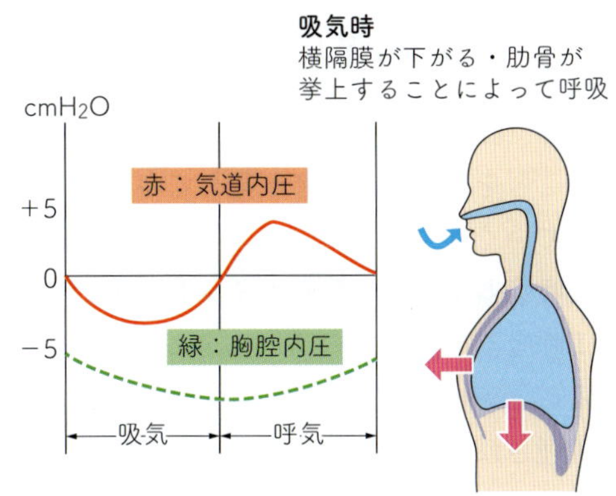

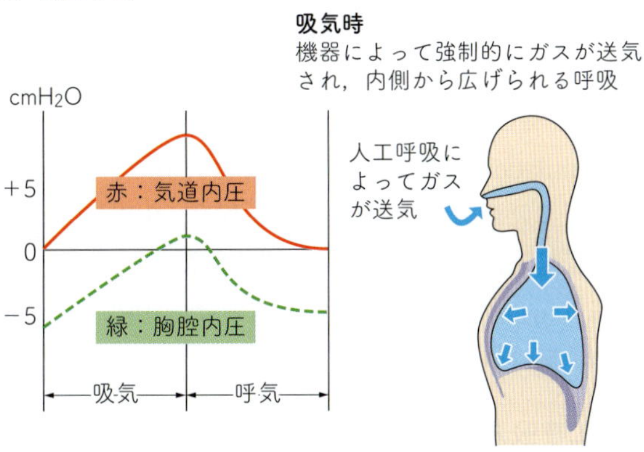

図 1 自然呼吸と人工呼吸の違い
※大気圧を0 cmH_2Oとした場合の圧の示す．

column 10

人工呼吸器関連肺傷害（VALI）を防ぐための肺保護戦略

従来の呼吸管理は「いかにして血液ガスの値をよくするか？」を目標とし，高容量の1回換気量によって酸素化の改善と換気の維持が行われていた．しかし，**肺障害は，高容量の1回換気量と低いPEEPによる肺の過膨張と虚脱と開放の繰り返しによって起こる**ことがわかってきた[1),2)]．このため，最近の呼吸管理では，血液ガスの正常化ではなく，**「いかにして肺を守るか？」（＝VILIを減らしながら酸素化を改善する）を目標とした管理**が行われている（**肺保護戦略**）．

具体的な戦略には，低1回換気量法とオープンラングアプローチ法の2つがある．具体的戦略については，p.266を参照されたい．

①低1回換気量法

重症呼吸不全患者における健常な肺胞は，5～6歳の子どもの肺程度にまで極端に減少している（**ベビーラングコンセプト**）と考えられている[3)]．減少した換気エリアに多くの換気量が流入すると，正常な肺胞は「過膨張」となり，やがて破裂する（ボルトラウマ）．このため，通常（8～10 mL/kg）よりも少ない低1回換気量での呼吸管理が推奨されている．

【注意点】

・高二酸化炭素血症に伴う副反応（末梢血管拡張・血圧や脳圧の上昇）に注意し，pH 7.2以下とならない範囲で管理を行う．

②オープンラングアプローチ法

高い圧をかけて一次的に無気肺部分を再開通させ，PEEPによって再虚脱を防止することが，この戦略の特徴である．

【注意点】

・高い気道内圧は胸腔内圧を上昇させるため，静脈還流を妨げ，著明な血圧低下をきたす場合がある．また，一次的であっても圧損傷（バロトラウマ）が生じる可能性があるため，呼吸音の聴取や皮下気種の観察などに努める必要がある．

（3）重症患者における人工呼吸器管理 ～①侵襲的陽圧換気：IPPV～

侵襲的陽圧換気（intermittent positive pressure ventilation：IPPV）とは，人工気道を挿入し，陽圧で呼吸管理を行う方法である．IPPVの目的・しくみについての詳細は「第3章-1. 人工呼吸器」（p.68）を参照とし，本項では，IPPVの管理の実際について述べる．

a 人工呼吸器（IPPV）装着中の看護

私たちが看ているのは，呼吸器という「機器」ではなく，呼吸不全の状態にある「患者」であるということを忘れず，患者が発しているサインをとらえていく．

①人工呼吸器モニタの観察ポイント（表2）

人工呼吸器モニタからは，肺内にかかる圧や量を知ることができる．適切な1回換気量と気道内圧で管理されているか，肺胞虚脱と再開通防止のための適切なPEEPが付加されているかに注目して観察する．また，グラフィックモニタからの情

表2 人工呼吸器モニタの観察ポイント

人工呼吸モニタ観察項目/フィジカルイグザミネーション		アセスメントのポイント
設定	換気モードに応じた設定確認 吸入酸素濃度（F_IO_2），吸気圧，吸気時間，1回換気量，吸気流量，呼吸数，PEEP値，PS値，トリガー感度	適切な設定となっているか （患者の肺の状態に応じた肺保護戦略を考慮した設定か）
換気量	1回換気量（○ mL/kg），分時換気量，呼吸数，RSBI※ （従圧式設定では，患者の肺の状態によって1回換気量が変化する．頻呼吸では分時換気量が上昇する）	高容量とならない1回換気量であるか 〔4～8 mL/kg（理想体重換算）〕
気道内圧プラトー圧	最高気道内圧，平均気道内圧，PEEP値 吸気終末プラトー圧	高圧とならない吸気圧であるか 〔プラトー圧 30 cmH_2O 以下〕 適切なPEEP値は付加されているか
呼吸数	設定呼吸数，実測呼吸数，分時換気量，RSBI※ 実測数の変化に影響を与えている影響の確認 〔グラフィックモニタ（ミストリガー，オートトリガー，auto-PEEP），呼吸パターンの変化，鎮痛鎮静レベルの変化，発熱〕	努力性呼吸の有無 非同調性をとらえる 病態の変化をとらえる
グラフィックモニタ	波形（気道内圧・流量・換気量・ループ）確認 自発呼吸・努力呼吸・非同調・痰や結露水貯留・ファイティング・リークなどの有無	自発呼吸の有無 努力呼吸の有無 非同調・トラブルの有無
加温加湿	加温加湿の設定（人工鼻 or 加温加湿器），回路内結露の状態，回路の温かさ（加温器使用時），痰の粘稠度と量，吸引回数，呼吸副雑音，呼吸パターン，酸素化能，体液バランス	適切な加温加湿が保たれているか チューブ閉塞をきたしていないか
回路リーク	吸気1回換気量と呼気1回換気量の差，SpO_2値，PaO_2値，P/F比，PEEP値，気道内圧，カフ圧，声漏れの有無，異音（リーク音），回路破損の有無（接続部の確認）	陽圧換気が維持できているか
アラーム	アラーム設定値確認，アラーム内容確認，アラーム履歴確認 緊急アラーム：抜管やチューブ閉塞，自発呼吸低下を示すアラームの場合には，ただちに対応が必要	緊急アラームが発生していないか

※RSBI：rapid shallow breathing index

報量は多く，換気状態，肺の柔軟性，患者との同調性をアセスメントしていく（☞p.68参照）．

人工呼吸器は患者の呼吸に代わって換気を行っているため，機器・回路および気管チューブに異常がないかを常に観察する必要がある．医療安全の視点で作成された「チェックリスト」を用いて，定時的に多職種（医師・臨床工学技士）でのチェックを実施することが望ましい．

②患者の観察ポイント（表3）

まず視診で全体の第一印象を確認し，表情や顔色・呼吸パターンなどから，「何か気にかかる」というサインをキャッチする．とくに，**浅く早い**

表3　患者の観察ポイント

患者の観察項目/フィジカルイグザミネーション		アセスメントのポイント
自発呼吸	呼吸数（設定呼吸数・実測数），1回換気量，分時換気量，RSBI，呼吸性アシドーシス・呼吸性アルカローシスの有無，グラフィックモニタ（吸気開始時の気道内圧の陰圧）	自発呼吸が十分に行えているか
呼吸パターン	頻呼吸，徐呼吸，奇異呼吸，呼吸補助筋の緊張の有無，1回換気量や分時換気量の上昇の有無，気道内圧上昇，グラフィックモニター（非同調波形），胸郭挙上の左右差，呼吸副雑音の有無，二段呼吸，痰の性状と量，意識レベル（GCS・JCS），鎮静レベル（RASS），鎮痛鎮静薬剤投与量，息苦しさや痛みの訴えの有無，交感神経の緊張（高血圧・頻脈・冷汗）の有無	努力性呼吸が出現していないか 異常呼吸パターンがないか VALI（圧外傷）をきたしていないか チューブ閉塞をきたしていないか
酸素化能	吸入酸素濃度（F_IO_2），PEEP値，平均気道内圧（カフ・回路リーク），SpO_2値，PaO_2値，P/F比，心拍数，貧血（Hb値・眼瞼結膜色），皮膚色（口唇・爪床色），胸部X線所見	吸入酸素濃度に，過不足がないか 適切なPEEP値は付加されているか 酸素運搬は，十分に行えているか
換気能	1回換気量，呼吸数，分時換気量，$ETCO_2$値，$PaCO_2$値，呼吸性アシドーシスの有無，意識レベル（GCS・JCS），鎮静レベル（RASS），鎮痛鎮静薬剤投与量	換気障害はないか
意識鎮痛鎮静	意識レベル（GCS・JCS），鎮静レベル（RASSなど），せん妄の有無（ICDSCなど），鎮痛評価（NRS・BPSなど），鎮痛鎮静薬剤投与量，息苦しさや不安の訴えの有無	浅鎮静や過鎮静がなく，適切に管理されているか
全身状態	低血圧，発熱，貧血，心不全徴候，体液過剰，電解質異常 非同調による交感神経の緊張（高血圧・頻脈・冷汗）の有無	呼吸に影響する全身状態はないか

呼吸や**奇異呼吸**[※1]を認める場合には，丁寧な触診・聴診による観察に加えて，血液ガス分析や胸部X線所見，モニタリング上の数値を統合させて評価することが重要である．

設定条件に応じた酸素化の評価を行うためには，P/F比での評価[※2]が適切であり，高濃度酸素の影響を考慮してP/F比の改善を認めたら，早期に酸素濃度の減量を行う．また，換気能は分時換気量と死腔換気量に影響を受けるため，1回換気量と呼吸数の変化に注意する．過鎮静は，呼吸中枢へ影響を及ぼして徐呼吸となるため，各種鎮静スケールを用いて評価を行う（☞p.224参照）．また，頻呼吸は死腔換気率を増加させるため，原因を検索することが重要である．

※1 奇異呼吸：①胸郭の左右非対称な動き（一側の無気肺・気胸・気道内異物），②胸部と腹部の動きが同調していない（脊髄損傷），③胸郭の一部が他と弱の動きをする呼吸運動（フレイルチェスト）などの異常呼吸パターンのことを示す．

※2 P/F比での評価方法：P/F比＝吸入酸素濃度（F_IO_2）÷動脈血酸素分圧（PaO_2）で求める．300未満の場合には酸素化不良と評価する．

b グラフィックモニタのみかた

患者と人工呼吸器との同調性の異常を発見するには，グラフィックモニタ波形から，視覚的に確認する．**図2**に非同調を示す波形を示す．これらの異常波形は，患者の努力呼吸の現れである．不同調を解決するには，以下の表に示すように，「a. 患者に呼吸器を合わせるか」，「b. 呼吸器に患者を合わせるか」の，どちらかが必要である．

①吸気開始時の不同調：トリガー感度（波形B，E）

自発呼吸を感知すると，気道内圧波形で吸気の始まりが陰圧となる（波形A）．この陰圧が深くなっている場合（波形B）には，患者の吸気努力が増大していることを示している．原因は，トリガー感度が低い，鎮痛鎮静管理が不十分などの理由が考えられる．波形Eは，自発呼吸（吸気時の陰圧）があるのにもかかわらず，換気の補助が続いていない．これは，**ミストリガー**という状況で，患者の胸郭の動きと換気回数が合うかを観察して判断を行う．

ミストリガーに対して，**オートトリガー**という状態は，自発呼吸がないのに回路の水や心拍を自発呼吸として感知し，換気を送ってしまう状態である．これも努力呼吸につながり呼吸仕事量（work of breathing：WOB）の増大の原因となる．

気道内圧波形【換気モード：PCV（PEEP 5cmH2O）】

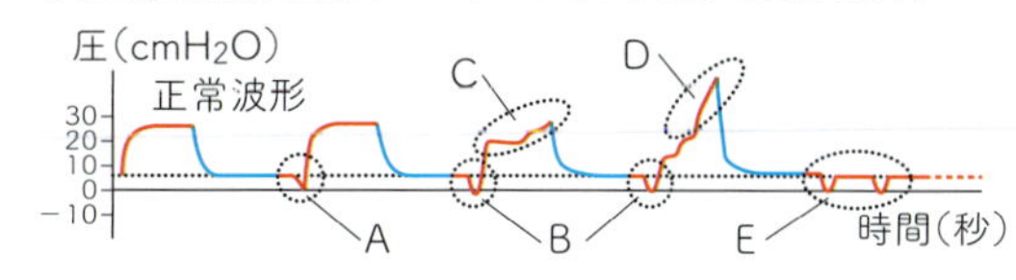

気道内圧波形からわかる努力呼吸情報
A．自発呼吸の出現
B．自発吸気努力が強く陰圧が深い
C．吸気時の陰圧＝設定換気量/吸気圧の不足
D．ファイティングの出現
E．ミストリガー

図2 グラフィックモニタ：非同調
［富阪幸子ほか：超図解新人ナースのための循環モニタリング⑧ 人工呼吸器．ハートナーシング［春季増刊］，2014より引用］

対処としては以下が挙げられる．

a. 患者に合わせる	b. 人工呼吸器に合わせる
□トリガー感度を調整する **ミストリガー**：自発呼吸がトリガーされない →トリガー感度を上げる（圧・流量の値を下げる） 圧トリガーから流量（フロー）トリガーへ変更する auto-PEEPを改善する（☞p.147，コラム⑪参照） **オートトリガー**：自発呼吸がないのにトリガーする →トリガー感度を下げる（圧・流量の値を上げる） 流量（フロー）トリガーから圧トリガーへ変更する	□鎮痛鎮静薬の増量 □筋弛緩薬の検討 □吸気努力増加の原因検索と対処療法 □回路の結露水の処理・心電図のディスクの位置変更（オートトリガー時）

②吸気相における不同調：吸気努力（波形C）

波形Cは，吸気時に気道内圧が低下する呼吸パターンとなっている．これは患者が欲しい吸気量より少なく，患者の吸気努力が強いことを示している．このような波形をみたときには，十分な換気量が得られるように設定変更が必要となる．

対処としては以下が挙げられる．

a. 患者に合わせる	b. 人工呼吸器に合わせる
□1回換気量の増量 →吸気圧 or 1回換気量を増やす（モードに従う） □吸気終了タイミングの調整（吸気時間を延ばす） →吸気時間の延長（PCV時），サイクルオフの%減量（PSV時） □吸気の立ち上がりを速める →立ち上がり流量を増やす（PCV・PSV時） 吸気速度を速める・漸減波へ変更（VCV時）	□鎮痛鎮静薬の増量 □筋弛緩薬の検討 □吸気努力増加の原因検索と対処療法

③吸気終了のタイミングの不同調：ファイティング（波形D）

波形Dは，吸気時終末に気道内圧波形の上昇を認めている．これは，**ファイティング**（患者の呼気と人工呼吸器の吸気がぶつかること）でみられる波形である．原因は，吸気時間の設定が長い，痰の貯留による咳嗽，気道粘膜の刺激による頻繁な咳嗽，浅い鎮静によるチューブ不快や興奮・不穏状態が考えられる．このような波形をみたときには，呼吸困難感や圧損傷の原因となるため，人工呼吸器設定の変更や気道内分泌物の除去，鎮静コントロールが必要である．ファイティングが持続している場合には，DOPEを疑い（詳細はp.151，ワザ㊺を参照），いったん人工呼吸器から切り離して用手換気へ切り替えて問題を解決する必要がある．

a. 患者に合わせる	b. 人工呼吸器に合わせる
□呼気終了タイミングの調整（吸気時間を短縮） →吸気時間の短縮（PCV），1回換気量の減量（VCV），サイクルオフの％増量（PSV），設定呼吸数の増加，I：E比の調整（VCV時） □自発呼吸モードの検討	□鎮痛・鎮静薬の増量 □せん妄対策 □気管吸引による痰の除去

C 気道管理

気道管理は，問題が生じると生命の危機的状態に陥るため重要である．①気管チューブ管理，②VAP予防，③排痰ケア，④加温加湿管理，の要点を解説する．気管吸引は「第2章-5」（☞p.33）を参照されたい．

①気管チューブ管理

（1）位置確認

気管チューブの固定は，口角での気管チューブの深さで管理することが多い．実際の深さを口角で確認する際には，「口角○cm」だけでなく，口腔内でのチューブの湾曲や，咽頭奥から舌の上をクロスして口角に固定されていないかについても丁寧に確認する．このような場合は，指示の固定位置よりも先端位置が浅くなるため，注意が必要である．胸部X線での気管チューブの適切な位置の評価は，3 stepで確認することができる（**図4**）．指示された挿入の深さと実際の深さが違う場合や，胸部X線での気管チューブの先端位置異常を認めた場合には，位置調整が必要となる．気管チューブの位置調整は技術を要するため，医師とともに行うか，熟練した看護師2名で行うなど，各施設で手順を決めて行う必要がある．

（2）テープ固定

固定テープは，唾液や口腔ケアの洗浄液などにより緩みやすく，思わぬ事故抜去につながりやすい．固定が緩んでいたり，テープがはがれかけている場合には，ただちに再固定を行うことが基本である．可能であれば，チューブによる圧迫の減圧や皮膚トラブルの観察のため，1日1回は再固定を行うことが望ましい．

②VAP予防

人工呼吸器関連肺炎（ventilator associated pneumonia：VAP）とは，人工呼吸器を装着後48時間以降に新たに発生した肺炎を指す．その発生率は集中治療室入室日数1.000日あたり1.5例と，カテーテル関連血流感染症（0.8例）や尿路感染症（0.6例）と比較し高い[4]．

VAP予防には，気管挿管の回避（NPPV使用の検討）がもっともよいが，長期人工呼吸器管理が避けられない場合には，装着時間の短縮を目指すこと，VAP予防策を**バンドル**（＝束）として達成していくことが重要である．

（1）VAP予防バンドル[5]の遵守

- 手指衛生を確実に実施する．
- 人工呼吸器回路を頻回に交換しない．
- 適切な鎮痛・鎮静を図る．とくに過鎮静を避ける．
- 人工呼吸器からの離脱ができるかどうか，毎日評価する．
- 患者を仰臥位で管理しない．

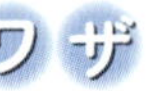

column 11 auto-PEEP

auto-PEEP（**図3**）とは，ガスを十分にはき出す前に次の吸気が始まるため，肺胞内に過剰なPEEPがかかった状態をいう．グラフィックモニタでは，呼気終了時の流量波形は基線に戻らない波形Fとなる．このような波形は，気道抵抗や肺コンプライアンスが低下していることが多く，呼気の延長（波形G）がないかにも注意して観察する．この状態が続くと，見た目の気道内圧以上に肺胞内圧や胸腔内圧は上昇しているため，VALIを起こす危険性が高くなり，静脈灌流の低下に伴う心拍出量の減少もきたす．流量波形をみながら，呼気終了時に基線（ゼロ）に戻るように呼吸数を減らしたり，吸気時間を調整して呼気時間が十分とれるように設定を変更する．また，auto-PEEP以上のPEEP値の付加（カウンターPEEP）を行う方法もある．

流量波形【換気モード：PCV】

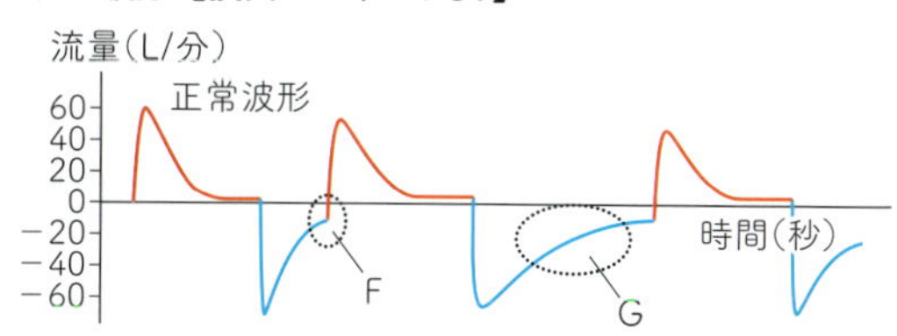

流量波形・換気量波形からわかる auto-PEEP 情報
F. auto-PEEP(エアトラッピング)の出現
G. 呼気延長し，気道抵抗が増大している

図3 グラフィックモニタ：auto-PEEP

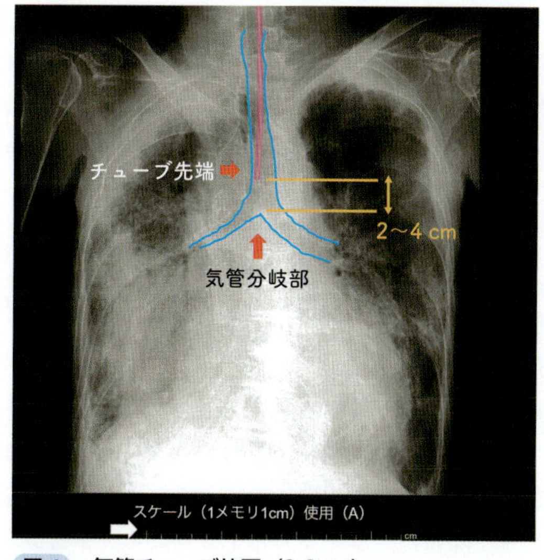

Step1：気管分岐部を確認
気管はX線像上で黒く写る.わかりにくい場合には，左気管支をまず探し分岐部まで辿ると見つけやすい.

Step2：気管チューブ先端を確認
気管チューブは，X線を透過するラインが入っており，白く写っている.

Step3：分岐部から2〜4 cmの距離を確認
X線像上のスケール（A）を使用し，気管分岐部とチューブ先端までの距離を測定する.

図4 気管チューブ位置（3 Step）

（2）口腔内清潔の維持

人工呼吸器管理中の患者の口腔は，絶食による唾液分泌の抑制による自浄作用の低下，気管チューブ挿入による不十分な口腔ケア，開口による乾燥状態など，さまざまな理由で細菌数が増加しており，細菌レベル下げるための口腔ケアは重要である．患者は鎮静下にあるため，ケア時の細菌を含んだ洗浄水が，重力によって下気道に誤嚥

表4　気道トラブルと患者の発するサイン

気道トラブル	患者の発するサイン
片肺挿管	胸郭挙上の左右差（視診・触診），呼吸音左右差（聴診），酸素化の悪化（SpO_2値・PaO_2値・P/F比の低下，体位によるSpO_2値の差），呼吸数増加，胸部X線でのチューブ先端位置異常，テープ固定位置異常
浅い挿管抜管	カフ漏れ音 or 声漏れ音聴取，努力性呼吸（視診），胸郭挙上不良（視診・触診），呼吸音減弱（聴診），呼吸数増加，酸素化の悪化（SpO_2値・PaO_2値・P/F比の低下），吸気1回換気量と呼気1回換気量の差拡大，人工呼吸器異常アラーム（分時換気量低下・低PEEP値），グラフィックモニター上のリーク波形，胸部X線でのチューブ先端位置異常，テープ固定位置異常
加湿・加湿不足	呼吸苦しさの訴え（問診），苦悶様表情（視診），吸引後もすっきり改善しない呼吸副雑音（聴診），酸素化の悪化（SpO_2値・PaO_2値・P/F比の低下），呼吸数増加，1回換気量低下，吸引カテーテル表面に付着する粘稠度の高い痰，気管チューブへのカテーテルの挿入しにくさ
チューブ閉塞	呼吸苦しさの訴え（問診），苦悶様表情（視診），呼吸音減弱 or 消失（聴診），酸素化の悪化（SpO_2値・PaO_2値・P/F比の低下），呼吸数増加，1回換気量低下，気道内圧上昇，気管チューブへのカテーテルの挿入困難
誤嚥	呼吸苦しさの訴え（問診），頻繁な咳嗽，呼吸副雑音聴取（聴診），気道内分泌物の増加（口腔内 or 胃内容物と同様の性状の分泌物の吸引），発熱，呼吸数増加，炎症反応上昇

しないような体位の工夫や，吸引の適切な使用，カフ圧管理が必要である［☞「第2章-2」(p.13)参照］．

（3）カフ圧管理

気管壁粘膜下の灌流圧は，動脈系で30 mmHg程度といわれ，高圧（30 mmHg以上）では気管壁の虚血・うっ血・浮腫を生じ，低圧（20 mmHg）では気管壁とカフの間隙から分泌物が侵入しVAPの発生原因となる．これらを考慮し，カフ圧管理は20～30 mmHgが推奨されている．

③加温・加湿管理

人工気道の挿入により，生理的な加温・加湿と異物に対する防御機能は失われる．吸入する医療ガスの湿度は約0%の乾燥した空気であり，加温・加湿不足による痰の粘稠度の上昇により，チューブ内閉塞を起こすことが重大な問題となる．

加温・加湿の方法には，「加温加湿器」と「人工鼻」の2つの方法がある．加湿の程度は，患者の分時換気量や体温，分泌物の量や性状によって変化する．このため，人工鼻で管理を行っていても加温加湿器への変更が必要となる場合もある．

④気道管理における看護の視点

気道トラブルは発生すると重篤な合併症を伴うため，**表4**に示すトラブルを常に念頭に置き，予測した観察を行う必要がある．とくに，気管チューブの調整・口腔ケア・カフ圧調整を行った際には，**フィジカルイグザミネーション**を活用した観察を必ず行う．

表5　人工呼吸器離脱ABCDEFバンドル

A	痛みの管理，予防，アセスメント (assessment, prevention, manage pain)
B	覚醒トライアルと自発呼吸トライアルの調整 (both SAT and SBT)
C	適切な鎮静鎮痛薬の選択 (choice of analgesia and sedation)
D	せん妄の評価，予防，治療 (delirum：assess, prevent and manage)
E	早期離床 (early mobility and exercise)
F	家族の力を引き出し活用する／家族ケア (family engagement and empowerment)

［文献6）を筆者が翻訳して作成］

d 人工呼吸器離脱（ウィーニング）

人工呼吸器が装着された段階から**ウィーニング**について考えていくことが重要であり，早期離脱に重要な項目を包括的に示した**ABCDEFバンドル**が提唱されている（**表5**）[6]．ここには，過鎮静

表6　WOB増加のサインとアセスメントと対応

	WOB増加のサイン	アセスメントと対応
バイタルサイン	頻呼吸（≧30回/分），頻脈・高血圧（SBT前と20%以上の変化），新たな不整脈，SPO_2値低下（<90%），1回換気量低下（<5 mL/kg），分時換気量上昇（>10 L/分），RSBI>105，尿量減少（0.5 mL/kg/時以下）	交感神経活性化による，酸素消費量増大のサイン．頻呼吸＋1回換気量減少はSBT中止を考慮
問診	呼吸困難感・不安感の訴え，痛みの有無と程度，現状の認知不足，不穏状態の出現	患者の自覚の訴えはWOB増大を反映．現状の説明によってWOB減少にもつながる
視診	胸鎖乳突筋の緊張，胸郭の左右非対称な動き，苦悶様あるいは不安げな表情，口唇チアノーゼ，著明な発汗，四肢の動き	奇異呼吸がないか，視診触診を統合させて観察し，VALIのサインを見逃さない 努力性呼吸のサインを見逃さない DOPEを疑う場合には，胸部X線で原因検索，気管チューブ位置の確認，用手換気への切り換え，適切な鎮痛・鎮静管理を行う（☞p.151．ワザ㊺参照）
触診	胸郭の左右非対称な動き，痰の貯留，皮下気腫，四肢冷感	
聴診	呼吸音の左右差，呼吸副雑音（ロンカイ音・コースクラックル音）	痰貯留による気道抵抗上昇．溢水や心不全徴候のサインをとらえる 気管吸引による痰の除去，体位ドレナージ，水分バランス管理

を避け，せん妄を予防し，早期にリハビリテーションを開始することの重要性が示される．

人工呼吸器からの離脱には，①鎮静薬からの離脱，②人工呼吸器のサポートからの離脱，③人工気道からの離脱，の3つの離脱過程が必要となる．具体的な方法論は「人工呼吸器離脱に関する3学会合同プロトコル」（2015年）を参照されたい．

①ウィーニング中の看護の視点

原則的に，適切に管理された人工呼吸器装着中の**呼吸仕事量**（WOB）は0である．ウィーニングが開始されると，患者は負荷を自覚するようになる．ウィーニング期に求められる看護は，①患者が発しているWOB増大のサイン（**表6**）を見逃さないこと，②WOBを増加させない（患者の負担が少ない）看護ケアの提供，である．

(4) 重症患者における人工呼吸器管理 ～②非侵襲的陽圧換気：NPPV～

非侵襲的陽圧換気（noninvasive positive pressure ventilation：NPPV）とは，人工気道を用いずに，陽圧で呼吸管理を行う方法である．迅速に人工呼吸が開始できること，気管挿管に伴う合併症を回避できること，会話や食事も可能で患者のQOLの向上が得られることなど，多くのメリットがある．NPPVの目的・しくみについての詳細はp.68，「第3章-1．人工呼吸器」を参照とし，本項ではNPPVの管理の実際について述べる．

a NPPV装着中の看護

①NPPV装着中の観察のポイントとNPPV評価

挿管のタイミングが遅れると予後不良である．NPPV開始後2時間は，**状態の改善傾向を示すサイン**（a），**挿管を考慮するサイン**（b）（**表7**）を観察し，挿管への移行が必要かどうかのアセスメントを行う．

NPPV開始によって改善傾向（a）がみられていればNPPV治療を継続し，導入の目標が達成されてくればウィーニングへ向かう．一方，（b）

が出現した場合には，NPPVの限界と判断し，直ちに気道確保を行いIPPV管理へ切り替える必要がある．

②合併症予防

NPPVの合併症は適切なケアにより軽減が可能である．NPPV装着によって患者に生じる問題としてはリーク（80～100%）がもっとも多く，次いでマスク不快感（30～50%）鼻のうっ血（20～50%），顔面の皮膚の紅斑（20～34%），鼻や口の乾燥（10～20%），鼻根部の潰瘍（5～10%），と報告されている[7]．**表8**に主な合併症とその対処を示した．日々の看護ケアの中で注意深く観察し，適切なフィッティング技術を身につけていくことが重要である．

③日常生活支援

患者にとってのNPPVのメリットは，「QOLの向上」である．可能な限り行動制限を解き，患者自身で日常生活動作するが行えるように整えるこ

表7　NPPV装着後のアセスメントの視点

a．改善傾向を示すサイン	b．挿管移行を示すサイン
□NPPV開始後呼吸数減少 □NPPV開始後脈拍減少 □SpO_2値の上昇 □$PaCO_2$値の上昇がない □患者の呼吸苦の減少 □患者がNPPVに協力できている	□患者の意識状態がわるい or 興奮状態 □PaO_2 < 60 mmHg（SpO_2 90%）が達成されない □呼吸数の上昇>35回/分の持続 □$PaCO_2$値の上昇（呼吸性アシドーシスの進行） □患者の呼吸苦の増強 □血圧低下 □末梢冷感・湿潤の出現 □合併症の悪化（皮膚トラブル・痰貯留など）

表8　NPPVの合併症や患者に生じる問題と対処

	合併症や患者に生じる問題	原因	対処
マスク関連	マスク不快	マスク（サイズ・種類）選択不良 フィッティング不良（固定がきつすぎる or ゆるすぎる）	マスクの種類・サイズの見直し 間欠的装着で慣れる
	皮膚損傷 （発赤・疼痛・びらん・潰瘍）	マスクによる皮膚の圧迫（血流障害） ゆるい固定によるずれ・摩擦（血流障害） 回路の重み 不衛生な皮膚	マスクの種類・サイズの見直し 適切な固定の強さでの装着 回路の重みをとる 皮膚保護剤による除圧 皮膚とマスクの清潔保持
	リーク	マスク選択不良・フィッティング不良 痩せた頬や歯がないこと 胃管挿入	マスクの種類・サイズの見直し 胃管固定の工夫 義歯の装着
人工呼吸器関連	上気道乾燥	送気ガスの湿度が低い 送気ガスの流量が多い（リーク時） IPAP値が高い	適切な加温・加湿 口腔ケアと保湿ジェル 設定変更考慮
	眼球の乾燥・充血	マスク選択不良・フィッティング不良	適切なマスクフィッティング 目薬
	腹部膨満感 嘔吐	送気ガスの食道～胃への流入 フィッティング不良（固定がゆるすぎる）	リークの調節，設定変更考慮 排気（胃管），排便コントロール
その他	恐怖・不安 不穏	マスクの閉鎖感，症状や治療に対する不安，上記合併症による苦痛，せん妄発症	訴えの傾聴，可能なら間欠的装着として慣れるのを待つ，医療従事者との信頼関係の構築

と，部屋の環境を整えて非日常的な空間を変化させること，経口からの食事を開始することなどについて，医師を含めて検討していく必要がある．

意識状態がよい状態で行われるNPPV管理では，患者の精神面に与えているストレスは大きい．せん妄・不穏は，NPPV失敗の最大の要因であり，この前駆症状として90％ほどの患者に不眠が認められる．不眠の原因を患者と話し合い，要因を除去するとともに鎮静薬の投与も医師と検討し，睡眠の確保をしていく必要がある．

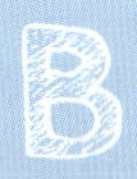

人工呼吸器管理中のワザ

重症化回避のワザ 45

換気困難時にはDOPEを評価し，異常の早期発見に努めよ！

1）人工呼吸器管理中に起こりうるトラブルを常に予測した観察の眼を持つ！

見逃してはいけないサイン23　呼吸音に左右差がある・突然のSpO_2値の低下

気管挿管中の患者が突然の呼吸状態の悪化を示す場合，DOPE（ドープ）の項目（**表9**）[8]を速やかにチェックする．

【D】と【O】は，気道に関するトラブルであり，緊急事態につながる可能性がある．チューブの位置異常は，固定位置と胸部の視診・聴診で確

表9　呼吸困難時のチェック項目—DOPE

D	Displacement（気管チューブの位置異常） 気管チューブの位置は正しいか（片肺挿管・浅い挿管・抜管）
	【観察】呼吸音左右差（右>左），胸郭挙上の左右差，チューブ位置（口角・胸部X線上でのチューブ先端位置）
O	Obstruction（気管チューブの閉鎖） 気管チューブの閉塞はないか
	【観察】分泌物の量と性状，気道内圧上昇，1回換気量低下，上気道閉塞所見（吸気時胸骨上窩凹・鎖骨上窩陥凹）
P	Pneumothorax（気胸） 気胸の徴候はないか
	【観察】呼吸音左右差，胸郭挙上の左右差，胸部X線所見，気道内圧上昇，胸痛の訴え，循環変動（血圧低下・頻脈・末梢循環不全）
E	Equipment（機器・機材の故障） 人工呼吸器自体の機器の不備や故障はないか 回路の接続外れはないか
	【観察】チェックリストを用いた観察

［文献8），table 8を筆者が翻訳して引用］

認し，片肺挿管or浅い挿管（抜管）となっていないかを判断する（☞詳細はp.146，「気道管理」参照）．チューブ内閉塞のサインは，人工呼吸器モニタからの数値および，頸部・胸部の陥凹呼吸を視診で判断する．【P】は，陽圧換気による圧外傷であるが，小さな気胸では急激なSpO_2値の低下をきたさない場合もある．このため，気胸を疑った視点での胸部の触診と聴診，胸部X線検査の評価が重要となる．【E】は，臨床工学技士による始業前点検を通過した状態でも生じる場合がある．また，誤作動を起こしていてもアラームが鳴らない場合もあり，重大な換気不全につながる可能性がある．このため，呼吸状態の突然の悪化の場合には，必ず人工呼吸器の故障や不具合を選択肢に入れて確認する．

2）患者の呼吸状態の悪化をみたら，ただちに人工呼吸器を外して用手換気に切り替えることが，急変を回避する

急変を回避するためにとるべき対処法は，①人工呼吸器と気管チューブを外し，用手換気に切り替えることである．この対処で問題が解決されれば，【E】機器・機材の故障の問題である．問題が解決しなければ，その他の【D】【O】【P】の問題の解決に進む．②気管吸引を行い，分泌物などによる【O】気管チューブ内閉塞の有無を確認する．次に，③【D】チューブの位置確認，④胸郭の挙上・聴診・触診・打診で【P】気胸を評価する．

重症化回避のワザ 46

頻呼吸のなかでも，呼吸筋疲労が原因で起こる“浅くて速い呼吸”を見逃さない！

1）頻呼吸は，もっとも簡便で正確にWOBを反映している

頻呼吸時には，1回換気量の変化に注目する．患者が不安や痛みを感じている場合の呼吸数の増加は，1回換気量は変わらないか，むしろ増大している場合が多い．

2）浅くて速い呼吸は，人工呼吸器との不同調を起こしているサイン

呼吸筋疲労が背景にある場合には，1回換気量が減少した**浅くて速い呼吸**となることが特徴である．加えて，吸気筋の代表である横隔膜が疲労することによって生じる奇異呼吸（吸気時の腹部の陥凹）がないか，胸鎖乳突筋をはじめとした呼吸補助筋の緊張の有無を確認する．

とくに人工呼吸器からのウィーニング中にこのようなサインを認めた場合には，ウィーニング中止の判断材料となる．

重症化回避のワザ 47

人工呼吸器管理中のケアによる低酸素血症を回避せよ！

1）体位変換や気管吸引は低酸素血症を起こしやすい

人工呼吸器管理下にある患者は，荷重側肺障害による酸素化の悪化や，褥瘡・廃用症候群をきたしやすいため，体位や気道クリアランスの管理は必須である．しかし体位変換により換気血流比の

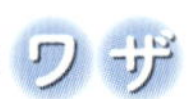

変化や下側肺への気道分泌物の移動をきたしたり，気管吸引により気管内の酸素濃度の低下や換気の中断・PEEPの低下をきたしたりすることにより，低酸素血症を招く恐れがあることを忘れてはならない．

2）低酸素血症の発生を予防する工夫

a ケアを実施する過程で気をつけること

体位変換によって下側になった部分に肺障害を伴っている場合，換気血流比不均衡が進行することで低酸素血症をきたす場合がある．このため，体位変換後の胸郭の動きの観察や呼吸音の聴取を注意深く行い，分泌物の移動に対し速やかに気管吸引で気道を開通させることが必要である．また，SpO_2値の推移をモニタリングし，低酸素血症をきたす前に，体位の角度を微調整することや体位を戻す判断をする．また，気管吸引は低酸素血症をきたすリスクが高い．気管吸引前に人工呼吸器に装備されているサクションサポート機能を使用して，純酸素を負荷する工夫で低酸素血症を回避できる場合が多い．また，高PEEPで管理中の場合には不用意に回路を開放しないことで無気肺を予防することは必須であり，閉鎖式サクションシステムを使用することを推奨する．

b ケアによって低酸素血症を認めた場合に行うこと

人工呼吸器管理中に急激に低酸素血症を認めた場合には，まずは，躊躇せず吸入酸素濃度を上げ医師へ応援要請する．低酸素血症をきたす前に行っていたケアとの関連をアセスメントし，体位管理に関連している場合には体位を仰臥位に戻すことや，気管吸引に関連した合併症を疑う場合には，換気を再開し高濃酸素投与によって酸素化の改善が図れるかを観察する．その他，原因が不明の突然の低酸素血症をきたした場合には，前述したDOPEを念頭に置き対応する．

引用文献

1）The Acute Respiratory Distress Syndrome Network：Ventilation with lower tidal volumes as compared with traditional tidal volumesfor acute lung injury and the acute respiratory distress syndrome. N Engl J Med **342**：1301-1308, 2000
2）Villa J et al：A high positive end-expiratory pressure, low tidal volume ventilator strategy improves outcome in persistent acute respiratory distress syndrome：a randomized,controlled trial. Crit Care Med **34**：1311-1311-1318, 2006
3）Gattinoni L, Pesenti A：The concept of "baby lung". Intensive Care Med **31**(6)：776-784, 2005
4）厚生労働省：院内感染対策サーベイランス 集中治療部門 感染症発生率，2016〈https://janis.mhlw.go.jp/report/open_report/2016/3/3/ICU_Open_Report_201600.pdf〉［2019年2月1日閲覧］
5）日本集中治療医学会：人工呼吸関連肺炎予防バンドル 第2版．2010.〈http://www.jsicm.org/pdf/2010VAP.pdf〉［2019年2月1日閲覧］
6）The ABCDEF Bundle：Science and Philosophy of How ICU Liberation Serves Patients and Families. Crit Care Med **45**(2)：321-330, 2017
7）Mehta S et al：Noninvasive ventilation. Am J Respir Crit Care Med **163**：540-577, 2001
8）Day D：Keeping patients safe during intrahospital transport. Critical Care Nurse **34**(4)：18-32, 2010

参考文献

- 安本和正，古谷透（編）：人工呼吸両方における30の謎，克誠堂出版，2008
- 田中竜馬：Dr. 竜馬の病態で考える人工呼吸器管理，羊土社，2014
- 医療情報科学研究所（編）：フィジカルアセスメントが見える，メディックメディア，2015
- 富阪幸子ほか：超図解新人ナースのための循環モニタリング⑧人工呼吸器．ハートナーシング［春季増刊］，2014

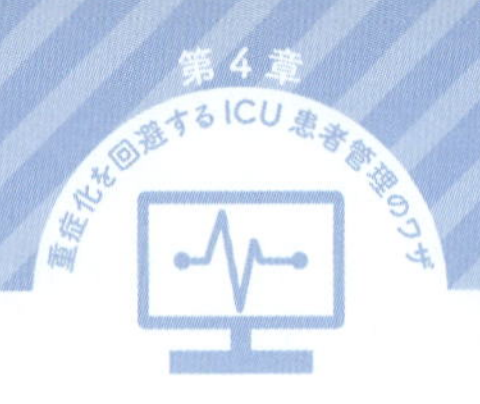

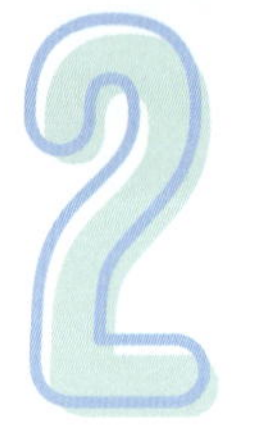

酸素療法中の患者管理

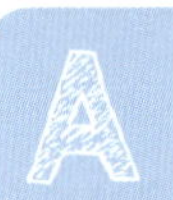

押さえておきたい基本知識

（1）酸素療法中の患者管理の意義

酸素療法は，鼻カニューラや簡易酸素マスクなどのデバイスを用いて酸素を患者に投与することで吸入気の酸素濃度（F_IO_2）※1を上昇させ，酸素を体内に送り届ける治療法である．動脈血の酸素化を維持して，**低酸素状態**※2**から改善**させることを主な目的とする．

重症患者は代謝の亢進によって酸素消費量が高まっている．しかし，重症患者の多くは肺障害や循環障害によって，酸素が取り込まれない，酸素が運搬されないなどの理由で十分な酸素が末梢組織に運搬されず，**酸素が欠乏した状態**である（**低酸素症**）．酸素は生体にとって必要であるが，過剰な酸素が供給されると肺にとって有害なものとなる（☞p.162参照）．**酸素の過剰投与も過少投与も患者の生体に害を及ぼす**ため，酸素療法中の患者管理は，重症化の回避・早期回復の観点から重要な意義がある．

（2）病態的特徴からみた酸素療法中の患者管理の重要性

重症患者が酸素療法を必要とする病態はさまざまである．酸素療法を受けている患者の低酸素症の病態や特徴を理解することは患者管理をするうえで重要となる．

一般的に**低酸素血症（SpO_2の低下）**の確認で酸素投与を開始することが多いが，低酸素症に対するアセスメントと治療がもっとも重要である．低酸素症は，肺でのガス交換障害（呼吸不全），動脈血酸素含量（CaO_2）の低下，酸素運搬量（$\dot{D}O_2$）の低下，組織細胞内への摂取障害によって生じる．

a 呼吸不全の分類と病態生理

呼吸不全は「呼吸機能障害のため動脈血ガス（とくにO_2とCO_2）が異常値を示し，そのために正常な機能を営めない状態であり，室内空気呼吸時の動脈血酸素分圧（PaO_2）は60 Torr以下となる呼吸器系の機能障害，またはそれに相当する状態」と定義される[1]．**呼吸不全**は，動脈血二酸化炭素分圧（$PaCO_2$）の値によって，I型呼吸不全（$PaCO_2 \leq 45$ Torr）とII型呼吸不全（$PaCO_2 > 45$ Torr）（**図1**）に，発症の形態によって急性呼吸不全と**慢性呼吸不全**に大別される．呼吸不全の

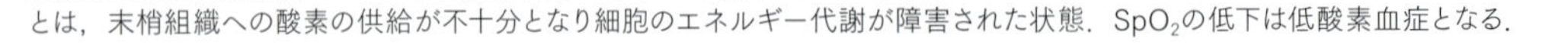

※1 吸入酸素濃度（fraction of inspiratory oxygen：F_IO_2）：吸気中に含まれる酸素濃度を示す．室内気は0.21，中央配管や酸素ボンベは1.0となる．濃度（%）で示す場合は，21～100%となる．F_IO_2を表記する際の注意点として，2文字目の「I」は大文字で下付きとする．

※2 低酸素血症と低酸素症：いずれも低酸素状態を意味する用語である．低酸素血症とは，動脈血中の酸素が不足している状態．低酸素症とは，末梢組織への酸素の供給が不十分となり細胞のエネルギー代謝が障害された状態．SpO_2の低下は低酸素血症となる．

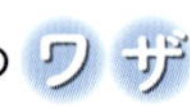

A. 呼吸不全の分類と病態生理

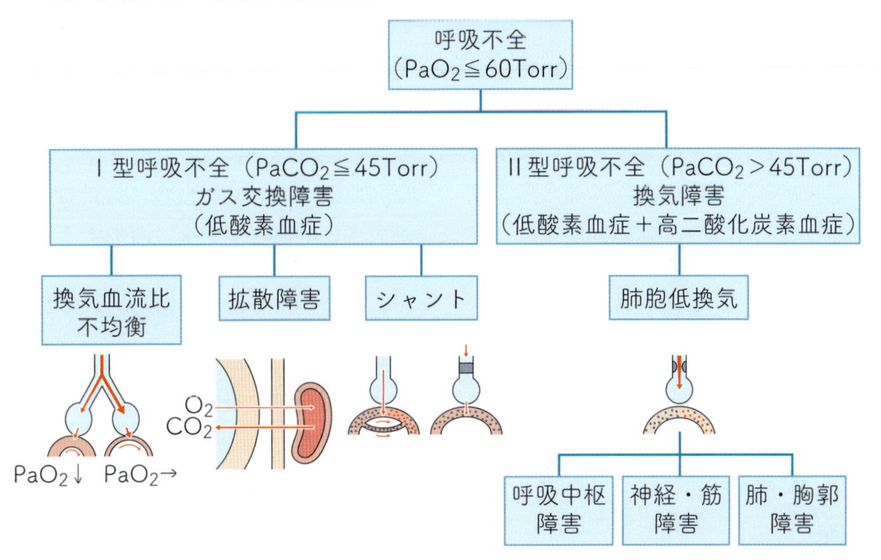

B. 低酸素血症の鑑別

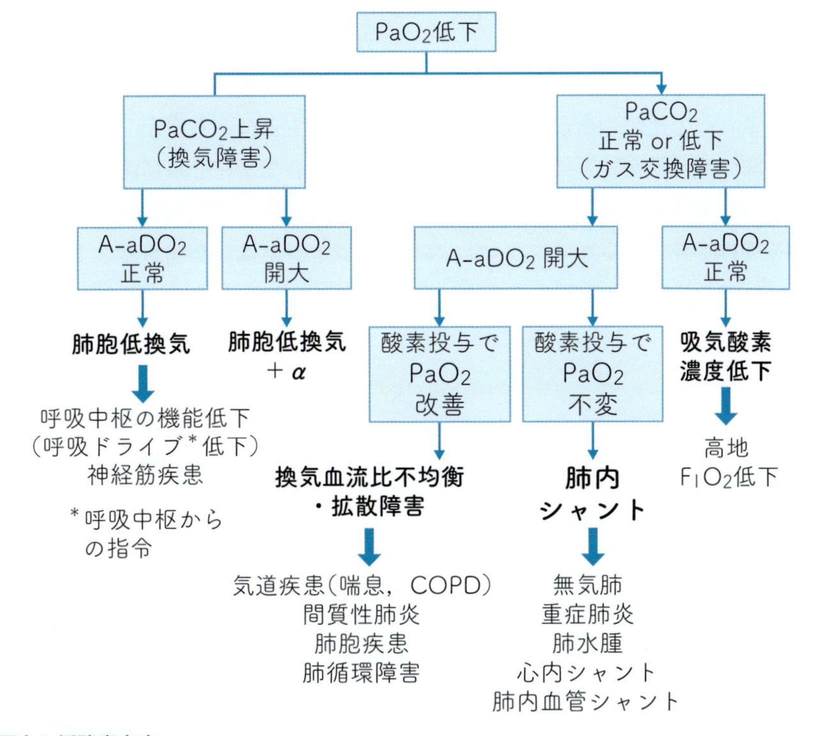

図1　呼吸不全と低酸素血症

［日本呼吸ケア・リハビリテーション学会酸素療法マニュアル作成委員会・日本呼吸器学会肺生理委員会（編）：酸素療法マニュアル（酸素療法ガイドライン改訂版），A：p.7，B：p.8，2017より許諾を得て改変し転載］

病態が少なくとも1ヵ月以上持続する場合は慢性呼吸不全という．

b 低 O_2 血症を呈する病態

①換気障害（低酸素血症＋高二酸化炭素血症）

・肺胞低換気

換気量が少ないことにより十分なガス交換が行えていない状態を示し，低酸素血症に加え高二酸化炭素血症を伴うことが多い．肺胞低換気は，肺胞気の酸素分圧（P_AO_2）の低下を招き低酸素血症になるため，A-aDO_2[※1]は開大しない．肺胞低換気の原因として，呼吸中枢からの換気刺激の減少（麻薬，抗不安薬，睡眠薬，脳卒中など），神経・筋疾患（重症筋無力症など），肺や胸郭の異常（慢性肺疾患，肥満，後側弯症など）がある．不用意な酸素投与は，高二酸化炭素血症が増悪して**CO_2ナルコーシス**（☞p.162参照）にいたる危険性があるため，人工呼吸器管理も視野に入れて，慎重に管理すべきである．

②ガス交換障害（低酸素血症）

・換気血流比不均衡

肺胞における換気量と血流比の均衡が崩れている状態を示し，気道肺胞系と肺血管系に異常をきたすほとんどすべての疾患で出現する病態である．重力や体位の影響を受けて変化する．

換気は十分にあるが血流が少ない場合は，少ない血流でも酸素化された血液が流入するため，動脈血液ガスへの影響は少ない．完全に血流が消失すると換気は無効となり死腔となる．換気が少なく血流が維持されている場合は，酸素化されていない血液が流入するため，動脈血液ガスへの影響が大きい．換気が完全に消失すると**肺内シャント**となる．

換気血流比不均衡の原因としては，感染性肺炎，無気肺，慢性閉塞性肺疾患（COPD），ARDS，肺水腫，肺血栓塞栓症などがある．

・拡散障害

拡散とは，肺胞気と肺毛細血管との間で分圧の差によって，酸素と二酸化炭素のやり取りをする現象をいう．肺胞壁の障害や肥厚（間質性肺炎，放射性肺臓炎，薬剤性肺臓炎），肺胞面積の減少（広範囲な無気肺，肺切除，COPD）などによってガスの拡散は障害される．

・肺内シャント

シャントとは，右室から拍出された血液が酸素化されないまま左心系に流入する状態を示し，解剖的シャントと機能的シャントに分類される．**解剖的シャント**は，右左シャントを持つ先天性心疾

column 12 換気障害の分類

換気障害は，閉塞性換気障害と拘束性換気障害，混合性換気障害に鑑別ができる（**図2**）．**閉塞性換気障害**は，気道の狭窄による呼気の通過障害で1秒率（$FEV_{1.0}$%）が70%未満のときに診断される．**拘束性換気障害**は，肺の容積が縮小することで肺活量（VC）が予測値の80%未満のときに診断される．混合性換気障害は，閉塞性換気障害と拘束性換気障害が混合している病態である．

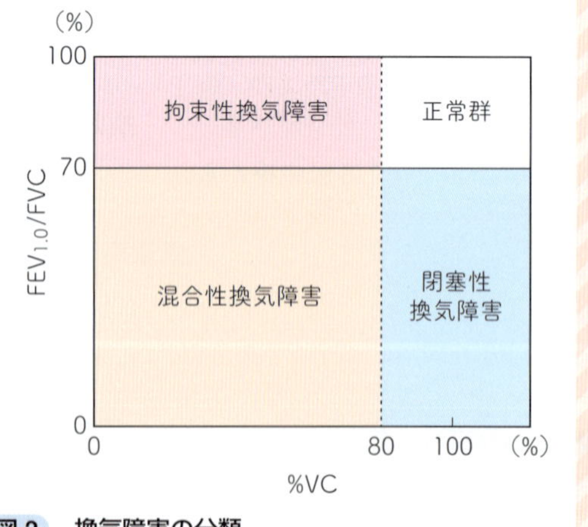

図2　換気障害の分類

※1 A-aDO_2（alveolar-arterial oxygen difference）：肺胞気酸素分圧（P_AO_2）と動脈血酸素分圧（PaO_2）差のことで，A-aDO_2=P_AO_2－PaO_2で表される．肺胞レベルでの酸素化障害の指標となる．健常者でも，多少の換気血流比不均衡は存在するためA-aDO_2=0とはならず，室内気吸入下で10 Torr以下が正常となる．

患や肺動静脈瘻である．**機能的シャント**は，肺胞腔が滲出液などで完全に充満される急性呼吸促迫症候群（ARDS）や気道閉塞による肺の虚脱などで生じる．酸素を投与してもPaO_2の改善は乏しい．

column 13

動脈血酸素含量

動脈血酸素含量（CaO_2）は，**動脈血100 mL（1 dL）中に含まれる酸素量**を示した値である．ヘモグロビン（Hb）と結合した酸素（**結合酸素**）と，血漿中に溶解している酸素（**溶存酸素**）の総和である．結合酸素は，ヘモグロビン1gに対し1.34 mLの酸素と結合できる．溶存酸素は，酸素分圧に比例して100 mLの血液1 mmHgあたり0.0031 mLの酸素が溶解できる．よって，CaO_2は次の計算式で求めることができる（正常値：16〜22 mL/dL）．

$$CaO_2\ (mL/dL) = \underbrace{(Hb \times 1.34 \times SaO_2/100)}_{結合酸素} + \underbrace{(0.0031 \times PaO_2)}_{溶存酸素}$$

血漿中の溶存酸素量はわずかであり，たとえPaO_2やSaO_2が高い値であっても，ヘモグロビン量が少なくなるとCaO_2は低くなる．注意点として，SpO_2（経皮的酸素飽和度）で動脈血酸素含量を求めることができないため，SaO_2とSpO_2の違いを理解する必要がある．

column 14

酸素運搬量

酸素運搬量（$\dot{D}O_2$：oxygen delivery）は，**組織に運ばれる酸素量**を表す．SO_2やCaO_2は動脈血中のヘモグロビン結合率や酸素の量を表すが，組織へ運ばれた量ではない．$\dot{D}O_2$は酸素化された血液の運搬を意味するため，心拍出量と関係している．

$$\dot{D}O_2 = [動脈血酸素含量\ (CaO_2：mL/dL) \times 10] \times 心拍出量\ (CO：L/分)$$

CaO_2の単位（mL/dL）とCOの単位（L/分）を揃えるため，「×10」をする．正常値は900〜1,100 mL/分とされているが，体表面積も考慮する必要がある．

例）CaO_2：19 mL/dL，SV：70 mL/回，HR：80回/分のときの$\dot{D}O_2$

心拍出量（CO）＝1回拍出量（SV）×心拍数（HR）

＝70×80＝5,600 mL/分＝5.6 L/分

$\dot{D}O_2$＝［19 mL/dL×10］×5.6 L/分＝1,064 mL/分

生体のホメオスターシスとして，CaO_2が低下すると心拍出量を増加させて$\dot{D}O_2$を維持しようとする．この反応が不十分であれば，SpO_2が高値であっても組織への酸素供給が不足していることが考えられる．

呼吸・循環の管理として酸素運搬をアセスメントするときは，**血液中の酸素含量は十分か（酸素飽和度・Hb）**，**心拍出量（心拍数・末梢冷感）は十分か**という視点が重要となる．

(3) 酸素療法の適応と管理方法

a 酸素療法の適応[2)]

一般にSpO_2 94%(≒PaO_2 75 Torr)未満が酸素投与の適応となる．ただし，Ⅱ型呼吸不全で，慢性呼吸不全の急性増悪の場合は，SpO_2 88%あるいは，PaO_2 55 Torr以下を酸素投与の適応としてもよい．また，低酸素血症の症状や身体所見(判断力の低下，混迷，意識消失，不整脈，頻脈あるいは徐脈，血管拡張，血圧低下，中心性チアノーゼ)を認め，低酸素血症が疑われる場合や低酸素血症へ進行する危険性が高い場合は，低酸素血症の確認が出来なくても酸素投与を開始する．ただし，病態を評価し酸素投与が必要ないと判断されれば中止する．

b 酸素投与の方法

①低流量システム

低流量システムは簡便であり，臨床でもっとも使用頻度が高い．デバイスには，経鼻カニューレ，酸素マスク，リザーバー付き酸素マスク，オープンフェイスマスク，がある(**表1，2**)．

低流量システムは**患者の1回換気量(吸気流量)(健常な成人で30 L/分，コラム⑮参照)よりも，配管からの酸素ガスの供給量が少ない**という特徴をもつ．酸素ガスの不足分は，鼻腔周囲の室内気(21%)を吸入することで補っている．患者の1回換気量の変化により室内空気の吸入量が異なるため，吸入酸素濃度も変化する．つまり，**吸気酸素濃度を設定することはできない．**

②高流量システム

高流量システムは，高速で流れる気体が周りの気体を引き込む効果(ベンチュリ効果，p.162，コラム⑯参照)を用いて，純酸素(酸素濃度100%)と外気(酸素濃度21%)を混合して高流量で投与するシステムである．デバイスには，マルチベントマスク(ベンチュリーマスク)，インスピロン®イージーウォーター ネブライザーシステム，ハイフローセラピー(ネーザルハイフロー)，がある(**表3**)．

高流量システムは，患者の1回換気量(吸気流量)(健常な成人で30 L/分)よりも酸素ガスの供給量を多く設定することで，患者の呼吸状態や呼吸パターンの影響を受けることなく，**吸気酸素濃度を一定に保つ**ことができる．慢性呼吸不全でCO_2の蓄積を伴う患者や呼吸器疾患の術後などの低換気の患者に低流量酸素で投与すると，高濃度の酸素を吸入し，呼吸停止のリスクを高める．そのため，こうした患者には酸素化やCO_2の蓄積を評価するためにも，高流量システムで投与する．

なお，酸素ガスの供給量[トータルフロー(総流量)]は，酸素濃度と酸素流量によって決まるため，健常な成人の吸気流量である30L/分を超えるよう設定時には注意が必要である(**表4**，赤枠内)．

c 加湿の管理

配管や酸素ボンベからの酸素は乾燥している．酸素流量が多くなるほど，酸素を加湿する必要性

---

column 15 1回換気量

健常な成人は，1回の呼吸で約500 mLの空気を1秒で吸入している．500 mL/秒の単位をmL/分に直すと30,000 mL/分となり，30 L/分となる．つまり，健常な成人の吸気流量は30 L/分となる．

表1　低流量システムのデバイス

	特徴	注意点
経鼻カニューレ	・鼻腔から酸素を投与するデバイス． ・簡便かつ違和感や圧迫感が少ない． ・装着のまま食事ができる．	・口呼吸の患者には適さない． ・流量が多いと鼻腔の乾燥や不快感が強くなる．酸素濃度の上昇も期待できないため5 L/分までの流量で使用する（**表2**）．
酸素マスク	・鼻と口をおおい酸素を投与するデバイス． ・患者の換気量が少ないとマスク内の呼気CO_2を再吸入するため，5 L/分以上で使用する（**表2**）． ・呼気時に発生するマスク内のくもりで換気状態を観察できる． ・マスクの特徴として，側面に小さな穴が多数ある．	・CO_2上昇の心配のない患者に使用することを推奨し，II型呼吸不全の患者はCO_2の上昇に注意する． ・酸素マスクで管理中に酸素流量が減量となった場合は，4L/分以下で鼻カニューレに変更する．
リザーバー付き酸素マスク 提供：日本メディカルネクスト株式会社	・高濃度の酸素投与が必要なときに使用． ・マスクとリザーバーバッグとの間，マスクの両側面に一方弁がついている． ・吸気時にはマスクの一方弁が閉じ，リザーバーバッグ側の一方弁が開いてバッグ内の純酸素を吸入できる． ・呼気時には，マスクの一方弁が開いて呼気が排出され，リザーバーバッグ側の一方弁が閉じてバッグ内に呼気が入り込まない．	・必ず6 L/分以上の酸素流量で使用（**表2**）する． ・呼吸毎にリザーバーバッグの収縮と膨張がなければ，酸素流量を増加しても吸入酸素濃度の上昇は見込めない． ・使用時には，マスクが顔に密着していることの確認が必要である．
オープンフェイスマスク（オキシマスク™） 提供：日本メドトロニック株式会社	・鼻と口をおおい酸素を投与するデバイス． ・マスク本体が大きく開放されている． ・圧迫感が少なく，飲水や会話がしやすい． ・呼気の再吸入を防ぐことができる． ・マスクを交換せずに低濃度から高濃度まで使用できる． ・酸素流量と吸入酸素濃度の目安 3 L/分：酸素濃度40% 5 L/分：酸素濃度50% 10 L/分：酸素濃度60%	

表2　低流量システムにおける酸素流量と吸入酸素濃度（F_IO_2）

酸素流量（L/分）	1	2	3	4	5	6	7	8	9	10
経鼻カニューレ	0.24	0.28	0.32	0.36	0.4	6 L/分以上では使用しない				
酸素マスク	4 L/分以下では使用しない				0.4		0.5	0.6		
リザーバー付き酸素マスク	5 L/分以下では使用しない					0.6	0.7	0.8	0.9	0.9＋α

＊経鼻カニューレで酸素1L/分で投与している場合，およそ24%の酸素濃度を投与している．

表3 高流量システムのデバイス

	特徴	注意点
マルチベントマスク（ベンチュリマスク） 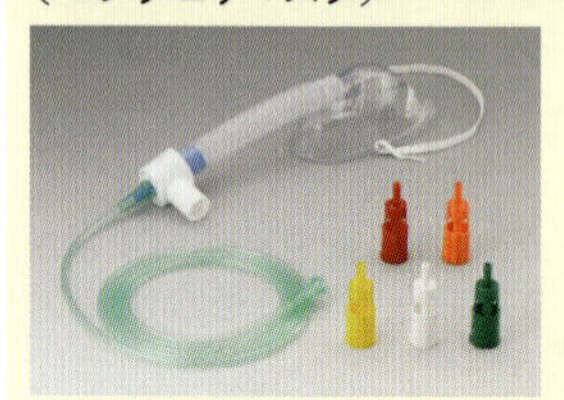 提供：日本メディカルネクスト株式会社	・マルチベントマスクはダイヤルを回すことで，酸素濃度を24～50%の範囲に調節することができる（**図3**）．設定酸素濃度に応じて規定されている酸素流量に設定する． ・ベンチュリマスクは，設定酸素濃度に応じて色別されたコネクターを交換するものもある．	・酸素流量に関係なく40%まではあえて加湿の必要はない． ・51%以上の酸素濃度は，高流量を維持できないため，投与できない．
インスピロン®イージーウォーターネブライザーシステム 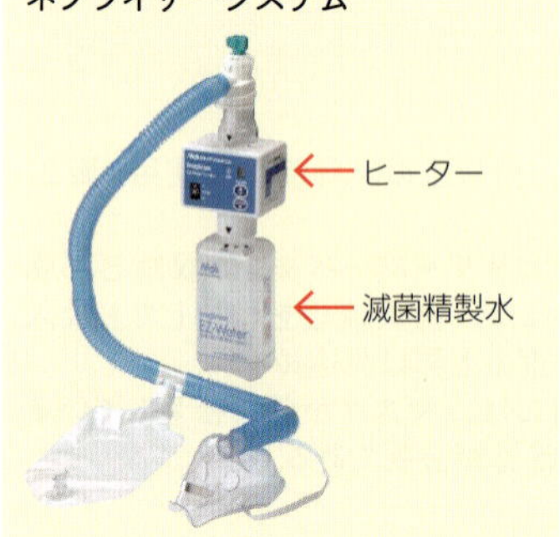 提供：日本メディカルネクスト株式会社	・マルチベントマスクに加温加湿（ネブライザー）機能を備えたもの． ・滅菌精製水をヒーターで加熱し，加熱の強弱によって加湿を調節する． ・酸素濃度は35～50%の間で調節が可能．設定したい酸素濃度にダイヤルを合わせ，総流量が30 L/分以上になるように酸素流量を調節する（**表4**）．	・回路内で酸素ガスの温度が低下し，結露が多量に付着するため，加湿の効果には限界がある． ・マスクの圧迫感や熱，結露がマスク内に停滞することで不快を生じることがある．また，結露水の除去時には感染対策が必要である．
ハイフローセラピー（ネーザルハイフロー）	・酸素混合器（**表5**）を用いることで，これまでの高流量デバイスの欠点であった酸素濃度51%以上の投与ができないことを補い，純酸素（100%）の投与が高流量（最大60 L/分）で投与ができる． ・鼻カニューレのため，患者の不快感が少なく，食事や飲水が可能． ・高流量投与により，PEEP（終末呼気陽圧）効果を認め，患者の呼吸仕事量や心仕事量が軽減する．適切な加温加湿により，気道クリアランスが最適化されることから，急性期での人工呼吸器装着の回避，人工呼吸器からの早期離脱も可能．	・冷たい酸素が勢いよく投与されると，鼻腔への刺激で治療が継続できない可能性があるため，加温加湿器を十分に温めてから，酸素流量を徐々に目標値まで上げていく．

表4 高流量システムの総流量（L/分）早見表

酸素流量（L/分）		4	5	6	7	8	9	10	11	12	13	14	15
酸素濃度ダイアル	35%	22.6	28.2	33.9	39.5	45.1	50.8	56.4	62.1	67.7	73.4	79.0	84.6
	40%	16.6	20.8	24.9	29.1	33.3	37.4	41.6	45.7	49.9	54.1	58.2	62.4
	50%	10.9	13.6	16.3	19.1	21.8	24.5	27.2	30.0	32.7	35.4	38.1	40.9
	70%	6.4	8.1	9.7	11.3	12.9	14.5	16.1	17.1	19.3	21.0	22.6	24.2
	100%	4.0	5.0	6.0	7.0	8.0	9.0	10.0	11.0	12.0	13.0	14.0	15.0

原則として総流量が30 L/分以上となるように，赤枠の範囲で設定する．たとえば，6 L/分のO_2を投与する場合，高流量（30 L/分）を確保するためには，35%のO_2濃度を設定する必要がある．40%のO_2濃度だと24.9 L/分しか確保できない．患者の吸気流量に応じて酸素流量を調節する．

［インスピロンQ&A「より安全にお使い頂くために」医療安全ライブラリ，日本メディカルネクスト株式会社より引用］

表5　酸素混合器の種類

国内販売元	カフベンテック株式会社	フィッシャー&パイケルヘルスケア株式会社	
酸素療法デバイス	MaxVenturi™ R211P03-020	酸素ブレンダーセット FP-OA2060	加温加湿器搭載型フロージェネレーター AIRVO 2（エアボー2）
外観			
インターフェイス	・経鼻カニューレ ・気管切開用コネクター	・経鼻カニューレ ・気管切開用コネクター ・マスク用コネクター	・経鼻カニューレ ・気管切開用コネクター ・マスク用コネクター
対象	成人	成人 （新生児と小児用ブレンダセットも取扱いあり）	小児（おおよそ3,000 g以上） 成人
流量（L/分）	20～50	～60	2～25（小児）， 10～60（成人）
酸素濃度（%）	32～100	21～100	21～100
酸素濃度の変動性	酸素濃度のふらつきあり	安定した酸素濃度	安定した酸素濃度
使用場所	酸素だけで使用でき，病棟や処置室など場所を選ばない	酸素の配管・空気の配管が必要	ルームエアを取り込めるので空気配管がない場所でも使用可能
酸素濃度設定	酸素濃度を32%以下にすることはできないが，酸素濃度を実測値でモニタリング可能	酸素濃度設定を目盛通り設定できるが，モニタ機能なし	F_IO_2 をモニタリング可能

［竹末芳生，藤野智子（編）：術後ケアとドレーン管理のすべて，照林社，p.160，2016を参考に筆者作成］

図3　マルチベントマスクの酸素流量と設定酸素濃度

酸素流量（L/分）	設定酸素濃度（%）
3	24
4	28
6	31
6	35
8	40
12	50

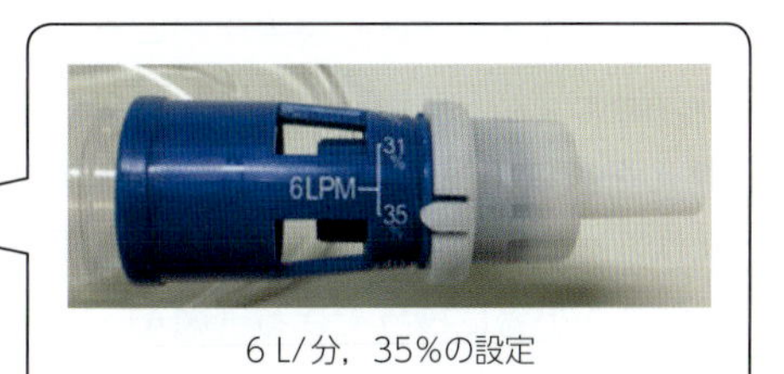

6 L/分，35%の設定

が増す．また，気管挿管や気管切開により上気道がバイパスされている場合は，生体の加湿機能を欠くため加湿が必要となる．

酸素療法マニュアル[3]では，「鼻カニューレでは3L/分まで，ベンチュリマスクでは酸素流量に関係なく酸素濃度40%までは，あえて酸素を加湿する必要はない．むしろ，室内気の湿度に注意すべきである.」と述べている．またその理由として，「①天然の加湿器である鼻腔を介している，②1回換気量に占める配管からの酸素（乾燥酸素）の割合が少ない，③酸素を加湿しなくとも気道から失われる水分量はきわめて少ない，④室温で使用する加湿器の加湿能力は低い，⑤酸素加湿の有無で自覚症状に差がないという報告がある，⑥加湿器用蒸留水の細菌感染が報告されている」としている．あえて酸素を加湿する必要がないのであって，「加湿をしてはいけない」ということではない．つまり，**患者の状態合わせて加湿の必要性を検討すべき**である．

痰の粘稠度や口渇の原因は酸素投与だけの問題ではないため，酸素の加湿だけでは効果は不十分であり，全身の水分出納バランスから見直すことも必要である．より効率的に加湿が必要な場合は，加温をすべきである．感染面を考慮し，ディスポーザブルの滅菌精製水の使用が望ましい．

d 酸素療法による有害事象に対する管理

① CO_2 ナルコーシス

CO_2ナルコーシスとは，体内に二酸化炭素（CO_2）が蓄積し，意識障害などの中枢神経症状をきたした病態である．**呼吸性アシドーシス**の状態で，肺胞低換気が原因である．

正常であれば，pH，CO_2，O_2の変化をもとに呼吸中枢から指令が送られ，呼吸運動は調節される．なかでも，pHとO_2は厳密な調整がなされ，体内のO_2が低下すれば換気を促進し，上昇すれば抑制する．

しかし，慢性閉塞性肺疾患（chronic obstructive pulmonary disease：COPD）や気管支喘息，肺結核後遺症など，肺の器質的疾患をもつ患者は，慢性的に低O_2の状態にある．このような患者に不用意な酸素投与を行うと，O_2の急激な上昇により呼吸が抑制されCO_2がさらに貯留し，CO_2ナルコーシスとなる．

②酸素中毒

酸素中毒とは，高濃度の酸素を長時間吸入することで生じたフリーラジカル（活性酸素）による細胞や組織（気管支粘膜や肺胞上皮）の傷害を示す．主な症状には，胸骨下痛，前胸部不快感，咳，気管・気管支炎，肺活量・肺コンプライアンス・拡散能の低下などがある．さらに振戦，痙攣，知覚異常，パニック，悪心・嘔吐，幻覚などの中枢

column 16 ベンチュリ効果

狭窄部から酸素を高圧で噴射すると，細いジェット気流が生じ，これによって気圧が下がり，周囲の気体を引き込む現象が起こる．これをベンチュリ効果という．気圧が下がる部分に側孔を設けることで外気（21%）が引き込まれて，酸素と空気の混合された高流量の混合酸素が患者に投与できる（**図4**）．

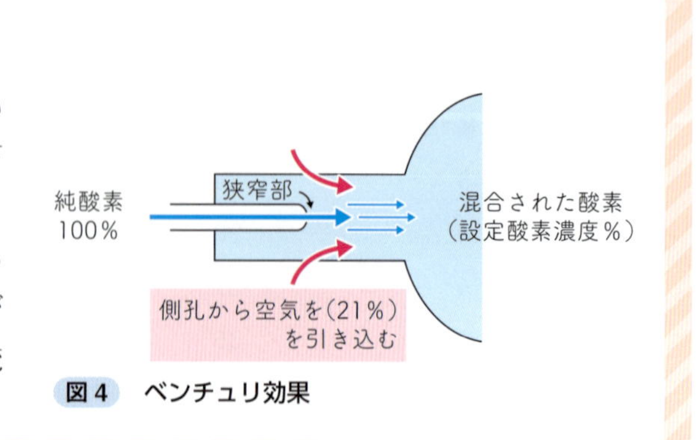

図4 ベンチュリ効果

神経症状を引き起こすこともある．

酸素中毒は，**酸素分圧（PO_2）と吸入時間に影響されるが，吸入酸素濃度（F_IO_2）とは関与しない**．酸素中毒が出現するPO_2と吸入時間の閾値は明らかではないが，PO_2がより高く，吸入時間がより長いほど出現しやすい．したがって，酸素化の改善とともに可及的速やかにF_IO_2を減量し，F_IO_2 0.5以下を目指すことが望ましい．

③吸収性無気肺

肺胞でのガスは分圧の較差によって，濃度の高いほうから濃度の低いほうへと拡散している．大気を吸入しているときは，21％の酸素の他に窒素が78％含まれており，酸素が血液中に吸収されても，肺胞内には窒素が残ることで肺胞の虚脱を予防できている．しかし，高濃度の酸素を吸入すると，肺胞内の酸素分圧の上昇によって窒素分圧の割合が減少する．肺胞内の酸素が血管に取り込まれると肺胞内に気体が残らないため肺胞が虚脱する．この虚脱によって生じた無気肺を吸収性無気肺という．

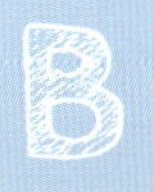

酸素療法中のワザ

重症化回避のワザ 48

低流量システムで酸素を投与するときは，「患者の呼吸パターンによる吸入酸素濃度の変化」をアセスメントする！

「術後1日目の患者に，経鼻カニューレ1 L/分で酸素が投与されていた．SpO_2が97％前後であるのに，酸素を中止するとSpO_2が90％前後に低下してしまう」

「入眠するとSpO_2が上昇する」

こういった経験はないだろうか？　その原因には何が考えられるだろうか？

酸素療法は，日常的行われている身近なものであり，パルスオキシメータを用いて測定されたSpO_2の値を参考に酸素を増減していることに違和感はない．しかし，その変化の背景をアセスメントして看護ケアに活かすことは，患者の重症化を回避する視点から重要である．

1）酸素化が変化した原因をアセスメントする

●換気量の変化

低流量システムによる酸素投与では，患者の換気量の変化によって吸入酸素濃度が変化する．術後は，横隔膜機能の低下，疼痛，肺コンプライアンスの低下，鎮痛薬などの影響により換気量が低下する．この症例の場合，換気量が低下していたが，低流量システムでの酸素投与のため，**吸入酸素濃度が上昇していたため，O_2投与中はSpO_2 97％を示していた．酸素投与を中止すると，極端に吸入酸素濃度が低下し，酸素化の低下につながった**とアセスメントすることができる．

酸素を再開し継続することだけではなく，換気量が増加する看護ケアを取り入れることが重症化の回避につながる．換気量の増大につながる看護ケアとして，術後であれば良質な疼痛管理のもとの離床援助（ヘッドアップも含む）が第一選択となる．疼痛に対しては，積極的に鎮痛薬の使用を検討する．また，オピオイド系鎮痛薬が過剰投与され疼痛がまったくないときは，オピオイドによる換気抑制を考慮して，薬剤の減量を視野に入れると換気量が増加し，酸素化の改善が期待できる．

睡眠や活動によっても，換気量の変化が生じて吸入酸素濃度が変化する．入眠するとSpO_2が上昇する場合は，1回換気量が減少すること（ゆっくり吸うこと）で，覚醒時より高濃度の酸素を吸入している．慢性呼吸不全の患者が，眠剤を服用して入眠している状況であれば，CO_2ナルコーシスの注意が必要である．その場合，呼吸数や換気の状況に注意を払うとともに，酸素流量の減量も考慮する．睡眠に伴う酸素化の低下には，肺胞低換気も念頭に置く．この場合の安易な酸素流量の増加は，CO_2ナルコーシスを引き起こす可能性があるため慎重に対応すべきである．

逆に活動や興奮（不穏）により換気が亢進（過換気）すると，吸気流量の上昇から吸入酸素濃度が低下し，酸素化が低下する．この場合は，酸素を増量して吸入酸素濃度を高める必要がある．

●酸素消費量の変化

活動や興奮（不穏），発熱により酸素消費量が増加することで，酸素化は低下する．この場合は，吸入酸素濃度を高めるとともに，酸素消費量を低下するための看護ケア（安静や解熱処置）が有効である．反面，睡眠中のSpO_2の上昇は，酸素消費量の低下が関与していることも多い．

重症化回避のワザ 49

高流量システムで酸素濃度を変更する際は，酸素濃度の調整ダイヤルだけでなく，酸素流量も変更する！

1）酸素濃度を調整するだけでは，高流量デバイスの利点を活かせない

高流量デバイスは，総流量が30 L/分以上を維持することで，患者の呼吸パターンに左右されず，一定の酸素濃度を供給できる利点がある．そのため，酸素濃度の調整ダイヤルだけを変更すると，総流量が30 L/分以下になる場合があり，高流量デバイスの利点を活かせない．つまり，**30 L/分以下になることで低流量デバイスと同じ**になり，患者の呼吸パターンによって吸入酸素濃度が変動することになる．濃度を下げる場合は総流量が増加するため問題とはならないが，**濃度を上げる場合は，総流量が減少する**ため，患者の吸気流量に満たなくなり，吸入気の酸素濃度が低下する場合がある．

表4（☞p.160参照）の高流量システムの総流量（L/分）早見表を参考に，実際の数値で確認してみる．8 L 40％で投与中の総流量は33.3 L/分である．この場合，酸素濃度の調整ダイヤルだけを35％に下げると総流量が45.1 L/分と上昇する（＝酸素濃度を下げることにより多くの外気を入れることで，結果として総流量が上昇する）．総流量の上昇により酸素ガスの吹き出し音は大きくなるものの，30 L/分以上の総流量が維持できているため，吸入酸素濃度は一定のまま酸素投与が可能である．逆に，酸素濃度の調整ダイヤルだけを50％に上げたとすると，総流量は21.8 L/分に低下する．30 L/分以下になるため，患者の呼吸パターンによって吸入酸素濃度が変動し，正確な酸素濃度で投与できなくなる．

重症化回避のワザ 50

リザーバー付き酸素マスクでは，顔とマスクを密着させ，リザーバーバッグの動きに注目せよ！

1）リザーバー付き酸素マスクの仕組みと酸素の流れ

リザーバー付き酸素マスクは，効率よくリザーバーバッグから高濃度酸素が吸入できる．吸気と呼気でどのように酸素が吸入され，リザーバーバッグに酸素がたまっているのかを**図5**に示す．

1回換気量：500 mL，吸気時間：1秒，吸気流量 30 L/分，呼気時間：2秒，
リザーバーマスク 10 L/分で投与中の患者

A．吸気時の空気の流れ

①マスク内の酸素 180mL を吸入
②酸素チューブから流入する酸素を吸入
10L/分 → 10,000mL÷60秒＝166mL/秒
③1回換気量から①②の差し引き分をリザーバーバックから吸入
1回換気量 500mL－(180mL＋166mL)＝154mL

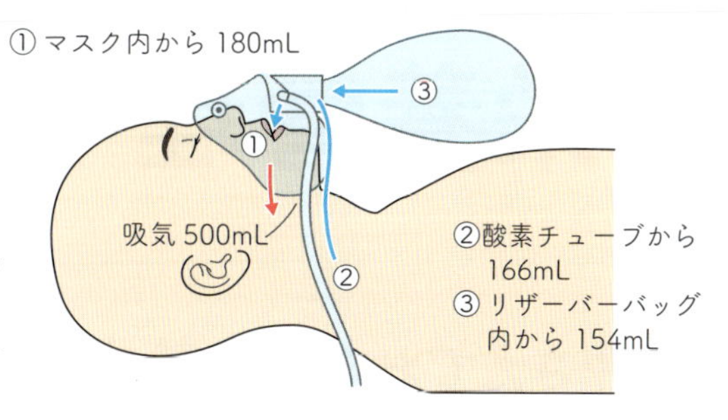

B．呼気時の空気の流れ

①酸素チューブからの酸素がリザーバーバッグとマスク内に流入．166mL×2秒＝332mL の酸素が流入
②そのうち，リザーバーバッグには吸われた分の154mLが充填される
③残りの 332mL－154mL＝178mL はマスク内に流入する．マスクの内容量は 180mL であるため，呼気中の二酸化炭素がほぼ全量押し出されている

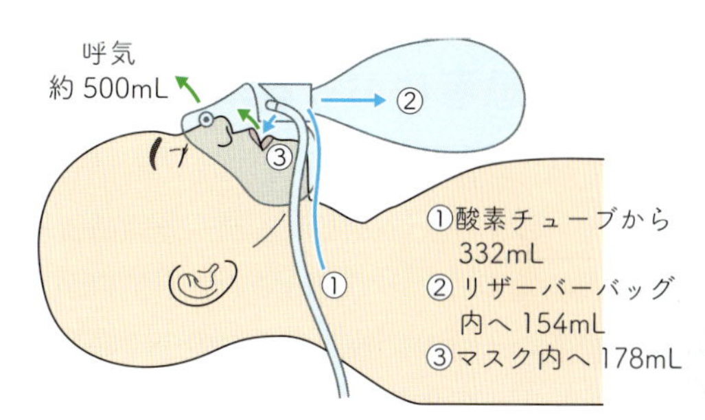

図 5　吸気時・呼気時の空気の流れ
［清田和弘：リザーバーマスクの仕組みと落とし穴．重症集中ケア **14**(4)：2-10, 2015より引用］

2）リザーバーバッグが膨らんでいない，または吸気時にしぼみきっている

機器の動作不良や接続不良，患者の吸気流量の増加で酸素が不足している可能性がある．酸素流量計のリークや設定流量を確認し，酸素チューブからマスクまでの接続や折れを確認する．次に，リザーバーバッグの破損や一方弁の動作不良の確認をする．これらに問題がなければ，患者の呼吸状態を確認し，吸入酸素濃度を上昇させたければ，酸素流量を上げる必要がある．

3）リザーバーバッグが膨らんだままで呼吸毎に動きがない

リザーバーバッグが呼吸毎に動かないときは，リザーバーバッグから酸素が吸入できていないことを示す．その原因として，マスクと皮膚の隙間から外気を取り込めていないことや換気量の減少または酸素の過剰投与が考えられる．リザーバーバッグが膨らんだままの状況で酸素流量を上げても，リザーバーバッグからの酸素は吸入できていないため，吸入酸素濃度の上昇は望めない．吸入酸素濃度を上昇させたい場合は，マスクフィッティングを確認する．

引用文献

1）日本呼吸ケア・リハビリテーション学会酸素療法マニュアル作成委員会・日本呼吸器学会肺生理専門委員会(編)：酸素療法マニュアル(酸素療法ガイドライン改訂版)，p.6, 2017
2）前掲1)p.12
3）前掲1)p.33

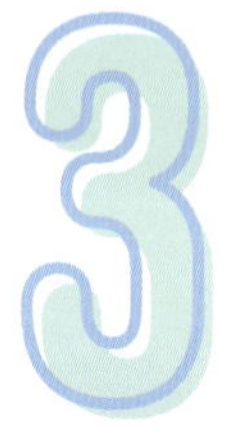

栄養管理中の患者管理

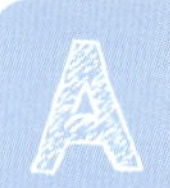

押さえておきたい基本知識

(1) 重症患者における栄養管理[※1]の意義

重症患者は，代謝亢進によって高まった消費量に見合うエネルギーを必要とするが，意識障害や消化管の機能低下によって経口での食事摂取が困難な場合が多い．そのため，からだの中で必要とされるエネルギーの供給が極端に不足してしまい，**栄養障害**[※2]を呈するケースが多い．重症患者にとっての「栄養管理」は，生命の存続にも影響を及ぼしかねない重要な位置づけにあり，重症化の回避・早期回復の観点から重要な意義がある．

(2) 病態的特徴などからみた重症患者における栄養管理の重要性

重篤な病態を呈する原因・要因の違いに関連なく，重症患者の病態には**代謝の亢進**という共通性があり，その共通性こそが，重症患者における栄養管理の重要性の根拠となる．

そこで，栄養管理と密接に関連がある代謝亢進のメカニズム，および①エネルギー需要の増加，②タンパク異化・糖新生亢進，③急性相反応タンパク合成亢進，の3点について述べる．

a 重症患者の代謝亢進メカニズム① —エネルギー需要の増加

①侵襲によるエネルギー需要の増加

ヒトが生きていくために必要とするエネルギーには，生命維持に必要な基礎エネルギー消費量(BEE)[※3]と姿勢維持や食物の消化・吸収に必要な安静時エネルギー消費量（REE）[※4]がある．これに活動が加わるとさらにエネルギーが消費される．1日の総エネルギー消費量を100%とすると，約60%はBEEによって，残りはREEと運動や仕事といった身体活動や特異的作用（食事に伴う代謝の亢進）に消費される．

手術や炎症など，生体になんらかの侵襲が加わると，体内では内部環境の恒常性（ホメオスターシス）を維持しようと神経系や内分泌系，免疫系の各機能が活性化されさまざまな反応が出現する（**侵襲下での生体反応**）．侵襲下での生体反応自体

[※1] 栄養管理，栄養療法と言葉が混在する書籍が散見されるが，ここでは，**栄養管理**を“栄養状態のスクリーニングやアセスメント，一般状態や病態に応じた必要な栄養素の提供，栄養状態のモニタリングと評価といった一連のプロセス”，**栄養療法**を“栄養状態の改善や治療を目的として適切な栄養素を患者の状態に合わせた方法で提供する方法”と定義して用いることとした．

[※2] 栄養摂取の過不足，消化吸収障害等で栄養不足から代謝障害を呈する病態．とくに栄養不足を主とするもので，エネルギー不足の消耗症，タンパク質欠乏のクワシオルコルなどがある．

[※3] 基礎エネルギー消費量（基礎代謝量）（ basal energy expenditure：BEE）：食後12時間以上経た後，安静仰臥位で骨格筋の緊張がなく，2時間以上前から運動していない，精神的安静を保った状態でのエネルギー消費量．何もせずじっとしていも，呼吸運動，心臓の拍動，体温維持，血管平滑筋の収縮，各臓器の活動など，生命維持に必要な活動でエネルギーを消費している．

[※4] 安静時エネルギー消費量（安静時代謝量）（ resting energy expenditure：REE）：軽食2～4時間後，起坐位で30分安静を保った状態でのエネルギー消費量．

はいたって正常な反応であるが，侵襲が過大になると，循環動態・体液動態を維持するために，①交感神経が優位となり，血圧上昇・脈拍増加・呼吸促迫といった反応によって各組織への血流や酸素供給を増大させる，②ストレスホルモンとよばれる一部のホルモン（カテコラミン[※1]や抗利尿ホルモン[※2]がこの代表）の分泌が亢進し体液を保持する，といった反応が生じるため各器官・器官系の仕事量は増える（視床下部－下垂体－副腎系の反応）．また，創傷治癒のためにタンパク源が多量に消費される．さらに，細胞では感染・炎症を素早く察知して他の組織に危険が迫っていることを伝えるサイトカイン（サイトカインの免疫応答）（☞p.169参照）とよばれる生理活性物質（**炎症性サイトカイン**）の産生が増加する．炎症性サイトカインは，白血球や線維芽細胞なども活性化して組織修復や感染防御に寄与するが，その際エネルギーを消費する．このように，いずれもエネルギーが多く消費される反応が全身性に出現する結果，侵襲下ではBEE，REEの両者が増加する．

②時間経過に伴うエネルギー需要の変化

代謝[※3]の変化には時間経過に伴う特徴がある．**図1**は，代表的な外傷・敗血症・広範囲熱傷の3つの病態における，体内での反応（下から2列目）とエネルギー消費量の変化の時間経過をグラフで示したものである．たとえば広範囲熱傷（緑のグラフ）の転換期では，平常時と比較すると倍のエネルギー（約200%）が消費される．

侵襲直後から48～72時間の**傷害期**は，干潮期と満潮期に区分される．干潮期は，いわゆるショックの時期で，この時期は一時的に代謝が低下する．体内では循環維持のために体液を体内に保持するような反応が起こる．その後，満潮期に入ると体温上昇，心拍出量・酸素消費量の増大によって，エネルギー消費量は急激に増加する．増

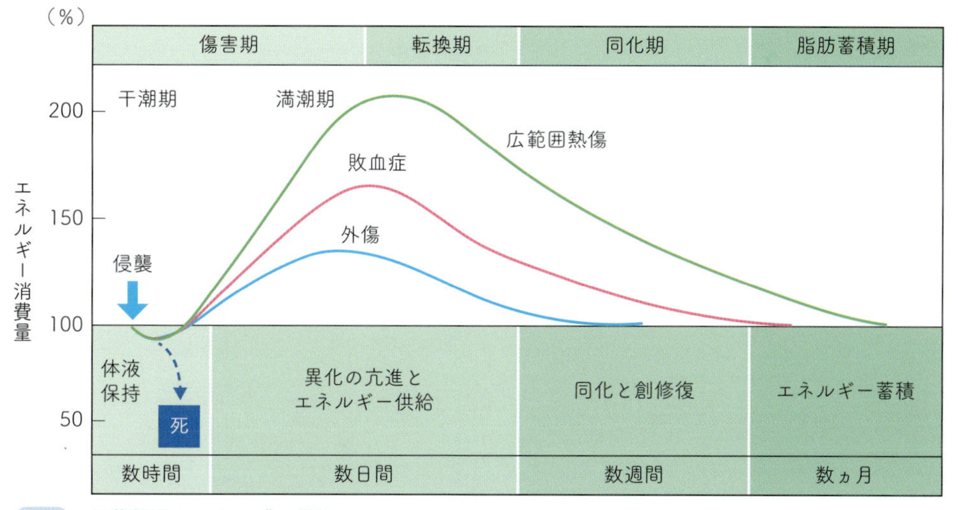

図1　侵襲経過とエネルギー消費
傷害期・転換期・同化期（筋肉回復期）・脂肪蓄積期の4期はムーア（Moore）が術後の経過について提唱した概念ではあるが，“侵襲”という観点から重症患者にも適応可能である．
［池上敬一：侵襲と生体反応．標準救急医学，第4版，医学書院，p.33，2009より許諾を得て改変し転載］

※1 カテコラミン：各臓器への血流を増大させるほか，糖新生とグルカゴン分泌を促進させ血糖を上昇させる．
※2 抗利尿ホルモン：腎の集合管細胞における水の再吸収や腹部領域の細動脈血管を収縮させ血圧を上昇させる．
※3 代謝：必要な材料を使ってからだの中で活用可能な物質を作り出す生化学的な反応のことをいう．代謝には**異化**と**同化**という2つの反応がある．

加するエネルギー量を確保するために体内では異化[※1]反応が亢進する．傷害期に続く，1週間程度の時期が**転換期**で，この時期になると侵襲に対応した体内での各種反応（神経・内分泌反応など）も落ち着いてくる．**同化期（筋肉回復期）**では，同化[※2]反応が顕著となり，創部治癒や筋肉量の回復が促進される．最後の**脂肪蓄積期**では，脂肪が蓄積されてきて，ほぼ正常まで回復してくる．

このように重症患者の代謝はダイナミックに変化する．とくにエネルギー消費が急激に高まる満潮期と転換期における十分なエネルギー補給がその後の回復過程を左右する．

b 重症患者の代謝亢進メカニズム②—タンパク異化・糖新生亢進

①タンパク異化・糖新生亢進とは

侵襲下の体内では，各種器官・器官系がフル稼働するため多くのエネルギーが消費される（**図1**）．この多くのエネルギー需要を補うために起こる反応が**異化**（紫色の枠内）と**同化**（オレンジ色の枠内）である（**図2**）．

侵襲時に起こる異化反応には，大きく①肝臓・筋肉に貯蔵されたグリコーゲンの分解，②骨格筋の崩壊，③脂肪組織の分解，の3つがある．①肝臓や筋肉に貯蔵されているグリコーゲンはグルコースに分解され，グルコースのみをエネルギー源とできる神経細胞や各種血球系などに優先的に供給される．しかし，体内に蓄えられているグリ

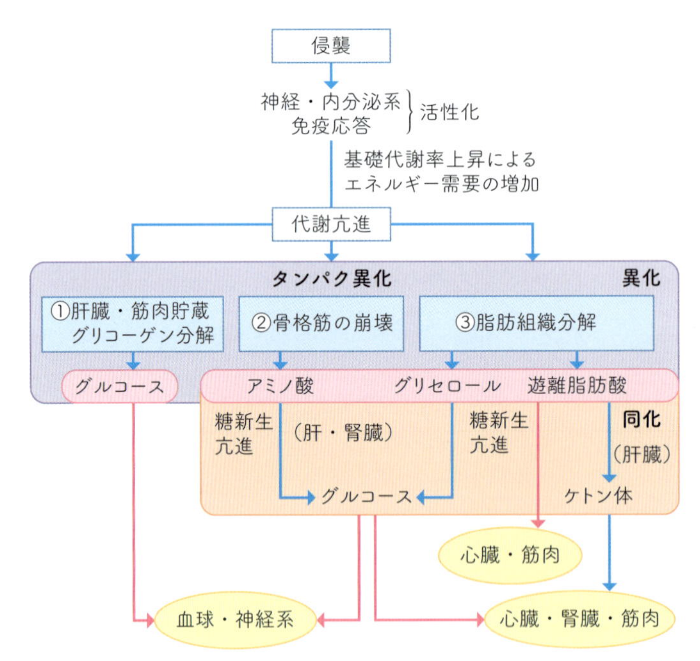

図2　侵襲下におけるエネルギー需要
異化（紫色の枠内）によって，必要に応じて産生されるエネルギーを**内因性エネルギー**といい，輸液や栄養剤としてからだの外から提供されるエネルギーを**外因性エネルギー**という．

※1 異化：大きな分子を小さな分子に分解してエネルギーを産生する作用のことをいう．ATPを産生するエネルギー代謝は異化の代表例である．
※2 同化：エネルギーを使って小さな分子から大きな分子を合成する作用のことをいう．DNA情報に基づくアミノ酸配列からタンパク質を合成する反応は同化の代表例である．

コーゲンの量は少ないため，生命活動を維持するだけのグルコースは補いきれない．このため，②（自らの）骨格筋を崩壊してアミノ酸を抽出する．この反応を**タンパク異化**とよぶ．さらに侵襲が長期に及ぶと，最終的に生体は③脂肪組織を分解してグリセロールや遊離脂肪酸を抽出する．

②，③の異化反応の結果抽出されたアミノ酸，グリセロールからはグルコースがつくられる．これを**糖新生**※1という．糖新生によって生成されたグルコースはATP産生の材料として利用される．脂肪組織の分解で抽出された遊離脂肪酸は細胞膜の原材料として利用されるほか，肝臓でケトン体に変換されて，エネルギー源として，心筋組織・腎臓・筋肉などで利用される．この時期がムーアの提唱する同化期に相当する．

②タンパク異化は何が問題か

タンパク異化では，骨格筋タンパクの崩壊によって得たアミノ酸がエネルギー源として利用される．タンパク異化を放置すると，アルブミンの原材料であるアミノ酸が消費されるため，血中のアルブミンが減少し，脾腫や腹水を合併し，急性衰弱（クワシオコア），創傷治癒の遅延を起こす．

c 重症患者の代謝亢進メカニズム③ —急性相反応タンパク合成亢進

①急性相反応タンパク合成亢進のしくみ

前述のとおり，侵襲が加わるとサイトカイン産生が増加する．**サイトカイン**には，炎症を促進する**炎症性サイトカイン**と，炎症を抑制する**抗炎症性サイトカイン**があり，炎症性サイトカインは肝臓における血漿タンパク合成量を変化させる．

炎症性サイトカインの働きによって，肝臓では優先的に，生体に侵入した細菌などへの生体防御機構の役割を果たす**急性相反応タンパク**（**CRP**：C反応性タンパク，以下CRP）の合成が促進される．CRPが炎症時に増加するのは，このような仕組みのためである．

②急性相反応タンパク合成亢進は何が問題か

原材料であるアミノ酸がCRP産生に使用されると，結果としてアルブミン合成量は低下する．CRPと血清アルブミンの量は**逆相関の関係**にある．侵襲が持続すると，炎症性サイトカインの産生が持続するため，CRP合成促進とアルブミン合成低下は持続し，結果として低タンパク血症を呈する．

侵襲が落ち着き，炎症性サイトカインが減少すると，CRPの合成は低下し，アルブミン合成が促進されることになる．

（3）重症患者における栄養管理

栄養管理には，栄養状態のスクリーニングやアセスメント，一般状態や病態に応じた必要な栄養素の提供，栄養状態のモニタリングと評価，といった一連のプロセスがある．ここでは，そのなかでも重要な位置づけとなる栄養評価，必要エネルギー量の算出，栄養の供給，栄養の提供（投与）を述べる．

a 栄養評価

重症患者では，侵襲による代謝の変化によって，エネルギー需要の増加が起こる．そのため，栄養障害を早期に発見して，重症化の回避や早期回復につなげていくためには，栄養状態を評価することが重要である．

重症患者の場合は，本人への問診が難しく，主観的には評価できないケースが多い．また，栄養

※1糖新生：糖質以外の物質からグルコースを生成することである．

の方法も静脈栄養もしくは経腸栄養のことがほとんどであるため，輸液量の増減によっても体重も容易に変化する．そのため，客観的な指標を用いて総合的に評価していくことが重要となる．**表1**には，栄養評価の指標と患者例を挙げ，栄養評価の具体例を示すので参考にしてもらいたい．

b エネルギー代謝量

重症患者には状態・病期に応じて必要なエネルギーの供給が必要となる．エネルギーの消費量・必要量を知る方法の主流として，①間接熱量測定，②基礎エネルギー消費量（BEE）（☞p.166参照）をHarris-Benedictの式で推定し，活動係数と障害係数を乗じて必要エネルギーを算出する方法，③25〜30 kcal/kg/日を基準とする方法，の大きく3つが挙げられる（**表2**）．

表1　栄養評価指標

		栄養評価指標	指標の詳細	例（患者例の設定は最下段に記載）
エネルギー代謝	消費量	基礎エネルギー消費量 BEE（kcal/日）	Harris-Benedictの式 ・男性：66.47＋（13.75×体重）＋（5.00×身長）－（6.76×年齢） ・女性：655.14＋（9.56×体重）＋（1.85×身長）－（4.68×年齢）（**表2**）	66.47＋（13.75×60）＋（5.00×170）－（6.76×60） →約1,335kcal/日
		窒素バランス	［タンパク質摂取量（g）/6.25］－（24時間尿素窒素量＋4）	［60/6.25］－（10＋4）＝－4.4 →（負の窒素バランス）
		呼吸商（RQ）	RQ＝$\dot{V}CO_2/\dot{V}O_2$	200/250＝0.8
		安静時エネルギー消費量 REE（kcal/日） （間接熱量）	Weirの式 ［3.9×酸素消費量（$\dot{V}O_2$）＋1.1×二酸化炭素産生量（$\dot{V}CO_2$）×1.44（**表2**）	（3.9×200＋1.1×1.44 ＝約1,519 kcal/日
	必要量	必要エネルギー量	BEE×活動係数×傷害係数 活動係数（寝たきり:1.0，歩行可:1.2，労働:1.4〜1.8） ・臓器障害：1.2＋臓器ごとに0.2ずつup（4臓器以上は2.0） ・熱傷：熱傷範囲10%ごとに0.2ずつup（最大2.0） ・体温：37℃：1.2，38℃：1.4，39℃：1.6，40℃：1.8	1，335×1.0×2.0 →2,670 kcal/日
		必要エネルギー量	25〜30 kcal/kg/日（**表2**）	64×25〜30＝1,600〜1,920
血液データ		生化学	血液総タンパク，アルブミン，アルブミン/グロブリン分画，トランスフェリン，トランスサイレチレン，（プレアルブミン） レチノール結合タンパク，尿素窒素，ヘモグロビン，総コレステロール	*生化学は，状況によって数値が変化することや，総合的に評価しなくてはいけないためここでは例としては表示しないこととする
		免疫能	総リンパ球数（TLC），リンパ球サブセット分画，リンパ球幼若化反応 ・TLC：1 mm^3当たり1,500〜1,800（軽度），900〜1,500（中等度），900以下（重篤な栄養障害）	TLC：総リンパ球数：1,000/μL →中等度栄養障害
		CONUT （栄養評価法）	アルブミン，総リンパ球数（TLC），総コレステロール（T-cho）（**表5**参照）	

（つづく）

表1　栄養評価指標（つづき）

	栄養評価指標	指標の詳細	例（患者例の設定は最下段に記載）
身体計測	体格指数（BMI）	体重（kg）/［身長（m）］^{2}	60/（1.7）^{2}→21
	標準（理想）体重	［身長（m）］^{2}×22	（1.7）^{2}×22→64 kg
	体重減少率	（平常時体重－現在の体重）/平常時体重×100	（65－60)/65×100→8%
手術危険度	予後栄養指数（PNI）	Buzbyら 158－(16.6×Alb)－(0.78×TSF)－(0.22×TFN)－（5.8×DHC) （高度リスク：50≦，中等度リスク：40≦，低度リスク：＜40) 小野寺ら （10×Alb）＋（0.005×TLC) （切除吻合部禁忌：≦40，切除吻合可能：＜40) 【Alb：アルブミン，TSF：上腕三頭筋皮下脂肪厚，TFN：トランスフェリン，DHC：遅延皮膚過敏反応，TLC：総リンパ球数】	Buzbyら 158－（16，6×2）－（0.78×10）－（0.22×150）－（5.8×6）＝49.2 →中等度リスク 小野寺ら （10×2）＋（0.005×1,000）＝25
患者例	〈患者例〉 60歳，男性，身長170 cm　体重60 kg（健康時の体重65 kg） タンパク質投与量1.0 g/kg/日＝60 g/日 胃・膵頭十二指腸切除　術後3日目 活動係数：1.0，障害係数：2.0，酸素消費量（$\dot{V}O_2$）：250 mL，二酸化炭素消費量（$\dot{V}CO_2$）；200 mL Alb：2 g/dL，TSF（上腕三頭筋皮下脂肪厚）：12 mm，TFN（トランスフェリン）：150 mg，DHC（遅延皮膚過敏反応）：6mm TLC：総リンパ球数：1,000/μL 24時間尿素窒素10 g/日		

TCL：total lymphocyte count, RQ：respiratory quotient, PNI：prognostic nutritional index, Alb:albumin
TSF：triceps skinfolds, TFN：transferrin, DHC：delayed cutaneous hypersensitivity

表2　必要エネルギーの算出方法

間接熱量測定	・生体内でエネルギーを産生する際に消費される酸素（酸素消費量）と，その結果産生される二酸化炭素（二酸化炭素産生量）の変化を測定して消費エネルギー量を算出し，必要エネルギー量を推定する方法． ・正確性がもっとも高い． ・装置が高価，8時間以上の絶食，人工呼吸器装着患者では誤差が生じうる，など種々の条件が必要になることから，簡便とはいえない．
Harris-Benedictの式 ・男 性：66.47＋（13.75×体重）＋（5.00×身長）－（6.76×年齢） ・女 性：655.14＋（9.56×体重）＋（1.85×身長）（4.68×年齢）	・重症患者では必要エネルギー量が過剰に算出されることがある． ・高血糖や慢性栄養障害の状態で生じるリフィーディング症候群（☞p.175参照）などに注意が必要．
25～30 kcal/kg/日	・間接熱量測定ができない場合によく用いられる． ・過剰栄養になりにくいため，初期開始量の指標として用い，簡便に継続的に使用できる．

c 栄養の供給（栄養介入）

エネルギー代謝の過程，各栄養素の関係について**図3**に示す．栄養素には，生体のエネルギー産生に必要な三大栄養素（糖質・タンパク質・脂質）のほかに，ビタミン，微量元素などがある．ビタミンには**水溶性ビタミン**（B_1，B_2，B_6，B_{12}，C，ナイアシン，パントテン酸，ビオチン，葉酸）や**脂溶性ビタミン**（A，D，E，K）があり，各栄養素の代謝に関係する．**微量元素**（亜鉛・銅・セレン・クロム・マンガンなど）は細胞障害を引き起こす原因となる活性酸素[※1]を抑えるといった抗酸化作用など生命活動における生理作用に関与している．

ビタミンや微量元素は，肉類や魚類，穀物など多くの食品に含まれており，経口摂取が可能であれば，これらの不足がさほど問題となることはない．しかし，経口摂取ができず，**経静脈栄養を行う場合**，**ビタミンや微量元素の供給が不十分**となる[※2]．このため，経静脈栄養にビタミンや微量元素製剤を添加して供給する必要がある．微量元素製剤のエレメンミック®やミネラリン®などは，1日2 mL（1A）を添加すると，健常域内に血中濃度を保つことができるため，毎日投与する．

d 栄養の提供方法（投与方法）

①栄養療法の種類と選択

栄養療法の種類では大きく経腸栄養と経静脈栄

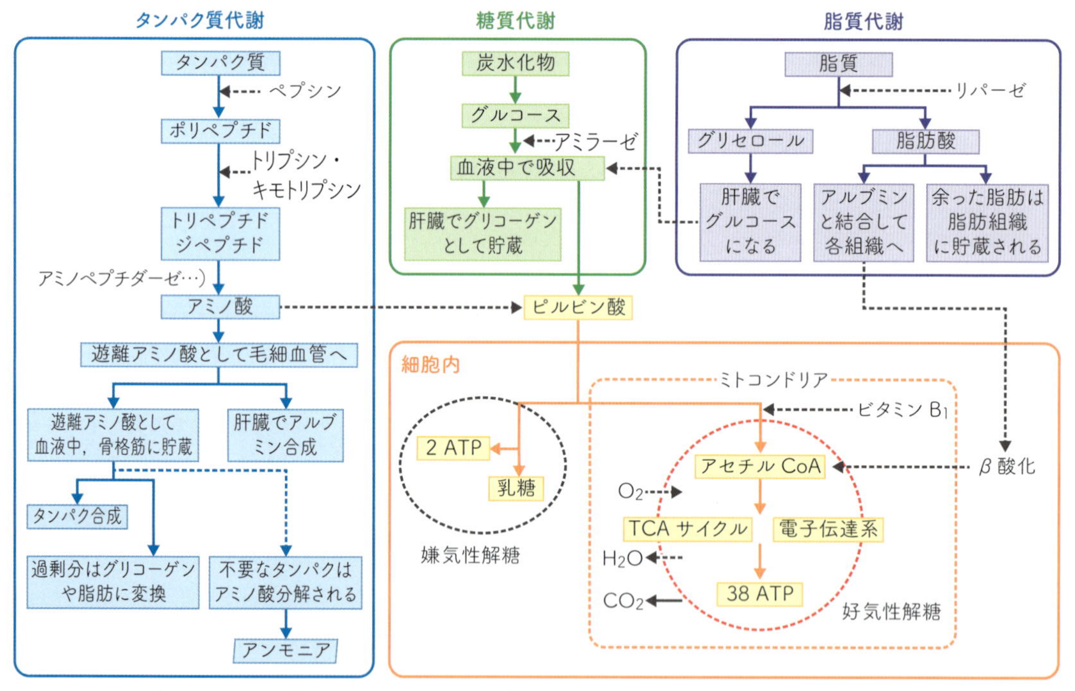

アセチル CoA（アセチル補酵素 A，acetyl coenzyme A），TCA サイクル（クエン酸回路，tricarboxylic acid cycle），ATP（アデノシン三リン酸， adenosine triphosphate）

図3　エネルギー代謝メカニズム

※1 生体が酸素を利用する過程で，酸素よりも酸化力や毒性の強い分子である活性酸素が産生される．通常は生体防御などに作用するが，高濃度酸素投与などによって過剰に活性酸素が産生されると，細胞や組織障害を引き起こす危険性が生じる．

※2 現在市販されている高カロリー輸液製剤には，亜鉛以外の微量元素がほとんど含有されていない．高カロリー輸液の中で，微量元素が含有されているものにエルネオパ®がある．エルネオパ®では，2,000 mL製剤でエレメンミック®1A分の微量元素が含有されているため，投与量が2,000 mL/日以下では，1日の微量元素必要量を満たすことができない．

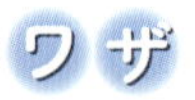

養の2つに大別される．選択方法の決め手は，「腸が使えるか，使えないか」によるが，**腸管が機能しているようであれば経腸栄養が第一選択**になる（**図4**）．急性期重症患者では，重症感染症や臓器障害発生のリスクを低下させるという観点から，**可能な限り24〜48時間以内で経腸栄養を開始**する[1]ことが推奨される．

経腸栄養では消化管での消化・吸収機能低下に関連して消化器系の合併症が多い．誤嚥予防の為に投与時の体位調整も必要である．

一方，経静脈栄養では代謝に関連した合併症が多く，消化管を使用しないことによる合併症のリスクもある※1．また，投与された栄養は速やかに各組織に供給されるため急激なエネルギー投与となりやすい，といった課題がある．よって，リフィーディング症候群（☞p.175参照）など代謝合併症の発症も経腸栄養に比べて高い．

経静脈栄養は，経腸栄養が困難な場合や，経腸栄養のみで目標エネルギー量（必要エネルギー量）の60％に達していない場合に選択される（この場合，7日目以降を目安に経静脈栄養を併用することを検討する[2]）．カテーテルを直接血管内に留置することから，**カテーテル関連血流感染**（catheter related blood stream infection：CRBSI）などの感染性合併症のリスクは増加することも，経腸栄養が第一選択になる根拠といえる．

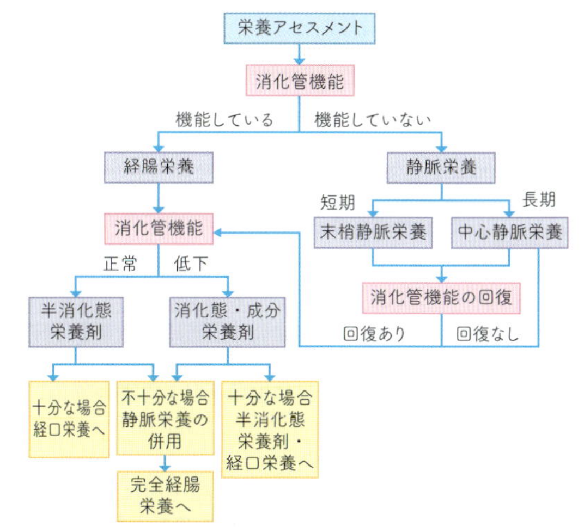

図4　栄養療法と投与経路のアルゴリズム

［Ukleja A et al：Standards for nutrition support：adult hospitalized patients. NutrClin Prac **25**(4)：407, 2010を参考に筆者作成］

●経腸栄養

【経腸栄養剤の分類】

経腸栄養剤は，食品濃厚流動食と医薬品系腸栄養剤に分けられる．さらに構成されているタンパク質の違いにより成分栄養剤，消化態栄養剤（食），半消化態栄養剤（食）に分類され，それぞれに特徴がある（**表3**）．

【注入方法】

注入方法には，間欠注入と持続注入の2つがある．**間欠注入**では，指示された全体量を3回/日などに分けて注入する．**持続注入**では，指示された全体量を24時間かけて持続的に注入する．

注入開始時は，患者の1日に必要なエネルギー量の半分程度が投与されるよう投与速度で開始し，その後少しずつ投与エネルギー量を増加して，1〜2週間で必要エネルギー量が投与されることを目標に，段階的に進めていく．

●経静脈栄養

【投与ルートの選択】

経静脈栄養は，末梢静脈栄養と中心静脈栄養に大別されるが，末梢静脈栄養の適用は，糖質濃度が10％までの輸液でかつ1週間程度の投与期間に限定される．1週間を超え栄養管理を必要とする状態では，中心静脈栄養に切り替える必要がある．

e 病態別の栄養管理

重症患者では，原疾患や障害臓器により異なる病態変化を生じるため，その変化に合わせた投与方法や栄養剤の特徴など，病態別栄養管理について理解しておく必要がある（**表4**）．

f 経腸栄養時の体位管理

胃の機能が不十分な状態や胃食道逆流がある場

※1 絶食などによって消化管を使用しないことが長期になると，消化管粘膜の萎縮が起こり，生体防御の働きが正常に機能しなくなる．その結果，腸管内に存在する腸内細菌が，腸管粘膜上皮を超えて血管やリンパ管へ侵入する．このような状態を**バクテリアルトランスロケーション**（bacteria translocation：BT）という．

表3　経腸栄養剤の分類

成分栄養剤
利点 ・タンパク質がアミノ酸の形態で含まれ，タンパク質の消化プロセスを必要とせず，消化管での吸収能が低下した病態であっても使用可能である ・脂肪含有量が極端に少なく脂肪の吸収障害がある状態でも使用できる利点がある **注意点** ・脂肪含有量が少ないため，使用が長期化すると脂肪に含まれる必須脂肪酸が欠乏する ・浸透圧が高いため，浸透圧性下痢を引き起こす危険性がある ※成分栄養剤を使用する場合は，予防的に経静脈的に脂肪乳剤を併用するか，成分栄養剤よりも脂肪含有量が多い，消化態や半消化態栄養剤への変更を検討する．また，浸透圧性下痢を予防するため，栄養剤の腸内への流入速度を調節し急激な浸透圧の上昇を防ぐ必要がある
消化態栄養剤（食）
特長：タンパク質がアミノ酸より高分子のペプチド，トリペプチド形態で含まれる．アミノ酸形態の成分栄養剤よりも多少の消化のプロセスを必要とするものの，利点および注意点は成分栄養剤に類似すると考えてよい
半消化態栄養剤（食）
特長：タンパク質そのものが含まれるため，吸収するためにはタンパク質の消化プロセスが必要である．消化管における消化・吸収機能に異常がない場合に使用される．浸透圧は低いため，成分栄養剤や消化態栄養剤に比べて下痢は起こしにくいという利点がある

＊注意：経腸栄養剤では，構成物として「窒素源」と表現されるのはタンパク質をさす

表4　病態別の栄養管理の特徴

病態	特徴
心不全（心機能低下）	・心拍出量の低下によって各臓器に十分な血流量が提供できないため，消化・吸収機能も低下する．したがって，経静脈栄養を中心に栄養管理をする[3]． ・経静脈栄養が選択される場合：水分負荷に伴って心不全が悪化する危険があるため，栄養剤を選択するときは，投与エネルギーだけでなく水分量も考慮する．
肝不全	・アミノ酸代謝異常による高アンモニア血症（p.178，ワザ52参照）を悪化させないためにも，タンパク質を制限する．
急性腎不全	・糸球体での濾過機能低下や尿細管での再吸収機能の低下などによる窒素代謝産物の体内への蓄積，電解質バランスの変調，体液調節機能の低下が起こる． ・窒素を減らすために非たんぱくカロリー（糖質と脂質）を増やし，水分量やタンパクやカリウム・リンの含有量が制限されている腎不全用経腸栄養剤の使用を検討する．
COPD（慢性閉塞性肺疾患）	・通常時より呼吸努力を要するため，骨格筋運動の増大に伴い安静時エネルギー消費量が増加する．そのため，予測される安静時エネルギー消費量（REE，☞p.166参照）の1.3～1.7倍のエネルギーを投与する必要がある[4]． ・顕著に高二酸化炭素血症を呈する場合には，エネルギー源としての効率が高く，栄養素を分解する際の酸素消費に対する二酸化炭素の排出が少ない脂質を中心として栄養のバランスを調節する．
術後（周術期）	・侵襲による炎症反応に対し，生体はアミノ酸の一種であるアルギニンやグルタミンを利用し，炎症抑制や免疫を増強させようと働く． ・これを補うために，アルギニンやグルタミン含有量を増やし，炎症抑制や免疫増強を目的とした免疫賦活用（免疫調整用）経腸栄養剤（インパクト®）の使用を検討する．

合は，腸内へ栄養素を送ることができずに嘔吐を引き起こしやすくなる．また，逆流は，誤嚥性肺炎のリスクにもなる．そのため，**経腸栄養時は30～45度の頭部挙上を基本**とする[5]．これに加え，**枕を使用して頭部を前屈**させると，解剖学的に気管への入り口が狭くなる（**図5**）ため，胃内溶物が逆流した際に気管内に誤嚥する量を少なくすることができる．

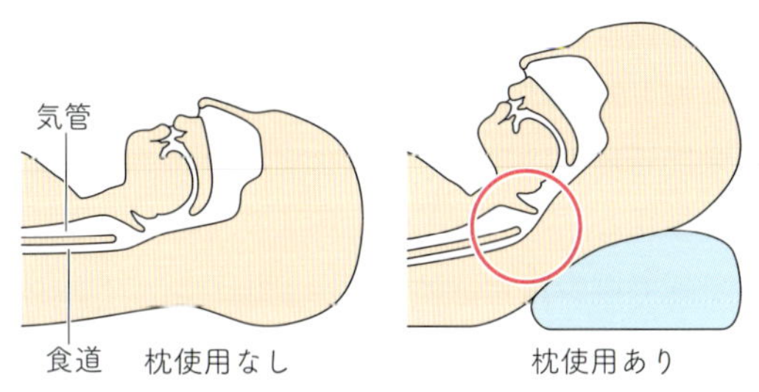

図5　枕使用による誤嚥予防

g 下痢への対策

経腸栄養時の下痢のパターンの多くが**浸透圧性下痢**である．経腸栄養で使用される栄養剤の浸透圧は血漿浸透圧（280 mOsm/L）より高い．腸内に濃度の濃いものが入ってくると，それを薄めようと体液は腸管内へ移動してくる．腸管の機能が移動してきた水分の再吸収に追いつけずに浸透圧性下痢になる．浸透圧性下痢を予防するためには，急速な腸管内の濃度変化を防ぐために注入速度をゆっくりにするなどの対策を講じる．

浸透圧性下痢の予防では，**20～30 mL/時程度のゆっくりとした速度**で注入を開始し，下痢の有無を確認しながら段階的に注入速度を上げていく．注入速度をゆっくりすることで目標の栄養量が注入できない場合は，経静脈栄養との併用を検討する．

注入時間が長くなると栄養剤の取扱いにも注意が必要となる．経腸栄養剤を栄養バッグなどに入れて投与する場合，6～8時間以上になると細菌の繁殖量が急激に増加するという研究結果もある[9]．対応としては，栄養剤とバッグが一体になっているものを使用することや一定時間毎に栄養剤とバッグを交換するなどの管理が必要となる．経腸栄養剤を温めたり，浸透圧を下げるために栄養剤を水などで希釈するなどの対応が以前は行われていたが，経腸栄養剤を汚染させる機会となるため行うべきではない．

h 栄養のモニタリング・評価

栄養管理において，栄養状態がどの程度改善したのかについての経時的なモニタリングと適時的な評価が重要となる．また，評価の結果，栄養状態に改善が認められない場合は，原因を考え，栄養素の種類・投与方法・投与エネルギー量などについて検討する．栄養状態が改善した場合でも，急激な栄養改善では**リフィーディング症候群**などの合併症の危険性もあるため注意が必要である．また，栄養投与によって高血糖にならないように**血糖管理**も必要となる

●リフィーディング症候群

リフィーディング症候群とは，長期絶食患者，栄養障害患者の患者に対して，急速に栄養投与を行うことで生じる合併症で，低リン血症や低カリウム血症，低マグネシウム血症などの電解質異常を起こし，重篤な状態では循環器系への障害や意識レベルの低下を引き起こす症候群で，経静脈栄養の際に問題となることが多い．

急速な栄養投与で糖質などが体内に入ると，インスリンの分泌が増加してATPが産生される．インスリンは腎尿細管におけるNa再吸収を促進させ，体液を過剰に貯留させる．また，細胞内でグリコーゲンやタンパクなどの合成が促進され，その際に，リンが大量に消費されるため，カリウム，マグネシウムといった電解質が細胞内に移動する（**図6**）[6]．こうした体内の水分貯留や電解質異常によって，循環器系へ影響を及ぼし，重篤な不整脈を引き起こすことになる．そのため，高度な栄養障害を呈する患者では，栄養剤の投与前に心機能や電解質について確認するとともに，心電

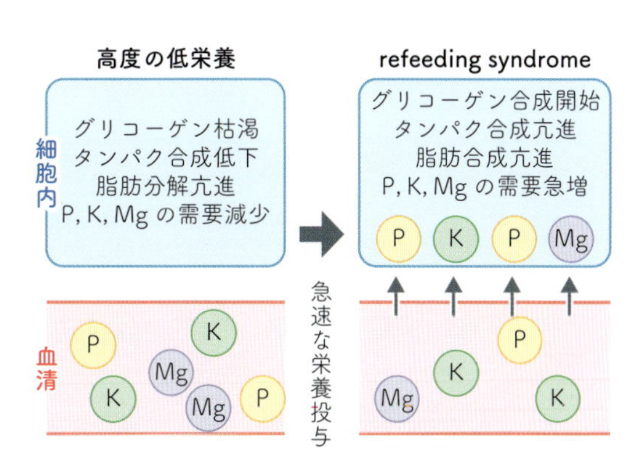

図6　リフィーディング症候群発生機序
［日本静脈経腸栄養学会（編）：日本静脈経腸栄養学会認定試験基本問題集，南江堂，p94，2012より許諾を得て転載］

図モニター，不整脈の有無を観察することを忘れてはならない．

血糖管理

侵襲時は，自らの骨格筋などを使用しエネルギーを確保している．そのような状態で，必要エネルギーを体外からの栄養投与によって全て補給しようとするとエネルギー供給が過剰となる（オーバーフィーディング）．**オーバーフィーディング**では，高血糖や，栄養によるストレス（ニュートリショナルストレス）※1を生じる危険性があり，結果としてさまざまな弊害をまねく（**図7**）[7]．

高血糖は創傷治癒の遅延や易感染状態をまねき，負の連鎖を引き起こすため，血糖値コントロールが重要となる．

栄養管理中に発生する高血糖に対しては，高血糖の是正と，エネルギー投与量の確認が重要である．侵襲時の代謝は経時的に変化する（☞p.167，**図1**参照）．そのため，適切な目標エネルギー投与量であったとしても，患者の状態の変化によって常に高血糖を呈する危険性が伴う．血糖値は180 mg/dL以下でコントロールして，200 mg/dL以上が持続しないようにする[8]．患者の状態変化に合わせ，栄養投与後も継続して投与エネルギー量を検討しながら目標エネルギー量の再設定を適時的に行うことが重要である．

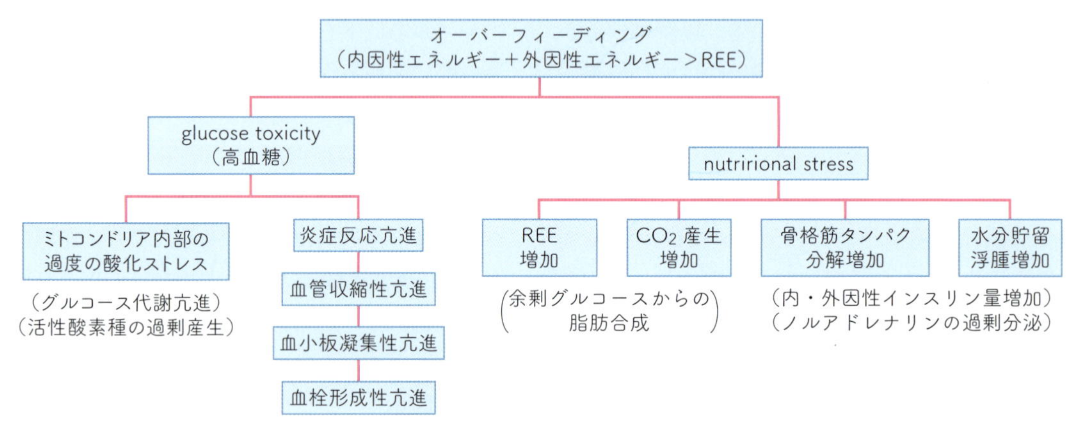

図7　オーバーフィーディングによる代謝性有害事象

［寺島秀雄：栄養療法の本質，効果と限界．Intensivist **3**(3)：376, 2011より引用］

※1ニュートリショナルストレス（nutritional stress，栄養ストレス）：過剰なエネルギー供給による代謝性有害事象の1つである．過剰なエネルギー供給という栄養投与に関連した刺激に対するREE増加・二酸化炭素産生量増加・骨格筋タンパク分解増加・水分貯留浮腫増加といった反応のことをいう．

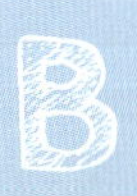

栄養管理中のワザ

重症化回避のワザ 51

栄養状態＝アルブミンの常識は捨てて，各種評価ツールをフル活用せよ！

1）侵襲時は著しい生体反応や代謝性変化を生じるため，単一的な評価では栄養障害を見逃す危険性がある

侵襲時は，著しい生体反応やそれに伴う代謝変化が生じる．そのため，浮腫を生じやすく，身体的な栄養指標に用いられる体重や皮下脂肪厚などは変動するため，栄養評価の指標としては信頼性に欠ける．また，血液検査における血清アルブミン値は，侵襲に伴う血漿タンパク合成量の特徴的な変化などにも関連するため，栄養状態のみを反映しているとはいいがたい．そのため，体重や血清アルブミン値などの単一的な評価では，栄養障害を見逃す危険性がある．

2）複数の指標を組み合わせたPNIなどを活用する

手術危険度として複数の指標を組み合わせた**予後推定栄養評価指標**（prognostic nutritional index：PNI）（☞p.170，**表1**参照）は，術前の栄養評価として用いられるが，手術患者以外にも活用できる．また，一般的な血液検査で得られる血清アルブミン値や末梢血総リンパ球数，総コレステロール値などを使用し，スコア化したCONUT（**表5**）などの栄養評価法もある．さまざまなツールを利用して総合的に行うことが重要である．

表5 CONUTによる栄養評価

Alb（g/dL）	≧3.50	3.49～3.00	2.99～2.50	2.50 >
Alb Score	0	2	4	6
TLC（μL）	≧1,600	1,599～1,200	1,199～800	800 >
TLC Score	0	1	2	3
T-cho（mg/dL）	≧180	179～140	139～100	100 >
T-cho Score	0	1	2	3
CONUT Score	0～1	2～4	5～8	9～
CONUT評価	正常	軽度障害	中等度障害	高度障害

CONUT Score＝Alb Score+ TLC Score+ T-cho Score
Alb：血清アルブミン，TLC：総リンパ球数，T-cho：総コレステロール

重症化回避のワザ 52

経静脈栄養中に出現する意識障害は頭蓋内病変とは限らない．栄養管理中の合併症，ウェルニッケ脳症や高アンモニア血症も念頭に置いて！

1）ビタミン B_1 不足に伴うウェルニッケ脳症の発症に注意する

ビタミン B_1 はエネルギー代謝においてピルビン酸からアセチルCoAへと進んでいく際に必要な栄養素である．栄養投与が行われると，エネルギー代謝が増加するためビタミン B_1 の利用も増加するため，体内のビタミン B_1 が欠乏することがある．ビタミン B_1 欠乏状態では，ピルビン酸からアセチルCoAへと移行できないために嫌気性解糖が主となる．糖質からのみエネルギーを産生する脳では，嫌気性解糖ではエネルギー不足となり，脳の機能が維持できず脳障害を引き起こす．このビタミン B_1 欠乏による脳症をウェルニッケ脳症という．ウェルニッケ脳症では意識障害，運動障害，眼球運動障害の症状が見られる．**ウェルニッケ脳症はビタミン B_1 の投与で症状が改善**する．

ビタミン B_1 欠乏は，慢性的に栄養障害を抱えている患者に起こりやすい．また，静脈栄養にビタミン B_1 が添加されていない場合もある．後者は不適切な静脈栄養やビタミン剤の入れ忘れによって起こるもので，医療事故の事例に取り上げられることもある．

通常，血液検査項目としてビタミン B_1 は含まれないが，栄養管理中（経静脈）の患者で意識障害等を呈した場合はウェルニッケ脳症の可能性が考えられるため，血中ビタミン B_1 濃度を測定することで，早期の対応につながり重症化を回避できる．また，指示された輸液にビタミン B_1 が含まれるか，ビタミン剤の混合を忘れていないかなども改めて確認する必要がある．

2）高アンモニア血症による意識障害の発症に注意する

アミノ酸がエネルギーとして利用される際に，代謝産物アンモニアが生成される．つまり，タンパク異化亢進の状態ではアンモニアが生成されやすい．アンモニアは毒性が強いため，肝臓で解毒されるが，肝機能の低下した状態では解毒しきれずアンモニアが血液中に蓄積し，高アンモニア血症を呈する．それに加え，栄養投与としてタンパク質が投与されると，アンモニア生成が助長されることになり，高アンモニア血症のリスクが高くなる危険性がある．アンモニアは非常に小さな分子であるため，血液脳関門を容易に通過し，意識障害を引き起こす．原因検索の為に血液検査を行う場合は，必ず血中アンモニア値の測定も行うようにする．

高アンモニア血症を改善させるために**ラクツロースなどの薬剤を投与**することや，状況に応じて**血液浄化**を行う場合もある．また，栄養投与においても高アンモニア血症を悪化させないためにも，分岐鎖アミノ酸（branched chain amino acids：BCAA）の含有量が多くて芳香族アミノ酸（aromatic amino acid：AAA）の含有量が少ない**肝不全用製剤**の検討も必要である※1．

※1 BCAA：主に筋肉で代謝され，エネルギー源として利用される．一方，AAAは，肝臓で代謝される．肝不全では，AAAが肝臓で代謝されないことで2つのアミノ酸（BCAAとAAA）のバランスが崩れるため，上記の輸液製剤が使用される．

引用文献

1) Stephen A et al: Guidelines for the provision and assessment of nutrition support therapy in the adult critically ill patient. J Parenter Enteral Nutr **40**(2):159-211, 2016
2) 日本静脈経腸栄養学会(編):静脈経腸栄養ガイドライン, 第3版, p.178, 照林社, 2013
3) 前掲2)p.269
4) 前掲2)p.278
5) 前掲2)p.173
6) 日本静脈経腸栄養学会(編):日本静脈経腸栄養学会認定試験 基本問題集, 南江堂, p.94, 2012
7) 寺島秀雄:栄養療法の本質, 効果と限界. Intensivist 3(3):376, 2011
8) 江木盛時:厳格な血糖管理 tight glycemic controlの臨床—諸問題と実践的対応法. Intensivist **3**(3):461-473, 2011
9) 大熊利忠:経腸栄養剤と細菌汚染. Nutrition Support Journal **1**:9, 2000

参考文献

- Dellinger RP et al: Surviving sepsis campaign : international guidelines for management of severe sepsis and septic shock : 2012. Crit Care Med 41:580-637, 2013
- 大熊利忠, 金谷節子(編):キーワードでわかる臨床栄養, 羊土社, 2011
- 日本静脈経腸栄養学会(編):静脈経腸栄養ハンドブック, 南江堂, 2011
- 清水孝宏(編):エキスパートが本気で教える 重症患者の栄養管理. 急性・重症患者ケア **2**(2), 2013

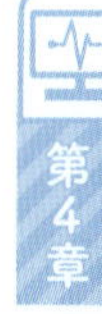

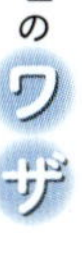

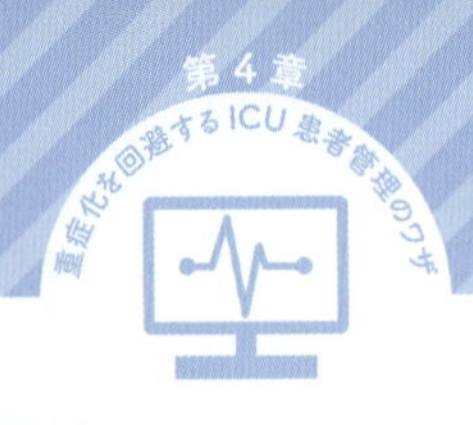

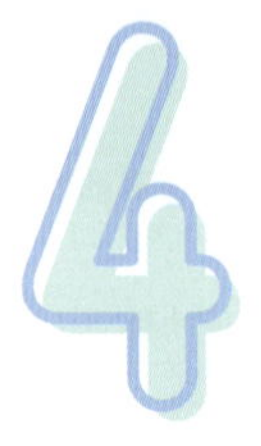

輸液管理中の患者管理

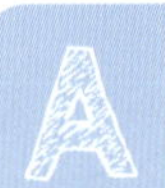

A 押さえておきたい基本知識

(1) 輸液の目的

輸液とは，静脈ルートから輸液製剤，栄養剤，薬剤を投与することである．その目的は主に**体液管理**，**栄養補給**，**薬剤投与**の3つであり，なかでも体液管理が重要となる．本項目では体液管理を中心に述べる．

輸液の目的

- 体液管理
  水分と電解質を補給，補充
  循環血漿量を維持
  酸塩基平衡の調整
- 栄養補給
  エネルギー補給
  糖質，アミノ酸，脂質，ビタミンなどの補給
- 静脈経路確保
  薬剤投与

(2) 体液管理の基本

a 体液分布

体内の水分量は，年齢，性別，体脂肪などによって異なる．健康な成人男性では，体重の60％が水分であり，そのうちの40％が細胞内液，20％が細胞外液として分布する．細胞外液は15％が間質液，5％が血漿などに分けられる．

血漿量は**脱水**や**出血**などが原因で減少する．血漿量が減少すると間質液が素早く反応し血漿量を保つ．間質液はすなわちリザーバーの役割をしている．

b 電解質組成

細胞外液と細胞内液は細胞膜で隔たれているため，細胞内と細胞外での水は自由に移動できるが，電解質の移動は制御される．輸液を考える際には患者の電解質の状態を把握し，投与される，あるいは投与されている輸液が妥当かどうかの見極めが必要である（**表1**）．とくにNa^+とK^+などの電解質は一定に保つように体内で調整されているため電解質の濃度に着目する必要がある．

●ナトリウム（Na^+）

Na^+の役割は血漿浸透圧の調整，細胞外液量の

維持，循環動態の維持であり，1日に約60～100 mEq必要とされる．1 gの食塩は17 mEqのNa^+が含まれるため1日に約4～6 gの食塩を摂取する計算になる．

●カリウム（K^+）

体内のK^+は約150 mEq/L 程度が細胞内液に存在し，細胞外液中には約4 mEq/Lしか存在しない．K^+は神経と筋肉の興奮と伝達に関与している．1日に40 mEqを摂取する必要がある．普段私たちは野菜や果物からK^+を摂取してK^+濃度を維持している．K^+濃度は低すぎても高すぎても不整脈が出現し，最悪の場合，致死的な状態に陥る．

C 水分と電解質の喪失

不感蒸泄によって1日に約800 mL水分が喪失する．また，**尿**として約1,000 mL，**便**として約200 mLの水分が1日に排出される．

水分の喪失とともに電解質も失われる．60 kgの成人であれば約Na^+120 mEq/L，K^+ 60 mEq/L，Cl^-120 mEq/Lが喪失されることになる．

また，急性期の患者では**発熱**を引き起こす患者も少なくない．発熱を引き起こすと不感蒸泄が増加しNaClも体外に排出される．患者が発熱している場合には水分と電解質が喪失していることをアセスメントする必要がある（**表2**）．

消化液にも水分と電解質が含まれる．成人では1日に約7 Lの消化液が分泌される．身体的に問題がなければ分泌された消化液は再吸収され，体外に排出されることはほとんどない．しかし，嘔吐や下痢を起こすと体内から多量の水分と電解質が喪失される（**表3**）．

表1　体液中の電解質分布

		血漿	間質	細胞内液
陽イオン	Na^+	142	144	15
	K^+	4	4	150
	Ca^{2+}	5	2.5	2
	Mg^{2+}	3	1.5	27
陰イオン	Cl^-	103	114	1
	HCO_3^-	27	30	10
	HPO_4^-	2	2	100
	SO_4^{2-}	1	1	20
	有機酸	5	5	
	蛋白質	16		63

電解質は陽イオンと陰イオンに分けられる．

表2　発熱時の不感蒸泄による水分喪失量

熱	発汗	室温	水分喪失量（mL）	NaCl喪失量（mEq/L）
平熱	なし	28℃以下	900	0
発熱38℃以上	軽度発汗	28～32℃	1,000～1,500	10～20
同上	中程度発汗	32℃以上	1,500～3,000	20～40
同上	高度発汗	32℃以上より高い	3,000以上	40以上

表3 消化液中の電解質

	分泌量（mL/日）	電解質（mEq/L）			
		Na^+	K^+	Cl^-	HCO_3^-
唾液	1,500	9	25	10	10～15
胃液	2,500	60	9	10	0～14
膵液	700	140	5	75	121
胆汁	500	145	5	100	40
小腸液	3,000	110	5	100	31
下痢	500～8,000	50～100	20～40	40～80	—

（3）ICU重症患者の病態的特徴

ICUで管理する重症患者は手術や疾患，外傷，感染症などにより侵襲や炎症が身体に及んでいる．侵襲や炎症が体内で引き起こされると，血管内皮細胞が障害されることにより，血漿中の水分が血管内皮細胞間の間隙から間質に移動する（**血管透過性亢進**）．侵襲が身体に及んだ際に浮腫が出現するのはこのためである．

また，手術，外傷，心不全，呼吸不全，腎不全，敗血症など高ストレスの状態に陥ると，患者の体内では循環血液量を維持させるため**抗利尿ホルモン**が分泌される．抗利尿ホルモンの影響により腎臓の尿細管では水分が再吸収され**尿量が低下**する．

尿量が低下すると尿によって排出される老廃物が体内に蓄積し，さらに身体状態が悪化していく．このような状態に対応するため輸液や利尿薬を投与する必要がある．

侵襲が落ちつき身体状況が安定化すると心房性ナトリウム利尿ペプチドなど利尿を促すホルモンが分泌し，徐々に患者の尿量が増加し浮腫が消失していく．この時期になると利尿薬を投与しなくても尿量が増加する（利尿期）．利尿期は突然やってくるので，患者の身体状況をよく観察して利尿期が訪れたタイミングを把握することが大切となる．

（4）体液量不足のアセスメント

疾患，手術，出血，外傷，水分摂取不足など体内から水分が失われる状況はさまざまである．輸液を投与するときは，体内の水分不足を判断する必要がある．日々患者のバイタルサインを測定することでも体液量が不足していることを示唆する所見が出現してくる．

体内の水分が不足しているとさまざまな症状が出現する．身体が発している症状を把握しアセスメントすることで体液量不足を判断することができる．ただ1つの所見を確認するだけでは体液量不足を判断しきれないため，患者を診察すること，モニターから得られる数値を把握すること，検査データをみることで総合的に判断する（**表4**）．

表4 体液量不足を示唆するデータと所見

情報源	所見	
身体症状	皮膚の乾燥 腋窩の乾燥 粘膜の乾燥 口渇 皮膚弾力性（ツルゴール）低下 眼瞼の落ちくぼみ 濃縮尿	体重減少 せん妄 意識障害 頭痛 嘔吐 痙攣 起立性低血圧
バイタルサイン	脈拍数増加 血圧低下 呼吸数増加	
検査データ	BUN/Cre上昇：10以上 血液濃縮：Hctの上昇（前後の比較） 尿比重上昇：1.030以上	
体内圧データ	中心静脈圧低下：5 cmH_2O 以下（前後の比較が必要） 動脈ライン波形の呼吸性変動	
X線検査	心胸郭比低下	
超音波	下大静脈径縮小	

(5) 循環動態に用いられる輸液の種類と特徴，輸液・薬剤の選択

a 輸液製剤

血漿の浸透圧は「285 ± 5 mOsm/L」に保持されている．これとほぼ浸透圧が等しい液を**等張電解質液**，これより浸透圧が低い液を**低張電解質液**，浸透圧が高い液を**高張電解質液**という．これらはそれぞれ含有する電解質，糖質の濃度が異なる（**表5**）．投与された等張液は細胞内に移動することなく間質と血漿に分布する．低張液は細胞内，間質，血漿それぞれに分布する．そこで両者の特徴を把握し輸液製剤を選択する．

輸液製剤はたくさんの種類が存在する．含まれている水分量や電解質，栄養素の量も実にさまざまである．疾患や身体状況に応じて輸液製剤を選択する必要があるが，明確にこれが正解というものはない．ただし，輸液が必要な患者は体内から水分や電解質が喪失している状況にある．何が身体から喪失しているのかを把握し，喪失したものを効率的に補うことができる輸液製剤を選択することが重要である．

表5 等張電解質液，低張電解質液，高張電解質液投与時の水分移動

等張電解質液	・血漿の浸透圧にほぼ等しく，細胞内細胞外の水分移動がほぼない ・例：生理食塩水，リンゲル液
低張電解質液	・血漿の浸透圧よりも低く，細胞内に水分が移動する ・例：5%ブドウ糖液（細胞内に水分が移動するため，低張電解質液でありながら等張電解質液の機能もある）
高張電解質液	・血漿の浸透圧よりも高く，細胞内から水分が移動する ・例：10%食塩水，50%ブドウ糖液

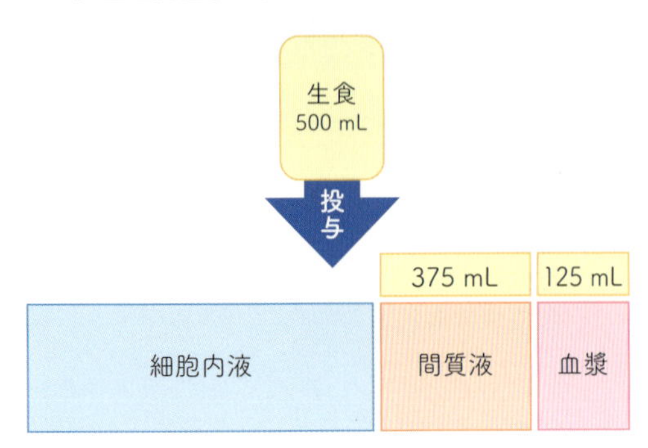

図1　水分分布

b 等張電解質輸液

血漿とほぼ同じ濃度の電解質→血漿の浸透圧とほぼ等しいため，細胞内液への水分移動はない．投与すると**血漿と間質液に分布**する．代表的な輸液として生理食塩水，リンゲル液が挙げられる．

①生理食塩水

生理食塩水はNa^+ 154 mEq/L，Cl^- 154 mEq/Lが含まれており，血漿浸透圧とほぼ等しい．投与すると細胞外液である血漿と間質液に分布する．体重の60%が水分量となっており，内訳として細胞内液が40%，間質が15%，血漿が5%となっている．細胞内液にはNa^+が分布していないため生理食塩水は細胞内に分布しない．生理食塩水500 mLを投与すると血漿と間質に分布するため血漿に1/3の125 mL，間質に2/3の375 mL分布する（**図1-A**）．生理食塩水は0.9%の食塩が含まれる．生理食塩水500 mLに4.5 gの食塩が含まれている．食事で摂取する1日の食塩はおおよそ10g未満のため，食塩摂取量で考えると摂取過剰になる可能性がある．

②乳酸リンゲル液（ヴィーンF®）

乳酸リンゲル液は血漿電解質に近い組成となっているので電解質バランスがよいとされている．生理食塩水と比較するとNa^+，Cl^-濃度が低いためNa^+，Cl^-の過剰投与になりにくい．代謝性アシドーシスではHCO_3^-が低下する．乳酸リンゲルに含まれる乳酸は体内で代謝されるとHCO_3^-になるため代謝性アシドーシスの改善効果がある．手術，外傷，出血，熱傷などショックとなる状況で適応とされる機会が多くある．

c 低張電解質輸液

血漿より電解質濃度が低い輸液である．

低張電解質輸液は1〜4号液に分類される．1号液がより多く細胞外にとどまり，4号液になると細胞内に水分が移動する．それぞれの特性を理解し投与する輸液を選択する（**表6**）．

低張電解質輸液は，簡単に考えると生理食塩水と5%ブドウ糖液の混合液となっている．Na^+の含有量が多ければ細胞外液により多く留まり，Na^+の含有量が少なければ細胞内に移動する．患者の身体状況をアセスメントし細胞内と細胞外どちらに水分を保持させたいかを判断する必要がある．

● 5%ブドウ糖液

5%ブドウ糖液は500 mL中に25 gのブドウ糖を含有している．ブドウ糖5%にすることで血漿浸透圧とほぼ同様になる．5%ブドウ糖液は電解質を含まない．ブドウ糖は速やかに代謝されるため，投与すると細胞内液と細胞外液の両方均一に分布する．5%ブドウ糖液500 mLを投与すると血漿に41.5 mL，間質に125 mL，細胞内液に333.5 mL分布する（**図1-B**）．ブドウ糖3 gで10 kcalのためブドウ糖500 mLは83 kcalとなる．

表6　低張電解質輸液の分類

低張電解質輸液	1号液（開始液）	2号液（脱水補給腋）	3号液（維持腋）	4号液（術後回復液）
特徴	K^+は含まれない．病態が不明な場合に投与する水分と電解質	細胞内に多く含む電解質が入っている	最低限の水分と電解質を補給する	電解質濃度が低く細胞内への水分補給効果がある
組成割合	生食：5%ブドウ糖＝1：1	生食：5%ブドウ糖＝1：2	生食：5%ブドウ糖＝1：3	生食：5%ブドウ糖＝1：4
Na含有量	Na^+　70 mEq/L	Na^+　60 mEq/L	Na^+　50 mEq/L	Na^+　30 mEq/L

（6）循環管理が必要な各病態の特徴と輸液・薬剤管理の実際

a 心不全

輸液調整のポイント

- 必ず静脈ルートを早期に確保．心不全の原因を短期間で判断し輸液投与の必要性を判断する．判断するにはバイタルサインと全身症状を観察して判断する．

心不全の原因はさまざまあり，心不全ではこのような輸液管理を推奨するという明確なものはない．心不全は大きく左心不全と右心不全に分けられる．**左心不全**は左室の収縮力が低下し，心ポンプ機能が低下している状態である．左室の機能が低下するため全身に血液を循環させにくくなる．その影響で肺に血液が停滞することで肺うっ血を引き越し，呼吸不全の症状として頻呼吸，呼吸困難などが出現する．

右心不全は右室の機能低下により右室から肺，肺から左室へと血液を送り出せなくなる状態である．血液は静脈に停滞するため下肢の浮腫，肝腫大，頸静脈怒張などの症状が出現する．

急性心不全になった患者は頻脈，呼吸困難，血圧低下，胸部症状などの症状を訴えながら病院にたどり着く．その際に初療として輸液を施行する．指標となるのは血圧と症状で患者の心不全の状態を判断し，輸液投与を考える．**クリニカルシナリオ**（**表7**）と**Nohria分類**（**図2**）が知られており，急性期の状況下での治療方針の目安になる．この両者は症状やバイタルサインなどを活用し，時間をかけずに判断することができる．輸液投与量は病態によって変化する．まずはルートをキープすることを目的に輸液を開始する．心エコーや心電図，採血結果，問診などから心不全の診断と治療方針を確認し輸液流量を決定する．しかし，ショック状態であれば投与流量を増加し循環不全を乗り切る必要がある．

b 呼吸不全

輸液調整のポイント

- 陽圧呼吸を開始する際は陽圧により循環動態に影響を及ぼすため輸液投与量を増量する．陽圧呼吸開始後，循環動態が安定したら速やかに輸液量を減量する．

急性の呼吸不全ではARDSが挙げられる．ARDSは症候群のため，原因となる疾患が数多くある．とくに肺炎と敗血症はARDSに移行する可能性が高い疾患である．ARDSでは炎症反応によって血管内皮細胞が障害され，血管内の水分が間質に移行しやすい．そのため，結果として循環血液量は減少し，ショック状態に陥りやすい．

ARDSの急性期であれば患者はショック状態となる場合があり，その場合は輸液量を多くし，循環を維持させる必要がある．ARDSで肺水腫を呈する場合は，人工呼吸器を装着し，高い呼気終末陽圧（PEEP）による呼吸管理を行う．高い

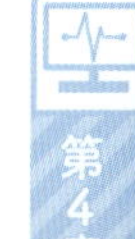

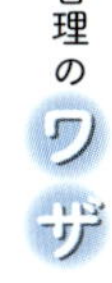

表7 クリニカルシナリオ

CS1： 収縮期血圧140 mmHg以上 （血圧上昇）	・非侵襲的陽圧換気（NPPV） ・硝酸薬の投与 ・体液貯留あり：利尿薬の投与
CS2： 収縮期血圧100～140 mmHg （血圧正常）	・非侵襲的陽圧換気 ・硝酸薬の投与 ・慢性的な全身浮腫：利尿薬の投与
CS3： 収縮期血圧100 mmHg以下 （血圧低下）	・体液貯留なし：輸液による容量負荷 ・強心薬の投与 ・輸液，強心薬で100 mmHg以下 血管収縮薬開始 肺動脈カテーテル挿入
CS4： 急性冠症候群（ACS）	・非侵襲的陽圧換気 ・硝酸薬の投与 ・カテーテル検査 ・ACS治療ガイドラインの推奨に準じて治療
CS5： 右心不全	・容量負荷は避ける ・90 mmHg以上：慢性的な全身浮腫は利尿薬を投与 ・90 mmHg以下：強心薬の投与 ・100 mmHg以下：血管収縮薬開始

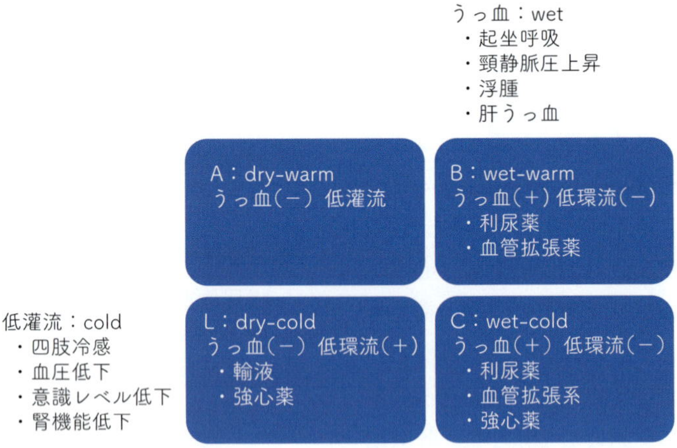

図2 Nohria分類

PEEPでは気道内圧が上昇することで静脈灌流量の減少と心肺機能の低下をもたらすため，輸液量は慎重に管理する必要がある．

ショック状態が落ち着くと輸液量は少なくしていく．患者の身体状況によって輸液量は変化するため，患者の状態をよく観察しそのときに必要な輸液をアセスメントすることが大切である．

C 熱傷

輸液調整のポイント

▸受傷した早期では多量の輸液が必要になる．静脈ルートを確保し多量輸液を実施する環境を整える．

熱傷は皮膚の機能を著しく障害し，創面から水分，電解質，タンパク質が失われる．血管内皮細胞も障害され血漿から間質へ水分が移動するため，著明に浮腫が進行する．結果として血管内脱水を引き起こしショック状態に陥る．ショック状態は，48時間程度持続し，その間多量の輸液が必要となる．適切な輸液投与が生命予後に影響するといわれている[4)]．受傷後2時間内に開始するとよいとされているが，できるだけ早く投与を開始することが重要である．受傷後24時間の輸液量は**Parkland法**（Baxter法）（**表8**）を用いることが推奨されている[4)]．

表8　Parkland法（Baxter法）

受傷後24時間の総輸液量 ＝4 mL×熱傷面積（%）×体重（kg） 受傷初期8時間に総輸液量の50%を投与 次の16時間に残りの50%を投与

輸液製剤は**等張電解質輸液**が推奨されており，乳酸リンゲル液や酢酸リンゲル液がよいとされている．膠質浸透圧輸液（コロイド製剤）※1は有用性が示されていない．しかし，受傷後は膠質浸透圧が著しく低下しているため生命を維持させるために投与することもある[4)]．

輸液の投与速度は尿量を指標とすることが推奨されており，成人で0.5 mL/kg/時もしくは30～50 mL/時とされている．

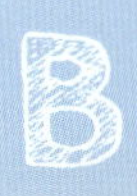

輸液・薬剤管理中のワザ

重症化回避のワザ 53

患者状況を速やかに判断し，ショック状態を見極める

1）ショックをいち早く見抜くポイント

ショックの5大症状は，①蒼白，②意識障害，③冷汗，④脈拍触知不可，⑤呼吸不全，である．血液の循環が不良になると顔面や四肢の血色が不良になり血圧が低下する．脳血流も低下するため意識障害が出現する．血圧が低下すると交感神経が優位になるため末梢では発汗が出現しじっとりと湿ってくる．また，各臓器に酸素が行き届かないため頻呼吸が現れる．ショック症状が出現している場合，患者は自力でショック状態を抜け出すことはできないため，静脈ルートを確保し輸液や薬剤を投与する準備が必要となる．

2）ショック時の輸液管理のアセスメント

ショックは4つに分類でき，それぞれに原因と対応方法が異なっている（**表9**）．ショック状態では輸液や昇圧薬が必要になる．まずは引き起こされたショックがどの分類に当てはまるかを判断する．

心外閉塞性ショック以外は輸液が必要となる．ショック状態が長期化すると，身体の各臓器の血流が低下し臓器不全を引き起こす可能性がある．速やかに輸液を投与してショックから離脱させることが重要である．しかし，輸液に反応してバイタルサインが安定するかは投与してみないとわからない．足上げ試験（passive leg rising）では輸液を行った場合と同様の効果があるといわれており，輸液反応性を予測する1つの方法でもある．足上げ試験の方法は患者の脚を45度程度持ち上げてバイタルサインの変化をみる，簡便であり，短時間でアセスメントすることができる方法である．

※1 膠質浸透圧輸液（コロイド製剤）：新鮮凍結血漿（FFP）や加熱人蛋白蛋白製剤（PPF）と代用血漿剤が代表的で膠質浸透圧が有することで輸液が間質に移行することなく血管内にとどまる性質がある．

表9 ショックの種類とその原因・対応策

ショックの分類	原因	対応策
循環血液量減少性ショック	出血 脱水	輸液 輸血
心原性ショック	心筋梗塞 不整脈	輸液 昇圧薬 抗不整脈薬
心外閉塞性ショック	心タンポナーデ 緊張性気胸	心嚢穿刺 胸腔穿刺
血液分布異常性ショック	敗血症 アナフィラキシー	輸液 昇圧薬

ショック時の輸液の選択としては乳酸リンゲル液もしくは酢酸リンゲル液が第一選択となる．ただしカリウム値が高い患者であればカリウムが含有されていないものを選択する．

重症化回避のワザ 54

視診・触診や動脈ラインの呼吸性変動から体液量不足を察知する！

1）患者の皮膚の萎縮・粘膜の乾燥を観察する

脱水を細胞レベルで考えると各種の症状が出現する理由がわかる．身体の水分は細胞内，間質，血管内に分布する．血漿の水分が不足すると間質から血管内に水分が移動する．間質の水分が減少すると細胞内から間質に水分が移動する．細胞は水分を失い容積が小さくなる．細胞内の水分を失うことで皮膚の弾力性が低下する（ツルゴール反応）．高齢者では皮膚の張りが失われていることが多く脱水がなくても手背に現れていることがあるため，ツルゴール[※1]は前胸部と大腿部で確認する．細胞の容積が減少するため目が窪んでくる．目の窪みはヒポクラテス顔貌ともよばれ，身体状況が悪化した患者に特徴的にみられる．

細胞の容積が減少するということは細胞の機能不全を引き起こし，意識障害やせん妄は脳細胞の機能不全が原因となる．また，細胞内，細胞外の水分が減少すると汗や分泌物の排出量が減少したり，皮膚の乾燥や口渇などの症状が出現する．とくに腋窩の乾燥は脱水の症状として信頼度がある．ただし，頻呼吸や胃管の存在により口呼吸になると口腔粘膜が乾燥するため，口呼吸の際には口腔内乾燥がイコール脱水の症状とはいえないこともあるので注意が必要である．

体液量の過不足をアセスメントするには，体重や心エコー結果，中心静脈圧（CVP）などのさまざまなデータが必要となる．しかし，患者を視診・触診するだけでも体液量不足を予見できる判断材料となり，早期に患者状況を改善に導くことが可能となる．患者が重篤化する前に対応することが看護師として重要な能力の1つとなる．

2）動脈ラインの呼吸性変動を示す波形も体液量不足を反映する

血管内の圧を測定するものとしては動脈ライン

※1ツルゴール：皮膚の張を確認する方法．手の甲や前胸部をつまみ2秒以内で戻るのであれば正常と判断する．

が代表的であるが，中心静脈圧（CVP）と肺動脈圧（PA）もICUでは頻繁に目にする波形である．体液量が不足するとCVPとPAも呼吸性変動をみせる．患者をモニタリングしてモニターから得られる数値を時間ごとに記録として残す必要がある．しかし，血管内の圧波形は数値よりも波形（かたち）が血管内の圧のみならず身体状況を反映していることもあるため，波形の形を確認することが重要となる（☞p.100参照）．

動脈ラインの波形からも脱水を判断することができる．吸気時は胸腔内は陰圧になり（呼吸器を装着している場合は逆に陽圧になる）肺が膨らむ．肺が拡張すると静脈に圧迫がかかる．脱水になると循環血液量が低下しているため，肺の圧迫によってさらに循環が悪くなり血圧が低下する．このように呼吸によって血圧が上下することを動脈ラインの呼吸性変動という（**図3**）．超急性期や

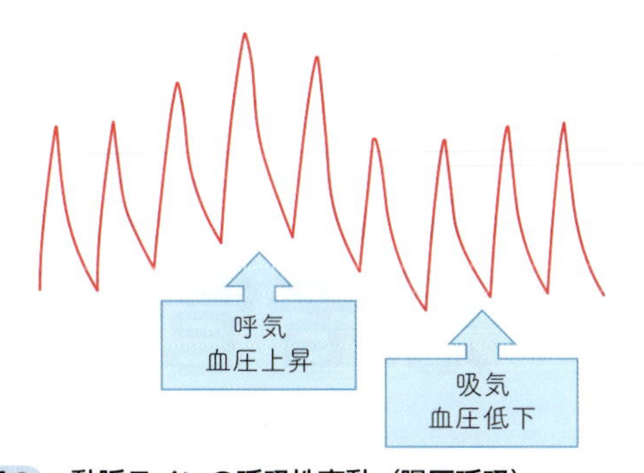

図3　動脈ラインの呼吸性変動（陽圧呼吸）
陽圧換気の場合は呼気で血圧上昇し，吸気で血圧が低下する．

手術直後の患者では体液量の不足が急速に進行し，バイタルサインが急激に変動することも少なくない．数値だけで判断すると数多くの情報が必要になりアセスメントから処置に移行するまでに時間を要する．即時的に判断するには圧波形をみて判断することがポイントとなる．

引用文献

1）多田羅恒雄：侵襲時輸液の生理学. Intensivist **9**(2)：259-271, 2017
2）杉田学(編)：輸液療法の進め方ノート, 羊土社, 2013
3）大柳治正(監)：やさしく学ぶための輸液・栄養の第一歩, 第3版, 2012
4）日本皮膚科学会ガイドライン創傷・熱傷ガイドライン委員会報告−6：熱傷診療ガイドライン. 日皮会誌 **127**(10)：2261-2292, 2017

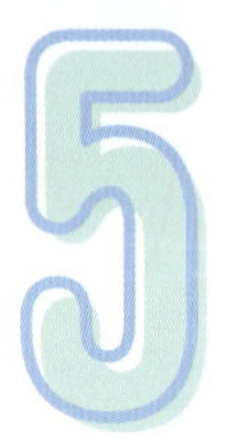

5 カテーテル管理中の患者管理

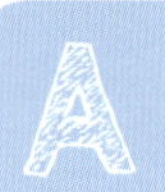

A 押さえておきたい基本知識

(1) 患者管理の意義

重症患者には全身管理に必要なチューブ・カテーテル類のデバイスが多数挿入されている．なかでも，患者のさまざまな情報を得ることができる**動脈ライン**や，補液や循環作動薬などのハイリスク薬剤の投与を行う**中心静脈カテーテル**は患者管理において重要な役割をもつ．しかし，多数のデバイスが挿入されることにより患者は活動制限を強いられ，快適な療養生活が損なわれるおそれもある．そのため，多くのデバイスが挿入された患者が日常生活の制限をきたさないよう，適切な**チューブ・カテーテル類の固定器具や固定方法の選択**が求められる．

重症患者には鎮痛・鎮静管理が行われ，意識が不明瞭な場合や，せん妄により必要性を理解することが困難なケースも少なくない．不安定な状態の患者に対し，即座に薬剤を投与する場面も想定される．昇圧薬や降圧薬が投与されているカテーテルの側管から注射（ワンショット静注あるいは側注とよばれる）すると，昇圧薬や降圧薬は指示量以上の量が急速投与されることとなり，循環動態に影響を及ぼす危険性がある．そのため，**側管注射するカテーテルについても十分に把握**しておかなければならない．

(2) 重症患者に必要な動脈ラインや薬剤投与カテーテルの特徴

心筋梗塞や心不全などの循環器疾患患者では，心臓のポンプ機能が低下し，有効な心拍出量を維持できず循環動態が変動する．このような患者において，**肺動脈カテーテル（スワンガンツカテーテル）**や**動脈ライン（Aライン）**による経時的なモニタリングを行い，患者の状態をアセスメントしなければならない．

また，循環作動薬などのさまざまな薬剤が同時に投与されるため，多数の薬剤投与カテーテルを確保しなければならない．使用する薬剤の中には，末梢静脈では血管炎や血管外漏出のリスクが高いものもある．そのため，より安全で確実な薬剤投与カテーテルの確保が必要とされる．そのほかにも，経口・経管栄養が不可能または不十分な場合や，消化吸収障害などから高カロリー輸液を必要とする場合もある．そのため，**中心静脈カテーテル**によって輸液や薬剤投与管理が行われる場面も多い．

重症患者に用いられやすい各カテーテルの特徴を**表1**に示す．なお，肺動脈カテーテル（スワンガンツカテーテル）については「第3章-5．スワンガンツカテーテル」（p.100）に譲ることとし，本項ではAラインおよび中心静脈カテーテル管理中の患者管理について中心的に解説する．

表1　重症患者に用いられやすいカテーテル類と特徴

カテーテル類	挿入部位	目的	得られるデータ
動脈ライン（Aライン）	主に橈骨動脈	連続的な血圧測定，動脈血採血（血ガス測定，活性化凝固時間など）	動脈圧波形，エドワーズフロートラックセンサーを用いれば動脈圧波形から得られる圧波形情報に基づいて，連続的に心拍出量などの循環動態パラメータを測定できる
中心静脈カテーテル	主に内頸静脈，鎖骨下静脈，大腿静脈	輸液・薬剤投与，中心静脈圧測定	CVP, $ScvO_2$
肺動脈カテーテル（スワンガンツカテーテル）	主に内頸静脈，大腿静脈	心機能評価（☞p.100，「スワンガンツカテーテル」参照）	連続心拍出量，肺動脈圧，右心房圧，肺動脈楔入圧，混合静脈血酸素飽和度，肺動脈内血液温

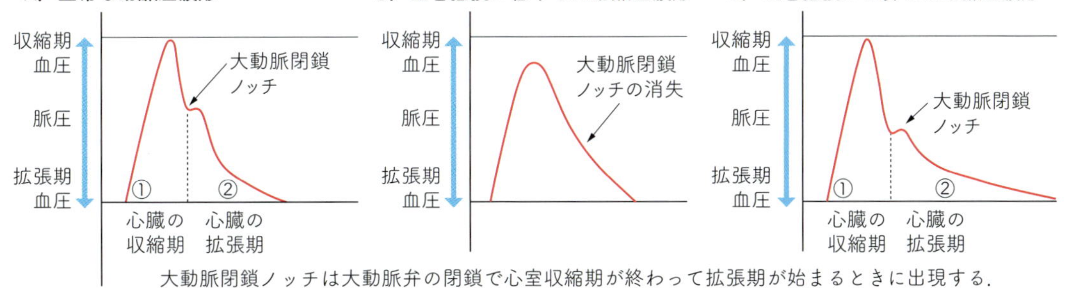

図1　動脈圧波形が示す特徴

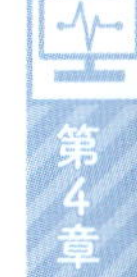

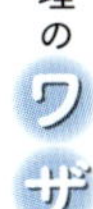

a 動脈ライン（Aライン）の管理

Aラインによって観血的に動脈圧を測定することができるため，循環動態が不安定な患者の**連続的な血圧モニタリング**を行う際に用いられる．また，**経時的な動脈血ガス分圧測定が必要**な際にも用いられる．

Aラインの挿入部位には橈骨動脈，上腕動脈，大腿動脈，足背動脈などがあり，一般的によく使用されるのは橈骨動脈である．施行時・採血時には清潔操作に努めることが重要となる．

①動脈圧波形からわかること

Aラインによって，**図1**に示すような動脈圧波形が測定できる．動脈圧波形からは，循環血液量，心拍出量，心収縮性，血管抵抗，脈圧，呼吸性変動，を読みとることができる．

（1）循環血液量，心拍出量

立ち上がりから大動脈閉鎖ノッチまでの面積が1回拍出量に相関する（**図1-A**）．循環血液量が減少している場合はこの面積は小さくなり，鋭利な波形を呈する．

（2）心収縮性

図1-A（正常な動脈圧波形）の①の角度は左心室の収縮とともに立ち上がる．傾きが急な場合は収縮力が強く，傾きが低ければ心収縮力低下や後負荷増大を示唆する．

（3）血管抵抗

心臓の収縮が終わり，心室内の圧力が大動脈内の圧力よりも低くなると大動脈弁が閉鎖する．そのときに，大動脈側から心臓に向かって血液が逆流することで，大動脈閉鎖ノッチが発生する．血管抵抗が低下した場合は，大動脈側から心臓へ向かう逆流がなくなるため，大動脈閉鎖ノッチが消失し，急下降した波形となる（**図1-B**）．血管抵抗が強い場合は，大動脈閉鎖ノッチが存在し，血液を出し切る時間を要するため②の角度がなだらかになる（**図1-C**）．

（4）脈圧

波形の山の頂点が収縮期血圧，波形ラインのもっとも低い位置が拡張期血圧となり，その波形幅が脈圧となる．

（5）呼吸性変動

自然呼吸では吸気時に横隔膜が下がり，腹腔内圧が上昇するため，腹部の大静脈（下大静脈）に周囲からしごかれるような圧力がかかり，胸部のほうへ血液が流れる（呼吸ポンプ）．静脈環流が増加することで心臓へ充満する血液量も増え，拍出される血液，つまり心拍出量が増加する．動脈圧波形はその呼吸パターンと同調し変動を示す．スターリングの心機能曲線（**図2**）に示されるように，心臓に戻ってくる血液が少ない（A）場合は1回拍出量が減少する（a）．一方で，心臓に戻ってくる血液が十分な（B）場合は，1回拍出量が増加がする（b）ことがわかる．つまり，循環血液量が低下している状況ほど，1回拍出量が少ないため動脈圧の呼吸性変動が顕著に表れる（**図3**）．

陽圧換気時は，吸気時に胸腔内の陽圧が増大することによって静脈環流が低下する．呼気時には胸腔内の陽圧が吸気時に比べ減少する．その結果吸気時に動脈圧低下，呼気時に動脈圧上昇のパターンを示す（**図4**）．

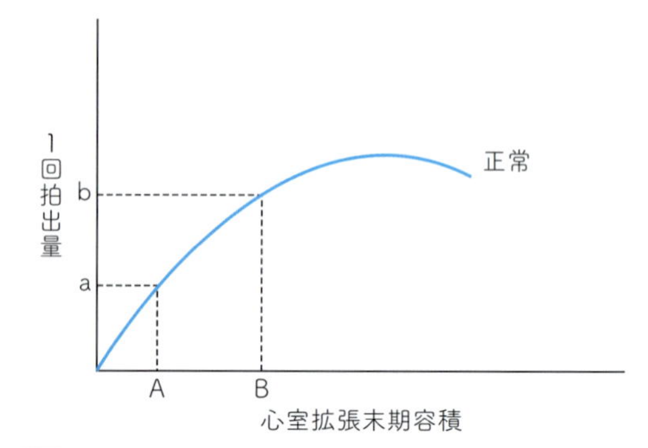

図2　スターリングの心機能曲線

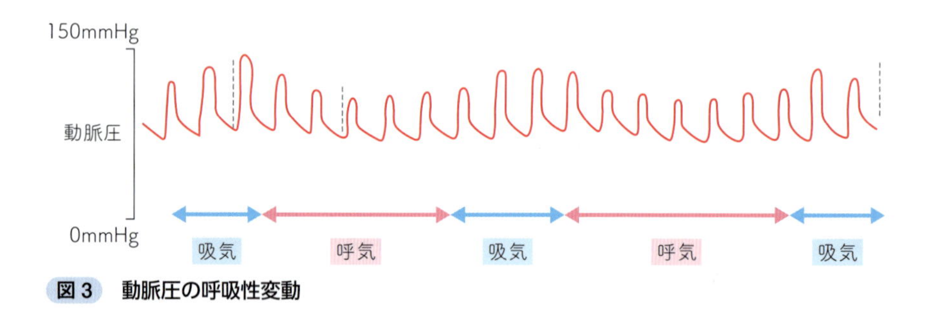

図3　動脈圧の呼吸性変動

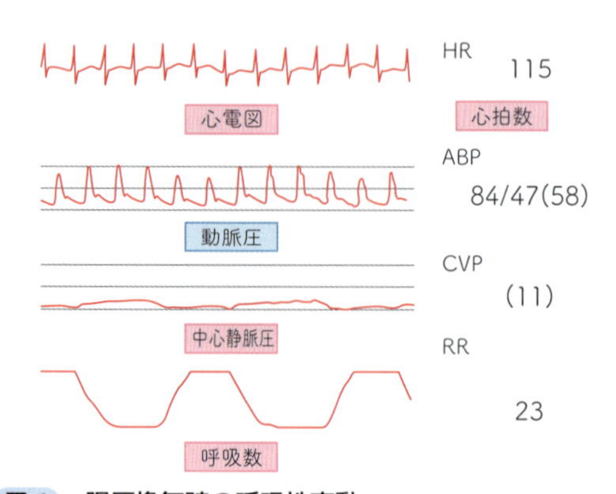

図4　陽圧換気時の呼吸性変動

吸気時に動脈圧の低下，呼気時に動脈圧の上昇を認める．

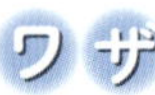

表2　Aラインによる合併症と対応方法

合併症	対応方法（看護のポイント）
出血・血腫	・刺入部を一時的にガーゼなどで圧迫し止血を試みる．止血が得られれば，すぐに圧迫を解除し，観察を継続する ・長期間にわたりAラインが留置されている場合，刺入部がホール形成し出血が持続することがあるため，十分に圧迫止血を行う ・留置針の屈曲による亀裂で出血した場合，挿入部位をシーネなどで固定する
空気塞栓	・回路内に空気や気泡が確認された場合は，三方活栓から注射器で取り除く
感染症	・刺入部の固定や採血時には清潔操作に努める ・Aライン用トランスデューサは，使い捨てタイプも再使用可能タイプも，96時間で交換し，トランスデューサ交換時には，システムの他の構成品（連結管，持続フラッシュ器具，フラッシュ溶液を含む）も交換することが推奨される[1]

表3　中心静脈カテーテルの穿刺部位と特徴

穿刺部位	特徴
内頸静脈	・気胸など機械的合併症のリスクが低く，静脈の同定が容易である ・頸部に留置されることにより，患者の違和感が強い ・頭髪や髭，気道分泌物の影響を受けやすく，感染のリスクが高い ・下顎，頸部の凹凸があるためドレッシングによる固定が難しい
鎖骨下静脈	・他の部位と比較すると感染のリスクが低い ・固定が容易であり患者の違和感が少ない ・静脈の同定が難しく気胸など留置に伴う合併症のリスクが高い
大腿静脈	・静脈の同定が容易であり穿刺が容易である．気胸のリスクがほとんどない ・下肢の動きにより挿入部の可動性があることで，カテーテルが屈曲し薬剤投与に影響する可能性がある ・排泄物による汚染を受け感染リスクが高い

②ゼロバランス調整

正確な動脈圧測定を行うためには，トランスデューサの高さを測定する心房，心室，または血管の高さに一致させる必要がある．

動脈圧測定のための適切な目標点は，患者の右心房の高さとされ，中腋窩線の高さと第4肋間との交点が基準となる．目視では個人差が生じるため，レーザーレベラーなどを使用することで，正確なバランス調整ができる．

③挿入後の注意点

回路内に空気や気泡が混入していると，空気塞栓や血圧波形のひずみの原因となる．そのため，経時的な回路内の観察が必要となる．また，加圧バックを使用し，300 mmHg加圧し，3 ± 1 mL/hrの流速でヘパリン加生食が持続流入するよう管理する．過剰な圧がかかると，規定の流量を超え，ヘパリン加生食の過剰投与をきたすことがある．加圧が低い場合は，血液が逆流し回路が閉塞する恐れがある．適切な加圧バックでの圧管理が重要となる．

④合併症と対応

Aライン留置中に起こりやすい合併症と対応方法を**表2**に示す．患者のバイタルサインだけでなく，患者の言動，顔色，体動などにも注意することが重要である．

b　中心静脈カテーテルの管理

上・下大静脈は，体内でもっとも太く血流量の多い静脈であり，血管炎や，血管外漏出を起こしにくく，確実に薬剤を投与することができる．中心静脈カテーテルは，上・下大静脈で右心房入口部付近に先端を留置して使用するカテーテルであ

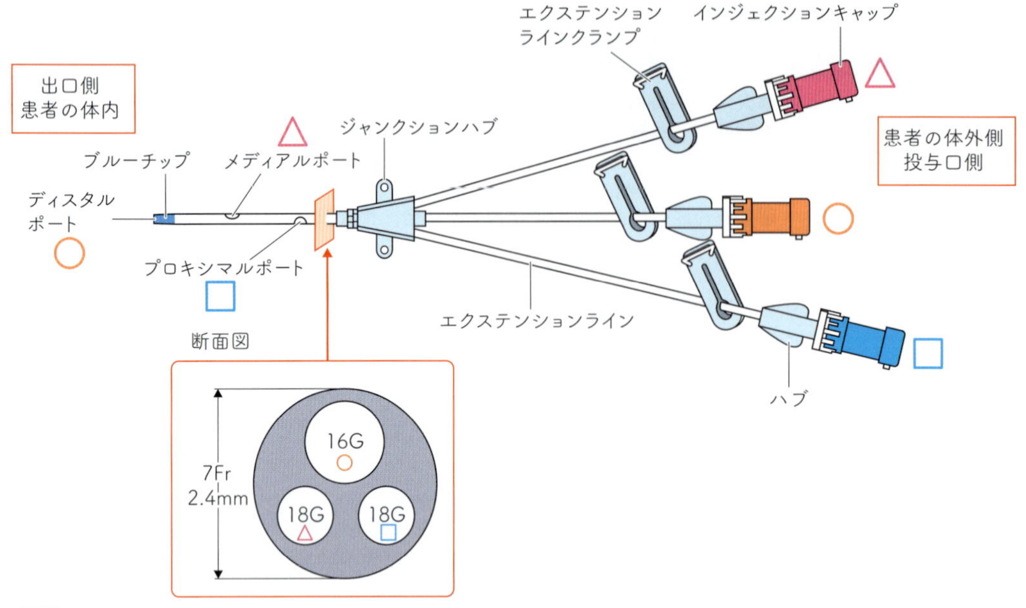

図5 アロー中心静脈カテーテルセットのポート位置とカテーテルの内腔

表4 アロートリプルルーメンカテーテルのCVCポートの指定の例

ディスタル（遠位部）16G（心臓に近い側）	メディアル（中間）18G	プロキシマル（近位部）18G（刺入部側）
輸血 急速輸液 膠質液投与 薬物療法 CVPモニタリング	TPNまたは薬剤 低流量の薬剤 循環作動薬	薬剤投与 採血 薬物療法

［Edwards Critical Care Education：Quick Guide to Cardiopulmonary Care, 2nd ed, p.46, Edwards Lifesciences, 2011を参考に筆者作成］

り，中心静脈注射（急速輸液や高カロリー輸液，複数の薬剤の同時投与や循環作動薬などのハイリスク薬剤を安全かつ確実に投与する経路），または中心静脈圧の測定を目的とする．

①穿刺部位

中心静脈カテーテルの穿刺部位を**表3**に示す．クリティカルケア領域では，1ヵ所の穿刺部位を通じて複数の薬剤投与を行うことが可能な**マルチルーメンカテーテル**を使用することが多い．

②ルート選定

トリプルルーメンの中心静脈カテーテルにおけるポート位置とカテーテルの内腔を**図5**に示す．ディスタル（Distal）は心臓にもっとも近いところに位置しているため，循環血液量を反映している．そのことから中心静脈圧（CVP）測定で用いられることもある．

表4のようにディスタル（Distal）は16 Gとなっているため，内腔が太く急速投与や粘度の高い薬液投与（TPN，膠質液など）に選定する．メディアル（Medial）やプロキシマル（Proximal）は，内腔が細く流量が安定するため，低流量の薬剤や循環作動薬の投与に使用する．プロキシマル（Proximal）はポートがもっとも浅い部分に位置するため，カテーテルが引っ張られたり，緊張がかかったりして挿入の位置が浅くなった場合には，薬剤中断リスクが高くなる．そのため，中断されても生命に直結しない薬剤（鎮静薬や鎮痛薬など）を選択する．

重症患者において，循環作動薬をはじめ，多数の薬剤投与が必要となり，マルチルーメンの中心

表5　輸液フィルターに注意を要する薬剤

薬剤の特徴	分類	薬剤	対応
分子量が大きく0.2 μmのフィルターを通過しない薬剤	血液製剤	アルブミン製剤 グロブリン製剤	フィルター下部より投与
	高粘度の薬剤	デキストラン® グリセオール® など	
	リポ化製剤	リプル® など	
	乳脂肪剤	イントラリポス® など	孔径1.2 μmの専用フィルター使用
フィルターに吸着し，含量低下を起こす薬剤		インスリン製剤 ニトログリセリン® ボスミン® ケーツーN® メチコバール® コスメゲン® サイレース® ドルミカム® など	フィルター下部より投与
	G-CSF製剤	グラン® など	静電気吸着を起こさない専用フィルター使用
フィルターを変性させる薬剤		ラステット® ペプシド® など	1.0 mg/mL以上の高濃度ではセルロース系のフィルターの使用を避ける
通過により変性する恐れのある薬剤		プロポフォール®	フィルター下部より投与または孔径1.2 μmの専用フィルター使用
フィルターを目詰まりさせる薬剤		ソルコーテフ® ラシックス® アレビアチン® ファンギゾン® など	注入前後にフィルター下部より投与

［ナーシングスキル：中心静脈カテーテルの管理，基本事項 〈https://www.nursingskills.jp/Home/SkillDisplay/tabid/69/sid/151581/Default.aspx〉［2019年4月25日閲覧］を参考に筆者作成］

静脈カテーテルを使用する頻度も高くなる．循環作動薬を投与しているカテーテルの側管から，ワンショットで他の薬剤を注射すると，循環作動薬は指示量以上の量が急速に投与されることとなり，循環動態に影響を及ぼす危険性がある．そのため，側注する場合は，別の部位に挿入されたルートを用いるか，あるいはマルチルーメンカテーテルでのルートしか確認できていない場合は循環作動薬を投与するカテーテル以外を用いる．また，薬剤によっては配合変化を起こす薬剤もある．患者に何種類の薬剤投与が必要かを考え，マルチルーメン（ダブル，トリプルなど）カテーテルの選定を行うことが重要である．

中心静脈カテーテルルートには，あらかじめ輸液フィルターが組み込まれた閉鎖式の輸液ルートを用いることが推奨される．輸液フィルターの使用目的は，細菌，異物，空気の除去である．中心静脈栄養などの多剤を輸液ボトル内に混入する操作や長時間の輸液投与で，細菌が混入する危険性が高まる．また，アンプルカット時のガラス片，バイアルのゴム栓といった微粒子が薬剤に混入する危険性もある．輸液中には温度変化などから微小な気泡が発生し，空気が患者の体内に入り空気塞栓を引き起こす危険性もある．これらの細菌や異物などを除去する目的で輸液フィルターの使用が推奨される．孔径0.2 μmのインラインフィル

表6　中心静脈カテーテルの合併症と対応

主な合併症	対応方法	発生時期
動脈穿刺，血腫	・圧迫止血を行う ・圧迫止血困難な場合は，血管外科医などにて対応が必要な場合もある	挿入時
気胸	・胸膜を誤穿刺した場合に，肺実質を損傷し気胸となる危険性がある ・胸腔ドレーンの挿入が必要となる場合がある	挿入時
心タンポナーデ	・複数回穿刺を要した場合は注意が必要である ・心嚢内へ穿孔した場合は，心嚢ドレナージが必要となる	挿入時 留置中
空気塞栓	・輸液ルートの確実なエア抜きを行う ・カテーテル抜去後に，穿刺孔からエアが混入する可能性もあるため，空気を通さないドレッシングを使用する	留置中
不整脈	・カテーテルによる機械的刺激で発生する場合もあるため，胸部X線での位置確認や心電図のモニタリングを行う ・持続性の心室細動に移行する場合は，ただちに除細動を行う	挿入時
血栓症	・カテーテル内やその周囲に血栓形成を起こす可能性がある ・大腿部位に挿入されたカテーテルの場合，内頸や鎖骨下部位に挿入されたカテーテルよりもアプローチが長いため血栓症リスクが高い[3]ことから，可能な限り大腿部位へのカテーテル挿入は避ける	留置中

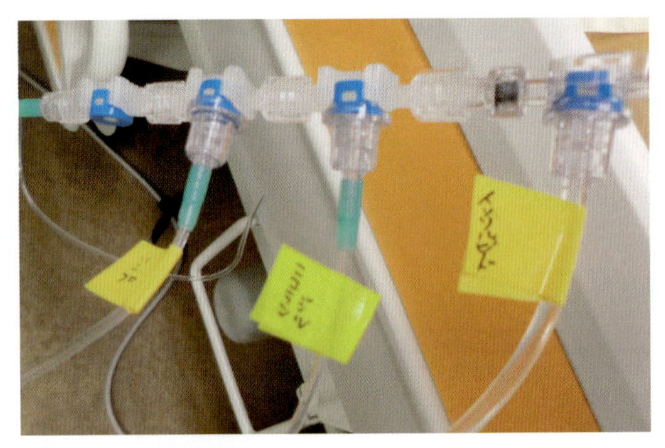

図6　投与薬剤の表示
左からハンプ，ニコランジル，イソソルビドを示している．

ターはすべての細菌，輸液調製中に生じたガラス片などの異物，輸液剤中の結晶・沈殿物などもトラップすることができることから[2]，孔径0.2 μmの輸液フィルターの使用を推奨する．輸液フィルターに注意を要する薬剤について**表5**に示す．

③合併症と対応

中心静脈カテーテルの留置に伴う合併症には，気胸，血胸，血栓症，カテーテル先端位置異常，不整脈，空気塞栓などが挙げられる．合併症の対応方法は**表6**に示す．

④薬剤管理

重症患者では，使用する薬剤が多く点滴ラインも多数あるため，**図6**のように薬剤がどこのルートから投与されているのかをわかりやすく表示することで，誤投与を回避できる．

薬剤の中には，2種類以上の薬剤が配合されることで，混濁，変色，結晶が発生するものがあり，投与前に同じルートで投与可能であるかを確認する必要がある（**表7**）．同じルートから投与し，配合変化や結晶が発生した結果，薬効が得られず

表7　薬剤Aに薬剤Bを配合した際の，薬剤Aの配合試験結果

薬剤A ＼ 薬剤B	アデール	アンカロン	イノバン	エフオーワイ	エラスポール	オノアクト	コアテック	サークレス	シグマート	ジルチアゼム	ニカルジピン	ドブタミン	ドルミカム	ヘパリンナトリウム	ノルアドレナリン	ハンプ	フサン	プレセデックス	ミオコール	ラシックス
アデール®			○				○	○		○	○	○		○	○	○				○
アンカロン®			○					○		×		○	○			○				○
イノバン®				○	×			○				○		○	○	×	○		○	×
エフオーワイ®	○		○				○	○	○	○	○	△	○	×	○	○	○			×
エラスポール®			×	×		○	○	×	○	×	×	×	×	○	○	×	×	○		×
オノアクト®			○	○	×			○		○	△	△	△			○				×
コアテック®			○	○				○	○	○	○	○	○	○	○	○				○
サークレス®			○	○			○		○	○	○	○		○	○	○	○			×
シグマート®			○				○	○		○	×	○		○	○	○			○	○
ジルチアゼム®			△	○							○	○								×
ニカルジピン®		○	○		×	○		○	×	○		○	○	×	○	○			○	×
ドブタミン	○		○					○		○	○		○	×	○	×	○			×
ドルミカム®	○		○	○	○			○		○	○	○		×	○	×	○			×
ヘパリンナトリウム®				×							×	×					×			○
ノルアドレナリン®			○					○				○							○	
ハンプ®	○	×	×	○	×	×	×	○	○	○	○	×	○	×	×		○	○	○	×
フサン®	○		○					○		○	○	○	○	×	○	○				×
プレセデックス®			○	○	○	○		○	○		○	○	○	○	○	○				○
ミオコール®			○	○	○				○	○	○	○	○	○	○	○				○
ラシックス®			×										×			×				

配合可：○
配合24時間後，PH変動2未満のもの
配合24時間後，外観変化がないもの．もしくは配合24時間後外観変化がなく残存率が90％以上のもの

配合注意：△
配合24時間後，PH変動2以上のもの
配合24時間以内に色調の変化あり
配合直後から1時間後までの残存率が90％以上あり，24時間後の残存率が90％未満

配合不可：×
配合直24時間以内に，色調以外の外観変化(混濁，沈殿，結晶析出，ゲル化など)あり
配合直後から1時間後までの残存率が90％未満

残存率は薬剤Aに薬剤Bを配合した際の，薬剤Aの残存率を示す．
空欄はデータなし．

［山口県病院薬剤師会注射調剤特別委員会(著)：注射薬調剤監査マニュアル，エルゼビア・ジャパン/2014，各製剤インタビューフォーム/岩国医療センター薬剤部発行配合試験結果表を参考に筆者作成］

患者の状態に影響を及ぼす可能性がある．そのため，配合禁忌薬剤の把握や薬剤投与経路の選択にも留意する．配合可能な薬剤でも，配合変化が起こる可能性もあるため，ルート内の薬剤の外観変化などがないかを観察する必要がある．

(3) ルート管理の基本

侵襲下では免疫力の低下や各種デバイス挿入により感染症を合併しやすい状態である．また，せん妄などでチューブ類の自己・事故抜去のリスクも高くなることが予想される．

a 感染予防

①観察

カテーテルは身体にとって異物であり，また，外界との交通路を形成するため，細菌などの侵入経路となる可能性がある．そのため，刺入部の疼痛，違和感などがないか観察を頻繁に行う必要がある．

②清潔操作

・Aライン挿入時

挿入時，手指衛生を行い適切な無菌操作で感染予防に留意する．

高度無菌バリアプリコーションを講ずることで，スタンダードプリコーションに比べてカテーテル関連血流感染の発生を低減できるとされている[4)]．

・中心静脈カテーテル挿入時

挿入時，帽子，マスク，滅菌ガウン，滅菌手袋，患者の全身をおおうことのできるサイズの滅菌ドレープを用い，高度無菌バリアプリコーションで実施する．

・(Aライン・中心静脈カテーテル) 留置中の管理

刺入部の消毒や回路交換時，Aラインからの採血や中心静脈カテーテルの薬剤投与は，清潔な未滅菌手袋を使用し適切な清潔操作で感染予防に留意する．

③刺入部の固定

発汗や接続不良に伴う血液，薬液漏出は，固定テープが剝離しやすい状況となる．その結果，刺入部への細菌侵入から感染が生じやすくなる．

・Aライン

固定テープは刺入部が観察しやすい透明なドレッシング材を使用する．ドレッシング材交換の頻度は施設の基準に従い決定するが，ドレッシング材内部が湿った場合，緩みや剝離がある場合，目に見えて汚染がある場合はその都度新しいものに交換する．固定テープ交換時は，手指衛生後，清潔な未滅菌手袋，マスクを装着し，血液が飛散する可能性もあるためアイガードの着用を推奨する．刺入部の消毒は細菌繁殖の危険性を軽減するため，禁忌でなければポピドンヨード液を使用する[4)]．

・中心静脈カテーテル

固定テープは刺入部が観察しやすい透明なドレッシング材を使用する．固定テープの剝離時は速やかに，新しい固定テープに交換する．中心静脈カテーテル留置部位の透明ドレッシング材は少なくとも7日毎の交換を推奨するが[4)]，ドレッシング材内部が湿った場合，緩んだ場合，目に見えて汚染がある場合はその都度交換を行う．ドレッシング交換時の消毒は，0.5％を超える濃度（米国において2％クロルヘキシジンが中心静脈カテーテル感染の予防に優れているとのデータがある．わが国ではクロルヘキシジンは2％の濃度で販売されていないため，使用する際は施設で濃度調整をしなければならない[5)]）のクロルヘキシジンを含有したアルコール製剤を用いて皮膚の消毒を行う．クロルヘキシジンが禁忌の場合は，ポピドンヨード，ヨードチンキあるいは70％アルコールを使用する．

④セットの交換

Aラインや中心静脈圧管理において，フラッシュ溶液がなくなると，流量を維持できずルート閉塞や気泡発生の原因となるため，1/4未満になったら交換する．

・Aラインのセットの交換

CDCガイドラインでは，Aライン用トランスデューサは，使い捨てタイプも再使用可能タイプも，96時間で交換し，トランスデューサ交換時には，システムの他の構成品（連結管，持続フラッシュ器具，フラッシュ溶液を含む）も交換することを推奨している[1]．

・中心静脈カテーテルの輸液ルート交換

血液，血液製剤，脂肪乳剤の投与を受けていない患者では，使用開始から最低限96時間の間隔をあける．少なくとも7日毎には交換する[4]．血液製剤や脂肪乳剤などを使用する際は，汚染により微生物増殖を助長する可能性があるため，輸液セットの交換は24時間以内（プロポフォールはメーカー勧告に従い6～12時間毎）に実施することが推奨される．

⑤カテーテル回路管理

気泡が回路内に存在しないか，活栓が正しく配列されているか，接続部がしっかり締まっているか，カテーテルにねじれがないかを確認する．

回路が屈曲していたり，クレンメが閉じたままの状態では，フラッシュ溶液が流れず閉塞のリスクがある．接続部に緩みがあると，回路が外れて血液や溶液が漏出し，感染が生じやすくなるため注意が必要である．

⑥感染後の対応

カテーテル挿入部位の感染徴候が認められれば，ただちに医師へ報告し抜去や新しいカテーテルへの交換を考慮する．

b 自己（事故）抜去の予防

身体に各種デバイスが挿入されていることは，患者にとって不快となる．入院による環境の変化や全身状態が不安定な患者の場合，せん妄リスクも高くなる．そのため，患者へ各種デバイスが挿入されていることを説明し，触れないよう同意を得る．しかし，意識の状態が不明瞭な患者や，せん妄患者など説明への理解が得られないことも考えられる．このような患者の安全管理のためには，常に患者の観察が行えるよう看護師同士連携を図り監視を強化する（☞p.221参照）．

①ルート固定のポイント

疼痛や不快感でルートが気にならないようルート固定に配慮する．留置針とカテーテルの接続部は固定テープにより圧迫され，皮膚のびらんや潰瘍が形成されやすい．そのため，皮膚保護剤をカテーテル接続部と皮膚の間に挟むことや，カテーテル接続部と皮膚が固定テープで圧迫しすぎないよう調整を行うことも有効である．包帯などで刺入部を保護し，自己（事故）抜去を予防することもある．自己（事故）抜去の危険性がある患者の場合，包帯を巻くことで，固定用テープや留置針に直接触れることを予防できる．患者が包帯を除去する仕草を発見すれば，自己（事故）抜去にいたる前に対応できる．

②観察ポイント

包帯を使用した際は，刺入部が観察しにくい状態でもある．そのため，刺入部に異常がないよう観察も十分に行うことも重要である．

布団の中に腕が隠れている際に，布団の中で自己（事故）抜去が発生することをよく経験する．手の動きが観察できるよう腕を布団の外に出しておくことも自己（事故）抜去のリスクマネージメントとなる．

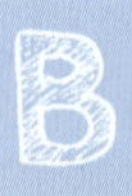

カテーテル管理中のワザ

重症化回避のワザ 55

カテーテル類の整理やルート管理を工夫し，自己（事故）抜去を予防せよ！

1）ルートの整理を工夫する

図7は，クリップ付きマジックテープを利用し，カテーテル類を整理した状態を示す．

2）ルートの管理を工夫する

移動や体位変換を実施する際は，偶発的な事故抜去が発生するリスクがある．移動や体位変換の際は，①カテーテルが逸脱していないか，②屈曲がないか，③固定テープが外れていないか，④接続部の外れはないかなどの観察を行う．実施は，異常の早期発見，対応ができるよう複数名で行い，介助者全員が声を出し安全確認を行い，クリップなどでカテーテルを固定している場合は，クリップを外しカテーテルが引っ張られない状態としてから実施することが重要である．

刺入部の状態，挿入の長さにずれがないか，固定テープが外れていないかなど経過表や電子カルテ利用して記録すると情報共有できる．

安全管理を行っている状況においても，自己（事故）抜去を予防できないこともある．Aライン抜去部からの出血や血腫形成を最小限にするためにも，早期発見が重要となる．モニタ波形が急に平坦化した場合は，自己（事故）抜去を想起する．その際は刺入部の観察を行い，自己（事故）抜去が確認されれば，即座に圧迫止血を行う．

3）固定方法を工夫する

固定テープは，刺入部が観察できる透明なものを選択する（**図8**）．貼付する際は，留置針を中心に外側に向かって空気を押し出すように透明フィルムを貼付する．（**図9**）そうすることでフィルムが密着し固定力が強まる．橈骨動脈は手首の可動によって，留置針の屈曲による圧波形の変動や固定テープのはがれが生じやすい．そのため，手首が固定できるシーネを使用したり，必要に応じテープを追加し補強する（**図10-A**）．

中心静脈カテーテルは，頸部の凹凸や毛髪により固定が難しいこともある．固定テープがしわにならないよう刺入部を中心に外側に向かい貼付していく．また，毛髪にかからないよう形を調整したり，テープの角を丸くすることではがれにくくする（**図10-B**）．透明なドレッシング材を使用し，カテーテルがどの程度挿入されているかを示す目盛りを確認し（**図10-C**），カテーテル挿入の深さがずれていないかなどを観察する．

固定テープをはがす場合は，スキン-テア[※1]に注意し，剝離剤（粘着力を弱め，はがすときの刺激と皮膚損傷を低減させる）の使用を推奨する．皮膚に被膜を作ることによって，テープによる皮膚トラブルを予防できる．皮膚が脆弱な患者や浮腫がある患者などはスキン-テアのリスクも高いため，固定テープ貼付前に被膜剤を使用した皮膚トラブル予防も重要である．

※1 スキン-テア：摩擦・ずれによって，皮膚が裂けて生じる真皮深層までの損傷（部分層損傷）をスキン-テア（皮膚裂傷）という．

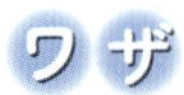

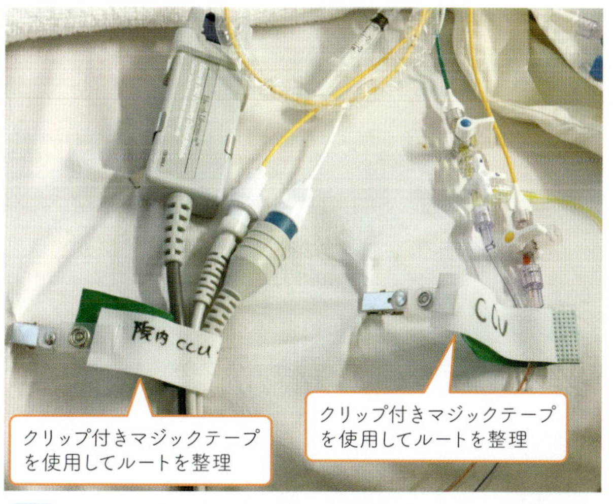

図7　クリップ付きマジックテープを使用したルート整理

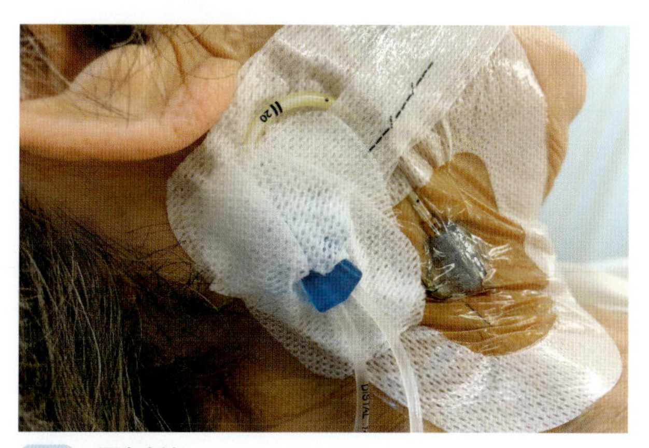

図8　固定方法
写真のようにウィングまでテープでおおうと引っかかりやテンションがかかることを予防できる.
髪の毛にかからないよう固定テープを調整している.

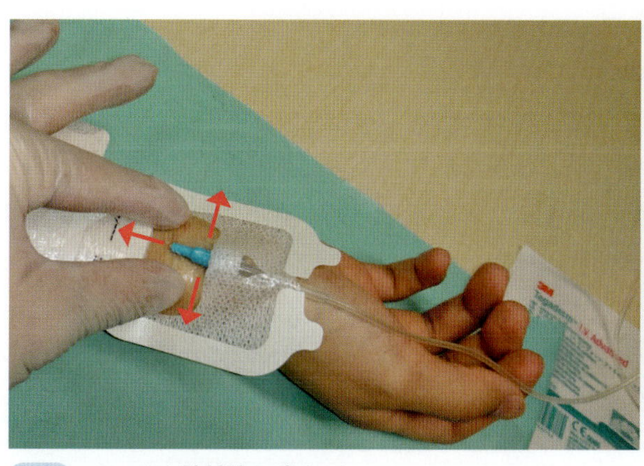
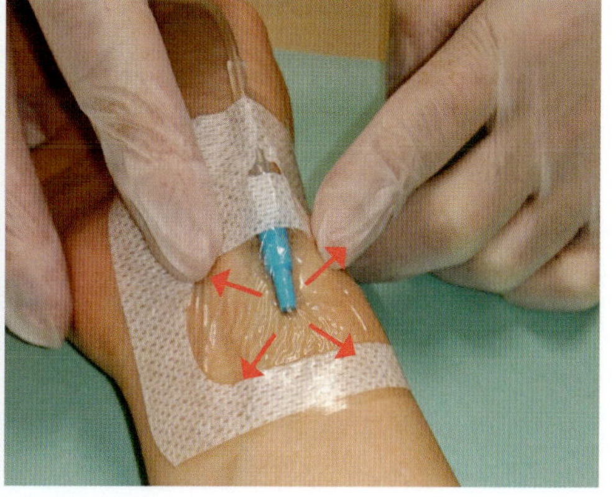

図9　フィルム貼付時のポイント
外側に向かって空気を抜くように貼付していく.

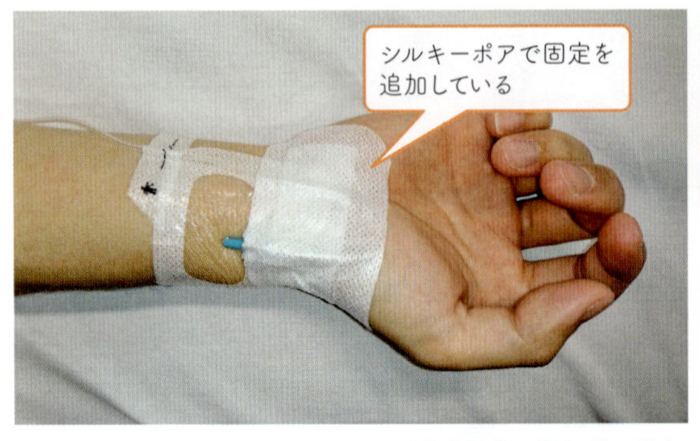

A. 必要に応じて固定を補強する．手首は屈曲や汗などで固定テープがはがれやすい．

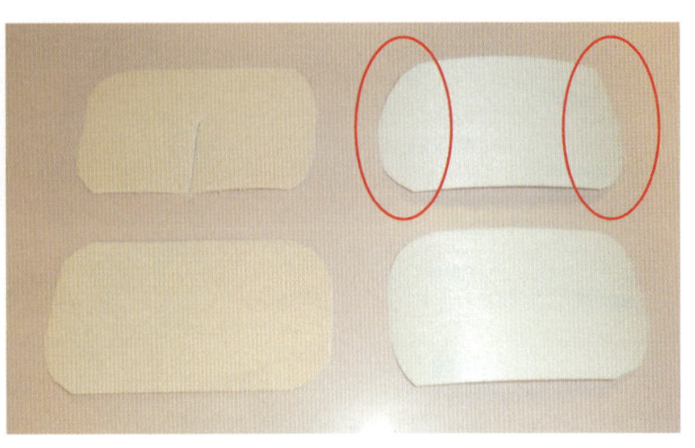
B. テープの角を丸くする．

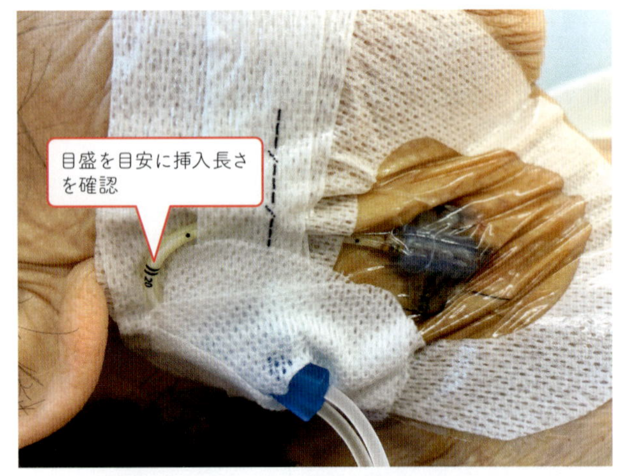

C. 目盛りを目安にした挿入位置の確認．

図10 補強テープの追加

重症化回避のワザ 56
表示された血圧を信じる前に，トランスデューサの位置を確かめるべし！

1）心臓とトランスデューサの高さがずれると血圧誤差が生じる

Aラインやスワンガンツカテーテルでの血行動態モニタリングにおいて，心臓とトランスデューサの高さが一致していない場合は，動脈圧，中心静脈圧，肺動脈圧の読み取り値に誤差が生じる可能性がある．誤差は，心臓とトランスデューサの高さのずれの度合いに依存する．心臓がトランスデューサの基準点から2.5 cmずれるごとに，2 mmHgの誤差が発生する[6]（**図11**）．

固定器にしっかりとはまっていない場合に，固定器からトランスデューサが外れ基準点から低くなることがある．その場合は血圧が高く表示される．

2）患者の体位が変わったときは，必ずトランスデューサの高さを調整する

坐位から臥位となったあとに，トランスデューサが基準点より上に位置した場合は血圧が低く表示される．トランスデューサの高さが正しく調整

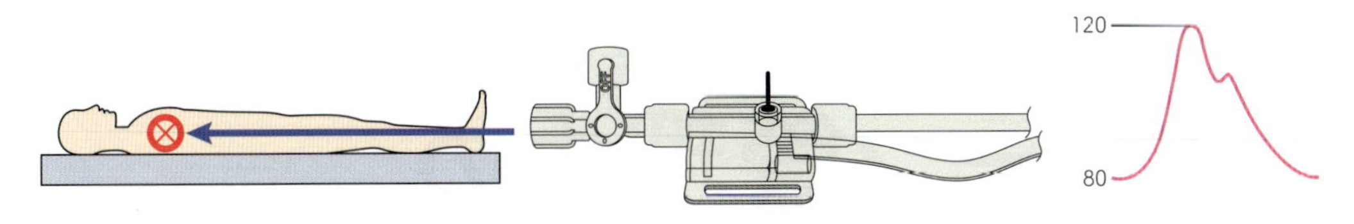

心臓の高さがトランスデューサと一致＝誤差 0 mmHg

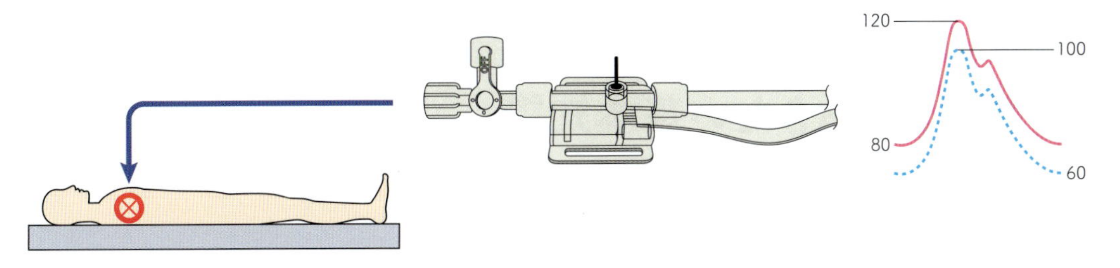

心臓の高さがトランスデューサより 25 cm 低い＝圧力が 20 mmHg 誤って低く出る（青の点線）

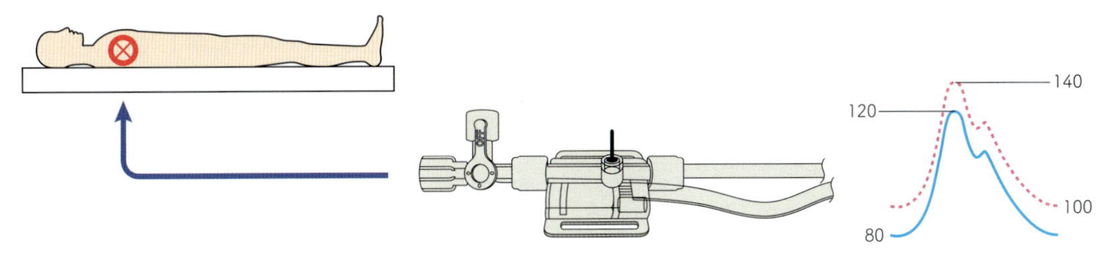

心臓がトランスデューサより 25 cm 高い＝圧力が 20 mmHg 誤って高く出る（赤の点線）

図 11　トランスデューサの高さによって生じる血圧誤差

［Edwards Critical Care Education：Quick Guide to Cardiopulmonary Care, 4th ed, Edwards Lifesciences, p2.6, 2018参考に筆者作成］

されていないことで，血圧が実際とは異なる数値で表示される．

体位変換後や頭部挙上など患者の体位が変わった場合はトランスデューサの高さ調整を忘れてはいけない．トランスデューサの位置を確認せず，表示された血圧を信じてしまうことで，不必要な薬剤を投与してしまう可能性もあるため，必ずトランスデューサの位置を確認する．

引用文献

1）Infusion Nurses Society：Standard 43: Administration set change. In Infusion nursing standards of practice. J Infus Nurs **34**(1S)：S55–S57, 2011
2）井上善文, 石井一成：0.2 μ m輸液フィルターのCandida albicans除去能に関する実験的検討. 外科と代謝・栄養 **40**：229–237, 2006
3）道又元裕(監)：ICU3年目ナースのノート, 日総研, p.16, 2014
4）O'Glady NP and others, HICPAC：Guidelines for the Prevention of Intravascular Catheter–Related Infections, 2011
5）洪愛子：ベストプラクティス　NEW感染管理ナーシング, 学研メディカル秀潤社, p.166, 2010
6）Edwards Critical Care Education：Quick Guide to Cardiopulmonary Care, 4th ed, Edwards Lifesciences, p2.6, 2018

参考文献

- 日本環境感染学会：サーベイランス結果報告書
- 山口県病院薬剤師会注射調剤特別委員会(著)：注射薬調剤監査マニュアル, エルゼビア・ジャパン, 2014

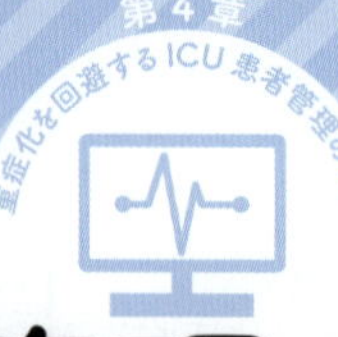

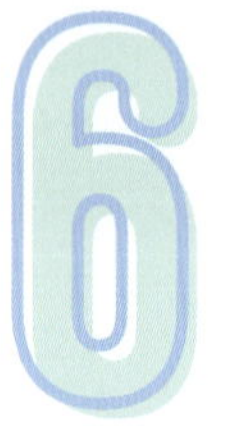

6 ドレーン管理中の患者管理

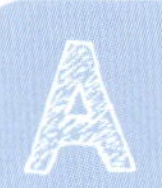

A 押さえておきたい基本知識

(1) 重症患者におけるドレーン管理の意義

ドレーン管理をする場合，排液量と性状の観察を行い記録していると思うが，日々の業務が観察項目など空欄を埋めるためだけの行為になってはいないだろうか．

重症患者のドレーン管理では，ドレーンの排液量や性状だけに着目した診かたではなく，数値や色調が意味することを理解し，タイムリーかつ経時的にアセスメントすることで，迅速な対応が求められる．そして，もし変化があったのならば症状・徴候の悪化を最小限にとどめ，回復させなければならない．重症患者のドレーン管理にかかわるということは，**身体の構造と機能を基にドレーン挿入部位をイメージ**し，**ドレナージの治療目的と根拠を理解**したうえで**排液から得られた情報が何を意味するかをアセスメント**できるスキルが必要である．そして，使用されている医療機器や医療器材の構造とシステムを理解して，**安全かつ確実に管理**することが治療効果を高める．ここに，重症患者のドレーン管理をする意義がある．

a ドレーンの基本的知識

ドレナージとは，排液管（ドレーン）を用いて体内に貯留した液体や気体を体外に排出することである．ドレナージには，**治療的ドレナージ**，**予防的ドレナージ**，**情報ドレナージ**，があり，その目的により留置される意味が異なる（**表1**）．日々行っている観察や記録がどのような目的で行われているのかを理由づけて行動するとよい．

表1 ドレナージの種類と目的

分類	目的	適応例
治療的ドレナージ	体腔の貯留液（血液，膿瘍，滲出液，消化液）や空気を体へ排出させ臓器障害の進行を防ぐ．また，留置している管を介して，洗浄や薬剤を注入することもある	気胸，閉塞性黄疸，腸閉塞，体腔内腫瘍，急性水頭症，破裂脳動脈瘤術後，脳圧管理とモニタリングなど
予防的ドレナージ	手術後，血液・滲出液・消化液などの貯留が予測される場合，体液が貯留しやすい部位や消化管吻合部，臓器の切離面に予備的に挿入することで縫合不全や膿瘍形成を予防する．縫合不全などを起こせば治療的ドレナージに移行する	術後患者：皮下および創部ドレーン，脳神経外科手術後，胸部外科手術後，消化器外科手術後
情報ドレナージ	排液性状から術後出血や縫合不全を早期発見し，再手術の判断や輸血や補充輸液量を開始する指標となる	

(2) 病態的特徴からみた重症患者におけるドレーン管理の重要性

重症患者の病態は程度の差はあれ複雑であり，患者の身体状況に合わせた適切かつ予測性をもった看護実践が必要となる．そのため，ドレーン管理は排液量と性状のみではなく，**体液バランスや侵襲の程度を把握し管理することが重要**である．重症患者の全身状態を把握するドレーン管理に必要なポイントを述べる．

a 排液量・性状

一般的に成人の体重60％が水分で，そのうち細胞内液は40％であり細胞外液は20％を占める．細胞外液のうち15％は間質液で5％が血漿である．血漿に赤血球や白血球などの血球成分を加えたものが循環血液量で，この量の増減が血圧に関与する．**ドレーンからの出血や血漿成分を含む滲出液が増えることは，循環血液量が減ることを意味**し，その結果，循環動態に影響を及ぼす．

そして，排液の量が多いか少ないかだけでなく，排液に含まれる組成も重要である．ドレーンの排液には胆汁や消化管液なども含まれるため，それぞれの排液では電解質の組成が異なる．そのため，排液量を見定め適切な補充輸液を行わなければ重篤な電解質や酸塩基平衡の異常をきたす．また，排液量や色調の変化は，タイムリーな情報と経時的な情報を比較することで「悪化」「現状維持」「改善」しているのか，といった体内の状況が予測できる．外科的手術を例に出血の色調の変化を挙げると，新鮮血の排出が持続する場合は，止血していない，あるいは新たな出血を示し，色調が薄くなると改善傾向にあると判断できる．血液の排液が持続している場合には，凝固異常を疑い採血や凝固障害の補正，輸血療法も考慮しなければならないため報告するタイミングも重要である．

このように，重症患者のドレーン排液量と性状を観察し記録した結果は，数値や色調が意味することを知ったうえで，採血や血液ガス分析などのさまざまな情報を駆使しながらアセスメントに活かし治療につなげなければならない．

b 侵襲を理解し，起こりうる合併症の仮説を立てる

手術侵襲の程度は，手術操作による組織の破綻・出血・臓器の阻血などが影響する．とくに血中IL-6は外科手術後の手術侵襲の程度をよく反映するといわれ，食道切除，膵頭十二指腸切除，胃切除，結腸切除の順で高値を示し，ヘルニアなどの小手術ではきわめて低値を示した[1]とされる．

また，消化管穿孔などの患者で測定されるバイオマーカーとしてプロカルシトニン（PCT）があり，この数値が高いほど全身性の感染症と敗血症の可能性が高いと判断できる．

すなわち，**採血データからでも術後の縫合不全や組織脆弱による創部離開の可能性を予測**できる．また，ドレーン排液の色調や量，においなどの変化を，五感を最大限に活かしたフィジカルイグザミネーションでアセスメントすることが重要である．

ドレーンを管理するうえで，**表2**の情報を知ることは，①術後起こりうる問題点を予測し仮説を立て管理できる．②医師と治療方針や目標値などの再確認ができる．③医師との信頼関係にもつながるためチーム医療の質があがり，治療効果が高まる．

c ドレーン留置による弊害

ドレナージの目的は，①創部の滲出液や血液の排出を促し治癒を促進する，②感染を予防する，③創傷部位の状態を知る，ことにある．その一方で，ドレーンを挿入することで，**外界と体腔が交通することにより感染と皮膚障害のリスクが高まる**．**表3**に，ドレーン留置による弊害と管理上の注意点を示す．

d ドレーン固定方法

ドレーンは，ドレナージを妨げないように確実に固定する．そのためには，テープの特製を理解

表2　術後合併症を予測するために必要となる情報と要因

患者の個別情報	年齢，循環機能，呼吸機能，腎機能，原疾患，血性ALB値，止血機能
手術侵襲そのもの	手術部位，術式，手術時間，出血量，輸血量，癒着の程度，麻酔時間，術野の汚染状態（便や汚水状況）
術後患者の生体反応	サイトカイン定量，代謝（血糖値，蛋白アミノ酸代謝，脂質代謝），急性相反応物質（CRP，白血球，血性タンパク質，PCT）
術後患者の全身的要因	低栄養（低蛋白，貧血），全身衰弱など，全身的代謝性要因（重症肝障害，免疫抑制状態，高血糖，副腎皮質ホルモン投与）
術後患者の身体的要因	浮腫や損傷部位での吻合（イレウス，癒着剥離後の吻合），腸管血行不良，吻合部の緊張，手技の不良など

表3　ドレーン留置による弊害（感染・皮膚障害）の要因と管理上の注意点

感染要因	・ドレーン刺入部の皮膚の欠損によりバリア機能*は破綻し病原微生物が侵入する ・排液に含まれる蛋白や糖は病原微生物の栄養となるため繁殖しやすい環境である ・排液のうっ滞や創周囲の汚染が持続することで病原微生物の温床となりやすい ・ドレーンの接続や排液口の開放の管理が不十分であると逆行性感染のリスクがある ・皮膚は約pH 4.5～6.0の弱酸性で細菌から生体を防御しているがアルカリ性を含む排液が皮膚に接触することでその環境が破綻し菌が繁殖しやすい（一般の細菌はpH 7.4を中心に繁殖する[a)]）
皮膚障害の要因	・膵液や胆汁，便など強いアルカリ性が弱酸性である皮膚に接触すると化学的刺激によりびらんを起こしやすい ・皮膚に排液が付着すると皮膚が水分を含み軟化（浸軟）することで皮膚表面のバリア機能が破綻する．また，その状況でドレーンや固定装具の摩擦係数が高まると皮膚障害を助長する ・伸縮性テープの張力による緊張性水泡の可能性がある ・テープの粘着薬などによる材質の接触性皮膚炎の可能性がある ・テープ剥離時の刺激による表皮剥離の可能性がある
管理上の注意	・ドレーンの屈曲，排液の停滞を防ぐ ・逆行性感染を防ぐため排液バッグは挿入部より常に低く保ち排液口は床に接触させない（移動時も同様である） ・排液を破棄する場合，回収容器は患者ごとに使用し排液口を容器に接触させない ・排液を破棄したあとは排液口をアルコール綿で消毒する ・可能な限り閉鎖式ドレーンを使用する ・固定テープは汚染したらその都度交換する．最低2～3日に一度は固定テープの交換を行い貼付位置変更する ・ドレーンや排液が接触する可能性がある場所は可能な限り皮膚保護剤などを検討し皮膚障害を回避する ・テープを剥離する際は皮膚剥離を予防するため皮膚を押さえテープを180度折り返しゆっくりはがす．テープを折り返さず90度以下の角度ではがすと粘着面と皮膚の接触面積が拡大し表皮剥離を助長する ・疼痛コントロールを図る：疼痛は交感神経を興奮させ血管収縮させるため創部の血行を悪くする

*皮膚バリア機能とは，水分喪失防止，保湿機能，体温調節機能，静菌・緩衝作用，経皮吸収作用，免疫機能をさす
[a)]安田智美，吉川隆造：ストーマリハビリテーション－実技と理論－，金原出版，p.136-137，2008より引用

し，**皮膚の状態や活動範囲を加味した個別性のある工夫が必要**である．一般的に，Ω型固定方法が用いられているが，2枚同じ大きさのテープを左右または上下からドレーンが中央にくるように挟むようにして体幹とドレーンを固定する方法がある．この方法は，根元でドレーンが屈曲することなく保持でき強度性も高いため，ドレーン挿入部と皮膚の間に角度があり，皮膚に水平に固定できない患者や体動がある場合に推奨できる．また，脳ドレーンは毛髪があるため固定が困難であるが，残った髪を利用し固定するとよい．**図1**にあるA・B，C・Dの髪を捻るまたは三つ編みを行い，ガーゼ中央にテープで固定する．これにより，ガーゼの浮きやズレを回避でき，テープをはがす

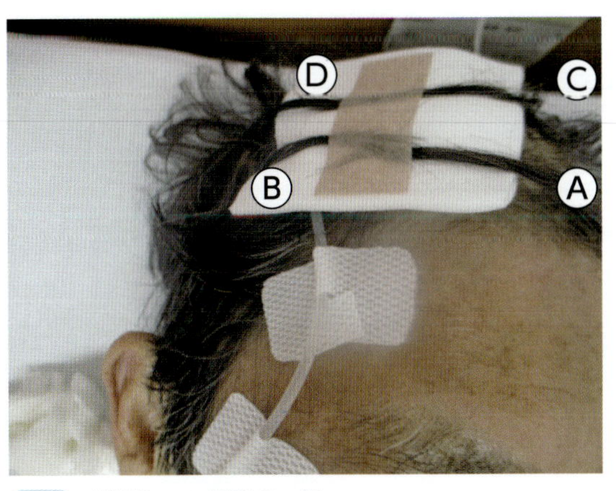

図1　脳ドレーン固定の一例

際の苦痛も軽減できる．

e ドレーン管理の実際（脳ドレーン・胸腔ドレーン・腹腔ドレーン）

ドレーン管理は，病態や術式でその目的や観察ポイントが異なるため，代表的な**脳室ドレーン**，**胸腔ドレーン**，**腹腔ドレーン**について述べる．

f 脳室ドレーン

脳神経疾患で取り扱うドレーンには**表4**のような種類があり，ドレナージの目的と管理が異なる．

表4　脳ドレーンの種類と特徴

種類	目的	適応	部位	圧設定	排液性状
脳室ドレーン	・頭蓋内圧管理 ・急性水頭症の改善 ・薬剤投与	クモ膜下出血 急性水頭症 脳室内出血	脳室	生理学的成人頭蓋内圧 6～18 cmH_2O 病態により圧設定は異なるが，正常頭蓋内圧の高さもしくはその前後で設定することが多い	髄液：無色透明 髄膜炎や感染：黄色～混濁 クモ膜下出血:血性から徐々にキサントクロミー*（黄色）へ移行
脳槽ドレーン	・クモ膜下出血時の血液の排出 ・脳血管攣縮の予防	クモ膜下出血	脳槽	脳室ドレーンと同様 ただし血腫を脳槽から洗い出すために通常脳室ドレーンより圧設定を低く管理する	クモ膜下出血後に挿入されることが多いため，通常は淡血性で徐々に色調は薄まる
スパイナルドレーン	・頭蓋内圧管理 ・急性水頭症の改善	クモ膜下出血 水頭症 髄膜炎 髄液鼻漏	第3，4腰椎間 第4，5腰椎間	脳室ドレーンと同様	髄液：無色透明 髄膜炎や感染：黄色～混濁 クモ膜下出血:血性から徐々にキサントクロミー（黄色）へ移行
硬膜下ドレーン	・血液や滲出液の排出	慢性硬膜下出血 硬膜下膿瘍	硬膜下	大気圧に開放することがない閉鎖式回路を使用するため通常ベッド上（頭部と同じ高さ）で管理する．誤って挿入部より低く下げて管理すると，サイフォンの原理が働き高低差の影響で排液量が増える	血性から淡血性へ移行
硬膜外ドレーン	・血液や滲出液の排出	硬膜外出血 開頭手術	硬膜外	陰圧をかける場合とかけない場合があるため，術直後に陰圧が必要か否かの確認が必要	血性から淡血性へ移行 ただし排液性状が漿液性に移行する場合には髄液の可能性があるため注意が必要
皮下ドレーン	・血液や滲出液の排出	開頭手術 頭蓋形成術	皮下	陰圧で管理することが多い場合，閉鎖式回路の場合にはベッド上もしくはベッド上よりやや低めに管理する	洗浄液や筋肉や皮下組織からの少量の出血が流出 まれに硬膜の縫合が不十分であった場合には髄液の可能性もある

*キサントクロミーとは，髄液が黄色味を呈する色調のこと．髄液腔内で出血した赤血球の破壊によって生じたビリルビンの色調で，出血後3時間以上経過したころより認められ，1週間でもっとも著明となり3～4週間持続する．クモ膜下出血や高ビリルビン血症，髄液蛋白の著明な増加時に認める．

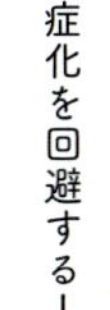
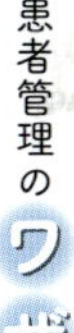

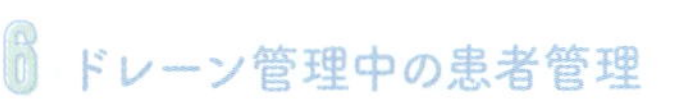

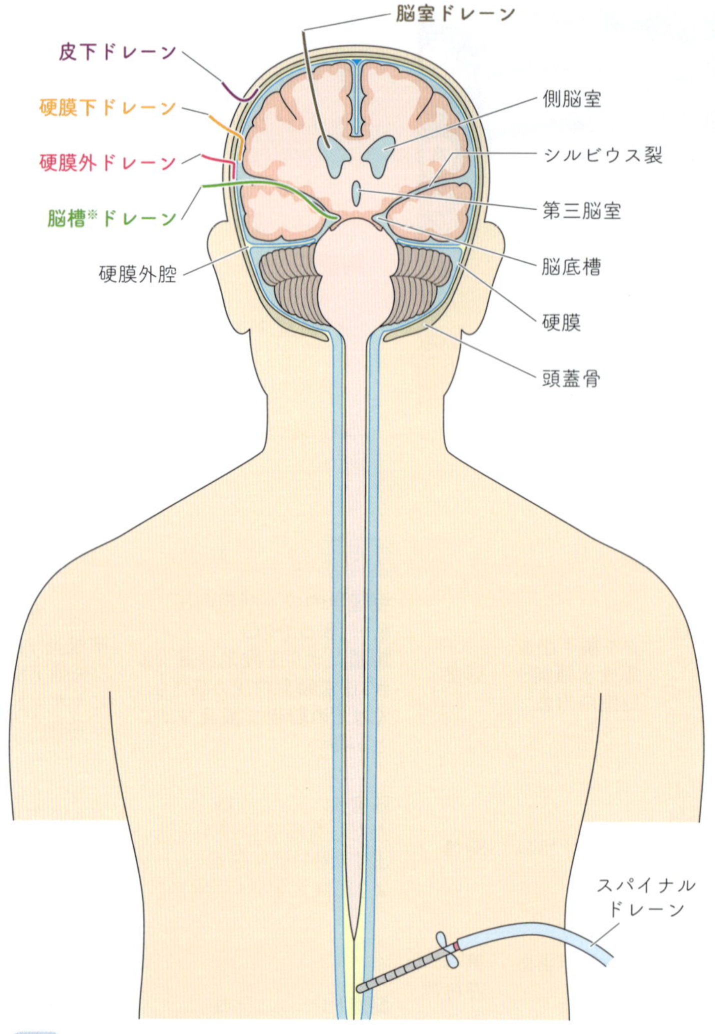

図2　ドレーン挿入部位
※大脳の表面は脳溝によって凹凸が形成され，不規則な構造をなす．このため，一部脳実質に密着する軟膜がくも膜から離れ，くも膜下腔が広く拡大した箇所があり，この部位を脳槽という．

各ドレーンの挿入部位を**図2**に示す．ここでは脳室ドレーンを述べるが，各ドレーンの特徴を理解し管理しなければ重大なリスクにつながるため注意が必要である．

①脳室ドレーンの目的

脳室ドレーンは主に脳出血やくも膜下出血，脳腫瘍などの疾患に用いられ，脳脊髄液の通過障害や吸収障害による急性水頭症および頭蓋内圧亢進の改善に使用される．また，血液が脳室内に穿破した場合，脳室内の血液と髄液を排除する目的でも使用される．その他，髄腔内薬剤投与や灌流（人工髄液の注入）など投与手段としても活用される．

②脳室ドレーンの管理方法

脳室ドレーンの管理で重要なことは，**圧管理と感染予防**である．通常，頭蓋内圧は6～18 cmH_2Oであり，脳実質80％，血液10％，髄液10％で構成される頭蓋内容物の容積の増減により頭蓋内圧が変化する．また，頭蓋内は絶対的無菌環境であり，リンパ組織がないことから感染に弱い．さらに，髄液には糖分が多く細菌増殖の温床となるため，わずかな細菌でも髄膜炎や脳炎に感染する危険がある．そのため，脳室ドレーンは無菌操作で取り扱うことを厳守しなければならない．

③脳室ドレーンの圧管理方法

(1) ゼロ点設定

髄液は，主に側脳室脈絡叢で産生され，側脳室→モンロー孔→第三脳室→中脳水道→第四脳室→ルシュカ孔・マジャンディー孔→脳・脊髄クモ膜下腔へ流れ，最終的にはクモ膜顆粒で吸収され静脈洞に流入する．そのため，ゼロ点はモンロー孔の高さと近い外耳孔が基準点となる．設定する際には，ポインターを外耳孔に合わせると正確に設置できる．頭部の高さを変更する場合には，毎回設定圧が変わるため，その都度ゼロ点を修正する必要がある．

(2) 高さの設定

設定圧を15 cmH_2Oとすると，ゼロ点を基準に回路ラックにある目盛り15 cmのところにチャンバー内の滴下筒のチューブ断端を合わせる（**図3**）．頭蓋内圧が15 cmH_2Oより高ければ，髄液が滴下し，設定圧より低ければ回路内で髄液面が拍動している．これをフルクテーションともいい，**髄液面が心拍動と呼吸により拍動性に移動**する．この拍動が確認できない場合には，ドレーン抜去や閉塞の可能性があり，ドレーンの長さやクランプの開放忘れと閉塞を確認する．それでも拍動を認めない場合には，脳室の狭小化が予測される．要因として，髄液の流出が多いため脳室が圧縮されるような状況になる場合と，脳浮腫などにより頭蓋内圧が上昇し脳室が圧迫されている場合が考えられる．いずれにせよ，病態変化が重篤化している可能性を意味しており，早急に医師へ報告し，対処が必要である．

高さの調整を行うときは，その都度圧が異なるため必ずロールクランプを閉じて行う．一般成人の頭蓋内圧は，仰臥位の状態で60～180 mmH_2O

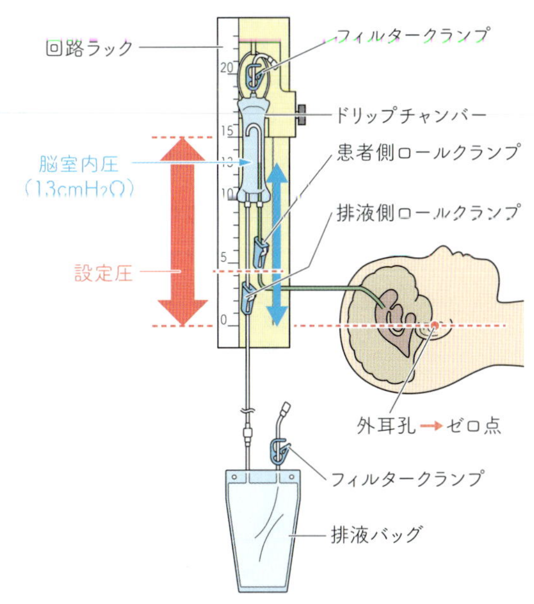

図3　脳室ドレーンの高さの設定

脳室ドレーンの圧調整の高さ（患者から出ている管の先端）の目盛りの高さ＝設定圧（15 cmH_2O）［赤両矢印］，髄腋ラインの高さ＝脳室内圧（13 cmH_2O）［青両矢印］．

（6~18 cmH_2O）であるため設定圧は20 cmH_2O前後で管理されることが多い．注意すべき点として，**脳室ドレーンで表記される単位はcmH_2O（水柱）**[※1]であり，**頭蓋内圧測定用カテーテル（ICP）で表示される単位はmmHg（水銀柱）**である．そのため，表記されている単位と数値が異なることを理解しておく必要がある．

(3) クランプ管理の注意点

クランプ管理の順序を**図4**に示す．ここで重要になるのは④のドリップチャンバー上部にあるフィルタークランプで，このフィルターを介して外気と交通することで閉鎖式ドレナージから開放式ドレナージへ変わる．例えば，④が開放されることで，開放式ドレナージとなり，頭蓋内圧が設定圧を超えたときのみ髄液が流出する．

一方，④をクランプしたままであると，閉鎖式ドレナージとなり，ゼロ点と排液バックの高低差により髄液が流出するが，髄液と高低差がある限

※1 1 cmH_2Oは高さ1 cmでの水圧と同じ．1 mmHgは高さ1 mmの水銀柱の底にかかる圧力で水銀は水の13.6倍重たい．mmHgは血圧や気体の分圧で使われる圧単位である．よって，1 mmHg=13.6 mmH_2O=1.36c mH_2Oとなり水銀柱を水柱に置き換えると，○mmHg×13.6 mmH_2O×0.1=△cmH_2Oとなる．

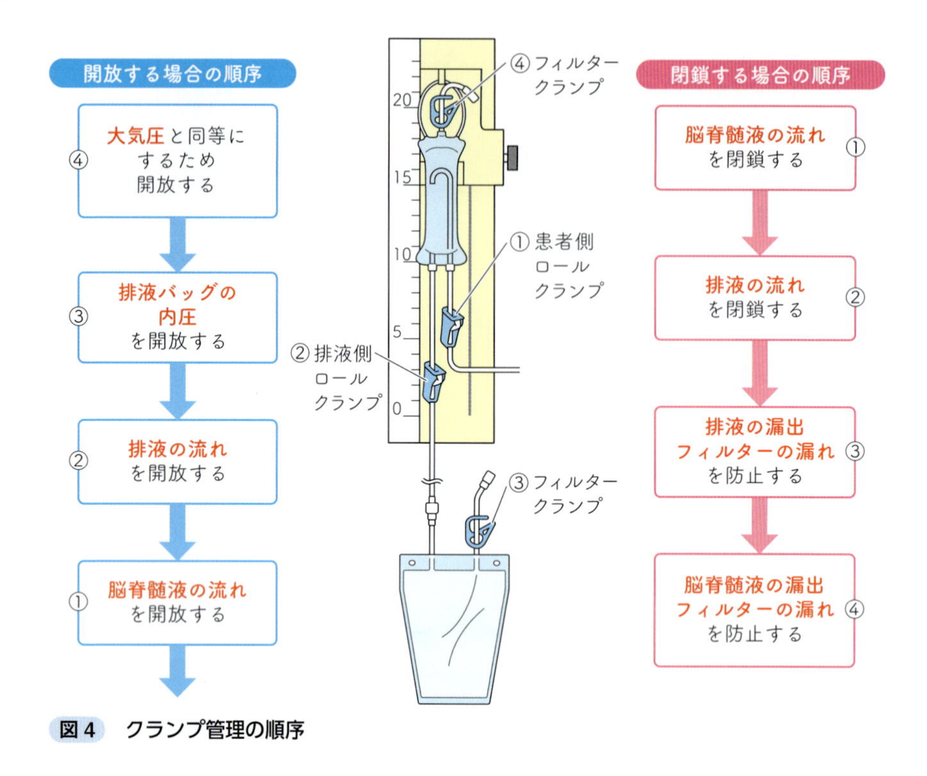

図4　クランプ管理の順序

り髄液は流出され続け髄液過剰排泄の状態となる．これを**オーバードレナージ**といい生命に直結する重大リスクとなるため注意が必要である．

バッグ交換や移送などは圧設定が変動するため，必ずクランプを閉鎖する．クランプを閉鎖する場合には，患者側から行い（①→②→③→④），開放する場合は，患者側のクランプを最後に開放する（④→③→②→①）．開放時の注意点として，排液の流出と滴下状態を見ながら①をゆっくり開放し，流出に勢いがある場合には，すべてのクランプとフィルターの汚染の有無を再確認し，閉塞式ドレナージでないことを断定する．それでも排液が多い場合には，頭蓋内圧が高い状態であることを意味するため，閉鎖時間を最小限にとどめ，処置のためむやみにクランプを閉鎖することは避ける．リスク回避のためにも，ドレーンを扱う一連の動作は，必ず指差し確認を厳守する．

④ドレナージ中に起こるトラブル

脳室ドレーンは，1つの確認ミスや操作ミスが致命的となる．脳室ドレーン管理中のインシデントの原因は，ドレーン回路のシステムを理解する共有の場が不足しており，ドレーン管理についての手順がないこと，それに伴う共通認識・共通用語が欠けていることにある．

また，煩雑化した日々のなかで，確認方法が流れ作業で行われていることが多く挙がっている．**脳ドレーンは必ず他者の目で確認する，指差し確認・呼称を習慣化することを怠ってはならない**．以下，**表5**に代表的なインシデントを表記したが，自施設で発生したリスクの共有はもちろん，全国で発生した事柄も医療品医療機器総合機構PMDA医療安全情報などを活用し情報を得る手段を身に付けることも重要である．

g 胸腔ドレーン

①目的

胸腔ドレーンは，胸腔に貯留した空気，血液，胸水などを陰圧をかけることにより排出し，肺の再膨張と虚脱防止を図ることで呼吸状態を改善させる．通常，胸腔内は大気圧より低い-3～-10 cmH_2Oであり，胸腔が陰圧に保たれることで，肺の虚脱を防ぎ，吸息と呼息が可能となる．ここ

表5 脳室ドレーン管理の主なトラブル

内容	原因	対策
設定間違い	・基準点（ゼロ点）の設置ミス ・指示変更による圧設定の間違い	・あらゆる処置の後に必ず基準点を修正する ・複数人での確認（ダブルチェック） ・確認するときには指さし呼称を遵守する
クランプ閉鎖・開放忘れ	・病棟間で統一された管理ができていない ・クランプを閉鎖せずケア（清拭，体位調整，吸引など）を施行 ・フィルター部位のクランプ開放忘れ	・脳室ドレーン管理手順の作成 ・手順を遵守する習慣と風土づくり ・脳室ドレーン回路システムについて共通認識をもつ
オーバードレナージ	・チャンバー上のクランプ開放忘れ ・ケア介入時のクランプ閉鎖忘れ ・患者の起き上がり，咳嗽，努責 ・フィルターの濡れや排液汚染 ・回路ラックの落下	・脳室ドレーン管理手順の遵守 ・互いに声掛けする習慣をつけ複数人での確認する習慣をもつ ・フィルター汚染の有無を常に確認する習慣をもつ ・安全の確保（見守り，安全帯使用，鎮静薬の考慮）
事故抜去	・固定不足（安静時，移動時） ・ケア実施中のドレーンチューブのつっぱり ・患者の体動	・患者への説明と協力依頼，環境整備 ・ドレーンチューブのゆとりを確認 ・固定の把握と工夫 ・安全の確保（見守り，安全帯使用，鎮静薬の考慮）
フィルター汚染	・移動時のクランプ閉鎖が不十分 ・排液バッグや回路の取り扱いの不手際	・移動時も極力チャンバー上のフィルターが上を保てるよう工夫する ・フィルター汚染の有無を常に確認する習慣をもつ ・バッグや回路の取り扱いは細心の注意を払う
回路ラックの落下	・固定が不十分	・始業前後，移動前後には必ず固定にゆるみがないかを確認する

表6 目的別胸腔ドレーン

目的	予測される状況と疾患	留置部位	圧設定
脱気目的 （胸腔内に気体が貯留する場合）	気胸 外傷性気胸 自然気胸	空気は軽いため胸腔の上部に貯留する．よって，第4～5肋間から胸腔ドレーンを挿入し第2～3肋骨間の肺尖部側にドレーン先端がある	生理学的安静時胸腔内圧 吸気時：$-6 \sim -7$cm H_2O* 呼気時：$-2 \sim -4$cm H_2O* 胸腔内圧は陰圧で保たれているため常時低圧でコントロールする必要がある． 一般的には生理学的安静度胸腔内圧をふまえ，-20 cmH_2O以下で管理されることが多い
排液目的 （胸腔内に体液が貯留する場合）	**胸水，滲出液，膿** 癌や結核などによる胸膜炎，心不全，肝硬変，びまん性中皮腫，膠原病など **血液** 胸部外傷，胸部大動脈解離，胸部大動脈瘤破裂 **リンパ液** 乳び胸	体液は重力により胸腔下部に貯留する．胸部CTや超音波検査により穿刺部位を確認し貯留しやすい前～中腋窩線上の第6～8肋間の背側や横隔膜上へ留置する	
脱気と排液の両方 （虚脱した肺の再膨張と洗浄液の排出，術後出血や肺瘻などの観察）	開胸術後と胸腔内術後	手術操作により滲出液や洗浄液の体液が貯留し，さらに空気が入るため肺尖部と肺底部に留置する	$-10 \sim -20$ cm H_2Oで管理されることが多い

*大気圧を0 cmH_2Oと仮定した場合の圧を示す．

に気体や液体が貯留すると肺の膨張が阻害され，ガス交換ができず，呼吸状態が悪化するためドレナージが必要となる．また，縦隔に貯留している血液を排除し，術中操作で虚脱した肺を再膨張させるために心臓外科の術後にも留置される．**表6**に目的別胸腔ドレーンの一覧を示す．

②管理方法

胸腔ドレーンシステムは，**排液部**，**水封部**，**吸引圧部**，の3連構造で構成されている（**図5**）．

●排液部

胸腔内から誘導された血液や滲出液などが貯留している．ここでは，排液の性状と量を観察する．

●水封部

水封部とは，水で封（water seal：水のシール）をし，胸腔内と体外を遮断するところを指す．水封部にある液面が呼吸のたびに変動することを**呼吸性変動**という．ここでは，呼吸性変動とエアリークの有無，水封されているか観察する．**表7**にここでの観察に関連する項目を挙げる．

●吸引圧調節部

吸引圧調節部とは，持続的に吸引圧を調節するところをさす．ここでは，持続的に気泡が発生しているか確認する．メラサキューム®などの機械を使用している場合は，連続吸引もしくは間欠吸引の2つの選択肢があり，胸腔ドレーンの場合は，持続的な吸引が必要であるため連続吸引が設定されている．

③排液性状と量

一般的に術後の胸腔ドレーンの排液性状は，**淡血性～漿液性**に変化する．性状の判断は，スケールを用いたほうが統一できる（**図6**）．

排液が鮮血で200 mL/時以上の急激な排液を認めたら出血または再出血を疑う．ただし，排液の増加は，体内に残っていた古い排液が，体位調整などにより排出され一時的に増加することもあるため，患者の活動量と合わせてアセスメントする．急激な出血の場合，ドレーンチューブが温かくなるので，色調のみではなく，管の温かさにも注意する．**表8**は主な排液性状を示す．

④ドレナージ中に起こるトラブル

胸腔ドレーン管理中に起こる主なトラブルを**表9**に示す．

h 腹腔ドレーン

①目的

腹腔ドレーンは，治療・予防・情報的ドレナージに分け考えると整理しやすい．治療的ドレナージでは，体内に貯留した滲出液や消化液，膿瘍を

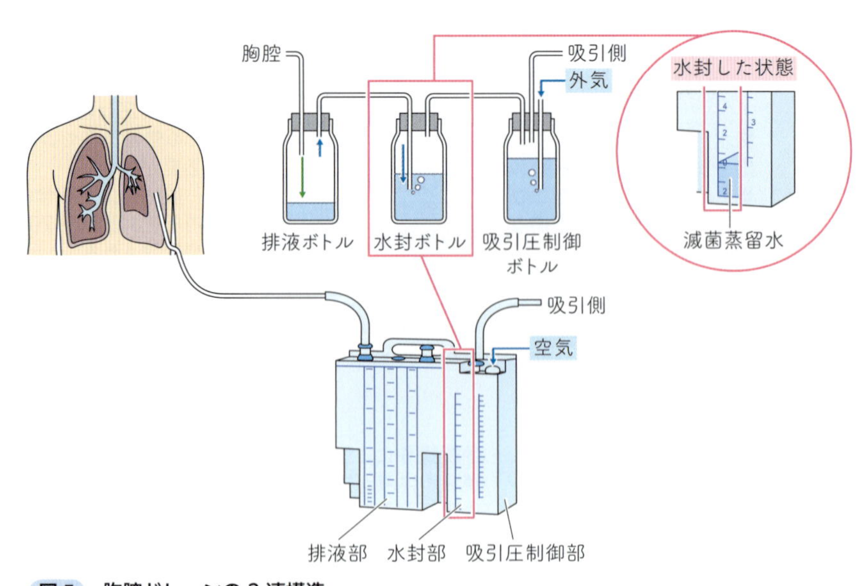

図5 胸腔ドレーンの3連構造

表7　水封部に関連する項目

状態	要因	確認方法
呼吸性変動の消失	ドレーンの屈曲，閉塞，逸脱可能性	挿入部位の確認を行い，X線でドレーン先端を確認する．体位で影響を受けることも理解しておく
	肺の完全膨張	呼吸性変動は徐々に消失していくのが特徴で，ドレーン先端は胸膜と密着するため水封部液面が上昇したままとなる．呼吸音に問題がなくX線上で完全に肺が膨張していればドレーン抜去が可能
連続したエアリーク	**脱気目的の場合** 治療目的が果たせているため問題はない	気胸を起こし脱気目的としている場合は気泡が見られることが正常である．ただし，気泡がいつまでも継続する場合は問題である．高い吸引圧により肺実質の穴が拡大し，その結果，気管から空気が吸引されいつまでも気泡を認める．通常段階的に吸引圧を減量していくが，無効時は手術や癒着術を考慮する
	排液目的の場合 ドレーン接続の緩み 刺入部からの空気の漏れ 接続外れ 気胸を合併している	ドレーン刺入部や接続を再確認し必要と判断した場合はタイガン（ケーブルタイ用結束工具）で接続部を固定する．原因が患者かチューブバッグや機械の故障なのかを鑑別するため，ドレーンとバッグの間をドレーン鉗子でクランプする **<クランプでリーク消失>** 患者サイドに問題があるため創部・肺・ドレーン刺入部のリークを疑いただちに医師へ報告し閉創処置や吸引設定圧の変更をする **<クランプ後もリークが持続>** 器械側に問題があり，吸引器や吸引ボトルの故障の可能性があるためそれぞれの状況を確認し交換する
断続的から連続に変化したエアリーク	気胸の再発，ドレーンチューブの気密性の低下	

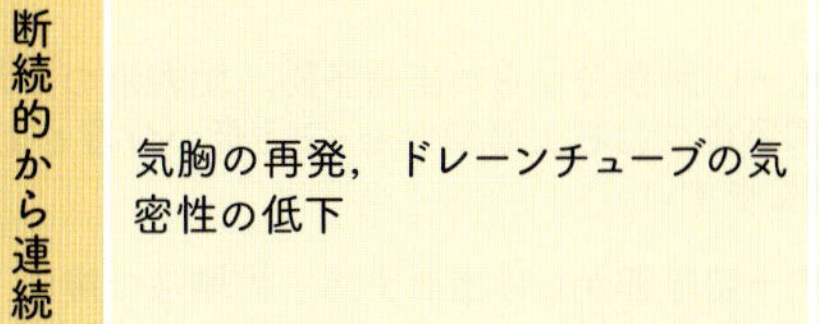

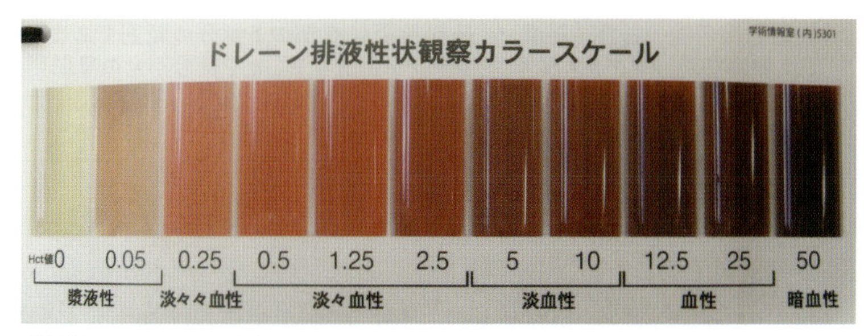

図6　排液性状の指標

［今給黎総合病院資料より引用］

表8　胸腔ドレーンの主な排液性状

	排液性状
術後	血性→淡血性→淡々血性→漿液性に移行する
気胸	通常はエアのみ（少量の漿液性の排液を認めることもある）
膿胸	淡黄色～混濁
胸水	胸水には滲出性胸水と漏出性胸水がある 浸出性胸水は感染や悪性腫瘍などが原因で淡黄色様ではあるが混濁している 漏出性胸水はうっ血性心不全や低栄養などが原因で淡黄色透明
乳び胸	白濁

表9　胸腔ドレーン管理中に起こる主なトラブルと対応

内容	対応
ドレーンとドレナージボトルの接続外れ	ドレーンをドレーン鉗子でクランプしただちに医師に報告 バイタルサイン，自覚症状，挿入部を確認する 緊張性気胸の場合は頸部怒張，ショックの有無，血圧低下，徐脈，呼吸音減弱の観察を行い迅速な対応が必要
ドレーンの完全抜去	ドレーン先端を確認し抜去部はガーゼ圧迫固定し直ちに医師へ報告
皮下気腫の出現と増大	軽度：皮下気腫の範囲にマーキングを行い経時的に拡大と膨隆の有無を確認する 肺瘻による皮下気腫増大：ドレナージ不足または効果なし．固定位置の調整と再挿入の準備 *バストバンドで皮下気腫の増大を予防する *皮下気腫範囲が頸部や顔面に拡大する場合は速やかに医師へ報告

表10　腹部ドレーンの主な留置部位と目的

術式	部位	目的
胃全摘術	ウィンスロー孔，左横隔膜下	左横隔膜下→膵液漏の有無，術後出血予防 膵臓付近のリンパ郭清は左右へ留置
幽門側切除術	ウィンスロー孔	
胆嚢切除	ウィンスロー孔，モリソン窩	ウィンスロー孔→切除部分からの出血予防，組織液の排液 モリソン窩→仰臥位では右上腹部がもっとも低い位置となるため体液が貯留しやすい
肝切切除	ウィンスロー孔，右横隔膜下	ウィンスロー孔→切除部からの出血予防，組織液の排液 右横隔膜下→仰臥位になったときに組織液などが溜まりやすいため．呼吸により周囲の体液が吸引されて貯留しやすい
膵頭十二指腸切除	肝管空腸吻合部，膵管空腸吻合部，モリソン窩	肝管空腸吻合部と膵液漏膵管空腸吻合部は縫合不全の早期発見，胆汁漏モリソン窩は組織液の排出
結腸切除術	結腸右半切除→右傍結腸溝 S上結腸切除→ダグラス窩	結腸手術は腹部の下半分の範囲であるため，死腔部位にドレーンを留置することで縫合不全の早期発見を行う

ドレーン留置部位は図7参照

体外に排出させることであり，予防的ドレナージは出血や消化液など，貯留が予測される場合や縫合部の減圧を図るためである．そして，情報ドレナージは，排液性状から術後出血や縫合不全など腹腔に異常がないかを探るために留置される．

いずれも術後出血と縫合不全を防ぐことにつながるが，予防的ドレナージと情報ドレナージは明確な区別は困難であり，ドレーン抜去にいたらない場合には，治療的ドレナージも兼ね備える．患者の状態で目的が異なることを把握し，今どの目的で管理しているかを意識することが必要である．主なドレーン留置部位を**図7**，**表10**に示す．

②管理方法

術後使用されるドレーンにはさまざまな種類があり，大きく分けて受動的ドレナージと能動的ドレナージの2つの原理がある．受動的ドレナージは，高低差や重力，腹圧などを利用したある程度自然に任せた排液方法である．能動的ドレナージは，陰圧で強制的に排液する方法である．この特徴を理解し管理する必要がある．ドレーンには，さまざまなドレーンバッグがあり，それぞれ構造と注意点が異なる（**表11**）．

③排液性状と量

消化器外科手術などにおいて，ドレーンからの排液性状から予測される状態がわかる．色調の変化やにおいなども異変を察知できる手段となるため，その特徴を理解しておくとよい（**表12**）．

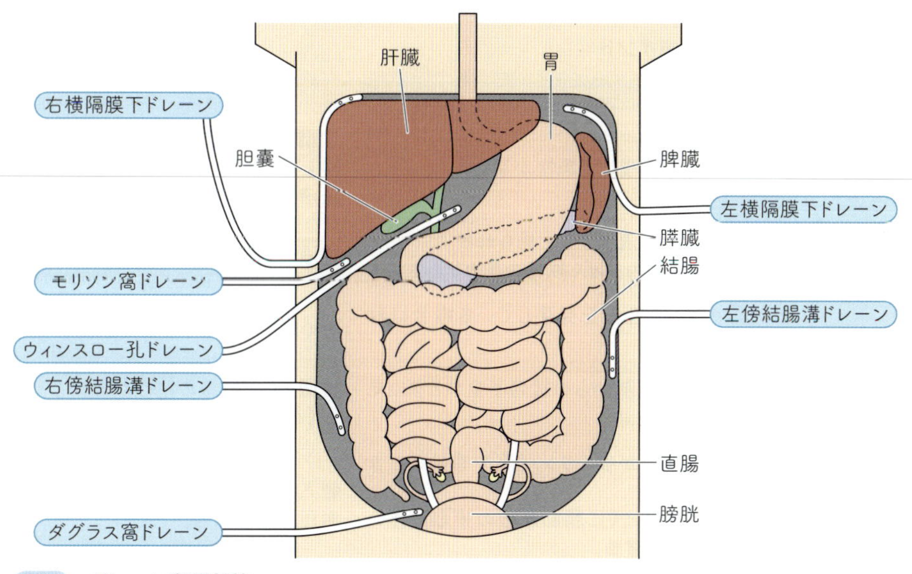

図7　ドレーン留置部位
ダグラス窩は女性にしかない．男性の場合は膀胱直腸窩をさす．

表11　主な能動的ドレナージの特徴

会社	ジョンソン・エンド・ジョンソン株式会社		住友ベークライト株式会社	株式会社メディコン
製品名	J－VAC® サクションリザーバー（スタンダード型）	J－VAC® サクションリザーバー（バルブ型）	SBバック®	デイボール® リリアバック®
陰圧方法	スプリングの反発力によりリザーバー内に陰圧がかかる	容器の弾性の反発力によりリザーバー内に陰圧がかかる	ゴム球により吸引ボトル内を陰圧にしてバルーンを膨張させバルーンが元に戻るときに生じる吸引圧で陰圧がかかる	バルブの金属弁より容器内バルーンにエアを送り膨張させる．バルーンが戻るときの吸引圧により排液を回収する
吸引圧	150 mL以上：約－50～－60 mmHg ＊集液量の増加により吸引圧は弱まる	－80～－20 mmHg前後 ＊集液量の増加により吸引圧は弱まる	通常 －130～－100 mmHg 低圧 －100～－50 mmHg	－120～－100 mmHg
使用上の注意	・閉塞を予防するために脱脂綿などを使用しミルキングを行う ・スプリングが内装されているためMRIは撮影できない ・断続的に空気を吸引する可能性のある部位は留置できない ・一方弁のため破棄の際クランプは不要	・一方弁のため破棄の際クランプは不要	・ゴム球やバルーンはシリコーンゴム製品のため傷つきやすい ・バッグを傾けると吸引ボトルのほうへ排液が流れ込み吸引ボトルの機能性に支障が出る ・逆行性感染予防のために破棄する際は必ず板クランプを閉じる	・Yコネクターを逆流防止弁を超えて吸引口に押し込まない．逆流防止弁が作動しなくなる

④ドレナージ中に起こるトラブル

腹腔ドレーン管理中に起こる主なトラブルを**表13**に示す．

表12 ドレーン排液の性状と観察ポイント

性状	排液から予測される状態	観察ポイント
鮮血色	腹腔内出血を示唆し緊急性が高い	意識，動脈触知，冷感，呼吸，などショック徴候を把握する 血液ガスでHbチェック
緑色	胆汁や小腸液が流出すると見られる 胆汁の場合，黄色っぽく独特のテカリを生じる	排液の粘性は軽度であり悪臭はない
蛍光緑	蛍光緑のような色素を発生している場合は緑膿菌感染を疑う	魚の腐敗したような悪臭を放つ
茶色〜黄土色	結腸や直腸吻合部からの縫合不全のときに見られる	特徴として排液の粘性がある 多くの場合悪臭を放つ
排液が白濁し浮遊物が増える	灰色かがった白が多くリンパ漏や感染のときに見られる リンパ漏の場合とくに脂肪成分の摂取に伴い量が増加し白濁する	刺入部の発赤，発熱，熱感，炎症データ上昇，血圧低下の有無
ワイン色	膵液漏の初期に見られる排液で独特のテカリを含む赤色 色は赤ワインから黒色様，褐色とさまざま	ドレーン排液のアミラーゼ値↑
併用する観察項目	色，におい，コアグラの有無，粘性，浮遊物，出血時はドレーンの温かさなども観察する．その場合，疼痛，腹壁の硬さ，刺入部の脇漏れも合わせて確認する	

表13 腹腔ドレーン管理中に起こる主なトラブル

内容	要因	対策
腹腔ドレーン抜去，抜けかけ	固定がゆるんでいる，もしくは弱い部位に外部圧力が加わった場合 例）ドレーンが引っ張られた，管を踏みつけた，せん妄などにより事故・自己抜去したなど	・固定は最低2ヵ所で固定する（テープのはがれ，緩みは常に確認し発見した場合は早急に対応する） ・ドレーン固定装具やドレーンバッグ入れなどを活用する ・ベッドからの脱落を予防するためJ-VACなどのバッグは包帯や紐などを使用しベッド柵に結ぶなど工夫する ・皮膚に縫合してある固定糸が取れていないかを確認する ・患者が管の認識と注意力がある行動をとっているかを観察する習慣を持ち，欠けているところの強化や教育を行う ・せん妄や認知機能低下がある場合は患者の視点や手に触れる場所に管を置かない．不可能な場合はバスタオルや病衣などでおおい極力患者に触れないよう工夫する ・着用している衣類や病衣の選択をする（パンツゴムやボタンなどの装飾品で不慮の抜去にいたる場合がある） ・安静保持や協力が得られない場合は必要と判断した場合のみ薬剤の使用や安全帯の使用を考慮する <**完全抜去**> 先端確認を行いガーゼ保護してただちに医師へ報告．発熱や腹痛，腹壁の変化などに注意を払う <**中途抜去**> その状況で固定を行いただちに医師へ報告．誤挿入の可能性があるため再挿入は絶対に行わない
腹腔ドレーン刺入部の発赤	・感染 ・排液が付着したことによる皮膚の炎症	・ドレーン刺入部の観察（発赤，熱感，腫脹，硬結，排液の異常，異臭など）を継時的に行い早期発見，早期治療に努める ・発赤した部位をマーキングし増悪の有無を継時的に評価する ・発熱，悪寒戦慄，腹痛，筋性防御，放散痛，排液混濁などの感染徴候の有無を確認する ・抗菌薬の投与または変更 ・ドレーンの入れ替え ・皮膚保護剤やドレッシング材の活用 ・撥水効果のあるクリームなどを予防的に塗布する

column 17

脳ドレーン　血腫腔内ドレーンや硬膜外ドレーンの排液が漿液性に移行する場合，髄液の可能性がある

術中に硬膜を切開する，外傷に伴う硬膜損傷が認められた場合には，硬膜が縫合されていたとしても，**ドレーンに陰圧をかけることにより髄液や脳組織を吸引する**リスクがある．ドレーン排液の観察で，排液性状が漿液性に移行してくる場合，髄液の可能性があることを理解しておかなければならない．髄液の場合，よく観察するとルート内で拍動を認めることがあるため医師へ連絡し，陰圧解除またはクランプするなどの対応が必要である．

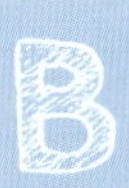

B ドレーン管理中のワザ

ドレーン管理をする際には，「いつから」「どのように」「どのような性状で」「どのくらいの量が」について観察し，その結果「何が疑われ」「どのような対応が必要か」を科学的に考えることが重要である．

重症化回避のワザ 57 ―脳室ドレーンのトラブル回避

排液が急に増減したときの原因を探る方法を知っておくべし！

脳室ドレーンは頭蓋内の圧を保つために行われるが，ドレナージ不良により，わずかな圧変化でも生命の危機に直結する．ドレーン廃液が急激に増減する要因と観察ポイントを**表14**に示す．髄液の過剰排出は，オーバードレナージによる低髄圧症，硬膜下出血の原因となり，過少排出では頭蓋内圧亢進をきたすことがあり，急性水頭症や脳ヘルニアのリスクが高まる．体位調整，清拭，吸引など頭蓋内圧の変化をきたすケアの前は，圧設定が変化するため必ずクランプを閉鎖し，開放するときにはその都度ゼロ設定を行う．また，閉鎖していた間に頭蓋内圧が上昇することが予測されるため，開放した際の髄液の流出状況にも注意する．頭蓋内圧が高い状態である場合，ケアなどによるクランプ閉鎖は短い時間であっても頭蓋内圧に影響を及ぼし，急性水頭症や脳ヘルニアになりかねない．そのため，必要最低限の時間にとどめるようプランを立て，その情報を共有することが必要である．

表14　脳ドレーン排液が急激に増える or 減る要因

要因	内容		観察
排液が急激に増える要因	・脳浮腫や再出血により頭蓋内圧が亢進 ・サイフォン部のクランプが開放になっていない ・フィルターの汚染により大気圧が保てていない ・圧設定が遵守されていない ・安静が保てていない(咳嗽の有無，痙攣の有無，鎮静薬の効果が得られていない)	観察	＊増えても減っても身体所見の観察は変わらない ＜身体所見＞ 頭蓋内圧亢進徴候の有無（頭痛，嘔吐，意識レベル低下，瞳孔不動，高血圧，徐脈）麻痺の進行と有無 ＜対応＞ 左記の項目を確認し，ただちに医師へ連絡 圧設定→再度設定し直す →呼吸性変動を確認する 頭蓋内圧亢進→浸透圧利尿薬使用 or 増量 回路問題→交換 安静→鎮静を再評価し薬剤の増量 or 変更 or 追加
排液が急激に減る要因	・ドレーンの屈曲やドレーン抜去 ・クランプの開放忘れ ・ドレーン内の凝血塊や脳実質片による閉塞 ・脳浮腫による脳室狭小化 ・オーバードレナージによる脳室狭小化 ・回路に途中にある三方活栓の向きがズレている場合		
注意	医師の指示がない限り，脳ドレーン類はミルキング禁忌．ミルキングで脳組織が吸着される，くも膜を損傷することで髄液漏や出血のリスクが高い		

重症化回避のワザ 58 ―胸腔ドレーンのトラブル回避

チューブ内に排液を貯留させない！

胸腔ドレーン管理中は，患者側から胸腔ドレーンシステムに接続されている排液チューブがU字型にたるまないようにする．たるみに排液が溜まりうっ滞すると設定圧が保てなくなる．たとえば，設定圧が-8 cmH_2OでU字の湾曲したところに排液が3 cm貯留したとすると，実際にかかる吸引圧は設定圧より低くなり，適正な設定圧を維持できない．また，排液の性状によっては血液が凝固し閉塞の原因となる可能性もあるため，チューブ内に貯留した排液はその都度排液バッグへ誘導し，必要があればミルキングローラーなどを使用しミルキングを行う．ただし，ポータブル型胸腔ドレナージ装置（トパーズ®）は，患者側にあるドレーン先端圧を機械自体で調整しているため，この装置を使用している場合チューブ内の排液誘導は不要である．

重症化回避のワザ 59 ―胸腔ドレーンのトラブル回避

陽圧呼吸管理をしている気胸患者の胸腔ドレーンにおいて，ドレナージシステムだけでの安易な判断は異変を見逃す可能性があるので注意する！

自然呼吸の場合，胸腔内圧は吸気でも呼気でも大気圧より常に陰圧で気体は存在しない．しかし，人工呼吸器装着などを使用し送気している場合には，胸腔内は陽圧となる．この状況下で気胸を起こすと，空気は胸腔内へ流入し貯留することで肺が虚脱し緊張性気胸となる．それを回避するため，胸腔ドレーンを留置するが，挿入することで皮膚や胸膜を損傷し胸腔と外部が交通するため切開した部位は空気の侵入を防ぐため縫合してからフィルムを貼付し保護を行う．ドレーンを挿入した直後はエアリークを認め，改善とともに徐々にエアリークは減少していくのが普通である．この状況を改善したとアセスメントすることもできるが，まれにドレナージがうまくいかずドレーン挿入部へ貼付したフィルム内にエアの出入りを認めることがある．陽圧管理の場合は，常に空気が送気されることになり，脱気できるスペースがないと皮下気腫を呈することになりかねない．このような場合には，密閉度が高いフィルムを選択するより，通気性のあるガーゼのほうが皮下気腫の増悪を回避できる．エアリークの有無をみることも大事であるが，刺入部のエア漏れなどの確認も怠ってはならない．そして，皮下気腫は，マーキングからの拡大はなくても，握雪感が膨隆するように厚みを増す場合もあるため，広がりだけの確認ではないことを念頭に置き，異常の早期発見・早期対応に努める．

重症化回避のワザ 60 ―腹腔ドレーンのトラブル回避

膵・膵臓周囲の臓器手術の際は，膵液漏に要注意！

1）膵液漏は膿瘍・出血・腹膜炎・縫合不全など重大な合併症の原因となる

膵臓は，十二指腸に膵液を分泌する外分泌機能と，ランゲルハンス島ホルモンを血液中に分泌する内分泌機能をもつ．膵液は，1日700～1,500 mL分泌され，主に消化酵素や重炭酸イオン（HCO^{3-}）を含んだアルカリ性で糖質・タンパク質・脂質の分解に寄与する．膵液はpH8.0前後の弱アルカリ性で，高濃度のHCO_3^-や3大栄養素へと分解する消化酵素を含むため，膵液が腹腔内へ漏れ出ると，他の臓器や血管壁など周囲組織を溶解し，膿瘍，出血，腹膜炎，縫合不全などを起こす．血管に膵液が付着することで動脈壁が薄くなり，仮性動脈瘤[※1]を形成することで，突然大量の出血を起こし救命できないことがある．

2）膵頭十二指腸切除では膵液漏の状況が異なるため術後合併症のリスクが高い！

胃癌手術（幽門側胃切除や胃全摘術）では，リンパ郭清において膵臓周囲の大血管（右胃大網動脈，総肝動脈や脾動脈など）を露出する結果，その操作で膵臓を損傷し膵液漏の原因となる．そのため，胃癌や膵体尾部切除では，純粋な膵液が漏れるのに対し，膵頭十二指腸切除では吻合部位が小腸であるために，腸液も含まれる．この違いは大きく，膵液は単独でもタンパク質や脂質を分解できるほど消化酵素が含まれるが，腸液に含まれるエンテロキナーゼによりさらにその力は高まり，活性型の消化酵素となる．その結果，周囲の脂肪や結合組織を溶かし，小血管も溶解され縫合不全や出血などの術後合併症のリスクが高まる．膵液漏は，術後1～3日目後から排液がワイン色のように赤黒くなり，7日目前後で甘酸っぱい臭気を伴う粘稠で灰色の排液となり，感染が生じると膿性に変化して混濁するため，ドレーン排液の性状を注意深く観察することが重要である．

3）膵液漏を調べる方法

膵液漏を調べる手段として，ドレーン排液の**アミラーゼ濃度**を測定する．排液に膵液が混入するとアミラーゼ濃度は高くなり，酸っぱいにおいを伴う．3日目以降のドレーン排液に，アミラーゼ濃度が施設基準の3倍を終えた場合，膵液漏と診断できるが，重要なことは，ドレーンからの排液性状と量，全身状態，発熱や腹痛などを総合的に判断することである．

[※1]仮性動脈瘤：動脈の血管壁は，内膜・中膜・外膜の3層構造となっており，この3層のまま瘤を形成したものが真性動脈瘤と呼び，仮性動脈瘤は3層構造でないものをさす．この場合，腹腔に漏れた膵液の消化作用により，動脈壁が脆弱となり，血管壁が薄くなった部位に圧力がかかった結果，瘤を形成する．最終的には血管が破綻し，血液が血管外へ漏出し出血性ショックにいたるため，コイル塞栓などの治療が必要である．

重症化回避のワザ 61 ─腹腔ドレーンのトラブル回避

穿孔患者の場合，開腹時の汚染状況を医師に確認すると術後経過を想定しやすい

1）穿孔患者は経過時間と腹部汚染状態が予後に大きく影響する

胃液や胆汁の漏出，穿孔などによる腸内物による汚染などにより急性腹膜炎の状態となる．腹膜炎は，汎発性腹膜炎と限局性腹膜炎があり，前者は炎症物質であるサイトカインの産出により全身性炎症反応が高まり持続することで多臓器不全の状態に陥る．とくに，大腸穿孔などにより腸内容物が腹腔内を汚染することで，汎発性腹膜炎となり重症化しやすい．また，壁側腹膜の直接損傷や消化液などの貯留で腹痛や腹膜刺激症状（筋性防御や反跳痛）がみられる．反跳痛がある場合，限局性または早期の腹膜炎の場合に認めやすく，筋性防御を認める場合は，広範囲または完成した腹膜炎を示す．そして，腹腔内出血に比べ，消化管穿孔によって腸内容が腹腔内へ漏出するほうが，腹膜炎・腹膜刺激症状が強く出る．よって，発症時間や症状有無，炎症所見のデータ把握し，術中の状態から重症度を予測することで，術後の経過や治療方針をある程度予測でき対応ができる．

引用文献

1）小川道雄(編)：知っておきたい侵襲キーワード，メジカルセンス，p.20-21，1999
2）柴垣有吾：輸液の応用編周術期とショックの輸液．輸液のキホン，日本医事新報社，p.66，2012

参考文献

- 露木菜緒(編)：インシデントから学ぶ重症患者のドレーン管理−解剖生理・術式・目的・排液・ケアのすべてがわかる−，総合医学社，2013
- 鎌倉やよい，深田順子：周手術期の臨床判断を磨く手術侵襲と生体反応から導く看護，医学書院，2016
- 清村紀子，工藤二郎(編)：フィジカルアセスメントがわかる！　機能障害からみた体のメカニズム，医学書院，2014

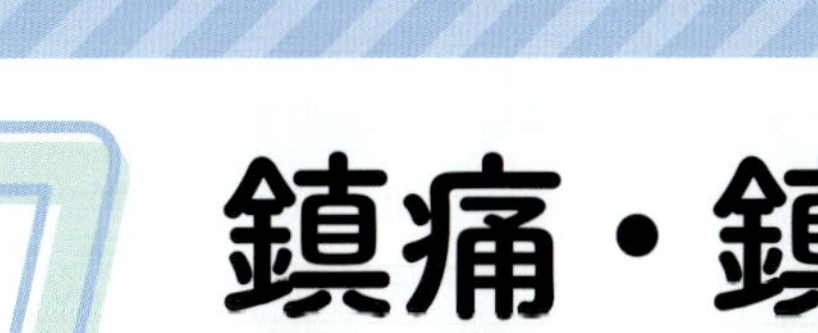

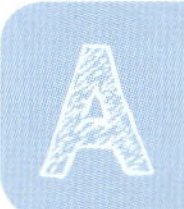

7 鎮痛・鎮静管理中の患者管理

A 押さえておきたい基本知識

(1) 鎮痛・鎮静の目的

鎮痛は，痛みや不安を取り除き精神的負担を軽減する．痛みは侵害刺激によって引き起こされるストレス反応である．この侵害刺激によって生じる生体反応は，交感神経を刺激し，内分泌系・代謝系から免疫系にいたるまで多彩な影響を与える．痛みによる交感神経の亢進，カテコラミンの分泌増加は，酸素消費量も増加させる．何より，痛みはもっとも不快な体験であり，患者の安楽は確実に阻害される．そこで，痛みを評価して抑えることが重要となる．

鎮静は，中枢神経系の抑制により意図的に意識レベルを低下させる状態で，鎮痛に加えて，患者の不安感を和らげ，生体が受けるさまざまな侵襲（ストレス）から二次的にもたらされる有害な生体反応を抑制する．

鎮痛・鎮静を行う目的は，患者の不安や不穏を防止することで快適性および安全性を確保し，酸素消費量，基礎代謝量を減少させること，そして，疼痛による換気制限がなく，換気の促進と圧損傷などの合併症を予防することである（**表1**）．

しかし，鎮静の弊害も多く指摘されており，さまざまな弊害が生じるリスクを十分に理解しておく必要がある．**質のよい鎮静のためには，まず十分な鎮痛を行う**ことが重要となり，**鎮痛優先の鎮静**が必須となる．

表1　鎮痛・鎮静の目的

1，患者の快適性・安全の確保
a．不安を和らげる b．気管チューブ留意の不快感の減少 c．動揺・興奮を抑え安静を促進する d．睡眠の促進 e．自己抜去の防止 f．気管吸引の苦痛を緩和 g．処置・治療の際の意識喪失（麻酔） h．筋弛緩投与中の記憶喪失
2．酸素消費量・基礎代謝の減少
3．換気の改善と圧外傷の減少
a．人工呼吸器との同調性の改善 b．呼吸ドライブの抑制

［日本呼吸療法医学会人工呼吸中の鎮静ガイドライン作成委員会：人工呼吸中の鎮静のためのガイドライン〈http://square.umin.ac.jp/jrcm/contents/guide/page03.html〉（2019年4月25日閲覧）より許諾を得て転載］

(2) 鎮痛・鎮静が必要な患者の病態と背景

ICUに入室する患者は，「安静時や通常のケアにおいても日常的に痛みを感じている」といわれている[1]．すなわち，明らかな傷の痛みに限らず，安静臥床による同一体位による腰痛や身の置きどころのない苦痛，医療者が行う体位交換や吸引などのケア，気管チューブの痛みや違和感，呼吸困難などの苦痛がある．これらの苦痛は，交感神経の過興奮，カテコラミンの過剰分泌やそれにつづ

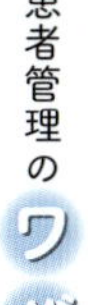

くバイタルサインの変動や代謝亢進，さらに精神的ストレスの蓄積といった悪循環をまねきかねない.

また，ICUに入室中の患者にとって，ICUという非日常的な環境自体がストレスであり，患者に不穏やせん妄をもたらす因子となる．人工呼吸器管理中であれば，陽圧呼吸自体が非生理的な呼吸であり，不快感の原因となる（☞p.140参照）．人工呼吸器管理中の患者にとって，不快，苦痛，疼痛，不安の存在を言語的に伝えることは難しく，代わりに興奮・不穏などの精神・神経系の徴候や行動として現れる.

したがって，患者はなんらかの形でこれらのストレスフルな環境に適応しなければならず，その過程を助けるのが鎮痛や鎮静の役割といえる.

なお，とくに人工呼吸器患者において鎮静は必要不可欠と考えられてきた背景があるが，必ずしも鎮静は必要とはならない．なぜなら，鎮静の目的は患者の不安感を和らげ患者の快適さを確保することにあり，鎮静薬によって「眠らせること」が必ずしも安楽とは言い切れないためである.

(3) 鎮痛・鎮静の方法

a 薬物療法

①鎮痛薬

集中治療の環境で重症患者を治療する際に，疼痛や不快感を取り除き，精神的負担を軽減するためには，鎮静薬投与の前提に十分な鎮痛作用の確保が必要である．鎮痛薬には，非オピオイド（非ステロイド性抗炎症薬・アセトアミノフェン），局所麻酔薬，オピオイド，ペンタゾシンなどがある（**表2**）.

PADガイドラインでも推奨されている静注オピオイドの中でもフェンタニルは，中枢神経系への移行が速いために，即効性に優れ，強い鎮痛効果をもつが，血行動態への影響は少ないため，重症患者に多用される．作用時間が短いため，持続投与を行い，必要時追加投与を行う.

②鎮静薬

ICUで用いられる鎮静薬は，持続投与が可能な鎮静薬として，プロポフォール，ミダゾラム，デクスメデトミジンが挙げられる（**表3**）．現在の鎮静薬の中で，すべての状況に対応しうる理想的な鎮静薬はない．そのため，薬剤の特徴を理解し，患者の状態に合わせて，使い分けることや，併用することが必要となる

b 非薬物的介入

鎮静のアウトカムは「眠らせること」ではなく，「患者の快と安全を確保すること」である．鎮静

column 18 **集中治療後症候群（PICS）の予防**

ICUから生存退院した患者の中には，その後のさまざまな機能障害や精神障害，認知機能障害により日常生活もままならないほどに生活の質が低下する場合がある．これは，集中治療症候群（post-intensive care syndrome：PICS）と呼ばれ，不適切な鎮痛・鎮静管理やせん妄発症が密接にかかわっているとされている.

そのため，患者の長期予後を見据え，医師・看護師のみならず，理学療法士，薬剤師，臨床工学士を含めた多職種からなるチームアプローチが大切となる.

表2　鎮痛薬の特徴と留意点

	特徴	留意点
非ステロイド抗炎症薬（NSAIDs：ロピオン，ロキソニン，ボルタレン座薬）	・炎症を伴う痛みには有効で，オピオイドとの併用でオピオイドの必要量が減る利点がある ・一般的に創部痛に対して，頓用の場合の第一選択肢となる	・副作用に腎障害や消化性潰瘍があるため，すべての患者に投与できるわけではなく漫然な投与は避ける必要がある
アセトアミノフェン（アセリオ静注液，カロナール）	・NSAIDsと異なり，抗炎症作用があまりない ・腎障害や消化性潰瘍の懸念もほとんどなく，安全域が広い ・定時投与によって鎮痛効果を維持し，オピオイドが減量できる	・副作用がなく，依存性もほとんどないといわれている
局所麻酔薬	・侵害刺激の神経伝導を刺激の発生に応じて遮断するため，安静時の鎮痛だけでなく体動時や侵襲的な処置の鎮痛に有効である ・意識レベルに影響を与えない利点がある	・投与に専門的技術を要し，ICUから開始することは難しい ・止血・凝固機能が低下している場合は困難な場合がある ・鎮痛の範囲や持続に限度がある
オピオイド（フェンタニル・モルヒネ）	・PADガイドラインやJ-PADガイドラインでは，静注オピオイドが推奨されている[2)] ・静脈内投与によって血中濃度が上昇したあと，中枢神経濃度（効果部位濃度）が上昇して，鎮痛効果が発揮される	・投与の際の注意点としては，呼吸抑制，血圧低下，悪心・嘔吐，腸蠕動の低下があり，高齢者では副作用が出やすいため，減量することを考慮する ・すぐに中止するのではなく，制吐薬投与や緩下薬投与などの介入で改善するかどうか考える
ペンタゾジン（ソセゴン）	・ペンタゾジンは，高頻度に使用される鎮痛薬であるが，主に脊椎レベルで鎮痛作用を発言し，不快感や幻覚，せん妄を引き起こす	・オピオイド拮抗性鎮痛薬でオピオイド受容体作動薬の効果を減弱させ，オピオイドと併用できないのでクリティカルケアの鎮痛薬としては適していない

表3　鎮静薬の使い方と副作用

		ミダゾラム	プロポフォール	デクスメデトミジン
静注での投与量	深い鎮静	0.1 ～ 0.3 mg/kg	1 ～ 2 mg/kg	負荷投与により徐脈，血圧低下をきたすことがあるので静注で使用しない
	浅い鎮静	0.02 ～ 0.04 mg/kg	0.5 ～ 1 mg/kg	
効果発現までの時間		1～3分	1分未満	持続静注のみだと30分以上
効果持続時間		1 ～ 3時間	5～10分	—
腎機能低下時の排泄遅延		あり	なし	あり
持続静注量		0.04 ～ 0.2 mg/kg/時	0.3 ～3mg/kg/時	0.2 ～ 0.7 mg/kg/時
鎮痛効果		なし	なし	不明
呼吸抑制		あり	あり	比較的少ない
循環動態への影響		プロポフォールと比べて少ない	徐脈，血圧低下	徐脈，血圧低下
特徴的な注意点		せん妄のリスク 離脱症状	プロポフォール注入症候群（小児は持続鎮静としては使用しない）	ローディングすると血圧低下が起こりやすい

［志馬伸朗（編）：救急・ICUのコモンな薬の使い方. レジデントノート **19**(12)：2089, 2017を参考に筆者作成］

薬使用の前に看護師にできること（**表4**）を行い，薬剤に頼りすぎない鎮静管理を心がけることがもっとも重要となる．ベッドサイドで看護師が担う生理的ニードの充足やさまざまなコミュニケーションやリラクゼーション技法，そして家族の協力を得るなど非薬剤性の鎮静の充実がなければ，患者の快を支えることはできない．鎮静薬の使用量を極力控えることで鎮静によるさまざまな合併症を回避できる．

(4) 鎮痛・鎮静管理

ABCDEFバンドル（☞p.148，表5参照）や**J-PADガイドライン**で示されているように，疼痛（pain），不穏（agitation）を減らし，せん妄（delirium）を起こさせないようにすること大切である，すなわち，患者の**鎮痛・鎮静はルーチンで評価**し，**鎮痛をベースとした浅い鎮静状態を維持**し，**せん妄を予防するためのモニタリングと介入**を行うことが重要となる（**表5**）．

①鎮痛の評価

鎮痛管理が不十分だと，過興奮やバイタルサイン変動を起こしやすい．これらを抑えるために鎮静薬投与量が増えてしまい，結果として呼吸抑制・血圧低下に加え過剰鎮静の影響が出やすくなる．鎮痛管理をしっかりと行い，必要最低限の鎮静管理を考えることが重要である．

痛みをできるだけ客観的に評価するツールとして活用できるいくつかのスケールが発表されている．代表的な疼痛スケールを**表6**に示す．人工呼吸の有無にかかわらず，患者が痛みを申告できる場合は，**NRS（Numeric Rating Scale）**や**VAS（Visual Analogue Scale）**，自己申告できない場合は**BPS（Behavioral Pain Scale）**，**CPOT（Critical-Care Pain Observation Tool）**が推奨される[3]．

スケールの使用に関しては，それぞれの特性を理解し，患者の状況にあった評価法を用いることが重要である．BPSとCPOTは挿管中から使用でき，ICUでは使いやすい評価ツールである．日本語版BPSは，日本呼吸療法医学会ガイドラインでもすでに公表されている．しかし，BPSや

column 19 PADガイドラインとPADISガイドライン

米国集中治療医学会は2013年に，疼痛（pain），不穏（agitation），せん妄（delirium）の視点から患者を管理するという目的で，3つの頭文字から**PADガイドライン**を発表している．疼痛を管理する鎮静，不穏を管理する鎮静に加えて，せん妄の管理が重要視されているのが特徴である．PADガイドラインでは，プロトコル推進のための**PADケアバンドル**を紹介している．

日本集中治療学会からも2014年に「日本版・集中治療室における成人重症患者に対する痛み・不穏・せん妄管理の臨床ガイドライン」（**J-PADガイドライン**）が発表されている．これらのガイドラインでは，鎮痛・鎮静・せん妄の評価に関する勧告や推奨がなされている．

そして，PADガイドラインの発表から5年が経過した2018年8月，改訂版として**PADISガイドライン**が発表された．PADISガイドラインでは，疼痛・不穏・せん妄管理に加えて，不動（immobility）と睡眠（sleep）の2つのトピックスが追加されている．この背景には集中治療後症候群（PICS）が注目されるようになったことが大きい（☞p.222参照）．

表4　鎮痛・鎮静を行う前にすべきこと

1）患者とのコミュニケーションを確立 ・非言語的コミュニケーション技術（筆談・読唇術・文字ボードなど）を用いて，患者の意思やニードを明らかにする
2）患者のおかれた状況の詳しい説明 ・患者の理解度に合わせ，現状の説明や処置・ケアについて説明する ・人工呼吸器装着による弊害（声が出ない，気管チューブ留置による違和感，器械による換気のイメージ）および鎮静薬の使用が可能であることなどを説明する
3）体位の調整 ・体位交換，除圧マット類などを用いて体位を調節し，安静による苦痛を取り除く
4）疼痛の除去 ・スケールによる評価を行い，積極的に取り除く
5）ベッド周辺の環境を整える ・医療スタッフとの人間関係（信頼関係）も重要な環境の1つである
6）日常生活のリズムと睡眠の確保 ・日時を伝え，光の調節や睡眠リズムを整える
7）面会時間の調整と家族の協力 ・患者の面会を延長し，家族といる時間を長くとる

表5　J-PADガイドラインのポイント

①最初に鎮痛	ICUにいる患者は，日常的にさまざまな痛みにさらされている．痛みの評価をBPS（Behavioral Pain Scale）やCPOT（Critical-Care Pain Observation Tool）などの評価ツールでルーチンに行い，患者に痛みがある場合は，鎮痛薬を使用する
②浅い鎮静を心がける	RASS（Richmond Agitation-Sedation Scale）やSAS（Sedation-Agitation Scale）といったスコアリングを用いて，鎮静レベルを「容易に開眼し，単純な指示に応じることのできる」状態で管理する
③せん妄への対策	せん妄を予防することで人工呼吸器からの離脱期間とICU滞在期間を短縮し，死亡率を低下させることができる

表6　代表的な疼痛スケール

主観的に痛みを評価するツール	
数値評価スケール NRS（Numeric Rating Scale） （図1）	・1～3は「軽い痛み」，4～6は「中等度の痛み」，7～10は「強い痛み」というように目安があるが，4以上は強い痛みと評価する ・数字を言うだけなので簡便で患者の理解が得られやすい利点があり，ICU患者に用いやすい
視覚的評価スケール VAS（Visual Analog Scale） （図2）	・術前より説明可能でかつ理解力がある患者の術後痛などの評価に有用 ・「想像しうる最大の痛み」の決定があいまいとなってしまいやすい
客観的に痛みを評価するツール	
BPS（Behavioral Pain Scale） （表7）	・人工呼吸器管理中の患者が対象 ・直接疼痛の自己申告が不能な場合，運動機能が保たれていれば，人工呼吸中でコミュニケーションを十分にとれない患者でも，疼痛を評価できることがメリット
CPOT（Critical-care Pain Observation Tool） （表8）	・気管挿管されている場合，されていない場合の両方に使用でき，人工呼吸器管理前後を通しての評価が可能である点が特徴 ・意識レベルに関係なく，疼痛に関する有害な刺激に反応が表現されることによってスコアリングできる

0	1	2	3	4	5	6	7	8	9	10

数　字	痛みの評価
0	痛みなし
1〜3	軽い痛み
4〜6	中等度の痛み
7〜10	強い痛み

図1　NRS（Numeric Rating Scale）
直線を〈痛みがない：0〉から〈最悪な痛み：10〉までの11段階に区切って，患者さん自身に現在の痛みに相応する数値を示してもらい，痛みを評価する．

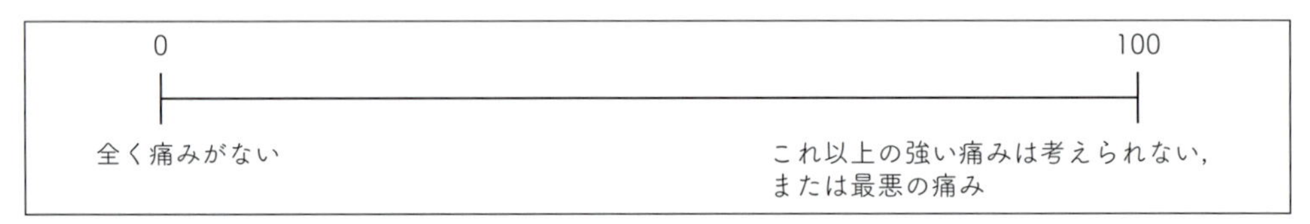

図2　VAS（Visual Analog Scale）
紙の上に10 cmの線を引いて，左端に0（全く痛みなし），右端に100（最悪の痛み）と書きます．患者さんに「あなたの痛みはどれくらいですか？」と質問して，0〜100の間のどのあたりになるのかを指し示してもらうことによって，痛みを評価する．

表7　BPS（Behavioral Pain Scale）

項目	説明	スコア
表情	穏やかな	1
	一部硬い（眉が下がっている，など）	2
	全く硬い（まぶたを閉じている，など）	3
	しかめ面	4
上肢	全く動かない	1
	一部曲げている	2
	指を曲げて完全に曲げている	3
	ずっと引込めている	4
呼吸器との同調性	同調している	1
	時に咳嗽も大部分は同調している	2
	呼吸器とファイティング	3
	呼吸器の調節がきかない	4

＊5点以下に調整する．
［日本呼吸療法医学会人工呼吸中の鎮静ガイドライン作成委員会：人工呼吸中の鎮静のためのガイドライン〈http://square.umin.ac.jp/jrcm/contents/guide/page03.html〉（2019年4月25日閲覧）より許諾を得て転載］

表 8 CPOT-J（Japanese version of the Critical-care Pain Observation Tool）

指標	状態	説明	点
表情	筋の緊張が全くない	リラックスした状態	0
	しかめ面・眉が下がる・眼球の固定，まぶたや口角の筋肉が萎縮する	緊張状態	1
	上気の顔の動きと眼をぎゅっとするに加え固く閉じる	顔をゆがめている状態	2
身体運動	全く動かない（必ずしも無痛を意味していない）	動きの欠如	0
	緩慢かつ慎重な運動・疼痛部位を触ったりさすったりする動作・体動時注意をはらう	保護	1
	チューブを引っ張る・起き上がろうとする・手足を動かす/ばたつく・指示に従わない・医療スタッフをたたく・ベッドから出ようとする	落ち着かない状態	2
筋緊張（上肢の他動的屈曲と伸展による評価）	他動運動に対する抵抗がない	リラックスした	0
	他動運動に対する抵抗がある	緊張状態・硬直状態	1
	他動運動に対する強い抵抗があり，最後まで行うことができない	極度の緊張状態あるいは硬直状態	2
人工呼吸器の順応性（挿管患者）	アラームの動作がなく，人工呼吸器と同調した状態	人工呼吸器または運動に許容している	0
	アラームが自然に止まる	咳きこむが許容している	1
	非同調性：人工呼吸の妨げ，頻回にアラームが作動する	人工呼吸器に抵抗している	2
または発声（抜管された患者）	普通の調子で話すか，無音	普通の調子で話すか，無音	0
	ため息・うめき声	ため息・うめき声	1
	泣き叫ぶ・すすり泣く	泣き叫ぶ・すすり泣く	2

［山田章子，池松裕子：日本語版Critical-Care Pain Observation Tool（CPOT-J）の信頼性・妥当性・反応性の検証．日集中医誌 23：133-140，2016より許諾を得て転載］

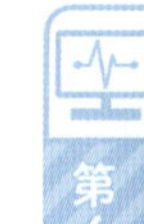

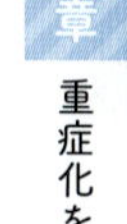

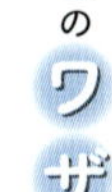

CPOTは客観的ツールのため，痛みのある・なしはわかるが，強い痛みかどうかは区別ができず，安静時の痛みや弱い痛みは発見しにくい．

J-PADガイドラインでは，「**NRS＞3，もしくはVAS＞3，あるいは，BPS＞5もしくはCPOT＞2は患者の痛みの存在を示すため，何らかの介入基準とすることを推奨する**」[3] とある．

②鎮静の評価

鎮静中でも，見当識が保たれ，自発的な訴えが可能で，筆談やアイコンタクトでコミュニケーションがとれ，指示に応じることができ，治療・検査に協力的で，それでいて苦痛は最小限である状態が望ましい．これを実現するためには，鎮静スケールを用いて，鎮静レベルを客観的に評価し，スタッフ間で共有することが大切である．

鎮静と不穏を評価できる信頼性の高いツールとして，**RASS（Richmond Agitation Sedation Scale）**（**表9**）と**SAS（Sedation-Agitation Scale）**がある．

表9 RASS（Richmond Agitation-Sedation Scale）

ステップ1：30秒間，患者を観察する．これ(視診のみ)によりスコア0〜＋4を判定する．
ステップ2：
1)大声で名前をよぶか，開眼するように言う．
2)10秒以上アイ・コンタクトができなければ繰り返す．以上2項目(呼びかけ刺激)によりスコア－1〜－3を判定する．
3)動きが見られなければ，肩を揺するか，胸骨を摩擦する．これ(身体刺激)によりスコア－4，－5を判定する．

スコア	用語	説明	
＋4	好戦的な	明らかに好戦的な，暴力的な，スタッフに対する差し迫った危険	
＋3	非常に興奮した	チューブ類やカテーテル類の自己抜去，攻撃的な	
＋2	興奮した	頻繁な非意識的な運動，人工呼吸器ファイティング	
＋1	落ち着きのない	不安で絶えずそわそわしている，しかし動きは攻撃的でも活発でもない	
0	意識清明な 落ち着いている		
－1	傾眠状態	完全に清明ではないが，呼びかけに10秒以上の開眼およびアイ・コンタクトで応答する	呼びかけ刺激
－2	軽い鎮静状態	呼びかけに10秒未満のアイ・コンタクトで応答	
－3	中等度鎮静	呼びかけに動き，または開眼で応答するがアイ・コンタクトなし	
－4	深い鎮静状態	呼びかけに無反応，しかし身体刺激で動くまたは開眼	身体刺激
－5	昏睡	呼びかけにも身体刺激にも無反応	

［日本呼吸療法医学会人工呼吸中の鎮静ガイドライン作成委員会：人工呼吸中の鎮静のためのガイドライン〈http://square.umin.ac.jp/jrcm/contents/guide/page03.html〉(2019年4月25日閲覧)より許諾を得て転載］

column 20

過鎮静による弊害

鎮静が深すぎると弊害をもたらす（**表10**）．深い鎮静は，人工呼吸器装着期間を延長させ，長期の人工呼吸器管理が人工呼吸器関連肺炎（VAP）などのリスクを上昇させる．また，ICUにおける記憶障害，せん妄，PTSDと関連があり，せん妄が長期予後にも関連することが問題となっている．

そのため，鎮静スケールを用いて鎮静管理を行い，「毎日鎮静を中断する」あるいは「浅い鎮静深度を目標とする」プロトコルを用いた人工呼吸器管理が推奨されている[4)]．浅い鎮静を維持する際には，RASS－2〜0，もしくはSAS 3〜4を目標とする．

表 10　過剰鎮静の影響

a. 鎮静され，安静臥床が長期に及ぶと廃用萎縮を起こす 骨格筋：筋萎縮，骨粗鬆症，関節拘縮，尖足 循環系：運動能力の低下，起立性低血圧，幻暈，浮腫 呼吸器系：低換気，下側肺障害 代謝系：異化作用の亢進 その他：尿閉，腎結石，便秘，褥瘡，無力
b. 不動化により，褥瘡，深部静脈血栓症・肺梗塞のリスクが増加する
c. 鎮静薬使用による臥床と陽圧換気によって下側肺傷害を生じる
d. 呼吸筋の萎縮や筋力低下により，人工呼吸器離脱が困難となり，人工呼吸器装着期間が遷延する
e. 持続鎮静は，人工呼吸器関連肺炎（VAP）発症の独立危険因子である
f. 免疫機能の低下により易感染状態となる．鎮静により高度意識障害をつくると肺炎などの感染症が惹起しやすくなる．意識レベルや精神状態と免疫能は密接な関係がある
g. ICU入室中の場合，入室中の記憶を残さない状態でいると，ICU退室後の病状回復後に抑鬱状態などの精神障害の原因となる場合がある（抑うつ，PTSDなど）

［日本呼吸療法医学会人工呼吸中の鎮静ガイドライン作成委員会：人工呼吸中の鎮静のためのガイドライン〈http://square.umin.ac.jp/jrcm/contents/guide/page03.html〉（2019年4月25日閲覧）より許諾を得て転載］

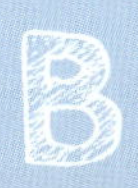

B 鎮痛・鎮静管理中のワザ

重症化回避のワザ 62

警告信号としての痛みでないことをアセスメントする！

1）合併症の出現により痛みが長びいたり，鎮痛薬が効かない状態になる

本来，身体にとって痛みは警告信号である．つまり痛みという情報をもとに身体を日夜防御している．外科的合併症が出現すると痛みが増強し，鎮痛薬が効かない状態になりやすい．手術部感染や縫合不全よる腹膜炎などの合併症が隠れている可能性も考え，病態の悪化からくる痛みの増強でないことをドレーン排液（☞p.215参照）の変化や創部の状態，発熱など，他の全身症状と合わせてアセスメントすることが重要となる．

重症化回避のワザ 63

鎮痛薬が効かなくなる前に，痛みの閾値を上昇させるべし！

1）痛みの悪循環により，鎮痛薬の効果が得られにくくなる

痛みがあり交感神経が亢進するとノルアドレナリンなどの物質が血中に放出され，侵害受容器（末梢神経にあるセンサー）を刺激する．ノルアドレナリンは，血管を収縮させたり，血液中のマ

クロファージなどを活性化させてヒスタミンやTNFαと呼ばれる物質を放出し，痛みを感じる物質を生成し，痛みを感じる神経を刺激する．つまり，痛みがコントロールされないとそれ自体が痛みを引き起こす悪循環となりうる（**図3**）．さらに痛みによる不安や恐怖，不快感，疲労感は精神的にも負担になり痛みの閾値を下げ鎮痛薬の効果が得られにくくなる．

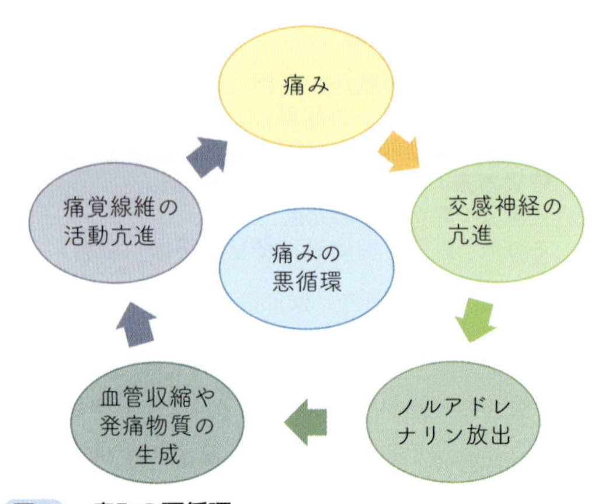

図3　痛みの悪循環

2）先行鎮痛や非薬物介入で痛みの閾値を上げるケアを！

①先行鎮痛で痛みの悪循環を断つ

疼痛の存在により痛みの閾値が下がり，患者は余計に疼痛を感じやすくなる．そのため，看護師は評価ツールを用い，痛みが出現・増強する前に鎮痛薬を使用し，痛みの閾値を下げないようにする．あらかじめ予測指示をもらい，患者が疼痛を感じる時間を短くできるように**先行鎮痛**を行うことが重要である．

先行鎮痛とは，痛みが発生する前に痛み刺激の伝達神経を遮断あるいは，各種鎮痛薬の投与で，痛み刺激が中枢神経に到達しないようにようにし，痛みの起因物質の発生を抑え，痛みを軽減させる考え方である．たとえば，胸腔ドレーン抜去などの処置前の鎮痛薬の投与や，外傷患者の体位交換前のフェンタニルのボーラス投与も先行鎮痛となる．また，鎮痛補助薬として，アセトアミノフェンやNSAIDsを用い，先行鎮痛を行うことで痛みの閾値が低下することを防ぐことができる．

②非薬物的介入で痛みの閾値を上昇させる！

疼痛管理は，薬剤の使用だけとは限らない．安静による苦痛を取り除くため，体位交換，除圧マット類などの使用による体位の調節，意思疎通を可能にすることも患者の苦痛や不安を軽減できるケアとなる．高齢者にスケールを用いる際は，文字を大きくする．ゆっくりと話す．眼鏡や補聴器を使用するなどの工夫も重要である．

また，ICUは，チューブ類による身体拘束や医療機械やモニタの音，医療者の話し声や足音，家族との隔離など環境的な要因からもストレスを受けやすい．ストレスを受けてイライラしたりすると，脳や神経は身体にいろいろな指令を出して反応を起こす．その反応の1つとして，痛みを感じる神経を刺激するような物質をつくってしまう．そのため，イライラすると痛みを感じるようになる．痛みをコントロールするためには，ストレスをためないことも重要となる．騒音や光刺激，面会時間などの環境要因の調整や，安心やリラクゼーションを促す効果のある音楽療法や足浴・手浴，タッチングも積極的に行う．

重症化回避のワザ 64

看護のチカラで，浅い鎮静・1日1回の鎮静中断を成功させる！

1）患者の訴えを聴き，非薬物的介入を模索する

人工呼吸器管理中の患者がもぞもぞしているとき，よくおかしてしまう間違いは，「鎮静薬を…」という発想である．患者がじっとしていられない理由は，「病気になって悲しい」「顔がかゆい」

「家にいるペットが気がかりだ」「仕事の連絡がしたい」などさまざまである．それぞれの理由を聴いて解決方法を考えると，挿管下であっても鎮静薬の投与は不要かもしれない．

2）看護師主導の鎮静管理で鎮静は最小限に！

鎮静管理では，鎮静薬の必要性の有無やスケールで鎮静レベルを評価して，鎮静薬の投与量を調整することによって，患者が快適に過ごせるように配慮することが重要である．

そのためには，24時間そばにいる看護師が鎮静を評価・調整できることが望ましい．夜間，日中での鎮静状況の目標を設定し，看護師で鎮静薬を調整できるように，**あらかじめ指示書を出してもらう**ことも考慮する．患者の状態にタイムリーに対応することで鎮静薬の使用量を少なくすることができる．

日中は，鎮静薬の減量や中断を行い，坐位や立位などのリハビリテーションなどを行い活動できる状態にし，夜は眠れる状態をつくる．なるべく日常生活に近い状態で過ごすことで，必要最小限の鎮静管理を行うことができる．ただ，覚醒させるためには，疼痛を十分に取り除くことが前提となる．

鎮静中でも，見当識が保たれ，自発的な訴えが可能で筆談やアイコンタクトでコミュニケーションがとれれば，患者は自己のニーズを医療者に伝えることができる．そのニーズに答えるために私達看護師がベッドサイドにいることを忘れてはならない．**患者の訴えを聴き（言語的・非言語的），個々の患者に合わせて，心地よいと思うケアを意識的・意図的に行うことで鎮静薬の使用量を軽減でき，「患者の快と安全を確保すること」につながる．**

引用文献

1）日本集中治療医学会 日本集中治療医学会J-PADガイドライン作成委員会：日本版・集中治療における成人重症患者に対する痛み・不穏・せん妄のための臨床ガイドライン．日集中医誌 **21**：539-579, 2015
2）前掲1），p.545
3）前掲1），p.542
4）前掲1），p.553

参考文献

- 日本集中治療医学会・J-PADガイドライン検討委員会：鎮痛・鎮静・せん妄管理ガイドブック，総合医学社，2016
- 布宮伸：重症患者の痛み・不穏・せん妄実際どうする？　使えるエビデンスと現場からのアドバイス，羊土社，2015
- 伊藤和憲：よくわかる痛み・鎮痛基本としくみ なぜ痛むのか？　どう治すのか？を図解で学ぶ 痛覚の不思議，秀和システム，2011

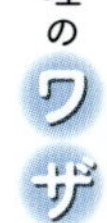

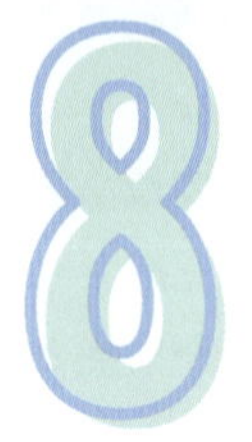

8 血液浄化療法中の患者管理

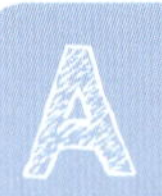

A 押さえておきたい基本知識

(1) 意義・目的

ICU入室患者の22～36%は急性腎障害（acute kidney injury：AKI）を生じ[1,2]，滞在中には，67%もの患者がAKIを生じる[1]とも報告されている．もちろん，AKIにならないように予防や観察をすることは重要ではあるが，敗血症のような状態では多臓器不全から腎機能悪化を食い止められず血液浄化が必要となる場合もある．

(2) 病態的特徴からみた血液浄化療法の重要性

血液浄化の方法として，ICUでは**持続的腎代替療法**（continuous renal replacement therapy：CRRT）が行われることが多い[※1]．その理由としては，重症患者では多臓器不全のような状態を呈していることも多く，循環動態の変化が著しい場合が多いからである．そのため，血液透析（hemodialysis：HD）のように循環動態が著しく変化させる方法より，循環動態の変化が少ない，血液浄化を緩徐に実施するCRRTを選択される傾向にある．そこでは，慢性透析患者が，使用している血管内シャントを管理することより，新たに留置されるバスキュラーアクセスについての知識が必要であり，その構造や管理方法を理解しておく必要がある．それに加え，長期間血液浄化による合併症や，その合併症を軽減させるための方法も併せて知っておく必要がある．

ここでは，血液浄化療法として，CRRTを中心に述べる．

(3) 血液浄化療法中の患者管理

a バスキュラーアクセス（非シャント）

バスキュラーアクセスとは血液浄化療法を目的に挿入されるカテーテルで，慢性維持透析患者のブラッドアクセスが困難な場合や，緊急で血液浄化が必要な場合には，バスキュラーアクセス用カテーテルが留置される．カテーテルは，**非カフ型カテーテル**（短期型カテーテル）と**カフ型カテーテル**（長期留置型カテーテル）に分けられ，留置される期間によって使い分けられる場合が多い．

非カフ型カテーテルの留置期間の目安は，おおむね1ヵ月程度が望ましいとされ[3]，長期間留置

[※1] CRRTのほかに，急性血液浄化療法では間欠的腎代替療法（intermittent renal replacement therapy：IRRT）や持続低効率血液透析（sustained low efficiency dialysis：SLED）などの方法がある（☞p.129参照）．

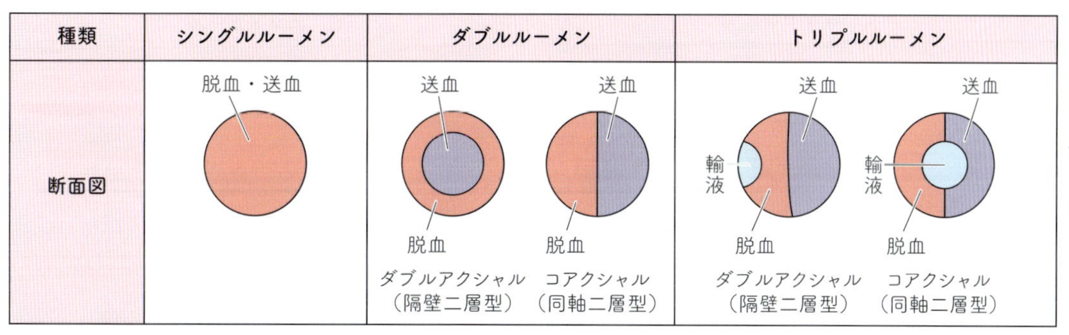

図1　留置カテーテルの種類と断面

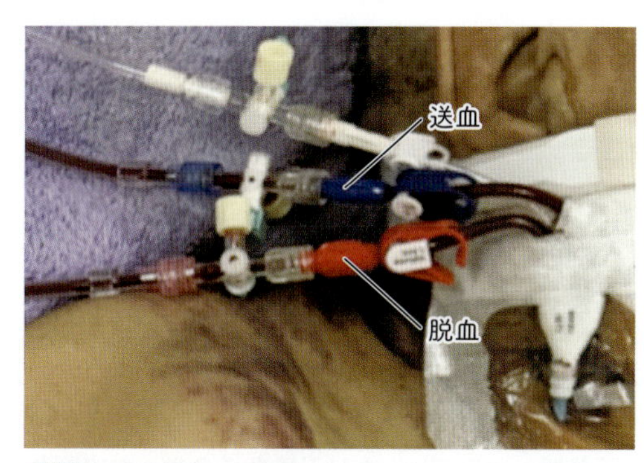

図2　接続ポート部分

することで中心静脈狭窄の原因や血栓形成の可能性が高くなる．その他にも，留置期間が長期化すれば感染症の危険性が高くなるためカテーテルの特徴や管理方法を知っておく必要がある．

b 留置カテーテルの種類と構造

①留置カテーテルの種類

留置カテーテルの種類には，シングルルーメン，ダブルルーメン，トリプルルーメンがある（**図1**）．ダブルルーメンやトリプルルーメンにはカテーテル内に隔壁が存在し，1本の管内にいくつかの部屋に分かれている．その部屋は，送血や脱血，輸液のラインとして使用される．施設にもよるが，通常使用されるものは，ダブルルーメンかトリプルルーメンが使用されること多い．ダブルルーメンカテーテルやトリプルルーメンでは，接続ポート（**図2**）が赤と青に色分けされており，赤い接続ポートは脱血，青い接続ポートは送血となっている．

②カテーテル先端の形状

カテーテル周囲に脱血送血孔があるサイドホール型と（**図3-A**），カテーテル先端に脱血送血孔があるエンドホール型（**図3-B**），2つの形状を合わせもつ混合型がある．

カテーテルの素材は，医療用のポリウレタンやシリコンなどがあり，素材の硬度や折れ曲がりにくさ，血栓形成や感染抵抗性，挿入のしやすさなどから各社カテーテルメーカーより発売されている．サイドホール型よりエンドホール型のほうが構造上，血管壁にへばり付きにくいとされ，血管壁にへばり付き予防構造を有しているカテーテルも存在するものもある．

c バスキュラーアクセスの挿入部位

バスキュラーアクセスの挿入位置は，カテーテルの使用目的や患者の体位や習慣，臨床的因子などによって決定されるが，一般的には，内頸静脈か大腿静脈を選ぶことが一般的である．急性腎障

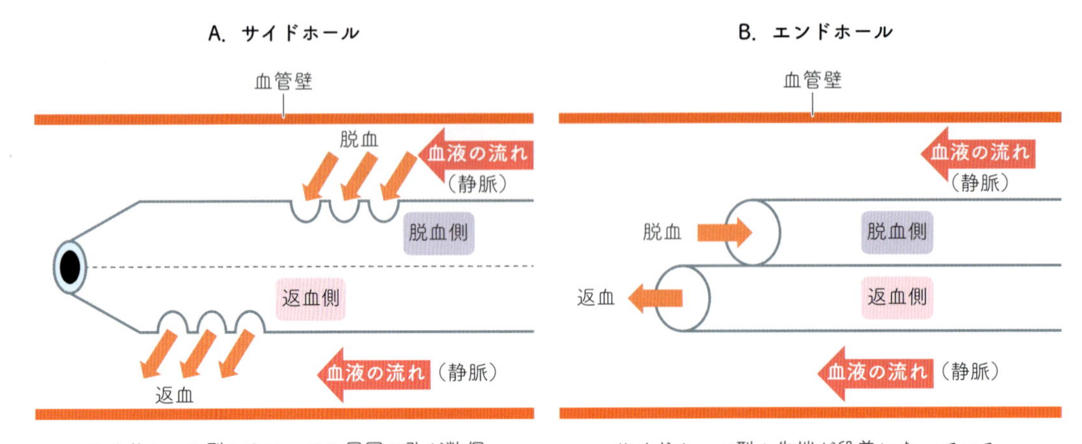

サイドホール型：カテーテル周囲に孔が数個空いており，側孔から血液を抜いて先端側に位置する返血孔に返す．

サイドホール型：先端が段差になっている．段差の下側の脱血孔から血液を抜いて，先端側にある返血孔に返す．

図3　カテーテル先端の形状

表1　バスキュラーアクセスの挿入部位と特徴

内頸静脈	・選択される頻度が高く，ガイドラインでも第一選択とされている ・とくに右内頸静脈からの挿入は，血管走行が直線的であるためカテーテルの先端位置を定めることが容易であることや，穿刺部位から静脈までの距離が短いとの理由で選択される ・先端の位置は，右房付近の最適な位置となっているかを確認しておく必要がある
大腿静脈	・多重ルートで内頸静脈へのアプローチが困難な場合や，右内頸静脈穿刺困難な症例などで留置される ・感染のリスクが高くなることや，鼠径部周囲に固定されるため，体動制限や体動などによるカテーテルの屈曲・閉塞などによるトラブルが起きやすい ・大腿静脈から挿入された場合には，カテーテル先端が下大静脈の中枢側に近い部位にくるような長さとなっているかを確認しておく必要がある
鎖骨下静脈	・患者の違和感が少ないことや，体動制限があまり加わらなく，感染のリスクも頸部・大腿と比較すると低い傾向にある ・穿刺時の気胸や鎖骨下動脈穿刺などのリスク，血液維持透析に移行する場合に同側上肢への同静脈シャントが困難となるため，あまり用いられない

害のためのKDIGO（Kidney Disease Improving Global Outcomes）診療ガイドラインにおいても，第一選択は右内頸静脈，第二選択は大腿静脈，第三選択は左内頸静脈とされ，一番避けるべき選択は鎖骨下静脈とされている[4]．挿入部位によってカテーテルの先端場所が変わるため，必ずどこから挿入されているか確認が必要となる（**表1**）．

d 血液浄化療法中の患者管理の実際

①循環管理

血液浄化療法中は，血液体外循環や除水を行うことによって，体液や電解質の変化をきたしやすい．循環血液量の低下が起こると，心拍数の増加や末梢血管抵抗の増大などによって循環血液量を維持しようとするが，心機能が低下した患者や動脈硬化などによって血管の弾性が失われた患者は循環動態の変化がより顕著に現れやすい．とくに，血液浄化療法の開始当初は，血圧の低下をきたしやすく循環血液量の不足をきたしている状態となる．その反対に，終了時や中止する際には，循環血液量が増加するため血圧の上昇をきたす可能性がある．

そのため，観血的動脈圧ラインやスワンガンツカテーテルなどの血行動態モニタリングが挿入されている場合には，経時的変化を把握し情報収集を行う必要がある．また，心電図モニターなどにも注意を払い不整脈の出現などに注意し観察する必要がある．その他，開始時や維持期には循環血液量が変化する要因も考えておく必要がある（**表2**）．

②呼吸管理

血液浄化は，血漿カリウムやマグネシウム・リンなどの電解質を除去し，カルシウムや重炭酸イオンを補充することで，酸塩基平衡を正常に戻そうとする治療である．その過程で，電解質や酸塩基平衡の変調をきたし呼吸状態に変化をきたしやすい．通常，腎機能が低下している患者は，生体の代償機能によって呼吸からCO_2を排泄し酸塩基平衡を正常に保とうとする．しかし，代償機構が破綻し低換気になることや急速に進む病態によって呼吸不全に陥りやすい状態にある．こうした状態の患者に対し血液浄化を行うと血清カリウムが除去されすぎ，呼吸筋麻痺などにより自発呼吸を抑制する可能性もあるため，各種電解質が正常範囲内にあるか確認する必要がある．それだけでなく，血液浄化療法が必要な患者は，心不全などの原疾患の悪化や，合併症の出現によって体液バランスに変調をきたしている患者が多い．また，循環動態の不良によって除水ができない場合には，さらなる肺うっ血をきたしやすい状態となり，呼吸機能の変調を招きやすい．

そのため，患者の呼吸数，呼吸音の観察を行うとともに，喀痰の量や性状についても観察する必要がある．それに加え，動脈血液ガス分析による採血結果の把握や，人工呼吸装着患者であれば，各種パラメーターが示す数値やバイタルサインのチェックも必要となる．

③体温管理

血液浄化療法では，血液を外に出し（80～120 mL/分に設定させることが多い）循環させることや，透析液と接触すること，返血の際に置換液（補液）を加えることによって，体温が低下しやすい傾向にある．低体温になると，心筋収縮力の低下や心拍出量低下，血小板機能の低下による凝固機能の異常から**易出血傾向**となる．また，低体温は，酸素解離曲線を左方移動させ組織への酸素供給低下を生み，各組織に必要な酸素が不足する恐れがある．それだけでなく低体温は，**易感染の原因**となるため経時的変化を観察し，保温する必要がある．

具体的には，加温機能を使用し，透析液や置換液の温度を上げることや，電気毛布や温風式加温器を使用して保温に努める必要がある．

④出血傾向

体外循環を行うには，血液を体外で凝固させないために抗凝固薬の投与が必要となる．そのため，血液浄化療法中には活性化凝固時間（ACT）の測定が必要である（☞p.132参照）．ACTが目標値よりも過剰に延長していないかを確認するとともに，挿入された留置カテーテル刺入部からの出血はないかなどを確認する．とくに，敗血症を合併している場合や低体温が遷延しているような状況では，血小板の低下やプロトロンビン時間の延長などによって出血時間を延長してしまうことや，敗血症に伴うDICへの移行などから易出血傾向になりやすいため，より注意が必要となる．場合によっては，活性化部分トロンボプラスチン時間（APTT）[※1]の測定が必要な場合もあり，採血結果と合わせ全身の観察も必要となる．

表2　血液浄化療法で循環血液量が変化する要因

開始時	・脱血により血液量の減少 ・プライミング液（生理食塩液など）による血液希釈 ・抗凝固薬などによるアナフィラキシーショック
維持期	・水分の引きすぎ ・除水速度が速すぎる ・抗凝固薬使用による出血の可能性

※1活性化部分トロンボプラスチン時間（APTT）：血液凝固は，血小板と血液凝固因子によってなされる．APTTは，血液凝固因子の変化によって凝固するまでの時間を測定したものである．APTTが延長すると出血傾向となり，短縮すると血栓形成のリスクが高まるため注意深く観察する必要がある．

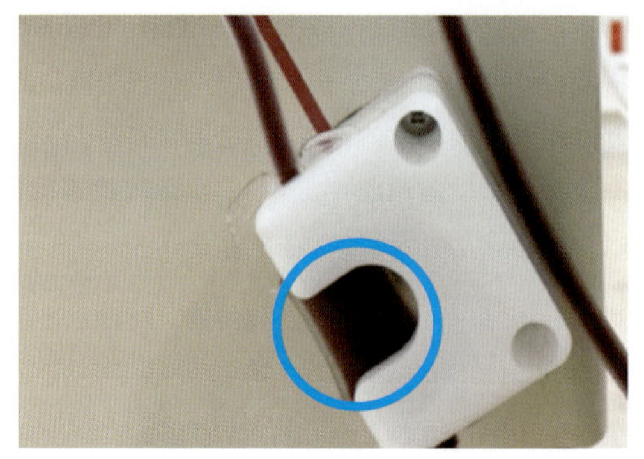

図4　ピロー部分の確認
ピローは，脱血状態を連続的に監視するもので，正常なピローは，膨らみがある．脱血不良があると，ピローが潰れて膨らみがなくなってしまう．常に血液が充満している状態かを確認する必要がある．

表3　脱血不良時の対処方法

①首や足の位置を確認し，回路の折れ曲がりはないかを確認し，屈曲などがあれば解除する． ②患者の体位を確認し，調整する． ・内頸静脈から挿入されている場合には，患者の頭の向きを右や左に向きを変える．枕を外して，首の角度を変える ・大腿静脈から挿入されている場合には，足の位置を調整することやベッドの膝上げ機能などを使用し位置を調整する ③刺入部の穿刺部位の状況を確認する． ④血流量のポンプを下げて開始する． ⑤頻繁な場合には，医師や臨床工学技士にコールをする． ・状況によっては，カテーテルの位置を調整してもらう ・低アルブミン血症などによる血管内脱水であれば，アルブミンの補液を行う ・脱血ラインと送血ラインを反対に接続し，血管壁へのへばり付きを予防する場合もある

⑤脱血不良

脱血不良は，循環血液量の低下やカテーテルが血管などの壁に当たっていること，脱血回路の折れ曲がり，体位などによって起こりうる．また，吸引や咳嗽などにより一次的に胸腔内圧が上昇した結果，静脈還流が低下し脱血不良となる場合がある．脱血不良になると，ピロー（**図4**）が虚脱し設定血流量に対して実血流量が減少するため透析効率が低下する．また，血液ポンプが一時的に停止し，血液の流れが止まることになる．それが長時間に及ぶ場合や頻回に起こる場合には，透析効率の低下や血液が凝固する危険があるため，早急に対処する必要がある．具体的な対処方法は**表3**に示す．

⑥感染管理

血液浄化中の患者は，バスキュラーアクセスを挿入され，中心静脈カテーテルなどと同様にカテーテル関連血流感染（catheter related blood-stream infection：CRBSI）を起こす危険性がある．CRBSIの感染源は**図5**に示す通りで，とくに短期的に挿入されるカテーテルはCRBSIを起こす確率も高い．そのため，挿入時のマキシマル・バリアプリコーション※1（MBP）の徹底や，標準予防対策の順守などCRBSIを起こす可能性を断つことが必要となる（☞p.41参照）．

※1マキシマル・バリアプリコーション（maximal barrier precaution：MBP）：中心静脈カテーテル（central venous catheter：CVC）や末梢挿入式中心静脈カテーテル（peripherally inserted central catheter：PICC）を留置する際に，滅菌ガウン・滅菌手袋・キャップ・マスク・全身用ドレープを使用することとされている．MBPを実施することによって，CRBSIの発生件数が減少するとCDCガイドラインにも記載されおり，挿入時は医師へMBPを徹底してもうよう依頼することと同時に，看護師は清潔面を広く確保するなどの配慮が必要となる．

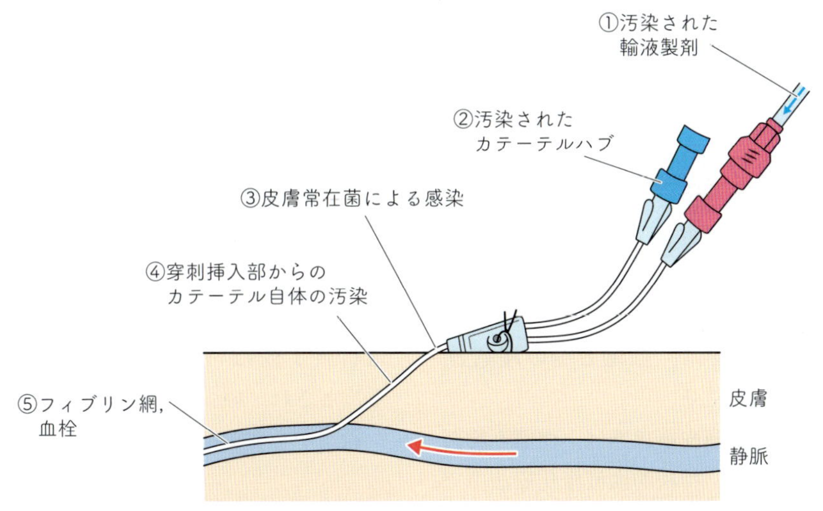

図5　カテーテル関連血流感染の感染源

［Crnich C J et al:The promise of novel technology for the prevention of intravascular device-related bloodstream infection. Clin Infect Dis **34**:1232-1242, 2002より筆者が翻訳して引用］

表4　透析患者のせん妄の直接原因

- 水・電解質異常
- 貧血，血糖値の異常
- 血圧上昇，血圧低下
- 他の臓器疾患（合併症）：脳器質性疾患，心不全，肝不全，内分泌疾患，感染症
- 処方された薬物，増量された薬物：腎排泄性か，透析によって除去されるか，中枢神経作用をもっているかなどを調べる

［透析療法合同専門委員会：血液浄化療法ハンドブック［2017］．腎不全患者の心理と医療者のかかわり，協同医書出版社，p.377-385, 2017を参考に筆者作成］

⑦精神的サポート

透析をする患者は，体動制限や常に血液が体外を循環するということなどから死への恐怖や合併症の恐怖などから精神的な負担を抱えやすい．精神的負担が増加した結果，不眠を招き身体的な状態の悪化や，うつ的症状を招く可能性がある．そのため，医療従事者は，表情や言動，睡眠状況にまで気を配り患者の心理的状態を知り状態に合わせた対処が必要性である．

⑧せん妄について

せん妄は，全身状態の悪化などによって出現する一過性の脳機能障害である．とくに，透析患者では頻繁に生じやすいとされている．せん妄の症状は，不眠などの覚醒障害や注意障害，見当識障害などがあり，脳卒中などによる脳実質による問題と症状が類似しているため，鑑別する必要性がある．せん妄が出現した患者の致死率は高く，せん妄の原因を予防することが重要である．せん妄の予防方法は，多岐にわたるが，せん妄の主症状である不眠を改善させることが必要である．そのためには，**表4**に示すような直接的な原因の改善に加え，睡眠環境を整えるケアが必要である．

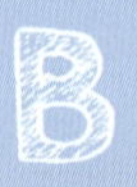

血液浄化療法中のワザ

重症化回避のワザ 65

血液不均衡症候群の症状が出現したら，透析効率を下げるべし！

1）血液不均衡症候群は，血液と脳の浸透圧不均衡によって起こる

血液浄化療法中の頭痛や倦怠感は，血液不均衡症候群の可能性がある．持続的血液浄化療法中では，緩徐に透析を行うため起こりにくいとされているが，間欠的血液浄化療法では血液不均衡症候群が起こる可能性がある．間欠的血液浄化療法中は，持続的血液浄化療法に比べ短時間で効率よく物質交換を行うため，血液中の尿毒素の濃度と脳細胞の尿毒素の濃度に浸透圧差が生じる．その結果，血液中の水分が脳細胞へ移行し脳浮腫を呈することにより頭痛や吐き気・倦怠感などの症状が出現する．しかし，頭痛などの症状は，多種多様な原因によって出現するため血液不均衡症候群によるものと安易に判断してはならない．頭痛は，高血圧や低血圧，脳出血や脳梗塞などの脳卒中疾患，筋収縮性頭痛や偏頭痛などが考えられ，それらを鑑別したうえで，血液不均衡症候群による頭痛であるか判断しなければならない．透析による頭痛は，透析中に起こりかつ透析が原因で起こり，透析終了後72時間以内に自然に頭痛は消失する[6]とされ，いつからかなど，随伴症状と合わせた観察が必要である．

2）血液不均衡症候群出現時のケア

血液不均衡症候群による頭痛は，急激な浸透圧不均衡によって起こるものである．そのため，浸透圧差を緩徐にする必要がある．対処としては，血流量を落として実施間隔を隔日から連日にすることや，膜面積の小さなダイアライザの使用にして透析効率を抑えるなど，医師や臨床工学技士と調整することが必要となる．その他，頭蓋内圧亢進治療薬や鎮痛薬なども投与する場合があるが，低血流や低効率ダイアライザーを使用し緩徐な透析を短時間で頻回に行うなど，透析効率を抑える方法が必要である．また，頭部を挙上し脳灌流を阻害しないような体位調整や，血液浄化をしていない間の水分制限やカロリー制限，タンパク制限も予防するケアとして重要となる．

重症化回避のワザ 66

血液浄化療法中は，心房性期外収縮（PAC）の発生頻度をチェックし，心房細動を防ぐ！

1）血液浄化療法中は電解質変化や循環血液量減少，血圧低下などによって不整脈が起こりやすい

透析中は，急激な電解質変化やpHの変化，体液量の変化などから不整脈が生じやすい．電解質変化の中でもカリウムやカルシウム，マグネシウムの変化は不整脈を招きやすい．また，患者によっては，基礎疾患を有することも多く動脈硬化による狭窄や腎性貧血などだけでなく，自律神経系を含めた多くの要因から出現しやすい状況下にある．

その1つとして心房性期外収縮（premature

atrial contraction：PAC）がある．血液浄化療法中にPACは，よく目の当たりにする不整脈の1つである．通常，PACは経過観察となる場合が多い．しかし，PACから心房細動（atrial fibrillation：af）や心房粗動（atrial flutter：AFL）に移行する引き金となりやすい．afやAFLは，頻拍性うっ血心不全や慢性心不全の原因となる[7]．また，afは透析不導入患者の12%，透析開始後12%で2年以内に出現するとされ[8]いるためクリティカルな状況では，より出現しやすい状況である．afやAFLが出現してしまうと，血圧の低下や意識障害の出現など有害な事象となる場合が多い．急激な血圧低下は，臓器・組織灌流が急激に低下し，冠血流や脳血流の現象につながりやすい事態となる．よって，afやAFLに移行した場合には早急な対処が必要である．その他にも，致死的不整脈（心停止，心室細動，心室粗動，心室頻拍）を起こす可能性も高いため合わせて観察が必要となる．

2）心電図モニタから心房性期外収縮（PAC）の発生頻度を確認する

PACは，どのくらい出現すれば危険といった具体的なものはない．しかし，PACはafに移行しやすいため，透析中は必ず心電図モニタを装着しPACの発生頻度や，afやAFLに移行していないかを観察する必要がある．たとえば，血液浄化療法の開始時や透析による除水が進むにつれPACの発生頻度が増加していないかや，連続して出現していないかである．そのような場合には，胸部不快感などの自覚症状を確認し，電解質の変化やヘモグロビンの値チェックする意味でも血液検査や血液ガス分析を医師へ検査依頼する必要がある．改善できるものに対しては治療的介入を検討しなければならない．そのためにも，心電図をモニタすることや，バイタルサインを含む身体診察を実施し，場合によっては徐水を中止することや血流量を下げることなどを医師や臨床工学技士と調整する必要がある．また場合によっては，抗不整脈薬の薬剤投与（ベラパミル塩酸：ワソラン®など）の使用も考慮しておくことが必要である．

重症化回避のワザ 67

ブラッドアクセス異常のアラームは，患者側の問題・回路の問題・カテーテルの問題に分けて考えよ！

1）ブラッドアクセス異常の原因は，脱血不良とは限らない

ブラッドアクセスの異常のアラームとしては，入口圧上限警報アラームが多く，返血圧上限警報アラームについても注意が必要である．上限アラームの基本的な考えとしては，血液を引く（入口圧），返す（返血圧）際に，圧がかかる要因を考えると理解がスムーズである．よって，すべてが脱血不良によるものと考えず，1つずつ解決していく必要性がある．

具体的には，**表5**に記す通りであるが，患者側の問題・回路の問題・カテーテルの問題に分けると理解がしやすい．

①患者側の問題

患者側の問題としては，血管内容量が不足していることがある．血液浄化療法を持続的に行っている場合，侵襲度の高い場合など容易に血管内の容量が不足しやすい．そのため脱血不良による，入り口圧の上昇やピローの膨らみの程度などを確認する必要がある．

②回路の問題

CHDF（p.131参照）の機械から患者の穿刺部位までの間で，屈曲していることやルートが患者の下に入っていることや回路中のピローがセンサーから外れている場合が回路の問題となる．そのような場合には，脱血・返血どちらかの問題に

表5　頻回なアラームの原因と対処法

	原因	解決策と対処法
患者側の問題	・血管内容量が不足している	・医師へ相談し，輸液負荷を考慮する ・血液流量を下げる
回路の問題	・回路の屈曲・閉塞	・屈曲・閉塞を解除する
	・回路の凝血	・回路を交換する
	・カテーテルの屈曲（折れ癖※がないか）	・屈曲しないよう固定する
	・ピローが抜血センサーから外れている	・ピローを元の位置に戻す
カテーテルの問題	・カテーテル先端の閉塞 （血管壁に接触している）	・体位変換　・挿入部位の位置調整 ・カテーテルの位置調整を打診 ・脱血側と返血側を逆接続にする
	・カテーテル内腔の閉塞・狭窄 （血栓の可能性）	・カテーテルの交換を打診する
	・血管外へ抜けかけている	・再挿入を依頼

※折れ癖：同じ部位が頻繁に折れ曲がったことによる内腔の曲がりや閉塞.

よって鳴るアラームも違ってくるため必ず視認する必要がある.

③カテーテルの問題

カテーテルが血管壁に接触したことによる閉塞や，血栓によって閉塞や狭窄したことにより脱血できないことがある．カテーテルのよるもので，血管壁に接触している場合を除いて入れ替えを含む早急な対応が必要となるためすぐに医師に依頼する必要がある.

2）患者側，回路，カテーテルの問題について，それぞれの原因を改善する

①患者側の問題

血管内容量が不足している場合の対処方法としては，血管内容量を増やすことが必要となる．そのため，血流量を下げ一次的にも血管内容量を増やすことや，輸液投与量を増やすなどの調整が必要となる．血管内脱水の評価としては，中心静脈圧（CVP）の変動や動脈圧の呼吸性変動，1回拍出量変化（SVV）などの変化を把握し総合的に判断する．また，継時的に評価や観察を行うことで，患者の変化が把握できる．よって，透析機器が示す値だけでなく全身状態（採血結果やバイタルサイン，画像所見など）をくまなくチェックし早めの対処が必要である.

②回路の問題

回路の問題では，カテーテルの屈曲や体の下に回路が入っていることが多い．必ず，機械から刺入部まで指をさしながら確認し，屈曲や体の下にしき込んでいないかなどの確認が必要である．また，回路を体の下にしき込まない方法としては，ベッド柵などにテープで簡易的に固定することや，患者への指導などが挙げられる．患者訪室時や患者が動いた後に必ず回路の確認をすることによって対処できる.

③カテーテルの問題

カテーテルが血管壁に接触している場合には，首の位置や体位の位置を調整することによって改善することもある．それでも改善しない場合にはカテーテルの位置の調整を医師へ打診することが必要である．それ以外には，脱血側と送血側を逆接続にする方法によって改善できることもある（次頁，コラム㉑参照）.

カテーテルの脱血と送血を反対に接続することについて（図6）

体位の調整や位置の調整を行っても，頻繁に抜血不良となる場合には反対に接続することがある．ただし反対側に接続すると再循環（返血された血液が再度，脱血されてしまう現象）が起きてしまう．とくに，大腿静脈では約30%，内頸静脈でも17%の再循環が起きてしまう[9]といわれているため，可能であれば正常な接続に戻すことが必要である．

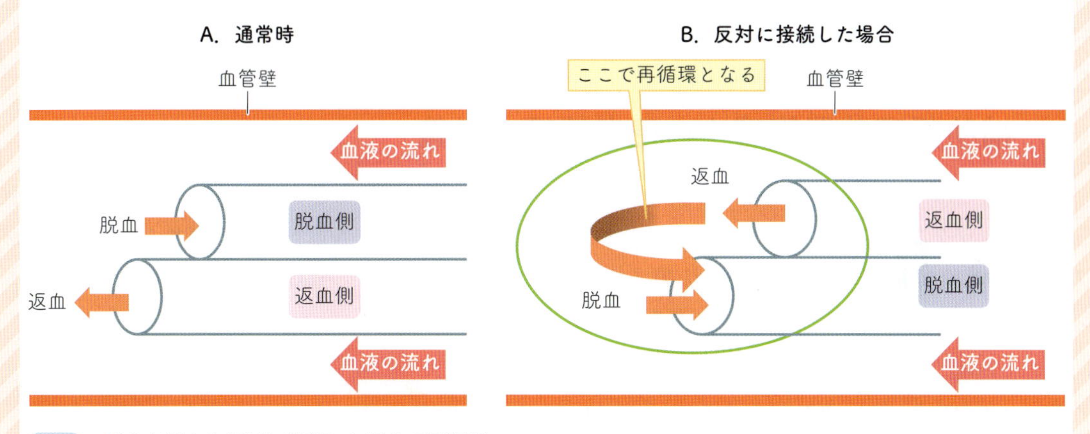

図6　脱血と送血を反対に接続した場合の再循環
Aは通常の流れであるが，Bでは返血と脱血が反対となっているため返血されたものが再度，脱血されてしまい，通常とは違う流れとなる（再循環）．

引用文献

1）Hoste EA et al：RIFLE criteria for acute kidney injury are associated with hospital mortality in critically ill patients a cohort analysis. Crit Care **10**：R73, 2006
2）Bagshaw SM et al：ANZICS Database Management Committee Early acute kidney injury and sepsis a multicentre evaluation：Crit Care **12**：R47, 2008
3）日本透析医学会：慢性血液透析用バスキュラーアクセスの作製および修復に関するガイドライン, 2011年版. 日透析医会誌 **44**(9)：881-883, 2011
4）Kidney Disease: Improving Global Outcomes（KDIGO）Acute Kidney Injury Work Group.Clinical Practice Guideline for Acute Kidney Injury. Kidney Int［Suppl 2］, 101-102, 2012
5）透析療法合同専門委員会：血液浄化療法ハンドブック［2017］. 腎不全患者の心理と医療者のかかわり, 協同医書出版社, p.377-385, 2017
6）日本頭痛学会：国際頭痛分類第3版beta版（ICHD-3 β）日本語版, 2014〈http://www.jhsnet.org/kokusai_new_2015.html〉［2019年5月17日閲覧］
7）Vazquez E et al：Atrial fibrillation in incident dialysis patiemts, Kidney Int **76**：324-330, 2009
8）Vazquez E et al：Comparison of prognostic valueof atrial fibrillation versus sinus rhythm in patients on long-term hemodialysis. Am J Cardiol **92**：868-871,2003
9）小野淳一ほか：Continuous Renal replacement therapy における Blood Access 再循環の検討. ICUとCCU **29**［別冊］：S161—S163, 2005

参考文献

- 大野博司：ICU/CCUの血液浄化療法の考え方, 使い方, 中外医学社, 2014
- 日本透析医学会：維持血液透析ガイドライン：血液透析処方. 日透析医会誌 **46**(7)：587-632, 2013
- 日本透析医学会：血液透析患者における心血管合併症の評価と治療に関するガイドライン. 日透析医会誌 **44**(5)：337-425, 2011

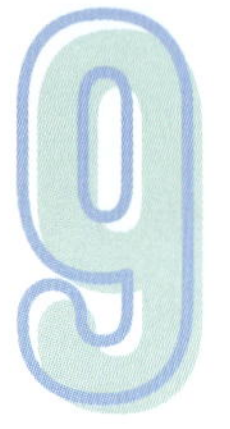

補助循環装置（IABP/PCPS）管理中の患者管理

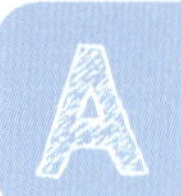

押さえておきたい基本知識

(1) 補助循環装置管理中の患者管理の意義

補助循環とは，薬物治療抵抗性の重症心不全や心原性ショックなどに対し，低下した心臓のポンプ機能を機械で補助・代行する方法である．ショックにより補助循環装置を必要とする患者は，その病態的特徴もさることながら補助循環装置使用に伴う合併症も重大なものが多く，補助循環装置管理中の患者の管理は重要なものとなる．

(2) 補助循環装置を必要とする患者の状態

a ショック

ショックとは「血圧低下により末梢循環が著しく障害され，その結果，組織・重要臓器の血流や酸素化が不十分で，細胞機能が著しく障害された状態」[1] と定義される．ショックに陥った病態により，**循環血液量減少性ショック**，**血液分布異常性ショック**，**心原性ショック**，**心外閉塞性・拘束性ショック**に分類される（**表1**）．**表2**にショックの5徴候（5P）を示す．

補助循環装置を必要とする主な病態は**心原性ショック**である．心臓機能の急激な低下により発生する心原性ショックは，心不全の中でもっとも重篤な病型である．原因としては，急性心筋梗塞（とくに広範囲梗塞や多枝病変）や心筋梗塞の合併症である不整脈，乳頭筋断裂による僧帽弁逆流，心室中隔穿孔などが挙げられる．急性心筋梗塞によるショックでは心臓カテーテルによる冠動脈形成術などが行われるが，治療が成功してもショック状態が持続する場合は，カテコラミン系薬剤や抗不整脈薬などによる薬剤治療が継続される．しかし，薬剤投与のみでは血圧・心拍出量が維持できず，ショック状態が改善しない場合はIABPやPCPSなどの補助循環装置の使用が選択される．

急性心不全の重症度分類・治療指針にはフォレスター（Forrester）分類が使用される（**図1**）．補助循環の適応を検討するうえで，重症度の高い心不全をより細かく分類する必要があり，INTERMACS分類またはJ-MACS分類が用いられることが多い（**表3**）．

b 心臓ポンプ機能

心臓のポンプ機能は心拍出量（CO）により評価される．心拍出量は，①心拍数，②心収縮力，③前負荷，④後負荷，によって規定されている．

心拍出量（CO）＝①心拍数×1回拍出量（SV）

1回拍出量を規定する因子
（②心収縮力，③前負荷，④後負荷）

①心拍数と1回心拍出量

安静時心拍数は通常60～80回/分であるが，何

表1　ショックの病態別分類

病態分類	原因による分類	原因となる病態
循環血液量減少性ショック	出血性ショック	外傷：大血管損傷，骨盤骨折肝・脾臓破裂など 疾病：大動脈破裂，術後出血など
	体液喪失性ショック	脱水，輸液不足，体液排泄過剰
	熱傷性ショック	広範囲熱傷
血液分布異常性ショック	神経原性ショック	高位脊椎麻酔，高位脊椎損傷，激しい驚愕・不安など
	感染性（敗血症性）ショック	敗血症，エンドトキシン血症，重症感染症，急性膵炎など
	アナフィラキシーショック	薬物投与，ワクチン注射，血液製剤投与，食物アレルギー，虫刺症など
心原性ショック		急性心筋梗塞，僧帽弁乳頭筋断裂，心室中隔穿孔，不整脈など
心外閉塞・拘束性ショック		心タンポナーデ，肺血栓塞栓症，緊張性気胸など

表2　ショックの５徴候（5P）とその他の徴候

ショックの5P	その他の徴候
蒼白（pallor）	血圧低下（収縮期90 mmHg以下）
虚脱（prostration）	脈圧低下
冷汗（perspiration）	表在性静脈虚脱
脈拍触知不能（pulselessness）	呼吸促迫
呼吸不全（pulmonary deficiency）	乏尿（25 mL/時以下）

［清村紀子（編）：全科対応　重症患者ケアパーフェクトブックQ & A，学研メディカル秀潤社，p.33，2013より引用］

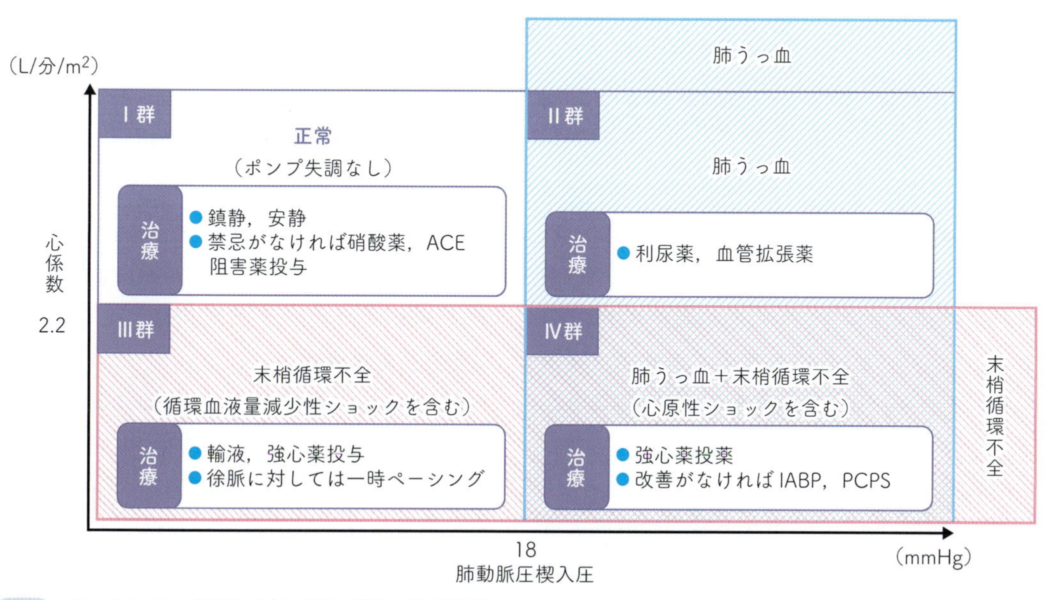

図1　フォレスター分類による重症度分類・治療指針

表3 INTERMACS/J-MACS 分類とデバイスの選択

P＊	INTERMACS J-MACS	状態	デバイス選択
1	Critical cardiogenic shock "Crash and burn" 重度の心原性ショック	静注強心薬の増量や機械的補助循環を行っても血行動態の破綻と末梢循環不全をきたしている状態	IABP，PCPS，循環補助用心内留置型ポンプカテーテル，体外循環用遠心ポンプ，体外設置型VAD
2	Progressive decline despite inotropic support "Sliding on inotropes" 進行性の衰弱	静注強心薬の投与によっても腎機能や栄養状態，うっ血兆候が増悪しつつあり，強心薬の増量を余儀なくされる状態	IABP，PCPS，体外循環用遠心ポンプ，体外設置型VAD，植込型VAD
3	Stable but inotrope-dependent "Dependent stability" 安定した強心薬依存	比較的低用量の静注強心薬によって血行動態は維持されているものの，血圧低下，心不全症状の増悪，腎機能の増悪の懸念があり，静注強心薬を中止できない状態	植込型VAD
4	Resting symptoms "Frequent flyer" 安静時症状	一時的に静注強心薬から離脱可能であり退院できるものの，心不全の増悪によって容易に再入院を繰り返す状態	植込型VADを検討（とくにmodifier A＊＊の場合）
5	Exertion intolerant "House-bound" 運動不耐容	身の回りのことは自ら可能であるものの日常生活制限が高度で外出困難な状態	modifier A＊＊の場合は植込型LVADを検討
6	Exertion limited "Walking wounded" 軽労作可能状態	外出可能であるが，ごく軽い労作以上は困難で100 m程度の歩行で症状が生じる状態	Modifier A＊＊の場合は植込型LVADを検討
7	Advanced NYHA III "Placeholder" 安定状態	100 m程度の歩行は倦怠感なく可能であり，また最近6ヵ月以内に心不全入院がない状態	Modifier A＊＊の場合は植込型LVADを検討

＊プロファイル
＊＊致死性心室不整脈によりICDの適正作動を頻回に繰り返すこと
[Stevenson LW , et al:J Heart Lung Transplant 28:535-541, 2009／日本胸部外科学会. J-MACS Statistical Report(2017年7月)より作表]
[日本循環器学会/日本心不全学会:急性・慢性心不全診療ガイドライン(2017年改訂版)<http://www.j-circ.or.jp/guideline/pdf/JCS2017_tsutsui_h.pdf>(2019年4月18日閲覧), p98, 2018より許諾を得て転載]

らかの原因により1回拍出量が減少すると，心拍数を増加させ心拍出量を維持しようとする．しかし心機能が正常な場合でも，心拍数が160回/分を超えると心臓内に血液が流入する時間（拡張期）が短くなり，心臓に血液を充満させることができず十分な血液を送り出すことができなくなる．

②心収縮力

心臓が収縮し始める時点の心室内血液流入量（前負荷）が増加し，心室が伸ばされ心筋の長さが増すと，心筋の収縮力は強くなる（Frank－Starlingの法則）．しかし心不全では前負荷が増大しすぎるため，心臓の仕事量が増す結果，心収縮力が低下し1回拍出量は低下してしまう．

③前負荷と後負荷

前負荷とは心臓に戻ってくる血液量によって心室にかかる負荷のことで，静脈還流量により変化する．つまり静脈還流が多ければ前負荷は増大する．前負荷は一般的に中心静脈圧（CVP）で表され，心不全などで心臓ポンプ機能が低下していると，心室内の血液を送り出すことができず血液

表4　IABPによる補助効果の指標

（1）血圧
IABPの補助効果により拡張期血圧の上昇が期待できる．拡張期血圧の上昇は冠動脈への血液の流入を増加させるため心筋酸素供給量の増加につながる．
（2）心拍数
心不全状態では，心筋虚血や心拍出量減少，カテコラミン投与や交感神経優位となり頻脈傾向となる．IABPの補助効果により心仕事量の減少，心筋酸素消費量の減少の効果が得られ心拍数低下につながる．頻脈時や不整脈出現時はIABPのバルーン拡張・収縮のタイミングが不適切となることがあるため，頻脈や不整脈の出現に注意し，出現時にはIABPのタイミングが適切かを確認する必要がある．
（3）スワンガンツカテーテルデータ
後負荷が軽減し，心拍出量が得られているかは，肺動脈圧，肺動脈楔入圧，心拍出量，心係数を観察することで確認できる．データの推移を観察するとともに，フォレスター分類にあてはめ心不全の評価を行う．また組織酸素代謝の指標としては混合静脈血酸素飽和度を観察する．
（4）尿量
IABPにより腎血流量が増加すれば尿量が増える．尿量は臓器血流の指標として観察を行う．
（5）末梢循環
IABPにより心拍出量が増加することで，末梢循環の改善が期待できる．

はうっ滞しCVPの上昇として現れる．逆に脱水や大量出血などではCVPは低下を示す．

後負荷とは心臓が収縮する際に心室に加わる負荷のことで，末梢血管抵抗（SVR）や血圧（BP）により変化する．末梢血管抵抗が増すと，それに打ち勝って心臓が血液を送り出すため後負荷は増大することとなる．

c IABP PCPS挿入中の患者管理

IABPは冠血流増加（ダイアストリック・オーグメンテーション）と後負荷軽減（シストリック・アンローディング）の効果を得る目的で挿入される．IABPによる補助効果が得られているかの指標を**表4**に示す．

PCPSは強力な補助循環を行うことが可能である．PCPSの効果を判断する指標を**表5**に示す．

d 補助循環挿入中の体位管理

補助循環を行っている患者は自己による体動が制限されていることが多く，受動的に体位を変える必要がある．しかし体位変換により循環動態が著しく変動することがあるため，体位変換前にバイタルサインの確認を行う．体位変換の実施は安全，安楽を考慮し2〜3人で実施する．

IABPの場合，駆動条件により異なるが，心電図トリガーであれば，心電図電極がはがれないようテープなどで補強をしておく．動脈圧トリガーであれば，圧波形が十分維持できるようカテーテルが屈曲しないよう注意する必要がある．

PCPSでは体位が変わることにより，脱血不良を起こし補助流量が低下することがある．体位変換実施時はPCPSの補助流量，回転数や回路の圧迫，脱血異常の有無などを確認する必要がある．

補助循環装置挿入側の下肢のポジショニングでは，過度な屈曲や動きはカテーテルのズレに伴うIABP装置の動作不良や血管損傷，臓器の血流障害，出血の助長などを引き起こす可能性がある（**表6**）．

表5 PCPSによる補助効果の指標

(1) 血圧
平均血圧を60 mmHg以上に保つことが目標となる．左心室の駆出がほとんどないような場合では脈圧が出ないため，動脈圧モニタリングでは平坦な波形となる．
(2) スワンガンツカテーテルデータ
PCPSの脱血不良を予防するため肺動脈圧は収縮期で20～30 mmHgを目標とし，全身の酸素供給と需要のバランスを保つため混合静脈血酸素飽和度は65%以上を保つ．PCPS装着中は右心房から脱血されているため，右心系の血圧が低下してしまうため心拍出量は目安にはならない．
(3) 尿量
尿量減少は腎障害と主要臓器への血流不足の可能性を考える必要がある．尿量は1 mL/kg/時以上を目標とする．またPCPSの回路内圧や異物接触により溶血を起こしている場合はヘモグロビン尿（赤～褐色）が観察されることがある．ヘモグロビン尿は尿細管上皮障害から腎障害を引き起こす．腎障害回避のためにハプトグロビンの使用が検討される．
(4) 心電図
PCPS装着中は致死的不整脈が出現しても循環は維持されるため胸骨圧迫は不要であるが，心筋にダメージを及ぼすため不整脈のコントロールが必要となる．
(5) 呼吸
PCPSは逆行性に血液を送るため左心系の負荷は増大する．そのため肺うっ血や肺水腫が起こりうる．そのため呼吸音の変化や分泌物の性状・酸素化の悪化に注意が必要となる．
(6) 体温
体外循環となるため血液が外気にさらされ低体温になりやすい．身体の露出は最小限にし，保温に努める．

表6 下肢のポジショニングにおける注意点

- 患者に必要以上の下肢屈曲は避けるよう説明
- 鎮痛や鎮静では下肢の安静が保てない場合は下肢抑制を検討
- 意識障害や深鎮静下では下肢が外旋気味となり，腓骨神経麻痺を起こす可能性がある．腓骨神経麻痺を予防するため，適度に股関節，膝関節を屈曲させ外旋，内旋を避け中間位による良肢位を保持する

(3) IABPとPCPSの併用

大動脈バルーンパンピング（IABP）と経皮的心肺補助装置（PCPS）の特徴を**表7**に示す．

重症心不全患者に対して使用されるIABPは冠動脈の血流増加と後負荷の軽減を目的に使用されるが心拍出量は10～20％程度しか増加せず，補助効果には限界がある．そのためIABPによる補助では心不全の改善が見られない場合に，さらに強力なサポートとしてPCPSが必要となる．

PCPSはIABPよりも強力な循環補助を行うことが可能で，その補助効果は心拍出量の50～70％にもなり，自己心拍出量がない場合でも全身の循環維持が可能である．しかし**PCPSは流量補助**であるため，自己心拍出量がない場合，脈圧は

表7 IAPBとPCPSの特徴

	IABP	PCPS
補助方法	圧補助	流量補助
心補助効果	冠血流増加 （心筋酸素供給増加） 後負荷軽減	前負荷軽減 呼吸補助
補助機能	心拍出量の 約10～20%	心拍出量の 約50～70%

なく動脈圧曲線は平坦となる．脈圧が消失すると末梢循環不全を生じ，アシドーシスの進行や臓器障害を引き起こす危険が高くなるため，**圧補助であるIABPを併用し脈圧を得る**必要が出てくる．

また，PCPSは右房より脱血するため前負荷は軽減するが，ガス交換した血液を心臓に向かって逆行性に送血するため後負荷は増大してしまう．重症心不全で自己心拍出量がほとんどない場合，PCPS下でも後負荷増大により左室の拡大や肺水腫などを起こしてしまう原因にもなる．そのため**後負荷を軽減する目的でもIABPの併用が必要**となってくる．

(4) 補助循環からの離脱

原疾患の治療により心不全の状態から脱し，循環動態が安定すれば補助循環からの離脱（ウィーニング）を検討する．ウィーニングの過程で循環動態が変動した際，薬剤での対応ができるように循環作動薬の使用は最大投与量でない状態で管理することが望ましい．それぞれのウィーニングの基準を**表8**，**9**に示す．

①IABP

IABPのウィーニングはアシスト比を徐々に減らしていくが，自己の心臓へ負荷が大きくなるため循環動態が変動しやすい．ウィーニング中の観察項目（**表10**）に沿って循環動態の変動に注意して観察を行う．IABP抜去時は血栓を体内に残さないために血液を流出させたまま抜去を行うが，カテーテルに血栓が付着していた場合，血栓が遊離し，血栓塞栓症を引き起こす可能性がある．そのため，抜去後も各臓器における血栓塞栓症状の出現がないかを観察しなければならない．

②PCPS

循環動態のモニタリングを行いながらPCPSの補助流量を徐々に漸減していき，最終的に1.0 L/分/m²まで減らしてもウィーニング基準から逸脱せず，循環変動がなければ離脱可能となる．PCPSから離脱した場合，回路内の血液はすべて破棄となる（必ず破棄するとは限らない．可能なら返血する）．PCPS回路内のプライミングボリュームは約480 mL（キャピオックス　テルモ株式会社の場合）であり，その分の血液を喪失することとなるため，離脱前に輸血の準備について医師に確認しておく必要がある．

表8　IABPのウィーニング基準

血行動態的指標
・収縮期血圧≧90 mmHg ・肺動脈楔入圧≦20 mmHg ・心係数≧2.0 L/分/m²
臨床的指標
・不整脈の消失 ・心不全の改善 ・バルーン拡張期圧より収縮期圧が明らかに優位であること

［道又元裕（総監修）：ICU3年目ナースのノート　改訂増強版，日総研出版社，p.152, 2017より引用］

表9　PCPSのウィーニング基準

流量＜1.0/分の条件
・収縮期血圧＞80 mmHg ・肺動脈楔入圧＜12 mmHg ・心係数＞2.2 L/分/m² ・ガス交換が適正範囲で維持

［道又元裕（監）：心臓血管外科の術後管理と補助循環，日総研出版社，p.158, 2012を参考に筆者作成］

表10　IABPウィーニング中の観察項目

- ショックの再発
- 血圧や心係数が20％以上減少するか，心係数≦2.0 L/分/m²
- 肺動脈楔入圧が20％以上増加するか，肺動脈楔入圧≧18～20 mmHg
- 胸痛や新しい心電図変化
- 不整脈の増加や致死的不整脈の出現

［道又元裕（監）：心臓血管外科の術後管理と補助循環，日総研出版社，p.152, 2012より引用］

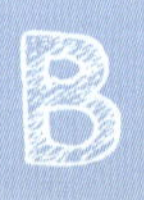

補助循環装置管理中のワザ

重症化回避のワザ 68

IABPカテーテル内に血液が付着したら緊急抜去を検討せよ！

IABPはバルーンの付いたカテーテル（IABPカテーテル）と，心電図や動脈圧に同期しバルーンを収縮・拡張させるための駆動装置から構成されている．IABPカテーテルはヘリウムガスを通すためのヘリウムガスルーメンとガイドワイヤールーメンの二重構造となっている（☞p.110，図1参照）．IABPカテーテル内はヘリウムガスが行き来するのみであり血液が付着することはない．しかし，このバルーンが破れると，バルーンの破損部分から血液が入り込み，その血液が体外に出ているカテーテル内に砂状の血液沫として付着する．原因としては高度に石灰化した大動脈壁にバルーンが接触したこと，蛇行した大動脈にバルーンを留置した場合のバルーン材質の疲労性劣化などが挙げられる．

バルーンが損傷すると，バルーン内圧波形のベースラインが低下するため（☞p.177，図6参照），IABPのモニタの変化によっても確認することができる．

血液付着に気づかずにIABPの駆動を続けると，ガス塞栓による臓器損傷やバルーン内の凝血塊形成によるバルーン抜去不能に陥ることがある．そのためカテーテル内に血液の付着が観察された場合は，IABPカテーテルの緊急抜去を検討する必要があるためカテーテル内の観察は重要である．

重症化回避のワザ 69

IABP使用中に尿量が減少したら，バルーンの位置のズレを確認せよ！

IABPカテーテルは大腿動脈から挿入され，バルーン先端は左鎖骨下動脈の約2 cm下に，バルーンの下方は腎動脈にかからない部位に留置されている（☞p.111，図3参照）．しかし挿入側の下肢屈曲などが原因でバルーンの位置にズレが生じると，腹大動脈から分岐している腹腔動脈や腎動脈などの血流を妨げてしまうことがある下肢のポジショニングには注意を払う必要がある（**表6**）．バルーンが腎動脈にかかると腎動脈の血流量が低下し尿量減少として現れる可能性がある．日々，胸部X線写真によりバルーンの位置を確認（**図2**）するとともに，血中尿素窒素（BUN）やクレアチニン（Cr），乳酸（Lac）などが上昇していないかに注意する必要がある．

また，IABPカテーテル挿入時の大動脈壁動脈硬化病変による塞栓や，バルーンに付着した血栓の遊離でも同様の症状が起こることがある．

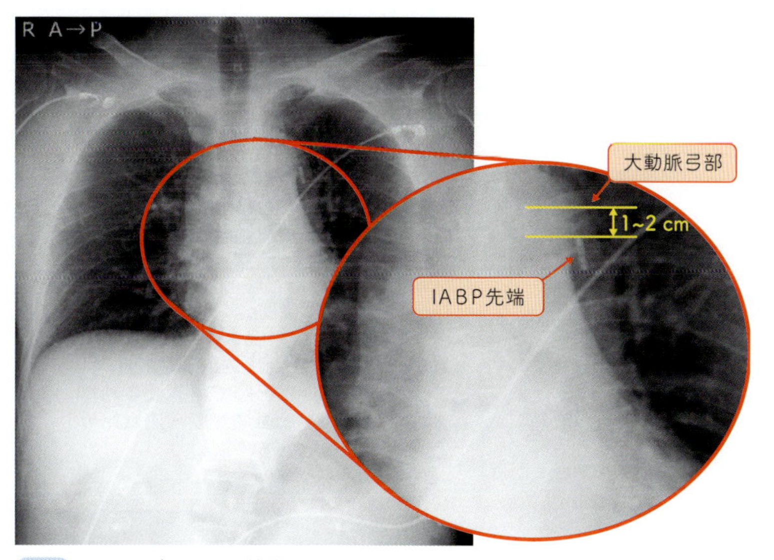

図2 IABP バルーンの位置

重症化回避のワザ 70

PCPS中にSpO_2値が変化したら，自己の心拍出量の出現を想起せよ！

PCPSは大腿静脈に留置したカテーテルより脱血した血液をガス交換させ，その後，大腿動脈に留置したカテーテルより逆行性に送血することで心肺の補助を行っている．自己の心拍出量がある場合，自己の心臓から拍出される順行性血流とPCPSからの逆行性血流がぶつかるポイントがある．このポイントを**ミキシングゾーン（mixing zone）**という（☞p.123，図5参照）．心機能が不良であり，自己の心拍出量がほとんどない場合，ミキシングゾーンは中枢側（心臓側）へ移行しPCPSで十分にガス交換された血液が逆行性に腕頭動脈に流れることになる．しかし心機能の回復と共に自己心拍出量が増加すればミキシングゾーンは末梢側へ移行する．自己拍出された血液は心臓から上行大動脈へと流れる．そのため大動脈弓部から最初の分岐である腕頭動脈には自己の肺でガス交換された血液が流れることになる．自己の心機能と自己の肺機能を評価するために腕頭動脈から右鎖骨下動脈，右腋窩動脈を経て流れる右橈骨動脈に末梢動脈圧測定用留置カテーテルを挿入し，**右手にパルスオキシメータを装着する**．右手に装着したパルスオキシメータのSpO_2値が変化した場合，**自己の心拍出量の出現によりミキシングゾーンが移動**したことを考慮しなければならない．ミキシングゾーンの移動が示唆される場合，PCPS回路の送血側と右橈骨動脈の血液ガス分析を行い，それぞれの値を比較することでミキシングゾーンの部位を推測することができる（**表11**）．自己肺の酸素化が不良であれば，酸素化不良の血液が脳へ送られ脳低酸素症をきたす危険があるため注意が必要となる．

表 11　ミキシングゾーン部位の推測

ミキシングゾーン部位		PaO_2		SpO_2
右手（右橈骨動脈）へ 腕頭動脈 末梢側（B） 中枢側（A）		①右橈骨動脈の PaO_2 ② PCPS送血側回路の PaO_2	評価	右手の SpO_2
	A	①≒②	自己心拍が弱く，脳血流を含めPCPSが循環をほぼサポート	PCPSの人工肺が正常に機能していれば100%に近い数値を示す
	B	①と②が乖離	自己心拍により，自己肺で酸素化された血液が脳へ流れ始める	SpO_2 低値：自己肺の状態が悪く，酸素化を改善させるための治療が必要 SpO_2 高値：自己肺での酸素化は良好と推測

重症化回避のワザ 71

PCPS中にカテーテル挿入側の下肢が腫脹した場合，循環改善を図る！

PCPSに使用されるカテーテルは大腿動静脈に留置される．大腿動脈の内径と送血カテーテルの外径の差が小さいとカテーテルにより血流障害が起き下肢の虚血が起こることがある（**表12**）．その他にもカテーテル留置により二次的な血栓形成，カテーテルにより動脈損傷した場合に生じる内膜剥離などがある．下肢の虚血が起こった場合，皮膚の色調変化，冷感の出現，チアノーゼなどが認められる．虚血状態が持続すると下肢の腫脹が出現し，コンパートメント症候群[※1]により組織の阻血が起こり，大腿の疼痛や神経麻痺，最悪の場合，壊死にいたる．阻血の症状が現れた場合，壊死にいたる前に下肢の減圧と循環改善を図る処置が必要となる．下肢の腫脹が急激で阻血の症状が出現している場合は筋膜切開による減圧を測る必要がある．

循環改善方法としてはPCPS送血側の浅大腿動脈に順行性にシースを留置し，PCPS送血回路と

表 12　大腿動静脈とPCPSで使用されるカテーテルサイズ

大腿動脈	約6～10 mm
送血カテーテル（15～18 Fr）	5～6 mm
大腿静脈	約10 mm
脱血カテーテル（18～21 Fr）	6～7 mm

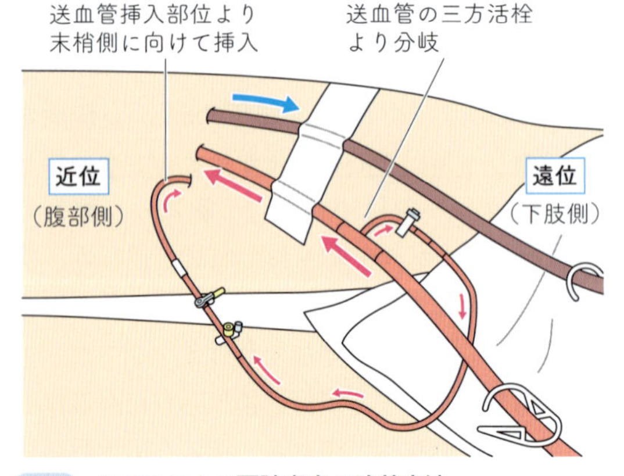

図 3　PCPSによる下肢虚血の改善方法
本図では左下肢を用いている．

※1 コメコンパートメント症候群：複数の筋肉がある部位では，それぞれの筋が骨や筋膜で囲まれた区画（コンパートメント）に分かれて存在する．コンパートメント症候群は，区画内圧の上昇により，筋肉・血管・神経などが圧迫され循環不全により壊死や神経麻痺を起こすことをいう．

シースを連結させ大腿動脈末梢側へ送血させることで改善を図る（**図3**）．PCPSを必要とする患者は，ほとんどの場合，鎮静下にあり自覚症状の確認は困難となるため客観的データによる評価が重要となる．PCPS挿入後は常に下肢の色調変化や皮膚温の左右差，足背動脈や後脛骨動脈の血流の有無を確認する．また阻血により壊死が進行すると筋肉内の代謝産物や酵素（CK，GOT，LDH，K，ミオグロビンなど）が血中に逸脱する．その際，尿が赤褐色となるミオグロビン尿が認められることがあるため，尿量だけでなく尿の色調変化にも注意する必要がある．

引用文献

1）清村紀子（編）：全科対応　重症患者ケアパーフェクトブックQ & A，学研メディカル秀潤社，p.33，2013
2）日本循環器学会ほか：循環器病の診と治療に関するガイドライン（2010年度合同研究班報告），急性心不全治療ガイドライン2011年改訂版，p.43，2013
3）原田美樹：HEART nursing 2008秋季増刊　実践 循環器ケアマニュアル，メディカ出版，p.225，2008
4）道又元裕（監）：見てできる臨床ケア図鑑　ICUビジュアルナーシング，学研メディカル秀潤社，p.185，2014
5）道又元裕（監）：ICU3年目ナースのノート　改定増強版，日総研出版社，p.152，2017

参考文献

- 道又元裕（編）：ICUディジーズ　クリティカルケアにおける看護実践，学研メディカル秀潤社，2013
- 道又元裕（監）：心臓血管外科の術後管理と補助循環，日総研，2012
- 上田裕一（編）：臨床ナースのためのBasic & Standard 心臓外科看護の知識と実際，メディカ出版，2009
- 道又元裕（編）：写真で見るICU患者の体位管理マニュアル，メディカ出版，2009

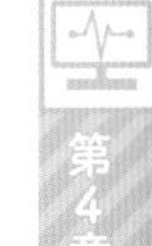

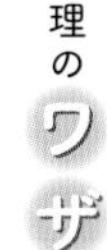

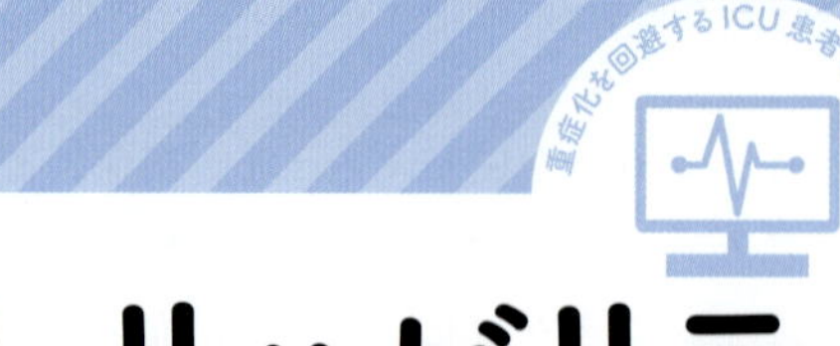

10 リハビリテーション中の患者管理

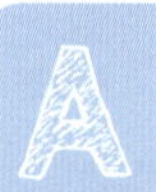

A 押さえておきたい基本知識

(1) 重症患者における早期リハビリテーション

a 早期リハビリテーションの意義と目的

重症患者は，ICU入室後速やかに筋蛋白合成能低下と筋蛋白分解が亢進し，筋の消耗・萎縮が進行する[1]．この変化は，全身性炎症が活発な発症後数時間から数日の間に起こる[2]．さらにベッド臥床期間が続くと，不動による筋萎縮も加わってしまう．その結果，ICU獲得性筋力低下（intensive care unit-acquired weakness：ICU-AW）とよばれる，急性の全身性筋力低下を合併してしまい，きわめて重大な問題をICU患者にもたらすことになる．

その影響は，人工呼吸器離脱，ICU在室日数，在院死亡率といった短期的なものだけでなく，5年後においても，運動耐容能低下，QOL低下，医療費増加といった問題が続くことになる[1]．とくに高齢者においては，認知障害および身体機能障害の回復は困難になる[3]．これらのICU退室後の身体・認知・精神的問題は，集中治療後症候群（post-intensive care syndrome：PICS）とよばれている[4]．

つまりICUでは，救命はもとより，その後**いかに後遺症や再増悪を防ぎ社会復帰させるか**という観点で患者管理しなければならない．その第一歩として，早期リハビリテーションが注目されており，ICU-AWの対策としても，その導入は不可欠である[3]．

b 早期離床・早期リハビリテーションのエビデンス

重症患者に対する早期リハビリテーションは，安全に実施できるだけでなく，退院時ADL，人工呼吸器装着期間，ICU在室中の離床度，ICU在室期間，在院日数，せん妄の発症率などに関するエビデンスが報告されている[5),6)]．米国胸部疾患学会の臨床ガイドラインでは，統合解析によって人工呼吸器装着期間や退院時歩行能力の有効性のエビデンスを示した上で「エビデンスレベルはまだ低いが，ICUでのベッド臥床の弊害は明白なので，早期モビライゼーション[※1]の実施を推奨する」と記されている[7]．

※1 モビライゼーション：四肢を動かしたり，起き上がったり，座ったり，歩いたりすることをさす．身体を動かすこと全般を意味しているので，ベッドでの運動から早期離床までを含む．

表1　ICU-AWの診断基準

1. 重症疾患発症後における全身的衰弱の発現
2. びまん性（近位筋，遠位筋），左右対称性，弛緩性の筋力低下で，一般的には脳神経機能は残存
3. MRCスコア：合計＜48点，平均＜4（検査可能な筋群において24時間以上隔てて2回以上実施）
4. 人工呼吸器装着状態
5. 既存の重症疾患が衰弱の原因として除外

ICU-AWの必要最小限の基準：1，2，3または4，5

［Stevens RD et al：A framework for diagnosing and classifying intensive care unit-acquired weakness. Crit Care Med **37**(10 Suppl)：S299-308, 2009を筆者が翻訳して引用］

（2）病態的特徴

a　ICU-AWの特徴と診断

ICUにおいて，重症患者の全身筋力が低下する状態を**ICU獲得性筋力低下（ICU-AW）**という（**表1**）．有病率は25〜100％と報告されており，頻度の高い症候群である[3]．その特徴は，意識障害がないにもかかわらず，左右対称の筋力低下があり，重症疾患の他に筋力低下を生じる疾患がないことである．2009年にICU-AWの診断基準（**表1**）と分類の枠組みが提案された[8]．診断にはMRC徒手筋力検査（**図1**）が必須である．これは，従命可能な患者ならば，ベッド上で簡便に行えるので，早期に行ったほうがよい．

b　ICU-AWの病態生理学的特徴

ICU-AWは病態生理学的特徴によって，3つの臨床型に分類される．ニューロパチー（多発神経障害）が主体であるCIP（critical illness polyneuropathy）と，ミオパチー（筋障害）が主体のCIM（critical illness myopathy）と，この2つの特徴を併せ持つCINM（critical illness neuromyopathy）である[3]．しかし，これらの鑑別はベッドサイドで容易には行えず，鑑別できたとしてもとくに対応が異なるわけでもないため，この臨床病型分類はさほど重要ではない．したがって，重症患者が筋力低下を呈し，明らかな除外疾患がなければ，ICU-AWとして対応することが好ましい[3]．

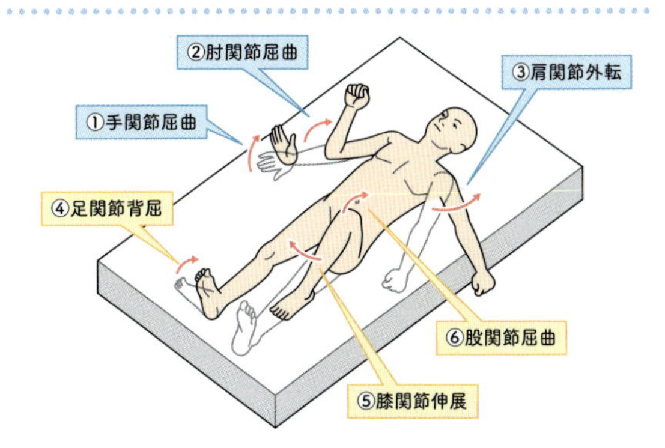

- ［上肢3種類，下肢3種類の関節運動］×左右：合計12検査（上図）
- 最低点：0×12＝0点
- 最高点：5×12＝60点
- 平均：合計点÷12

スコア
0- 筋収縮見られず
1- 筋収縮は見られるが，四肢の動きなし
2- 四肢の自動運動があるが，重力に抗しない
3- 四肢の自動運動があり，重力に抗する
4- 重力と抵抗に抗しうる自動運動
5- 最大抵抗に抗しうる自動運動

図1　MRC徒手筋力検査
ICU-AWの診断基準は，合計＜48点，または平均＜4点（検査可能な筋群において24時間以上隔てて2回以上実施）．

c　ICU-AWのリスク因子（表2）

ベッド臥床は，ICU-AWを悪化させる因子として知られており，安静に伴う骨格筋不動は，炎症性サイトカインを活性化させて，筋損失を助長する[9]．

多臓器不全や**敗血症**は，代表的なICU-AWの原因疾患であり，骨格筋に異常をきたして筋力低

表2 ICU-AWのリスク因子

- ベッド臥床
- 多臓器不全，敗血症
- 高血糖
- 鎮静（薬）
- コルチコステロイド，神経筋遮断薬

下や筋萎縮を生じる．新しい敗血症の定義[10]では，敗血症は多臓器不全（の悪化）を伴う感染症であるため，ICU-AWは神経・筋に生じた合併症ともいうことができる．

高血糖もICU-AWのリスク因子である[11]．しかし，重症患者に対して血糖コントロールを厳しく行った場合，低血糖のリスクが懸念されるため，血糖管理は適度に行うとよい[3]．

鎮静薬であるプロポフォール投与が，敗血症患者のICU-AWのリスク因子という報告[12]もある．それに加え，深い鎮静はICU-AWを増悪させる因子となるため，可能な限り浅い鎮静を行う．

ステロイドや**神経筋遮断薬**は，ICU-AWの要因と考えられてきたが，統合解析では両者の関連性は証明されなかった[11]．しかし，ステロイドの投与量が多い（＞40 mg/日）と1年後の身体機能が低下していたという報告がある[13]ため，高用量の使用には注意を要する．

d ICU-AWの予防と対策

ICU-AWは敗血症など先行する重症疾患に併発するため，**その予防には原疾患の病態・病勢の改善が最低条件となる**．そのうえで，すべてのICU患者にICU-AWの疑いの目を向けることが重要である．ABCDEFバンドル（☞p.148参照）に示されているように，最初に鎮静管理を見直さないと次のステップに進めないので，速やかに鎮静中断ならびに筋力測定を行い，ICU-AWを早期発見することに努め，前述のリスク因子の低減を図る．

重症患者に生じるさまざまな問題点は，ICU-AWが大きく関与している．一方で，ICUにおける早期リハビリテーションは，重症患者の筋力，歩行能力，ADL，半年後の活動レベルを改善させることがわかっている[14]．したがって，**ICU-AWの対策としては，もっとも信頼性のある早期リハビリテーションを速やかに導入することが重要**である[3]．

(3) 早期リハビリテーションの実施

a 早期離床・モビライゼーションの対象者

ICU患者は，ICU-AWやディコンディショニング（☞p.256，コラム㉒参照）のリスクにさらされているため，除外基準（**表3**）に該当しなければ，早期リハビリテーションの導入を検討し，医療チーム（医師，看護師，理学療法士など）の総意のもと介入を決定すべきである．

表3 モビライゼーション除外基準

- 血行動態安定のための高用量の昇圧薬投与（平均血圧＞60）
- FiO_2 ＞0.8 または PEEP ＞12 cm設定を要する人工呼吸器設定，または呼吸不全の急速な悪化
- 神経筋麻痺患者
- 脳血管障害，くも膜下出血，頭蓋内出血の超急性期
- 脊柱，四肢骨の不安定性骨折
- 予後不良または緩和ケアへの導入段階
- 離開リスクのある開腹創
- 活動性の出血
- 安静指示

FiO_2：吸入酸素濃度，PEEP：呼気終末陽圧

［Engel HJ et al：Physical therapist-established intensive care unit early mobilization program：quality improvement project for critical care at the University of California San Francisco Medical Center. Phys Ther **93**(7)：975-985, 2013を筆者が翻訳して引用］

b 早期リハビリテーションの安全基準と実際

表4は専門家のコンセンサスとして提唱された，人工呼吸器装着重症患者における早期モビライゼーションの安全基準で，呼吸・循環器系の状態やパラメータに対して，モビライゼーションによ

表4　早期モビライゼーションの安全基準

呼吸器系の安全基準	ベッド上運動	ベッド外運動
挿管		
気管内挿管	●	●
気管切開	●	●
F_IO_2		
≦ 0.6	●	●
＞ 0.6	△	△
S_PO_2		
≧ 90％	●	●
＜ 90％	△	■
呼吸数		
≦ 30bpm	●	●
＞ 30bpm	△	△
換気		
高頻度振動換気（HFOV）	△	■
PEEP		
≦ 10 cmH_2O	●	●
＞ 10 cmH_2O	△	△
呼吸器との非同調	△	△
救援治療		
NO療法	△	△
プロスタサイクリン	△	△
腹臥位療法	■	■

循環器系の安全基準	ベッド上運動	ベッド外運動
血圧		
高血圧症性緊急症に対する経静脈的降圧薬投与	■	■
平均血圧		
目標血圧未満で症状あり	△	■
昇圧治療にもかかわらず目標血圧未満	△	■
昇圧治療なし，または軽度の治療でも目標下限値以上	●	●
中等度の昇圧治療で目標下限値以上	△	△
高度の昇圧治療で目標下限値以上	△	■
重度肺高血圧（疑いも含む）	△	△
徐脈		
薬物療法または緊急ペースメーカー移植が必要	■	■
薬物療法または緊急ペースメーカー移植が不要	△	△
経静脈または心筋電極のペースメーカー		
依存的なリズム	△	■
安定的なリズム	●	●
その他		
乳酸値 ＞36 mg/dLを伴うショック	△	△
急性深部静脈血栓症/肺塞栓症（疑いも含む）	△	△
重度大動脈弁狭窄症（疑いも含む）	●	△
持続する胸痛 and/or 心電図変化を伴う心筋虚血	△	■

［Hodgson CL et al：Expert consensus and recommendations on safety criteria for active mobilization of mechanically ventilated critically ill adults. Crit Care **18**(6)：658, 2014を筆者が翻訳して引用］

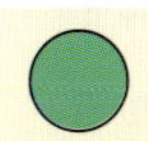
・有害事象のリスクは低く，各ICUのプロトコルに基づいていつも通りに進める．

・潜在的なリスクと有害事象を引き起こす可能性が緑より高いが，恐らくモビライゼーションのベネフィットのほうが勝る状態．いずれのモビライゼーションにしても予防策や禁忌事項を事前に明確にしておく．

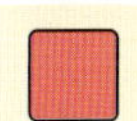
・明らかに潜在的なリスクまたは有害事象が勝る状態．上級の理学療法士か看護師に相談したうえで，ICU専門医から特別に了解を得ない限りは，アクティブなモビライゼーションは避けるべき．

る潜在的なリスク（行った場合の有害事象発現の可能性）の程度を3段階で表している[15]．この提言のユニークかつ優れている点は，数値による画一的な基準を最小限にし，数時間前から現時点までにおいて，各患者の病態や病勢の変化などから総合的に判断するよう推奨したことにある．

ベッド上運動から歩行運動までの段階的リハビリテーションの流れを**図2**に示す．各患者の臓器予備能に応じたバイタルサインの変化や，疼痛や疲労感を必ずチェックする．次の段階に進めない場合は，同レベルで強度，回数，時間を増やすようにする．離床や運動による潜在的なリスクを臨床推論することはもちろん，各患者に至適運動負荷が掛かっていることを確認するのも大切である．具体的には，まず潜在的なリスクは患者毎に異なるため，それぞれの呼吸・循環パラメータ（例：SpO_2，呼吸数，呼吸困難感，心拍数，不整脈，血圧など）の変動上限・下限を主治医やチーム内で確認しておく．その許容範囲内で，各パラメータが適度な上昇を伴っているのかを確認するとよい（例：心拍数上昇 ＋10〜20拍/分，呼吸数 ＋5〜10回/分，疲労感・呼吸困難感 修正ボルグスケール 4〜5）．

column 22 重症患者の身体機能低下に関する用語

廃用症候群

ベッド臥床や不動によって，全身に及ぶ障害の概念である．慢性疾患の維持期や環境要因によっても生じる．つまり，ICU以外の環境でも起こりうるため，ICU患者の身体機能低下の要因を“廃用症候群”で片付けてしまうのは，不適切であろう．

ディコンディショニング（deconditioning）

診断名ではなく，ベッド臥床や不動が原因となり多臓器系に引き起こされる生理学的現象である．狭義には，運動耐容能（酸素運搬能）の低下をさすが，急性期では起立耐性能低下から始まる[16]．ICU患者は，原疾患によって呼吸・循環器系の予備能が低下していることが多いためディコンディショニングを生じやすい．

サルコペニア

「転倒，骨折，身体機能低下，死亡など負のアウトカムの危険が高まった進行性かつ全身性の骨格筋疾患である」と定義される[17]．ICU患者は，重症臓器不全や炎症性疾患に付随する二次性サルコペニアに該当する．しかし，その診断には骨格筋量や身体機能（握力や歩行スピード）の測定が必要なので，ICU患者においては，ICU-AWの用語を用いることのほうが多い．発症後のサルコペニア合併ではなく，ICU入室前の状態に目を向けると，従来から加齢による一次性サルコペニアやフレイルを有していると，重症疾患による短期死亡率が高くなる[18]．つまりサルコペニアやフレイルは，発症前から併存していたかどうか，という観点で着目するとよい．

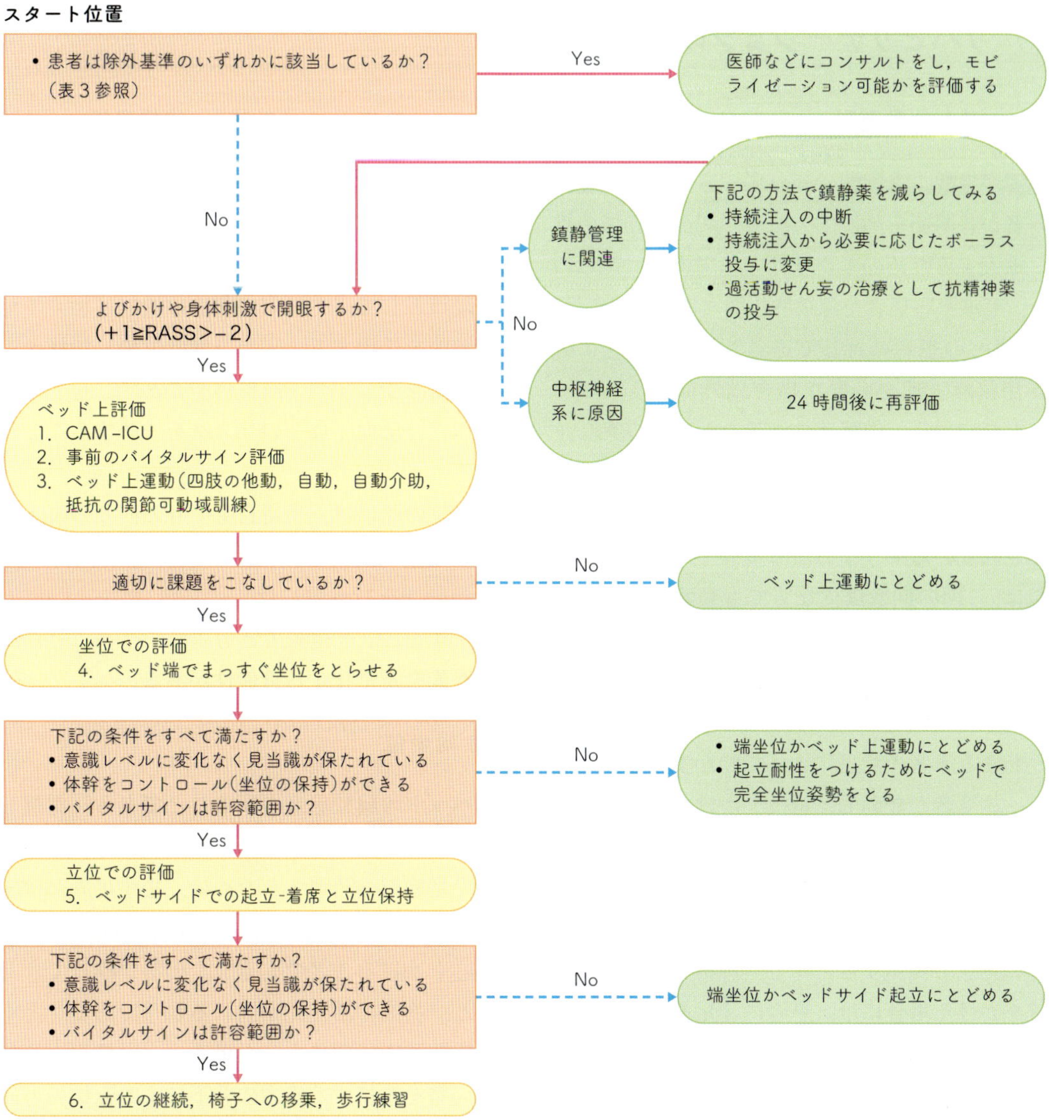

スタート位置

- 患者は除外基準のいずれかに該当しているか？（表3参照）
  - Yes → 医師などにコンサルトをし，モビライゼーション可能かを評価する
  - No ↓

よびかけや身体刺激で開眼するか？（+1≧RASS>−2）
- No → 鎮静管理に関連 → 下記の方法で鎮静薬を減らしてみる
  - 持続注入の中断
  - 持続注入から必要に応じたボーラス投与に変更
  - 過活動せん妄の治療として抗精神薬の投与
- No → 中枢神経系に原因 → 24時間後に再評価
- Yes ↓

ベッド上評価
1. CAM-ICU
2. 事前のバイタルサイン評価
3. ベッド上運動（四肢の他動，自動，自動介助，抵抗の関節可動域訓練）

適切に課題をこなしているか？
- No → ベッド上運動にとどめる
- Yes ↓

坐位での評価
4. ベッド端でまっすぐ坐位をとらせる

下記の条件をすべて満たすか？
- 意識レベルに変化なく見当識が保たれている
- 体幹をコントロール（坐位の保持）ができる
- バイタルサインは許容範囲か？

No →
- 端坐位かベッド上運動にとどめる
- 起立耐性をつけるためにベッドで完全坐位姿勢をとる

Yes ↓

立位での評価
5. ベッドサイドでの起立-着席と立位保持

下記の条件をすべて満たすか？
- 意識レベルに変化なく見当識が保たれている
- 体幹をコントロール（坐位の保持）ができる
- バイタルサインは許容範囲か？

No → 端坐位かベッドサイド起立にとどめる

Yes ↓

6. 立位の継続，椅子への移乗，歩行練習

図2　毎日の評価と段階的リハビリテーション

［Engel HJ et al：Physical therapist-established intensive care unit early mobilization program：quality improvement project for critical care at the University of California San Francisco Medical Center. Phys Ther **93**(7)：975-985, 2013を筆者が翻訳して引用］

(4) リハビリテーションの方法

a ベッド上他動運動

患者が覚醒，未覚醒に問わずできる手技とし，施術者が各関節を動かす方法で，関節可動域の維持・拡大するためのエクササイズである．ICUの場合，意識障害患者や深鎮静状態（例：RASS－4～5）などの患者に対して適応される．病態に応じて深鎮静管理が必要な場合以外は，リハビリチームで検討し，鎮静薬の減量を医師へ提案し，早い時期から自動運動へ進めることが望まれる．方法は，いわゆる専門書に関節可動域訓練として記載されているような方法も重要であるが，施行回数は，1回の回数は少なくても頻繁に実施することが重要である．

b ベッド上自動運動

いわゆる患者の意思によって動かすことである．また，施術者が能動的に抵抗をかけて患者に四肢を動かしてもらうことも含まれる．すなわち，覚醒している患者に対して行うことが必須条件となる．たとえば，前述したベッド上他動運動を患者自身の意思で実施することや，施術者が能動的に抵抗をかける場合には，患者に「足を蹴ってください」といいながら実施する．道具を用いて実施する方法が**図3**である．

c ヘッドアップ（坐位）・体位変換

ベッドの背上げ機能を用いて座らせる方法である．高機能ベッド使用の際には，日常生活に近づけるようにするため，起きて動作をするための準備段階として，ベッドの背上げ機能に加えて足下げ機能を活用する．寝た（仰臥位の）状態から重力負荷を少しずつ下肢に移すことで，起きたときの起立性低血圧などのリスクを予防することができる．

坐位の際には，患者自身で身の回りのことができるように看護者は援助していく．患者自身が1つの動作を行う際には，**「自分で考え，自分で行動」することを継続できるようにする**ことが，認知機能を正常化する可能性がある．

d 端坐位

ベッドの脇に患者が座ることである．覚醒している患者に対して行うことが必須条件である．重心を足底部へ誘導するために，必ず足底部は床に接地する．「座る」「立つ」「歩く」際，足底部に重心をかけることで安定した姿勢が維持できることと，筋肉の活性化が図れるからである．とくに長期間臥床状態にあった患者は，脊柱起立筋群など姿勢を維持する筋力の低下による転倒の可能性

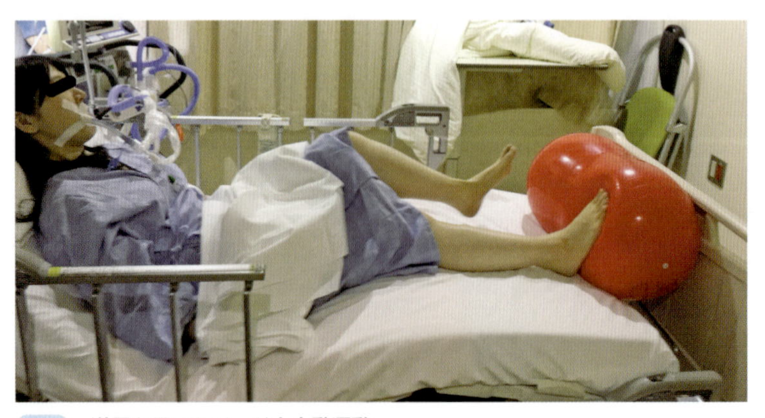

図3 道具を用いたベッド上自動運動

があるため，患者の身体を支え端坐位姿勢を保持する．体位を変えることによって患者が痛みや疲労感を訴える，循環動態に変化がある，呼吸困難感が出現するなどした場合は，前段階に戻すこともある．数値的な情報のみでなく，患者の表情や症状などの主観的情報を観察し患者の表情，訴え，モニタリングに注意して実施する．端坐位の際，次の段階を視野に入れて，足踏み運動や膝関節運動もしくは**図4**のように抵抗をかける運動を実施（test）するとよい．1つの目安として膝関節運動で「MMT/MRC4以上であれば患者自身の力で立位可能，MMT3以下では施術者の支えが必要」とアセスメントすることがポイントである．

e 立位

ベッドから離れて立つことであるが，ここには端坐位から立位になるという行程が含まれる．覚醒している，疼痛のない患者に対して行うことが必須条件である．実施の前段階で，MMT（徒手筋力テスト）が3以下の場合は施術者の支えが必要と予測できるため，必要なマンパワーを予測しながら安全に実施する．実施中は，前述したように人工呼吸器回路やルート類，患者の表情，訴え，モニタリングに注意する．立位としたときに，次の段階（歩行）を視野に入れて足踏み運動を実施するとよい．1つの目安として，足踏み運動をしたときに膝が上がらない・膝が抜ける場合は「自力歩行するには患者の筋力が十分といえない」とアセスメントするとよい．また，自力で体幹・姿勢が支持できないようであれば，次の段階で歩行器が必要となる．

f 歩行

ベッドから離れて歩くことであるが，ここには端坐位から立位，歩行するという行程が含まれる．覚醒している，疼痛のない患者に対して行うことが必須条件である．実施の段階で，姿勢が支持できること，MMTが4以上であることが望ましい．姿勢が支持できない場合，歩行器の使用や施術者の支えが必要と予測できるため，人の配置や歩行器を考慮して準備することが必須となる．実施中は，人工呼吸器回路やルート類，患者の表情，訴え，モニタリングに注意する．

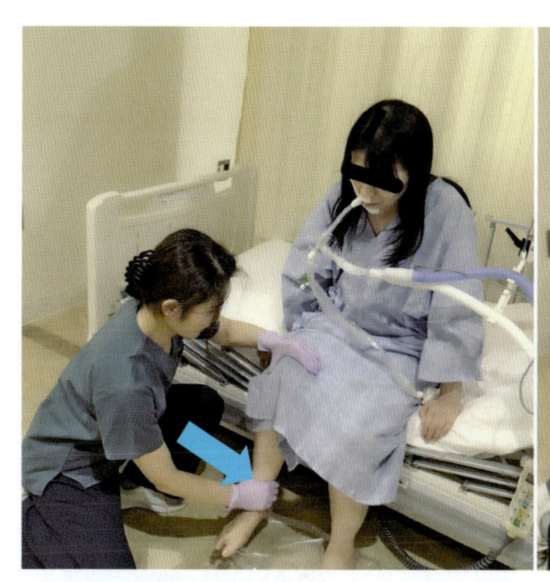

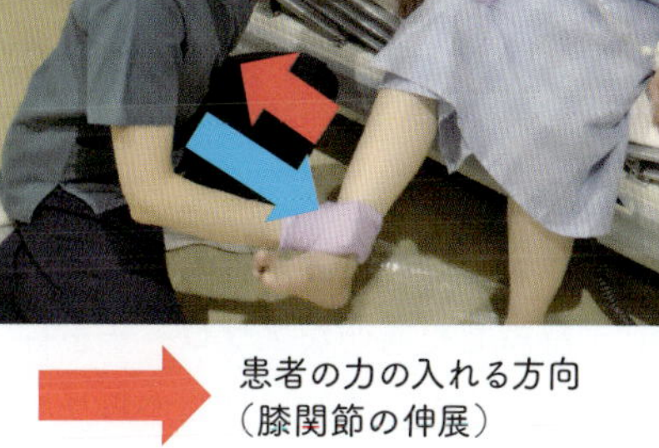

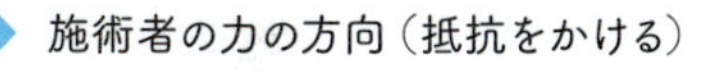

施術者の力の方向（抵抗をかける）

患者の力の入れる方向（膝関節の伸展）

図4　抵抗をかける膝関節運動

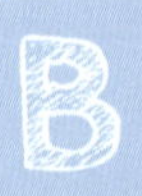

リハビリテーション中のワザ

ICUでの早期リハビリテーション実施における看護師の役割は，「安全かつ効果的に早期リハビリテーションを行うための環境を整備し，患者の日常生活を支援する」[19] ことで非常に重要な役割を担う．看護師は，患者が医師・理学療法士・作業療法士・臨床工学技士などの病院内の医療チームである支援システムから安全で最良の援助が受けられるように，リハビリテーションの①適応の判断と準備を高める援助を行うこと，②患者が主体的に取り組むための患者教育と心理的援助を行うこと，③多職種連携を図ること，④安全性の配慮を行うこと，⑤早期リハビリテーションとしての日常生活動作を支援すること，が役割として求められている．

重症化回避のワザ 72

リハビリテーションに取り組むのは患者自身．患者が主体的に取り組めるよう心理的に支援せよ！

1）患者の主体性を重視した心理的な支援

リハビリテーションに取り組むのは医療者ではなく患者自身である．とくに早期からのリハビリテーションは，不安や恐怖感が伴うことがある．このため，看護師は実際にリハビリテーションを行う際，患者が恐怖心を抱かないように早期離床や早期リハビリテーションの意義や効果を十分に患者に説明し，患者の主体性を重視したかかわりが重要となる．

患者の自発的な取り組みを促進する介入として，DVDやパンフレット，患者自身が取り組みを記述する自己評価シートなど視聴覚資源を活用したアクティブラーニング，またはクリニカルパスを活用するとよい．患者に今後のリハビリテーションの見通しを説明することで，患者自身が主体的にリハビリテーションに取り組むことができる．

一方，術後の苦痛，呼吸困難感や全身倦怠感などを抱えながらリハビリテーションに取り組む患者を労い，励ますことも看護師の役割である．

2）患者と家族が目標を共有することも大切

患者にとって家族は重要な支援者である．看護師は，家族にもリハビリテーションの意義，効果，方法などを説明し，患者とその家族が目標を共有できるよう働きかける役割もある．

重症化回避のワザ 73

看護師は多職種で最適なリハビリテーションを実現するための「調整役」．リハビリテーションの適応の判断と準備を高める援助をせよ！

1）適応の判断と準備

看護師は，ICUにおいても患者が日常生活を取り戻せるように，継続した適切なアプローチを行わなければならない．そのためには日頃からリハビリテーションチーム（リハビリチーム）と協働していくことは重要となる．

患者がICU入室した際，看護師は速やかに病態や治療に対する患者の生理的変化・反応を継続的にモニタリング・観察し，リハビリテーションの適応についてリハビリチームで検討・判断する．

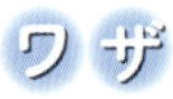

看護師は計画したリハビリテーションの実施可能性について，薬剤の変更やバイタルサインの変化，共通のスケールを用いてせん妄の状態や鎮痛・鎮静状態，やる気を含む精神状態，その日のプログラムやスケジュール，などを考慮して評価し，リハビリチームに伝える．**看護師はリハビリチームの中で調整的役割を担っている**ことを忘れてはならない．リハビリテーション実施が決定すれば，安全性確保のために開始基準・中止基準を医師とともに決定すること，適切な鎮静・鎮痛管理が必要となる．患者の鎮痛の程度・鎮静深度・せん妄の有無についてスケールなどを活用して正しく観察し，あらかじめ医師から指示された範囲内で鎮痛・鎮静薬の日内調節を行い，患者がいつでもリハビリテーションを開始できるよう援助する．

またリハビリテーション実施の際，術後創痛やライン・ドレーンの挿入痛への薬物を用いた鎮痛介入を行うなどの準備性を高める援助が重要である．そして鎮痛などでリハビリテーションを中断せざるをえないと判断される場合は，その適否に関してリハビリチームに伝え慎重に検討する必要がある．

2）リハビリテーション実施の最適なタイミング

看護師は患者の生活を支援するという立場から，患者にとって最適なリハビリテーションを多職種で実現させるための調整役を担う．患者にとって最適なタイミングでの実施にむけて，看護師は，①患者の状態，②患者の希望，③検査・ケアなどのスケジュール，④投与されている薬剤の効果時間と副作用出現の有無，⑤面会時間，などを総合的に判断する必要がある．

重症化回避のワザ 74

患者の安全・安楽に配慮するために，五感をフル活用し観察せよ！

1）患者の安全性への配慮

ICUでの体位管理を含む早期リハビリテーション実施の際には，安全性に配慮しなければならない．安全性への配慮とは①リハビリテーションによるバイタルサインなどの有害事象の早期発見とその対応，②リハビリテーションに伴うインシデントの発生予防，である．気管挿管中患者のリハビリテーション中でもっとも一般的に起こる有害事象は，酸素飽和度の低下，心拍数や血圧の変化，ルート類のズレや計画外抜去といわれている[20]．急激な状態変化に備えて気道確保や補助換気の準備はしておく．

2）観察ポイント

リハビリテーション前・中の観察ポイントを**表5**に示した．看護師は，リハビリテーション実施前後には経時的なモニタリングを行い，運動や身体の向きや位置を変えることによるバイタルサインなどの変化，ライン類が正しく固定され十分なルートの長さと配置であるかを予測することが必要である．また，看護師は，数値的な情報のみでなく，患者の表情や症状などの主観的情報を観察し評価をし，離床を中断するという判断やその適否に関して医療チームに伝え，検討することも重要となる．さらに，立ち上がるときに膝から崩れ落ちるなど転倒の危険性がないかなど，周辺環境の安全性の確保に努め，リハビリテーション実施の際にはモニタを監視しながら患者を支えることができる位置に立つように心がけなければならない．

表5 リハビリテーション前・中の観察ポイント

	リハビリテーション開始前	リハビリテーション中
意識	・Richmond Agitation Sedation Scale (RASS)：$-2 \leq$ RASS ≤ 1 ・30分以内に鎮静が必要であった不穏がないこと	・意識障害の出現がない（リハビリ開始時と比較して意識低下がない）． ・反応：声かけに対して明らかな反応低下がない．
自覚症状	・自己申告可能な場合Numeric rating scale（NRS）もしくはVisual analogue scale（VAS）/自己申告不能な場合Behavioral pain scale（BPS）もしくはCritical-Care Pain Observation Tool（CPOT）：NRS≦3　もしくは　VAS≦3. BPS≦5　もしくは　CPOT≦2	・突然の呼吸困難・努力呼吸の出現，痛みなどの苦痛・耐えがたい疲労の訴えがない． ・患者が中止を希望していない． ・危険行動，四肢脱力，姿勢保持不能状態の出現がない． ・苦悶表情，顔面蒼白・チアノーゼの出現がない．
呼吸	・呼吸数（RR）＜35回/分が一定時間持続 ・酸素飽和度（SaO_2）≧90%が一定時間持続 ・吸入酸素濃度（FiO_2）＜0.6 ・呼気終末陽圧（PEEP）＜10 cmH_2O	・5回/分＜呼吸数＞40回/分. 開始時より明らかな変化がない． ・酸素飽和度（SaO_2）≧88%（一過性の低下は除く） ・突然の吸気あるいは呼気努力の出現がない． ・呼吸器の不同調・バッキングがない．
循環	・心拍数≧50回/分　もしくは　≦120回/分が一定時間持続 ・新たな重症不整脈の出現がない ・新たな心筋虚血を示唆する心電図変化がない ・平均血圧（MAP）≧65 mmHgが一定時間持続	・運動開始後の心拍数減少や徐脈の出現がない． ・心拍数≧40回/分もしくは≦130回/分 ・新たな重症不整脈の出現がない． ・新たな心筋虚血を示唆する心電図変化がない． ・収縮期血圧≦180 mmHg. 収縮期血圧または拡張期血圧の20%低下がない． ・平均血圧（MAP）≧65 HgmmHgまたは≦110 mmHg
デバイス	・ドパミンやノルアドレナリン投与量：24時間以内に増量がない． ・各種ルート類が正しく固定され，テープがはがれているもしくははがれかけていない．	・人工気道，経鼻胃チューブ，中心静脈カテーテル，胸腔ドレーン，創部ドレーン，膀胱カテーテルなどの抜去の危険性がない． ・患者の体位が変化したときに正しい位置にトランスデューサがある．
その他	・ショックに対する治療が施され，病態が安定している． ・SATならびにSBTが行われている． ・出血傾向がない． ・動くときに危険となるラインがない． ・頭蓋内圧（ICP）＜20 cmH_2O ・患者または患者家族に説明され，同意を得ている．	・ドレーンの排液状態の変化がない． ・創部離開のリスクがない．

引用文献

1）Hermans G et al：Clinical review：intensive care unit acquired weakness. Crit Care **19**：274, 2015
2）Witteveen E et al：Increased Early Systemic Inflammation in ICU-Acquired Weakness；A Prospective Observational Cohort Study. Crit Care Med **45**(6)：972-979, 2017
3）Kress JP et al：ICU-acquired weakness and recovery from critical illness. N Engl J Med **370**(17)：1626-1635, 2014
4）Needham DM et al：Improving long-term outcomes after discharge from intensive care unit：report from a stakeholders' conference. Crit Care Med **40**(2)：502-509, 2012
5）Schweickert WD et al：Early physical and occupational therapy in mechanically ventilated, critically ill patients：a randomised controlled trial. Lancet **373**(9678)：1874-1882, 2009
6）Schaller SJ et al：Early, goal-directed mobilisation in the surgical intensive care unit：a randomised controlled trial. Lancet **388**(10052)：1377-1388, 2016
7）Girard TD et al：An Official American Thoracic Society/American College of Chest Physicians Clinical Practice Guideline：Liberation from Mechanical Ventilation in Critically Ill Adults. Rehabilitation Protocols, Ventilator Liberation Protocols, and Cuff Leak Tests. Am J Respir Crit Care Med **195**(1)：120-133, 2017
8）Stevens RD et al：A framework for diagnosing and classifying intensive care unit-acquired weakness. Crit Care Med **37**(10 Suppl)：S299-308, 2009
9）Truong AD et al：Bench-to-bedside review：mobilizing patients in the intensive care unit—from pathophysiology to clinical trials. Crit Care **13**(4)：216, 2009
10）Singer M et al：The Third International Consensus Definitions for Sepsis and Septic Shock（Sepsis-3）. JAMA **315**(8)：801-810, 2016

11) Stevens RD et al：Neuromuscular dysfunction acquired in critical illness：a systematic review. Intensive Care Med **33**(11)：1876-1891, 2007
12) Abdelmalik PA et al：Propofol as a Risk Factor for ICU-Acquired Weakness in Septic Patients with Acute Respiratory Failure. Can J Neurol Sci **44**(3)：295-303, 2017
13) Needham DM et al：Risk factors for physical impairment after acute lung injury in a national, multicenter study. Am J Respir Crit Care Med **189**(10)：1214-1224, 2014
14) Tipping CJ et al：The effects of active mobilisation and rehabilitation in ICU on mortality and function：a systematic review. Intensive Care Med **43**(2)：171-183, 2017
15) Hodgson CL et al：Expert consensus and recommendations on safety criteria for active mobilization of mechanically ventilated critically ill adults. Crit Care **18**(6)：658, 2014
16) Brooks G：Physical therapy associated with primary prevention, risk reduction, and deconditioning. Cardiovascular and Pulmonary Physical Therapy. An Evidence-Based Approach. NY McGraw-Hill, p425-456, 2004
17) Cruz-Jentoft AJ et al：Sarcopenia：revised European consensus on definition and diagnosis. Age Ageing **48**(1)：16-31, 2019
18) Flaatten H et al：The impact of frailty on ICU and 30-day mortality and the level of care in very elderly patients (≥ 80 years). Intensive Care Med **43**(12)：1820-1828, 2017
19) 日本集中治療医学会早期リハビリテーション検討委員会：集中治療における早期リハビリテーション ～根拠に基づくエキスパートコンセンサス～．日集中治療医会誌 **24**：255-303, 2017
20) Pohlman MC et al：Feasibility of physical and occupational therapy beginning from initiation of mechanical ventilation. Crit Care Med **38**(11)：2089-2094, 2010

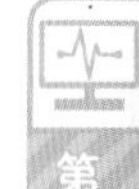
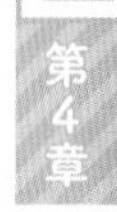

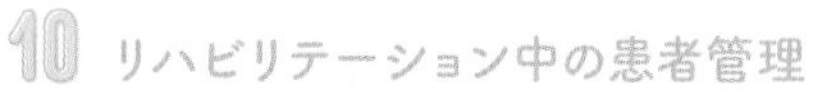

第5章

事例にみる重症化を回避するワザ

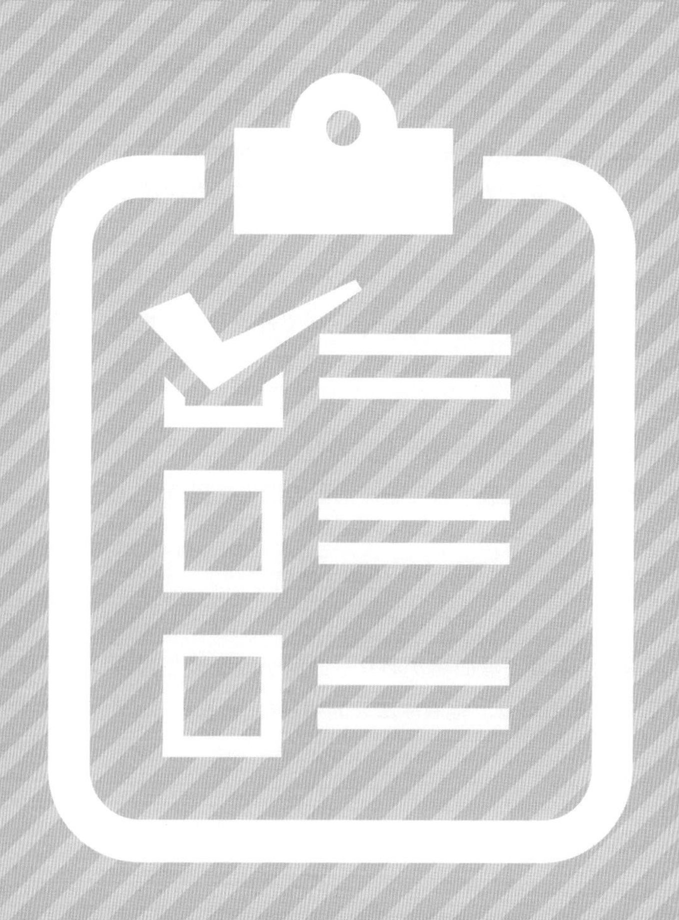

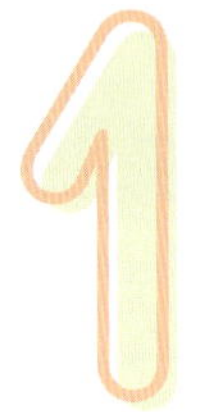

呼吸不全：肺炎からARDSにいたり，呼吸不全となったAさん

事例紹介

Aさん，80歳代，男性

身長160 cm　体重53 kg（入院時）→59.4 kg（入院X日目/ICU入室時）

既往歴：高血圧，慢性心不全，脳出血後遺症（右麻痺のため拘縮あり）

生活歴：ADL一部介助，意思疎通は可能

〈ICU入室までの経過〉

誤嚥性肺炎・連鎖球菌菌血症のため一般病棟へ入院．入院X日目，急激に呼吸状態が悪化し，心肺停止となりCPRが施行され自己心拍は再開した．胸部X線・CTの結果，ARDSによる呼吸不全と診断された．挿管下，呼吸・循環管理目的にICUに入室となった．

気道・呼吸

無鎮静下，人工呼吸器管理（SIMV:VC F_IO_2 0.35 f15 TV450 mL Peep 10 cmH_2O PS 5 cmH_2O）を開始した．入室2日目より，APRV（Peep Hi/Low：25/0 cmH_2O f8-10）へ変更し人工呼吸器管理を継続した．呼吸数30回/分前後, TV 330～650 mL前後で経過した．血液ガス結果は, pH 7.510, $PaCO_2$ 27.9，PaO_2 65.8，HCO_3 21.8，BE -0.7，K 4.4，Na 151，Cl 114，Lac 32と呼吸性アルカレミアであった．また，咳嗽反射がなく気管吸引だけでは有効な吸痰が困難であった．

循環

心肺停止後に血圧低値となったため，イノバン・ノルアドレナリンの投与が開始された．その後，心拍数50回/分前後，血圧110~120/60 mmHg前後で経過した．また，細胞外液の急速投与が継続され，体重は59.4 kg（入室前日）から67.1 kg（入室2日目）へと増加した．

意識

JCSIII–300睫毛反射，瞳孔反射，痛覚刺激に反応なし．

頭部CTで広範囲の低酸素脳症，脳波検査で脳波活動の消失を認めた．

感染

体温39℃台の発熱が持続した．誤嚥性肺炎の治療を継続した．

栄養

経管栄養（GFO）・末梢静脈栄養で低血糖があり，血糖値の推移を観察しながら輸液にブドウ糖を付与し投与した．その後，高カロリー輸液療法を開始した．

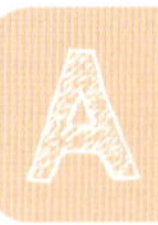

押さえておきたい基本知識

(1) ARDSとは

a 定義

ARDSは，急性呼吸窮迫症候群（acute respiratory distress syndrome）という**症候群**であり疾患ではない．ARDSは，先行する基礎疾患・外傷をもち，急性に発症した低酸素血症で，胸部X線写真上では両側性の肺浸潤影を認め，かつその原因が心不全，腎不全，血管内水分過剰のみでは説明できない病態の総称である[1)]．

1994年に発表されたAmerican-European Consensus Conference（AECC）定義では，低酸素血症の重症度（P/F比[※1]）によって急性肺障害（acute lung injury: ALI）とARDSを区別されていた．このAECC定義は，約20年臨床で使われてきたが問題点もあった．その問題点を改善した新たな定義がベルリン定義であり，2012年に発表された（**表1**）．このベルリン定義によって，ARDSは重症度別に分類されるようになった．

b 発生機序

ARDSは，肺微小血管の透過性亢進型肺水腫であり，その原因として肺胞領域の好中球主体の非特異的な過剰炎症および，これらによってもたらされる広範な肺損傷が指摘されている[2)]．ARDSの原因疾患は，肺の直接損傷と間接損傷に大別される（**表2**）．

ARDSは，主に肺内に集積した活性化好中球から放出される活性酸素や蛋白分解酵素などにより，血管内肺胞上皮の透過性が亢進することで生じる（**図1**）．

表1 ベルリン定義

発症	ARDSの原因から1週間以内		
画像	両側浸潤影 （胸水，肺虚脱，結節影では説明がつかない）		
肺水腫の原因	心不全，循環血液量過剰では説明がつかない呼吸不全 （ARDSの原因が不明なら，心エコーなどの客観的心機能評価が必要）		
酸素化	軽症	中等症	重症
	200 mmHg<P/F≦300 mmHg	100 mmHg<P/F≦200 mmHg	P/F≦100 mmHg
	（PEEPまたはCPAP≧5 cmH_2Oにて）		

①「急性発症」とあるが，時間が明確ではなかった．
→ARDSの原因から1週間以内と明確に定義された．
②胸部X線での両側肺胞浸潤影は読影者間での差が大きい．
→胸部X線所見では，両側肺胞浸潤影であることに変わりはないが，「胸水，肺虚脱，結節影では説明がつかない」と但し書きが追加された．
③低酸素血症の指標として用いられたP/F比は，PEEPの影響を受けて変化し，予後と必ずしも相関しない．
→P/F比は「最低でも5 cmH_2O以上のPEEPがかかっている状態で測定」という条件がつけられた．
④肺動脈楔入圧を用いた診断は実用的ではなくなった．
→代わりに肺水腫の原因は心不全，循環血液量過剰では説明がつかない呼吸不全となった．
［田中竜馬：急性呼吸不全，ICNR **3**(1):8, 2016より引用］

[※1] P/F比：簡便に酸素化能を計算する方法でありPaO_2/FiO_2で求められる．

表2 主なARDSの原因疾患

直接損傷	間接損傷
頻度の多いもの	**頻度の多いもの**
肺炎	敗血症
胃内容物の吸引（誤嚥）	外傷，高度の熱傷 （とくにショックと大量輸血を伴う場合）
頻度の少ないもの	**頻度の少ないもの**
脂肪塞栓	心肺バイパス術
吸入傷害（有毒ガスなど）	薬物中毒（パラコート中毒など）
再灌流肺水腫（肺移植後など）	急性膵炎
溺水	自己免疫疾患
放射線肺障害	輸血関連急性肺損傷（TRALI#）
肺挫傷	

#TRALI：transfusion-related acute lung injury

［日本呼吸器学会／日本呼吸療法医学会／日本集中治療医学会（ARDS診療ガイドライン2016作成委員会）：ARDS診療ガイドライン，p33，2016より許諾を得て転載］

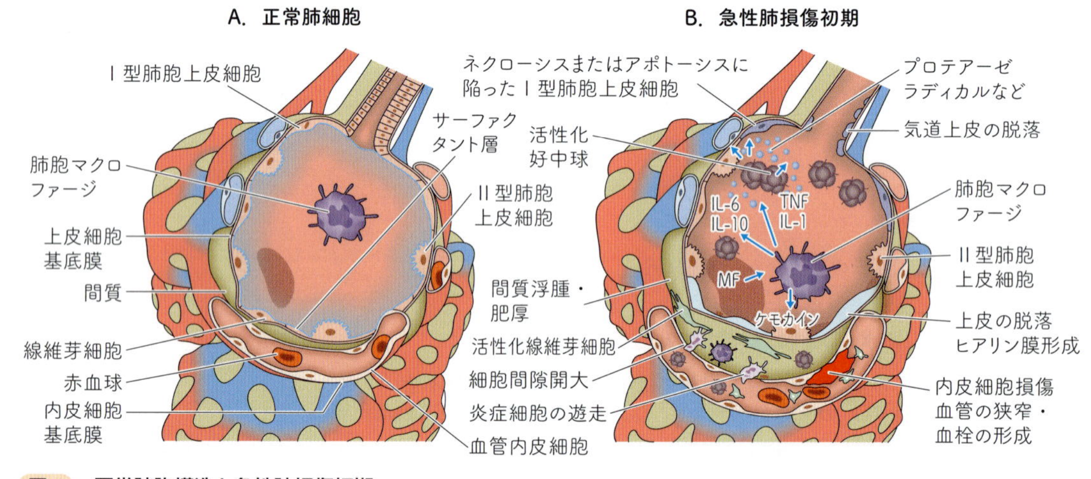

図1 正常肺胞構造と急性肺損傷初期

c 病態生理

ARDSは，酸素投与では改善しない低酸素血症が特徴的である．低酸素血症の原因には，呼吸生理学的に肺胞低換気・拡散障害・換気血流比不均衡・肺内シャントがある（☞p.155，図1も参照）．ARDSは，拡散障害・換気血流比不均衡・肺内シャントが複合的に生じることで低酸素血症となるが，主たる原因は肺内シャントである．さらに，病態の進行によって換気不全のため高二酸化炭素血症を呈する．

d 病期と治療の特徴

ARDSは，びまん性肺胞傷害（diffuse alveolar damage：DAD）と呼ばれる肺胞傷害が生じている．また，時間の経過により滲出期・増殖期・線維化期の3つに分けられる．

滲出期は，呼吸不全発症から1～7日目である．

早期には，肺毛細血管のうっ血，透過性亢進による間質・肺胞腔内浮腫が生じている．よって，虚脱した肺胞を開存させガス交換を保つために，PEEPを付与した人工呼吸器管理が必要となる．

増殖期は，呼吸不全発症から1～3週間である．炎症と器質化が混在する修復の時期であり，虚脱した肺胞の筋線維芽細胞増生，膠原線維などの細胞外基質の沈着が認められる．この時期にガス交換が改善すれば，人工呼吸器離脱も可能となる．しかし，重症例や原疾患の治療に難渋した例などでは，発症後5～7日後の早期から肺の線維化が生じることが問題となる．

ARDSの発症から3～4週間が経過すると，**線維化期**となり肺構造のリモデリング（＝**肺間質の肥厚**）が進行する．多くの場合，人工呼吸器に依存しており線維化に伴いPEEPへの反応が悪くなる．

e 管理上の注意点

肺保護戦略に沿った人工呼吸器管理を行う

①肺保護戦略

ARDSは，先述したように肺胞の虚脱と浮腫が主な病態である．イメージしやすく表現するならば，肺胞が潰れやすく水っぽい状態といえる．このような肺を，これ以上悪化させないためのエビデンスのある治療戦略が，肺保護戦略である．肺保護戦略には，人工呼吸器管理，水分バランス管理，理学療法，体外循環がある（☞p.140参照）．

ARDS診療ガイドラインによると，ARDSに対する肺保護戦略では，1回換気量とプラトー圧を制限する低容量換気が推奨されている．

（1）低容量換気

1回換気量は，6～8 mL/kg（予測体重※1）に制限し，少なくとも12 mL/kg以上としない．

（2）プラトー圧制限

プラトー圧を可能な限り低く保ち，**30 cmH_2O 以下**に制限し管理する．

（3）オープンラングアプローチ法

中等度以上のARDSに対して，高めのPEEPを設定することが推奨されているが，プラトー圧が30 cmH_2O 以下となる範囲内および循環動態に影響を与えない範囲内で設定する．

②人工呼吸器関連肺傷害～ VALI と VILI ～

ARDSの治療には，人工呼吸器管理が行われることが多い．人工呼吸器管理は，酸素化・換気を改善するために必要であるが，それによる弊害も指摘されている．これが，人工呼吸器関連肺傷害（VALI，VILI）である（☞p.140参照）．

全身に目を配り，合併症を予防する！

ARDSの患者は，呼吸状態の悪化が主体となることが多いため，人工呼吸器管理に注目しがちである．しかし，多臓器不全・ショックへ移行する重症例も多く全身管理が必要となる．

①肺胞虚脱を防ぐ

ARDSの患者は，高いPEEPでの人工呼吸器管理を行っていることが多い．そのため，PEEPが中断されないように注意が必要である．気管吸引を行う場合，閉鎖式吸引の使用は開放式吸引に比べてPEEPが維持されるという利点がある．また，人工呼吸器回路を外す頻度を最小限にすることが重要である．

②輸液・循環管理

ARDSでは，ショックを伴うこともあり大量輸液負荷が行われる．循環動態の安定のために必要であるが，肺水腫が進行する可能性もある．ショックを離脱すれば，輸液量を減らして管理をするようになる．医師と治療方針を共有し，水分バランス，血圧，心拍数，尿量，体重，胸部X線，エコー所見，腎機能の変化などを経時的に観察する．オーバーバランスにより全身浮腫が進行することが多く，ルート類による圧痕形成に注意する．

※1 予測体重：患者の身長から，体重を換算する方法である．
算出法は，男性（kg）：50+0.91×［身長（cm）−152.4］，女性（kg）：45.5+0.91×［身長（cm）−152.4］である．

③鎮静・鎮痛・せん妄管理（☞p.221参照）

人工呼吸器管理中の患者に準じ，統一したスケールを用いて評価・管理をする．

④栄養管理（☞p.166参照）

目標エネルギー量を計算し，オーバーフィーディング（over feeding）に注意しながら早期に経腸栄養を開始する．

⑤呼吸理学療法

ARDSに対する呼吸理学療法は，新たな肺合併症の予防を目的とした**体位変換**と貯留分泌物排出促進を目的とした**体位ドレナージ**がある．

◆体位変換：頭高位

人工呼吸器管理中の患者の頭部を挙上することにより，臥床と比較して横隔膜が足側に引き下げられるため機能的残気量の増加・酸素化の改善が期待できる．目安としては，30度とされている．また，VAP予防としても患者を仰臥位で管理しないことも重要となる．循環動態が不安定でない限り，頭側挙上をするべきである．

◆体位変換：腹臥位

低容量換気を実施したうえで腹臥位療法を早期導入することで，重症ARDS患者の酸素化改善し予後を改善すると期待されている．しかし，腹臥位療法には経験とマンパワーの確保が必要となる．さらに，腹臥位による合併症（皮膚トラブル，気管チューブ・ライントラブル）もあり注意が必要である．腹臥位療法の適応・禁忌を確認し，スタッフ間の知識と技術の共有を図ることが準備として欠かせない．また，腹臥位療法の代用として行う前傾側臥位での体位変換は，酸素化改善効果が得られスタッフの手間や合併症が少ないといわれている．実施する部署の環境と人員を考慮した体位変換について，医師・看護師で話し合いながら進めていくことが必要である．

◆体位ドレナージ

体位ドレナージが有効であるのは無気肺，分泌物（もしくは血液）の貯留がある場合と限られている．そのため，ARDSでもそのような場合に適応となる．気道内分泌物が流動性であれば，体位ドレナージのみで排痰は可能である．徒手的または機械的な軽打法や振動法の併用は，疼痛や重症不整脈などの合併症が高率に発生することから，ARDSでは推奨されていない．ARDSでは，分泌物が末梢気道に存在することが多いため15〜30分体位ドレナージを実施して吸引を試みる．実施時間・頻度に関しての基準はないため，手技への反応や痰の性状・量に応じて決定する．

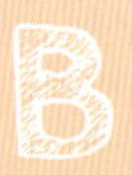

B　Aさんの事例に対する患者管理のワザ

重症化回避のワザ 75

分泌物の貯留があるときは，加温・加湿管理を適切に行い体位ドレナージや腹臥位療法を早期に開始する！

1）加温・加湿の評価方法

喀痰の喀出のためには，①線運動，②重力，③粘液の粘稠性，④呼気流速（咳嗽），が必要である．これらのいずれかが不足した場合に，喀痰の喀出が困難となる．そのため，まず加温・加湿が適切に行われているかを**評価**することが必要である．人工呼吸器管理中の患者は，加温・加湿器もしくは人工鼻による加温・加湿が行われる．加温・加湿の評価として，多くは**痰の粘稠度による判断**が可能である．また，加温・加湿方法の選択だけでなく，水分出納バランスや体温を経時的に観察し，**脱水傾向でないかを評価**することも大切である．

2）体位ドレナージ・腹臥位療法の有効性

痰の粘稠度が低くなった場合に**重力を利用した体位ドレナージを実施**することが有効である．患者の意識・覚醒状態によって，患者に呼吸運動を意図的に行ってもらうことで，深呼吸と強制呼出を促すことにより咳嗽の代用として有効な呼気流速を得ることができれば，体位ドレナージと併用することも可能である．ただし，過鎮静や意識障害などにより，咳嗽反射の低下・消失を引き起こすことが少なくない．その場合，徒手的胸郭圧迫法を行うことにより，1回換気量を増やすことで呼気流速を高めることが可能である．しかし，この手技は患者の呼吸様式を妨げる可能性もあるため注意が必要である．

さらに，近年ARDS患者に対して，**腹臥位療法が治療の1つとして実施**されている．ARDS患者の肺は，前述したように肺胞が潰れやすく水っぽい状態である．そのため，安静臥床（仰臥位）による影響は大きく，背側の含気低下が起こりやすい．腹臥位療法を行うことにより，仰臥位と比べて肺内の換気・血流はより均等に分布する．このため，**酸素化の改善**が期待できる．しかし，注目すべきことはARDSの病期によって腹臥位の効果が異なるという点である．静水性の肺水腫，ARDS，肺線維症の患者において腹臥位療法の効果を検証した研究によると，後期ARDSや水分移動を伴わない肺線維症では腹臥位療法を効果は低いため，酸素化の改善を期待する場合には早期ARDSがよい適応である[3]と述べている．

3）Aさんの事例の場合

本事例Aさんの場合では，気道分泌物の貯留が認められたが，痰の粘稠度が高いことで排痰困難となっていたことが問題であった．Aさんは，長期的な発熱による水分バランスの変化，感染，心肺停止という過大侵襲により血管透過性亢進となり，サードスペースへの水分移動によって，血管内水分量は不足していたと考えた．また，心肺停止による意識障害で咳嗽反射がないことで痰の貯留によって酸素化能が低下していることが問題であった．

そこで，まず加温・加湿を十分に行うために人工鼻より加温・加湿器回路へ変更した．Aさんの場合，ARDSであるため**呼吸筋疲労や高二酸化炭素血症を助長しないよう加温・加湿器回路を選択**することが必要であった．胸部CT・X線の所見では，右中〜下肺野の誤嚥性肺炎を中心とした両側の浸潤影があり，フィジカルアセスメントでは両側（右下肺野優位）に水泡音の聴取とラトリング（胸壁振動）を触知した．そのため，両側の前傾側臥位への体位ドレナージを開始した．数日後より，痰の粘稠度は低くなり排痰できるようになったが酸素化不良は持続した．Aさんは，ARDSを発症して数日であったため**早期ARDSで腹臥位療法の適応**と考え，毎日6〜8時間腹臥位療法を行うこととした．そして，腹臥位療法を継続することにより，徐々に酸素化は改善された．

重症化回避のワザ 76

ARDSに対する体液管理は，動的指標を評価しながら行う！

1）人工呼吸器管理下における輸液の反応性の評価

ARDSは呼吸不全が主な病態であるが，敗血症や多臓器不全を併発することが少なくない．そのため，敗血症や多臓器不全の一般的な治療として細胞外液の大量投与や昇圧薬の使用がARDSの治療と並行して行われる．しかし，ARDSは透過性の亢進した肺毛細血管が本態であるため，通常では水分が漏出しない程度の血管内静水圧でも肺水腫が増悪する可能性がある．そのため，過剰な輸液はリスクが大きく，肺血管水分量増加を制御するために輸液制限および利尿薬投与により，ドライサイドで管理する方法が酸素化の改善に有用であるといわれている．しかし，組織灌流の維持は不可欠であるため，輸液制限によるリスクを踏まえたうえで慎重に行うことが重要である．評価方法としては，水分出納バランスや体重の推移などを体液管理の指標のひとつとして用いることが多い．また，輸液の反応性を評価する指標として静的指標（CVP・PCWP）を用いることもあるが，有用でないとする研究が発表されている．Michardら[4]は，輸液チャレンジ（細胞外液を急速投与し，反応を観測すること）により1回拍出量あるいは拍出量の増加が認められた反応群と非反応群において，CVP値に有意差はなかったと報告している．また，Marikら[5]は，CVPは循環血液量，輸液反応性のいずれの指標として有用ではなく，CVPの変化も輸液チャレンジに対する反応を示さなかったと報告している．さらに，Osmanら[6]は，輸液チャレンジ前のCVP，PCWPは反応群と非反応群ともに同レベルであったと報告している．そのため，CVP，PCWPのみを判断基準にすると輸液療法が必要な場合にも投与しない可能性があると述べている．

これらのことから，**動的指標を用いて前負荷を予測**することにより，輸液の反応性を評価する方法が広がっている．動的指標とは，**1回拍出量の呼吸性変動**（stroke volume variation：SVV），脈圧変動（pulse pressure variation：PPV），**エコーによる下大静脈径**（以下，IVCとする）がある．ただし，この評価は人工呼吸器管理下（自発呼吸なし，1回換気量8 mL/kg以上，不整脈なし）であることが条件である．

2）Aさんの事例の場合

Aさんの事例では，循環不全に対して輸液投与と昇圧薬投与が行われたが尿量の確保が困難であった．そのため，治療開始時より**IVC測定結果をもとにして輸液量を調整**していた．治療開始時はIVC虚脱所見を認めたが，輸液投与により徐々にIVC虚脱は改善していた．そこで，利尿薬の投与が開始されたが効果は乏しく，既往の慢性心不全に加えて自己心拍再開後の多臓器不全による急性腎障害による影響が考えられた．さらなる体重増加による全身の浮腫悪化，酸素化不良も持続したためCRRT（持続的腎代替療法）を開始し，除水を緩徐に行うことで腎機能は改善し尿量が確保できるようになった．この間も，IVC測定による評価を継続した．その結果，少しずつ体重も減少し酸素化は改善された．

引用文献

1）日本呼吸器学会/日本呼吸療法医学会/日本集中治療医学会（ARDS診療ガイドライン2016作成委員会）:ARDS診療ガイドライン，p26, 2016 〈http://www.jsicm.org/ARDSGL/ARDSGL2016.pdf〉［2019年5月17日閲覧］
2）田中竜馬：急性呼吸不全. ICNR **3**(1):8, 2016
3）Naokos G et al：Effect of the prone position on patients with hydrostatic pulmonary edema compared with patients with acute respiratory distress syndrome and pulmonary fibrosis. Am J Respir Crit Care Med **161**(2Pt1)：360-368, 2000
4）Michard F, Teboul JL：Predicting fluid responsiveness in ICU patients：a critical analysis of the evidence. Chest **121**(6)：2000-2008, 2002
5）Marik PE et al：Does central venous pressure predict fluid responsiveness? A systematic review of the literature and the tale of seven mares. Chest **134**(1)：172-178, 2008
6）Osman D et al：Cardiac filling pressure are not appropriate to predict hemodynamic response to volume challenge.Crit Care Med **35**：64-68,2007

参考文献

- 道又元裕(編):ICUケアメソッド　クリティカルケア領域の治療と看護, 学研メディカル秀潤社, 2014
- 則末泰博(編):Intensivist **7**(1), 2015

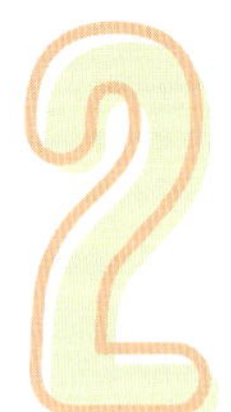

心不全：僧帽弁閉鎖不全症（MR）による慢性心不全のBさん

事例紹介

Bさん，62歳，男性．ADL：自立．生活歴：無職．妻と2人暮らし．

既往歴：重度僧帽弁閉鎖不全症，高血圧，慢性腎障害，心房細動

これまでの経過：内服は自己管理していたが，自己中断することが多く，これまでも急性増悪により入退院を繰り返していた．

現病歴：半月で4 kgの体重増加があり，徐々に全身の浮腫が増悪していた．夜間起座呼吸，呼吸困難の出現により救急搬送され，慢性心不全の急性増悪の診断でCCU入室となった．

搬送時の所見：血圧80/50 mmHg，心拍数120回/分（リズム：心房細動），体温36.8℃，呼吸数40回/分，SpO_2 88%．胸部X線画像：心胸比59%，肺うっ血．NYHA：III度

入院後の経過：CCU入室後，スワンガンツカテーテル（S-Gカテーテル）による循環モニタリング，非侵襲的陽圧換気療法（non-invasive positive pressure ventilation：NPPV）が開始となった．

入室後バイタルサイン：血圧90/50 mmHg，心拍数120回/分，呼吸数30回/分，SpO_2 95%．S-Gカテーテル所見：PA 50/34 mmHg，心係数（CI）1.5．尿量：0.5 mL/kg/時．

表1　入院時血液データ

項目	所見	項目	所見
総蛋白	7.0 g/dL	アルブミン	2.0 g/dL
AST	21 IU/L	ALT	18 IU/L
T-Bil	2.7 mg/dL	γGTP	58 IU/L
尿素窒素	50.4 mg.dL	クレアチニン	2.27 mg/dL
e-GFR	25.46 mL/分/1.73 m^2	Na	148 mEq/L
K	4.5 mEq/L	Cl	106 mEq/L
CRP	0.6 mg/dL	白血球	6,900/μL
赤血球	2,880,000/μL	Hb	8.9 g/dL
Ht	30.8%	血小板	170,000/μL

表2 入院時心エコーデータ

項目		所見
左室拡張末期径	LVDd	50.5 mm
左室収縮末期径	LVDs	32.3 mm
左室駆出率	LVEF	30%
左房径	LAD	69.0 mm
僧帽弁閉鎖不全症 最大流速 最大圧較差 平均圧較差	MR	Severe 30.3 m/sec 36.7 mmHg 20.9 mmHg
三尖弁閉鎖不全症	TR	Mild ～ Moderate
右房 - 右室圧較差	TRPG	72.5
左心房	LA	著明に拡大
左心室	LV	拡大，肥厚は正常範囲内
右心房	RA	拡大
右心室	RV	拡大

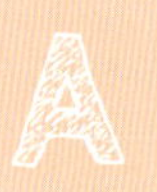

押さえておきたい基本知識

心不全は，心臓の機能不全により末梢組織に必要な血液量を心臓が拍出できない状態のことをいう．心機能障害を起こす原因は，心筋梗塞に代表される虚血性心疾患や高血圧，心筋症，弁膜症，不整脈など多岐にわたり，心不全はすべての終末像ともいえる．

『急性・慢性心不全診療ガイドライン（2017年改訂版）』によると，心不全とは，「なんらかの心臓機能障害，すなわち心臓に器質的および/あるいは機能的以上が生じて，心ポンプ機能の代償機転が破綻した結果，呼吸困難，倦怠感，浮腫が出現し，それに伴い運動耐用性が低下する臨床症候群」と定義される[1]．近年では，急性心不全，慢性心不全という心不全の考え方は薄れ，心臓の収縮能による分類（**表3**）が多様されている．

本項では，臨床で遭遇する頻度の高い**僧帽弁閉鎖不全症（MR）による慢性心不全**の急性増悪をきたした事例をとりあげ，その病態的特徴や治療，管理上の注意点についてまとめる．

（1）僧帽弁閉鎖不全症（MR）の病態と重症度評価

MRは，僧帽弁が完全に閉鎖しないことにより，収縮期に左室から左房へ血液が逆流する疾患であり，虚血性心疾患や心筋症などにより僧帽弁を支える支持組織である腱索や乳頭筋が伸長・断裂することや，リウマチ性や感染性心内膜炎により弁自体が変形・硬直することによって生じる．

MRの重症度評価は，**逆流量**，**逆流率**，**有効逆流弁口面積**，**左房**，**左室サイズ**などから分類されている（**表4**）．

心収縮期に左室から左房へ血液が逆流すると，等容性弛緩期に左房に流入してきた血液と，左室から左房へと逆流してきた血液が左室に流入する

表 3　LVEFによる心不全の分類

定義	LVEF	説明
LVEFの低下した心不全（heart failure with reduced ejection fraction；HFrEF）	40%未満	収縮不全が主体．現在の多くの研究では標準的心不全治療下でのLVEF低下例がHFrEFとして組み入れられている．
LVEFの保たれた心不全（heart failure with preserved ejection fraction；HFpEF）	50%以上	拡張不全が主体．診断は心不全と同様の症状をきたす他疾患の除外が必要である．有効な治療が十分には確立されていない．
LVEFが軽度低下した心不全（heart failure with midrange ejection fraction；HFmrEF）	40%以上 50%未満	境界型心不全．臨床的特徴や予後は研究が不十分であり，治療選択は個々の病態に応じて判断する．
LVEFが改善した心不全（heart failure with preserved ejection fraction, improved；HFpEF improved またはheart failure with recovered EF；HFrecEF）	40%以上	LVEFが40%未満であった患者が治療経過で改善した患者群．HFrEFとは予後が異なる可能性が示唆されているが，さらなる研究が必要である．

［Yancy CW et al：Circulation **128**：e240–e327, 2013/Ponikowski P et al：Eur J Heart Fail **18**：891–975, 2016より作成］

表 4　MRの重症度評価

	軽度	中等度	高度
定性評価法			
左室造影グレード分類	1＋	2＋	3～4＋
カラードプラジェット面積	<4 cm^2 または 左房面積の20%未満		左房面積の40%以上
Vena contracta width	<0.3 cm	0.3～0.69 cm	≧0.7 cm
定量評価法			
逆流量（/beat）	<30 mL	30～59 mL	≧60 mL
逆流率	<30%	30～49%	≧50%
有効逆流弁口面積	<0.2 cm^2	0.2～0.39 cm^2	≧0.4 cm^2
その他の要素			
左房サイズ			拡大
左室サイズ			拡大

［Bonow RO et al：J Am Coll Cardiol **48**：e1–148, 2016より作成］

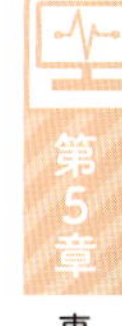

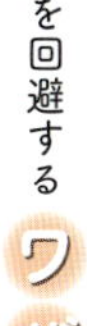

こととなり，左室容積は増大する．左房，左室はこの容積負荷を心拡大によって代償する．これを**代償性拡大**とよぶ．MRの初期には無症状であることが多いのは，代償性拡大が生じているためである．しかしこの状態が慢性化し，代償が破綻すると左室，左房はますます拡大し，肺うっ血が出現し，重症化すると肺水腫の状態に陥る．またこの時期になると，左室の拡大から左心機能が低下（左室駆出率：LVEFの低下）し，心拍出量が低下することで，臓器や組織の循環不全を伴う．このような**左心不全と低心拍出量による臓器，組織還流障害がMRの基本病態**であり，肝不全や腎不

全を主とする臓器障害や，低酸素血症，起座呼吸，泡沫性血痰などの症状が現れる．慢性的な左房の拡大は，左房の線維化を起こし，心房細動を起こす原因となる．

さらに病状が進行すると，左心系にとどまらず，右心系にも影響を及ぼす．肺うっ血により右室・右房圧が上昇すると体循環系静脈圧，体循環毛細血管圧が上昇し，肝腫大や胆嚢うっ血，腹水や浮腫など右心不全の症状も現れる．

事例のBさんは，MRが慢性的に徐々に進行し，入院時心エコー所見から高度MRの状態であった．起坐呼吸や呼吸困難は，左室から左房への血液の逆流量増加に対する代償が破綻し，肺水腫の状態に陥り，**低酸素血症をきたしたことによる左心不全の症状**と考えられる．また，**全身の浮腫は，肺うっ血に伴う右心系の負荷による右心不全の症状**であり，救急搬送時のバイタルサインや，心エコー所見より，慢性的に進行した左室拡大により低心機能状態にあり，心拍出量の減少に伴う臓器，組織の循環不全から急性心不全および心原性ショック状態となった重篤な病態であったと考えられる．

(2) MRの治療

弁膜症の根治的治療は外科手術（弁形成術や弁置換術）となるが，それまでの期間は心不全症状の緩和と合併症予防を目的とした薬物療法や人工呼吸，補助循環装置による循環・呼吸管理が治療の中心となる．ここでは内科的治療を中心に述べる．

a 循環管理

循環管理の方法には，**利尿薬，血管拡張薬，強心薬，抗不整脈薬を中心とする薬物療法**と，**補助循環装置を用いた循環補助療法**がある．とくに，Bさんのような低心機能を伴うMRの急性増悪の急性期治療では，後負荷軽減が期待できる大動脈バルーンパンピング（intra-aortic balloon pumping：IABP）が有効である（☞p.109参照）．

循環管理で主に使用される薬剤について**表5**にまとめる．

心房細動（af）は，慢性経過をたどったMRに高頻度に合併する不整脈であり，左房圧の上昇により，左房と肺静脈の境界を起源とする異所性の刺激発生に起因する．

Bさんの場合も心エコー所見より左房径（LAD）の拡大を認めている．これは左房負荷を示す指標であり，afの原因になっていると考えられる．

頻脈を伴うafでは，左房から左室への血液の流入が減少し，心拍出量の低下や肺うっ血の助長につながるだけでなく，血栓形成による脳塞栓のリスクを高める．そのため，可能な限り除細動による洞調律化を図るとともに，βブロッカーやアミオダロンを用いた心拍数調整，ワルファリンによる抗凝固療法が勧められている．afに対する除細動の施行にあたっては，心エコー検査で，心房内血栓がないことを確認するとともに，十分な抗凝固療法が行われていることが前提となる．afの治療に用いられる主な薬剤の特徴を**表6**にまとめた．

b 呼吸管理

慢性心不全の増悪から肺水腫をきたした急性心不全の重症例では，通常の酸素投与では酸素化を維持できず，人工呼吸による陽圧換気（以下，陽圧呼吸療法）を必要とする．心不全治療としての陽圧呼吸療法の目的は，①虚脱肺胞の再拡張による酸素化の改善と，②陽圧換気に伴って起こる胸腔内圧の上昇が左室・胸腔内大動脈周囲の圧力の増大と静脈還流量の減少をもたらすことで，前負荷の軽減と後負荷の相対的軽減をもたらす結果，心仕事量を減らして心拍出量を増大することにある．とくに，BさんのようなMRの急性増悪に伴

表5　心不全治療で用いられる主な薬剤

種類	一般名（商品名）	効果・特徴・注意点
血管拡張薬	ニトログリセリン（ミオコール®，ミリスロール®） イソソルビド（ニトロール®）	・後負荷を軽減することで心拍出量が増加し，僧帽弁逆流が減少する． ・動脈系よりも静脈系血管を拡張させ，右房圧，左室拡張末期圧を低減させる． ・血圧低下に注意する． ・無症状で左室機能が保たれているMRの場合の有効性は確率していない．
ACE阻害薬	カプトリル（カプトリル®） エナラプリルマレイン酸塩（レニベース®） イミダプリル塩酸塩（タナトリル®） テモカプリル塩酸塩（エースコール®）	・アンジオテンシン変換酵素の阻害により，昇圧物質であるアンジオテンシンIIの生成を抑えて血圧を下げ，後負荷を軽減することで心拍出量を増大させ，心肥大を改善させる． ・ブラジキニンの増量による空咳を認めることがある．
β遮断薬	アテノロール（テノーミン®） ビソプロロール（メインテート®） メトプロロール（セロケン®，ロプレソール®） プロプラノロール（インデラル®）	・心拍数減少作用，心筋障害の抑制効果，抗不整脈を有する． ・導入時に心不全症状を悪化させることがあるので，少量から開始する．
利尿薬	フロセミド（ラシックス®） カルペリチド（ハンプ®） トルバプタン（サムスカ®）	・左室前負荷を軽減するとともに，肺うっ血を改善させることで呼吸困難症状を軽減する． ・ループ利尿薬使用時には，低K血症に注意する． ・ハンプは，血管拡張作用を有し，前負荷，後負荷の軽減が期待できる．血圧低下と徐脈に注意する．
バソプレシン受容体拮抗薬	トルバプタン（サムスカ®）	・腎での水再吸収作用のあるバソプレシンに拮抗的に作用し，ナトリウム利尿を伴わない水利尿作用により心不全による体液貯留を改善する． ・脱水や高Na血症に注意する．
アルドステロン拮抗薬	スピロノラクトン（アルダクトン®）	・アルドステロンは，遠位尿細管でのナトリウムの再吸収を促進することで，水分量を増加させ，血圧を上昇させる昇圧物質である． ・スピロノラクトンは，遠位尿細管でのナトリウムの再吸収を抑制することで利尿作用を発揮する．

う肺うっ血に対しては，陽圧呼吸療法による僧帽弁逆流[※1]が減少する[2)]との報告もあり，効果が期待できる．

陽圧呼吸療法の第一選択は，非侵襲的陽圧換気法（non-invasive positive pressure ventilation：NPPV）であり，その有効性は確立している．NPPVの設定では，持続気道陽圧（continuous positive airway pressure：CPAP）モードが推奨されており，呼吸数の減少，P/F比の上昇，血行動態の改善（とくに頻脈の改善），気管挿管の減少，死亡率低下をもたらすとされている[3)]（☞p.68参照）．

※1 陽圧呼吸療法による僧帽弁逆流減少の機序：陽圧換気により前負荷軽減による左室拡張末期容積の減少，後負荷軽減による心拍出量の増大が関与していると考えられている．

表6 心房細動に用いる主な薬剤とその特徴

一般名(商品名)	作用機序および特徴
ワルファリンカリウム錠 (ワーファリン®)	・ビタミンK阻害作用により，凝固因子の中でも第II因子(プロトロンビン)，第VII因子，第IX因子，第X因子を抑制することで抗凝固作用を発揮する． ・ビタミンKの摂取により作用が減弱する． ・血液凝固能検査(プロトロンビン時間およびトロンボテスト)をモニタリングしながら投与量を調整し，PT-INRを2.0～3.0に維持する． ・十分な作用発現には36～48時間程度を要するため，投与初期にはヘパリンを併用投与することがある．また，中止による薬効消失までの期間は3～5日を要する．
ビソプロロールフマル酸塩 (メインテート®)	・頻脈性心房細動への最大投与量は5 mgとされている． ・β_1受容体選択的阻害薬ではあるものの，気管支収縮作用も有するため，気管支喘息，COPDのある患者への使用は注意する． ・徐脈や低血圧，心不全の増悪に注意する．
アミオダロン塩酸塩 (アミオダロン塩酸塩®)	・Kチャンネルを阻害することで，活動電位の不応期に作用し，異所性活動電位の発生を抑える． ・初回投与時には，アミオダロン塩酸塩125 mg(2.5 mL)を5%ブドウ糖100 mLに加え，600 mL/時の速度で10分間で投与する．急速投与時には血圧低下に注意する． ・負荷投与時には，アミオダロン塩酸塩750 mg(15 mL)を5%ブドウ糖500 mLに加え33 mL/時の速度で6時間で投与する． ・維持投与時には，負荷投与で残った残液を33 mL/時から17 mL/時に減量し，18時間投与する． ・肝機能障害，徐脈，QT延長，間質性肺炎の発症などに注意してモニタリングを続ける．

column 23

陽圧呼吸療法におけるCPAPとbilevel PAPの使い分け

急性増悪をきたした心不全治療としての陽圧呼吸療法におけるCPAPと2層式気道陽圧(bilevel positive airway pressure：bilevel PAP)の使い分けについては，酸素化の改善や前負荷，後負荷の改善を図る目的であればCPAPで十分であるが，換気不全を伴う場合には，bilevel PAPを用いることで，呼吸運動や換気の補助を取り入れることが望ましい．

(3) MRによる慢性心不全急性増悪の管理上の注意点

a 徐脈と後負荷の増大を避ける

低心機能を伴うMRによる慢性心不全の急性増悪時の内科管理においては，徐脈と後負荷の増大を避けることが重要である．主には，薬剤調整であるが，その作用機序や副作用を理解したうえで用いなければ，心負荷の増大や重症不整脈の発生により全身状態の悪化を招くことを念頭にかかわる必要がある．

b 早期栄養管理を開始する

慢性心不全のある患者は，病状経過の中で，低栄養の状態が続いていることも少なくない．低栄養状態は，体液管理を困難にさせたり，感染症のリスク因子となる．感染症の併発は，MRの根治術である外科的手術の弊害となるほか，病状悪化を惹起し，致死的な病態に陥ることもある．したがって，循環動態の安定化を図るとともに，早期に栄養管理を開始することが重要になる（☞p.166参照）．

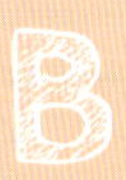

B Bさんの事例に対する患者管理のワザ

重症化回避のワザ 77

LOS（low output syndrome）の増悪兆候を見逃すな！

心不全の薬物治療の中心は利尿薬である．利尿薬の使用により，僧帽弁逆流を減少させることで，後負荷の軽減が期待できる．しかし，低心機能を伴う重度MRの場合には，心拍出量の低下に伴う循環血液量の減少により主要臓器への血流が低下し，主に，肝機能障害や腎機能障害が進行することがある．スワンガンツカテーテルにより得られる心拍出量や肺動脈圧などの循環パラメーターの経時的な変化に注意するとともに，肝機能や腎機能を評価する血液データの推移をモニタリングすることが大切である．心拍出量の低下や肺動脈圧の上昇，尿量低下，皮膚湿潤などに加え，肝機能や腎機能障害の進行を認める場合には，**LOS（low output syndrome，低拍出量症候群）**を示す所見であり，強心薬の投与やIABPの挿入も考慮しなければならない状況である．対応が遅れることにより，病状のさらなる悪化を招くため，LOS症状の増悪兆候を見逃さず，医師への報告を速やかに行うことが重要である．

●Bさんの事例

Bさんの場合は，入室後も収縮期血圧が90 mmHg台と低値を示し，心係数（CI）も1.5と低値である．肺動脈圧は高値を示しており，**肺うっ血が持続した状態**と考えられる．一方で，尿量は0.5 mL/kg/時を維持していることから循環血液量は維持できていると判断できるが，**LOS症状の増悪リスクは高い**と考えられるため，注意深く観察を続け，変化を認める場合には医師への報告を速やかに行うことが必要である．

重症化回避のワザ 78

心房細動は早めに洞調律にさせるべし！

心房細動（af）は，慢性経過をたどったMRで高頻度に出現する不整脈であるが，LOSや肺うっ血を助長するだけでなく，心房細動の持続時間は，外科的治療を行った後に洞調律復帰できるかどうかに影響する要因でもある．本項では，内科的治療を中心に述べたが，症状を伴うMRでは外科的治療の対象になる．そのため，外科的治療も見据え，心房細動は可能な限り早めに洞調律に戻しておくことが重要である．

●Bさんの事例

Bさんの場合は，来院時にはすでに心房細動を認めており，心拍数は120回/分と頻脈となっている．心房細動発症時期の特定は困難であるが，前回入院時や外来受診時の心電図が記録されている場合にはそれらを確認するとともに，除細動による血栓塞栓症を予防するためにも，心エコーや経食道エコーで評価したのちに安全に施行することが大切であり，検査の準備や救急カートなど緊急時の対応に備えることが重要である．

引用文献

1) 日本循環器学会：急性・慢性心不全診療ガイドライン（2017年改訂版），p.10, 2017
2) Ballone A et al：Acute effects of non-invasive ventilatory support on functional mitral regurgitation in patients with exacerbation of congestive heart failure. Intensive Care Med **28**（9）：1348-1350, 2002
3) 日本呼吸器学会：NPPV（非侵襲的陽圧換気療法）ガイドライン，第2版，南江堂，p.77-81, 2015

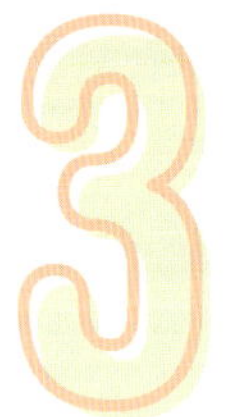

意識障害：脳出血によって意識障害を起こしたCさん

事例紹介

Cさん，80歳代，男性

自宅で倒れているところを妻が発見．本人は「大丈夫」と話すことができるが，心配した妻が救急要請．来院時意識レベルGCS：E3V5M6　JCS：Ⅱ-10 瞳孔2 mm左右差なし．対光反射速く左右差なし．高次脳機能失語なし，半側空間無視なし．視野異常なし，眼球運動障害なし．血圧140/70 mmHg　心拍数85回/分　呼吸数20回/分

CT所見：右尾状核出血あり．出血点周囲に浮腫性変化あり．血腫は脳室穿破しており両側側脳室から第四脳室まで及んでいる．

CT所見より，右尾状核出血と診断され，脳室ドレーン挿入後，脳卒中センターへ入院となった．

入院4時間後の夜22時，Cさんは入眠中．バイタルサイン血圧150/56 mmHg　心拍数60回/分　呼吸数15回/分．時折いびきをかいている．

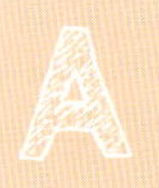

A 押さえておきたい基本知識

(1) 意識障害とは

意識とは覚醒と認知機能の2つの要素で構成され，両方の機能が保たれている状態が意識清明である．つまり目を覚まし，自分と周囲の状況を認知している状態である．そのため，目を覚まさない状況や，自分や周囲の状況が認知できない状態は意識障害といえる．

●意識について

意識は脳幹と大脳皮質との相互作用に関連がある．中枢神経では通常，神経細胞（灰白質）と神経線維（白質）は明確に分かれて存在するが，中脳から延髄にかけて（脳幹部）には神経細胞と神経線維が網目状に混在した構造部分が存在し，これを脳幹網様体（**図1**）とよぶ．脳幹網様体は，運動調節・呼吸・循環にも関与するといわれているが，ここでは「意識」に限局して述べる．脳幹網様体は，意識との関連が深い．これには脳幹網様体の構造や位置が関連する．末梢神経からの感覚情報は，大脳皮質の機能局在に従って，特定の部位に入力される．たとえば，耳からの聴覚情報は聴覚野に入力され，視覚野や嗅覚野に入力されることはない．しかし，脳幹網様体はさまざまな感覚神経からの側枝を受けるため，視覚，聴覚，体性感覚などさまざまな感覚情報を受け取り，視床から機能局在に限定せず大脳皮質へと放射状に出力される．つまり，脳幹網様体への入力は大脳皮質の広範囲を活性化させることができ，これが覚醒や注意深さなどの意識に関連している．脳幹網様体への入力・出力のうち，覚醒状態などの意識に関連する脳内機序は脳幹網様体賦活系とよばれる．

（2）意識障害の原因

意識障害を呈す原因はさまざまあるが，大きく分けて一次性脳病変と二次性脳病変に分類される．一次性脳病変とは，脳に限局的に病変があるもので，脳血管障害，頭部外傷，脳腫瘍，頭蓋内感染症などが挙げられる．二次性脳病変とは，低血糖や感性昏睡などの代謝性脳障害やショックによる脳血流量の低下，酸素供給不足が生じた場合が挙げられる．

意識障害の原因の頭文字をとって鑑別診断に活かしたものが，AIUEOTIPS（アイウエオティプス）である（**表1**）．

（3）意識レベルの評価

意識レベルの評価には，主にJCS（Japan Coma Scale）とGCS（Glasgow Coma Scale）が用いられている（**表2，3**）．2つのスケールにはそれぞれ特徴があるため，理解したうえで使用する．JCSもGCSどちらのスケールを用いるのがよいかは一概にいえない．JCSとGCS双方の欠けた部分を補うように両方を確認する場合も多い．

脳神経疾患の患者は数分で意識レベルが変化する可能性がある．JCS，GCSどちらで評価をするにしても，意識レベルが回復してきているのか，それとも悪化をしているのか変化をとらえることが重要なので，その時の点数だけで評価をするのではなく，常にチェックを行い経時的な変化に注目をする．

また，GCSの場合，合計点で評価すると1つの項目で点数が落ちても別の項目で点数が上がると

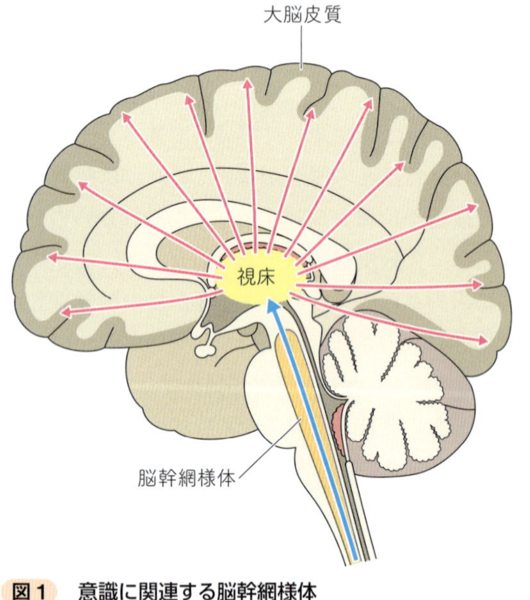

図1　意識に関連する脳幹網様体
脳幹網様体からの刺激は，視床を介し大脳皮質を活性化させる．覚醒機能は主に脳幹網様体で保たれ，認知機能は大脳皮質で保たれる．

表1　AIUEOTIPS

A	Alchol アルコール
I	Insulin 低血糖
U	Uremia 尿毒症
E	Encephalopathy 脳症， Endocrinopathy 内分泌疾患， Electrolytes 電解質異常
O	Oxygen 低酸素血症，Opiate 薬物中毒
T	Trauma 頭部外傷，Temperature 高・低体温
I	Infection 感染
P	Psychiatric 精神疾患，Porphyria ポルフィリア
S	Stroke（SAH）脳血管障害，Seizure 痙攣重責， Syncope 失神，Shock ショック

表2 Japan Coma Scale（JCS）と特徴

I．刺激しないで覚醒している状態	1	ほぼ清明だが，今ひとつはっきりしない
	2	見当識（時・場所・人の認識）に障害がある
	3	自分の名前や生年月日が言えない
II．刺激すると覚醒する状態（刺激をやめると眠り込む）	10	普通の呼びかけで目を開ける．「右手を握れ」などの指示に応じ，言葉も話せるが間違いが多い
	20	大声で呼ぶ，体を揺するなどで目を開ける
	30	痛み刺激をしながら呼ぶとかろうじて目を開ける．「手を握れ」など簡単な指示に応じる
III．刺激しても覚醒しない状態	100	痛み刺激に対し，払いのけるような動作をする
	200	痛み刺激で少し手足を動かしたり，顔をしかめる
	300	痛み刺激に反応しない

定量的な評価として3郡に分け，それぞれを3段階に分けて数値化する覚醒のレベルを軸にしたスケール．比較的速やかに大まかな重症度が判定できるため，救急の現場をはじめとして広く利用されている．しかし，覚醒を開眼のみで判断するため，評価者間でばらつきが出やすいのが欠点である．

※痛み刺激の与え方は，とくに統一された方法はない．多く用いられている方法は，患者の爪床部にペンやペンライトなど硬いもので圧迫し，痛みの反応を観察するものである．そのほか，吸引など医療処置などのタイミングで刺激に対する反応を確認する．この場合，処置に対しての反応で評価をするのであって，評価のための処置を行ってはいけない．

［木下真吾ほか：意識レベルの観察−JCS．意識レベル・神経症状のとりかた・みかた，百田武司（編著），メディカ出版，p.24-36, p.38-53, 2017を参考に筆者作成］

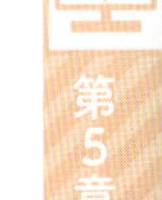

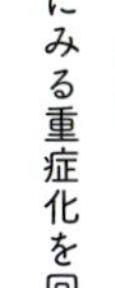

表3 Glasgow Coma Scale（GCS）と特徴

大分類	小分類	スコア
E. Eye Opening 開眼	自発的に目を開ける	4
	声をかけると目を開ける	3
	痛み刺激によって目を開ける	2
	目を開けない	1
V. Best Verbel Response 言葉による応答	だれか，どこか，いつかに応えられる	5
	会話が混乱する	4
	まとまりのない言葉が出る	3
	言葉にならない声だけが出る	2
	言葉が出ない	1
M. Best Motor Response 運動による最良の応答	指示に従う	6
	痛み刺激の場所に手足をもってくる	5
	痛み刺激から逃げる	4
	体を異常に曲げる	3
	四肢を伸ばした状態	2
	まったく動かない	1

GCSは開眼状態（eyes open：E），最良言語反応（best verbal response：V），最良運動反応（best motor response：M）をそれぞれ独立させて評価し，数値化する．挿管中で発声不可能な場合は，VはTとし1点で点数をつける．評価者間でばらつきが出にくいのが利点であるが，全部の評価に時間がかかることと総得点が同じであっても，内容が違うことで全体が把握しにくいといった欠点がある．

※GCSは「best」というキーワードがあるように，最良の点数で評価する必要がある．

合計点は同じとなり，対処が遅れる可能性がある（たとえば，E3V3M3は合計9点，E1V3M5も合計9点）．そのため，GCSは合計点だけで評価を行わず，開眼・言語・運動それぞれの項目における点数の変化に注意をする．

意識レベルの確認

意識レベルの確認の際には，覚醒の状況と併せて，失見当識の有無を確認するため名前・日付・曜日・今どこにいるかなどを質問するのが一般的である．

(4) 意識障害の治療と管理

原疾患の治療・管理が基本である．

Cさんの脳出血は血腫が脳室を穿破している．脳室穿破をすると血腫が髄液の流れを止めてしまい脳室が拡大してしまう（**水頭症**）．髄液の流れが阻害されたことにより生じる水頭症は閉塞性水頭症とよばれている．第四脳室は脳幹部のすぐ後ろにあり，拡大した脳室は脳幹部を圧迫する．脳幹部が圧迫されたことにより意識障害を呈したと考えられる．このとき，モニタリングとして重要なのが頭蓋内圧（ICP）である．**ICPは通常は15 mmHg（20 cmH_2O）以下**である．

脳幹部の圧迫の原因である水頭症を解除するには，うっ滞した髄液を逃がす必要がある．そのための手段として**脳室ドレナージ術**がある．Cさんに限らず，脳室内穿破を起こし脳室拡大が強い場合は，頭蓋内圧を低下させるために脳室ドレナージを行う．脳室穿破は視床出血や尾状核出血，視床と被殻の混合型出血で頻度が高い．

Cさんでは脳室ドレナージ術によりドレーンを介した髄液の排出によって，脳幹部の圧迫を解除したことが術後の意識レベルの改善につながったと考えられる．

脳出血は，高血圧が原因である高血圧性脳出血が多く，発症後重要になるのは血圧の管理である．血圧を適切に管理することで，止血を促し再出血を予防する．

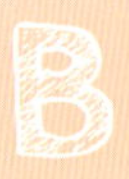

Cさんの事例に対する患者管理のワザ

重症化回避のワザ 79

Cさんの頭蓋内圧亢進の症状出現に注意する！

脳出血による細胞の壊死や，脳浮腫に伴う周囲の組織の圧迫が，神経症状を悪化させることがある．**脳浮腫のピークは発症後3～4日**といわれており，脳浮腫によって**頭蓋内圧亢進が進む**可能性がある．

頭蓋内圧亢進の主な症状は頭痛，悪心・嘔吐，クッシング徴候，うっ血乳頭である．頭蓋内圧が亢進すると脳の血管や神経が刺激されて頭痛が生じ，また嘔吐中枢が圧迫，刺激されることで悪心・嘔吐が生じる．**クッシング徴候**は，収縮期血圧の上昇と徐脈，脈圧の拡大の三徴候のことをいう．頭蓋内圧が高くなっている中，脳に血液を送るため血圧を上げ，血圧を上げるために1回拍出量が多くなり徐脈となることで脈圧が広がる．**うっ血乳頭**では，視神経乳頭が圧迫され，視野障害が生じる．ただし，眼底鏡を使用しないと確認することはできない．

Cさんの事例

Cさんの場合，搬送時CTより，血腫が第四脳室を穿破している．出血が持続的であるか否かは経時的にCTを追跡していかなくてはわからない．第四脳室は脳幹部に近いため，出血が持続し脳幹部を強く圧迫することで，意識レベルの変調や呼吸パターンの変調，瞳孔不同等神経所見に異常をきたす可能性がある．

また，Cさんは出血を起こしたことで脳浮腫が生じる可能性がある．出血が治まったとしても，脳浮腫は発症後3～4日がピークであるため，**浮腫が軽減する時期までは頭蓋内圧亢進症状に注意**する必要がある．

重症化回避のワザ 80

寝ているようにみえても，呼吸状態やバイタルサインのモニタリングで，意識障害を早期発見することができる！

夜間などで患者が目をつぶっているとき，本当に睡眠をしていればよいが，意識障害が生じている可能性もある．そのため，脳卒中や意識障害で入院している患者，脳外科術後患者，代謝障害のある患者など，意識障害をきたす可能性のある患者は，たとえ夜間であっても意識レベルの確認が必要である．認知機能に関しては直接的なコミュニケーションをとらないと評価をすることはできないが，**バイタルサインの変化**からも患者の意識の変調を予測することができる．

頭蓋内圧亢進症状の1つにクッシング徴候がある．持続的にバイタルサインのモニタリングを行うことで，**脈圧の拡大や心拍数の減少をキャッチ**して意識障害の徴候に気づくことができる．また，脳幹部の圧迫により**呼吸パターンの変調**もきたす可能性があり，注視をしていく必要がある．

Cさんの事例

Cさんの場合，搬送時のバイタルサインと入院4時間後のバイタルサインを比較すると，血圧は上昇傾向にあり，脈圧は拡大している．心拍数も低下傾向にある．この変化は**クッシング徴候**ととらえることができる．また，呼吸数に著明な変化は認めないが，時折いびきをかいている．**意識障害を呈し，舌根沈下が生じている**ことがいびきをかいている原因と考えられる．

このような意識障害に気づいたら，迅速に原因の同定と除去をすることが必要である．同時に，意識障害を呈すことで生じる弊害を除くことが必要である．

Cさんの場合は舌根沈下を起こし気道閉塞による窒息の可能性がある．まずは肩枕の挿入など気道の確保が必要である．意識障害の程度によってはエアウェイの挿入や気管挿管など高度な気道確保を行う必要もあり準備を行う．

同時に，意識障害以外の神経学的所見を確認する．呼吸パターン・瞳孔や眼球の状況・異常肢位の有無などを確認する．また，原因の同定には画像診断が必要であり，CTやMRI撮影の準備を行う．診断を踏まえ治療方針を決定していくため，医師と綿密なコミュニケーションをとりながら治療方針を確認していく．

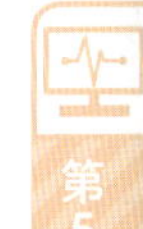

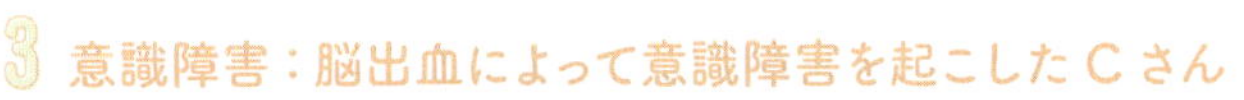

column 24

意識障害を呈しているのか迷ったとき

「今まであった反応が鈍くなっている」
「できたことができなくなっている」
「どうもこのまま経過を観察するのは心配」

このように感じた場合はただちに医師へ報告し，診察を依頼するべきである．

その理由は，①早期対応をすることで不可逆的状況への移行を回避する，②最終的に異常であるか否かの判断は医師にしかできない，③異常の有無は検査をしないとわからないことも多い，ためである．

参考文献

- 木下真吾ほか：意識レベルの観察–JCS．意識レベル・神経症状のとりかた・みかた，百田武司（編著），メディカ出版，p.24-36，p.38-53，2017
- 石井静香：意識障害．急変・院内救急実践ハンドブック，東京医科大学病院看護部教育委員会（編著），中央法規，p.162-169，2005
- 井上辰幸：意識の評価．重症集中ケア **9**（2）：35-43，2010

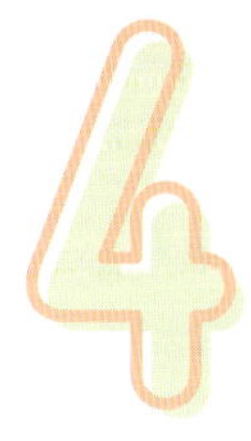

術後：膵頭十二指腸切除術後のDさん

事例紹介

Dさん，77歳，女性

疾患名： 膵管内乳頭粘液性腺癌（IPMC）

症状： 自覚症状なし

〈入院までの経過〉

20XX年，心窩部痛を自覚し，近医受診．検査の結果，膵頭部混合型IPMCと診断される．術前検査において，膵頭部に35×30 mm大の多房性嚢胞性腫瘤あり．その内部には乳頭性隆起を認めた．膵頭部では主膵管の狭窄を認め，膵体尾部主膵管は拡張（15 mm）が認められ，分枝膵管と総胆管の拡張も認めた．画像診断においては明らかな肝転移は認めなかった．

家族構成： 独居（夫とは入院直前に死別），娘が3人いる．

入院前のADL： 自立．

既往歴： 特記すべきことはなし．

手術前の検査所見： 採血結果は**表1**を参照．術前の血糖値は，食前血糖値80～100 mg/dL，食後2時間血糖値200～300 mg/dLと高めであった．

【胆膵内視鏡（ERCP）】

膵体尾部の主膵管拡張，膵体移行部付近の狭小化と粘液と思われる所見あり．膵頭部には多房性嚢胞を認めた．

【超音波内視鏡（EUS）】

膵頭部に38×35 mm大の多房性嚢胞を認めた．その内部に最大23 mmの結節を認めた．その他に乳頭状の大小の結節を数個認めた．

〈入院～手術後の経過〉

20XX年Y月1日： 入院

20XX年Y月5日： 手術．術式：亜全胃温存膵頭十二指腸切除術（subtotal stomach-preserving PD：SSPPD）

術中迅速診断： 洗浄腹水細胞診では肝転移，腹膜播種の所見なし．主膵管断端部も悪性所見はなく，膵管の追加切除なし．

手術時間： 5時間39分　麻酔時間：8時間20分　出血量：50 mL　尿量：830 mL　輸液量：3,900 mL　水分出納：＋3,020 mL

挿入ドレーン： 胃管，胆管空腸背側ドレーン，肝下面ドレーン（**図1**）

血糖コントロール： 術後，食事再開となるまでは6時間ごとに，食事開始後は食前に血糖測定していた（**表2**）．

表1 術後の患者状態の推移（ドレーン排液，検査データ）

		手術日	1日目	2日目	3日目	5日目	6日目	7日目
イベント		—	飲水開始	—	尿道カテーテル抜去	肝下面ドレーン抜去	流動食開始	胆管空腸背側ドレーン抜去
14時～14時排液量	尿量	800 mL	2,000 mL	2,900 mL	2,990 mL	—	—	—
	胆管空腸背側ドレーン	—	105 mL 淡々血性～漿液性	100 mL ・淡々血性～漿液性 ・夜間より黄～茶褐色に変化	150 mL 黄～茶褐色	120 mL 黄～茶褐色	60 mL 黄色～漿液性	30 mL ・黄色～漿液性 ・チューブ内は漿液性
	肝下面ドレーン	—	80 mL 淡々血性～漿液性	100 mL 淡々血性～漿液性	60 mL 漿液性	30 mL 漿液生	—	—
末血データ	WBC	10.22	10.38	8.62	6.13	—	5.67	5.31
	RBC	2.78	3.31	3.30	3.42	—	3.31	3.40
	Hb	8.7	10.2	10.2	10.5	—	10.2	10.3
生化学データ	T-bil	血清：1.1	血清:2.6 胆管空腸背側D:0.7 肝下面D:0.8	血清：2.1 胆管空腸背側D：7.5	血清：1.6	—	血清：1.2	血清：1.2 胆管空腸背側D：0.3
	D-bil	血清：0.2	血清:0.2 胆管空腸背側D:0.1 肝下面D:0.1	血清：0.1 胆管空腸背側D：0.4	血清：0.1	—	血清：0.1	血清：0.1 胆管空腸背側D：0.1
	P-AMY	血清：14	血清:16 胆管空腸背側D:8 肝下面D:9	血清：9 胆管空腸D：6	血清：5	—	血清：3	血清：3
	CRP		7.88	9.23	6.18	—	2.57	2.04

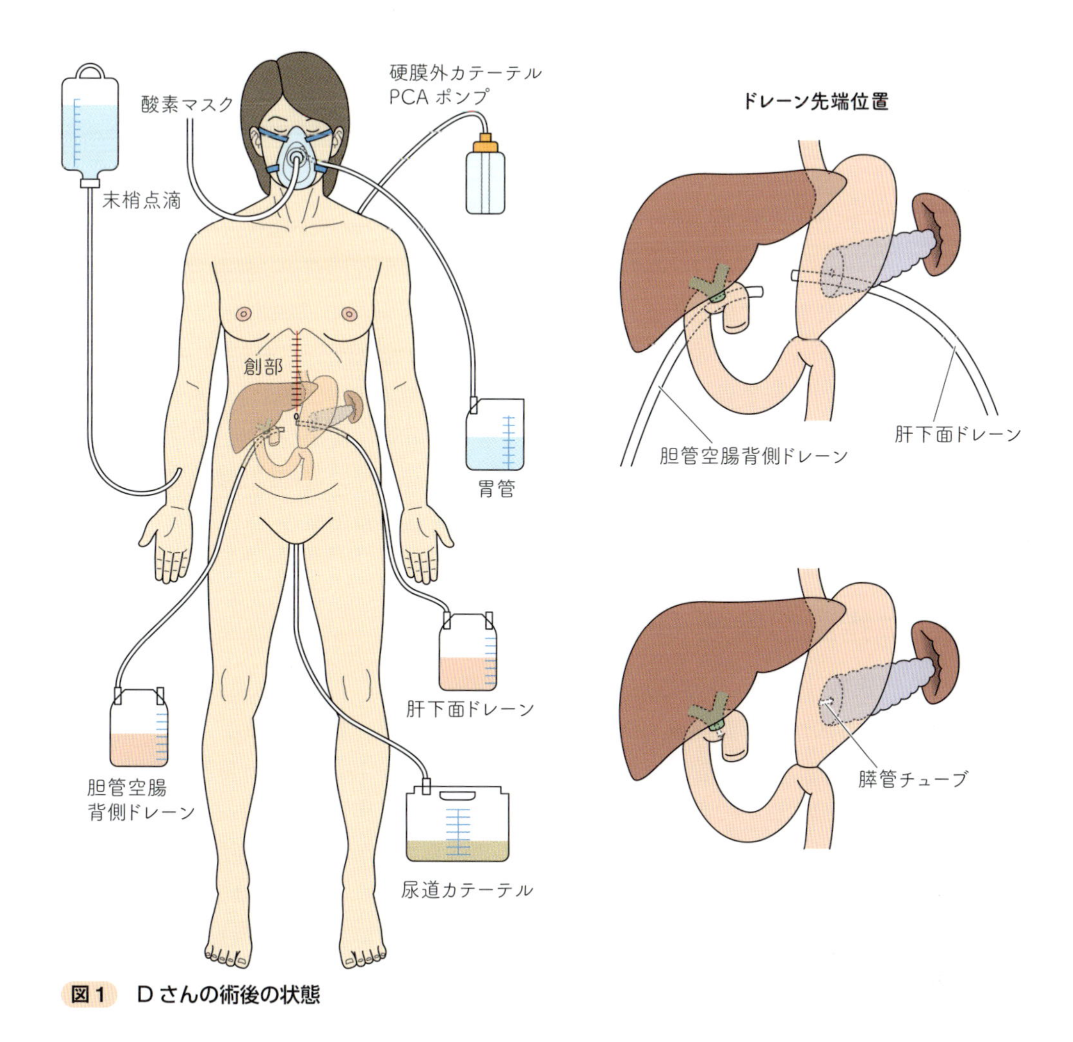

図 1　D さんの術後の状態

表 2　血糖値の推移

	手術日	1日目	2日目	3日目	4日目	5日目	6日目	7日目
00:00	—	278 (6)	228 (4)	215 (4)	162 (2)	147	—	—
06:00	—	173 (2)	146	156 (2)	157 (2)	188 (2)	[07：30] 188 (2)	[07：30] 164 (2)
12:00	—	229 (4)	221 (4)	154 (2)	205 (4)	151 (2)	151 (2)	133
18:00	246 (6)	169 (2)	198 (2)	179 (2)	154 (2)	149	[17：30] 149	[17：30] 168 (2)

＊(　)内は，投与インスリン量(単位)

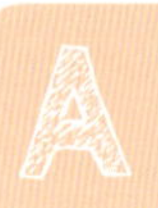 押さえておきたい基本知識

(1) 膵臓癌

膵臓腫瘍には**上皮性腫瘍**と**非上皮性腫瘍**がある．組織学的に，膵臓癌とは上皮性腫瘍のことを指す．上皮性腫瘍は，さらに**外分泌腫瘍**と**内分泌腫瘍**に分けられる．外分泌腫瘍は，漿液性嚢胞腫瘍，粘液性嚢胞腫瘍，膵管内乳頭粘液腫瘍，腺房細胞腫瘍浸潤性膵管癌，がある．このうち，膵臓癌の大半を占めるのは**浸潤性膵管癌**である．

腫瘍の占拠部位別では膵頭部，膵体部，膵尾部の部位で区分され，膵頭部から発生することが多い．1つの部位にとどまらず，腫瘍が2つの部位あるいは膵臓全体に及ぶものもある．

主な症状は，腹痛や黄疸，体重減少であるが，初診時にはすでに進行癌であることが多く，一般的には予後不良である．

(2) 膵頭十二指腸切除術(PD)

膵頭十二指腸切除術(pancreatoduodenectomy：PD)の適応となるのは，膵頭部癌，ファーター乳頭部癌，十二指腸癌，下部胆管癌などがあり，膵頭部領域の悪性腫瘍においては唯一，根治が期待できる治療法とされている．

PDは膵頭部だけではなく胃や十二指腸，胆管，胆嚢など，複数の臓器を切除・再建する術式であるため，長時間手術となり過大侵襲を伴う．

膵頭切除は，胃の切除範囲によって主に4通りに分類される(**表3**，**図2**)．また，消化管再建方法としては，Ⅰ型：Whipple法，Ⅱ型：Child法，膵空腸吻合，膵胃吻合がある(**図3**)．

事例Dさんの場合は，腫瘍が膵頭体移行部まで進展していた．再建方法は術後膵液漏の発生が少ないとされる膵胃吻合が選択された．

表3　膵切除術の種類

膵頭切除	膵頭十二指腸切除術(pancreaticoduodenectomy：PD)	胃を半分切除する
	幽門輪温存膵頭十二指腸切除術(pylorus-preserving PD：PPPD)	幽門輪を温存して胃をすべて残す
	亜全胃温存膵頭十二指腸切除術(subtotal stomach-preserving PD：SSPPD)	幽門輪から3～4cmの胃前庭部で切離する
	幽門輪切除十二指腸切除術(pylorus-resecting PD：PRPD)	幽門輪のみを切離し胃をほぼすべて残す
尾側膵切除	尾部切除	
	体尾部切除	
	尾側膵亜全摘	

［清水敦史，山上裕機：膵頭十二指腸切除術．消外Nurs **22**(8)：714-719，2017を参考に筆者作成］

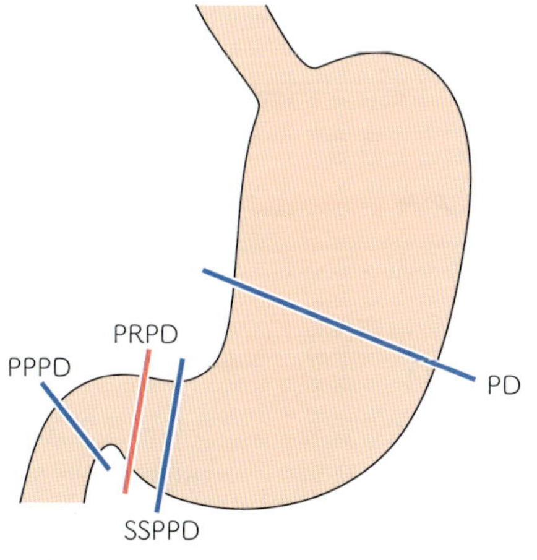

図 2 膵頭切除における胃の切除部位

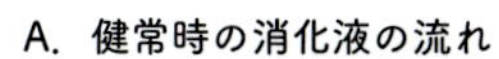
A. 健常時の消化液の流れ

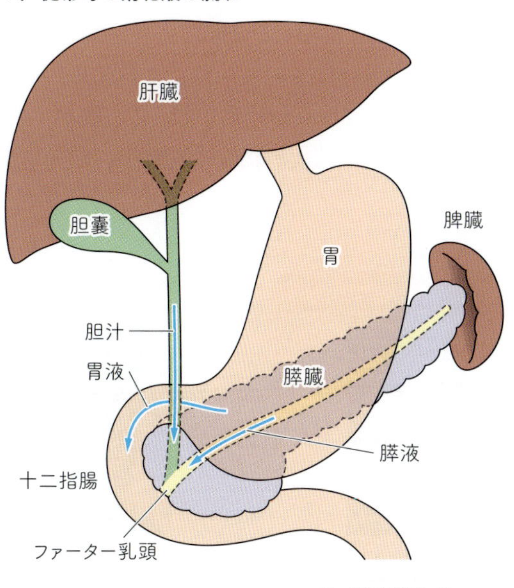

B. 膵胃吻合

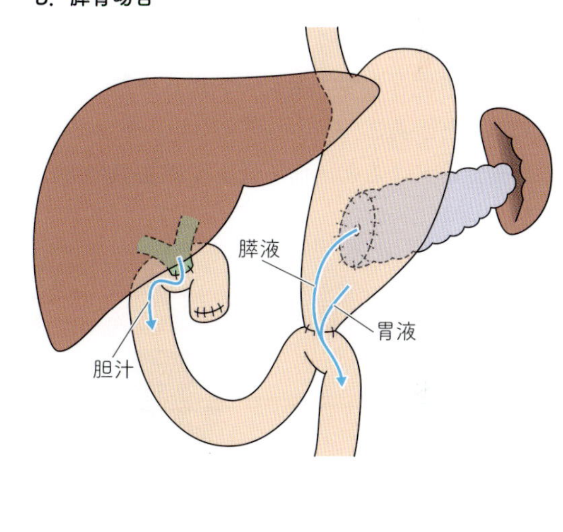

C. 膵空腸吻合

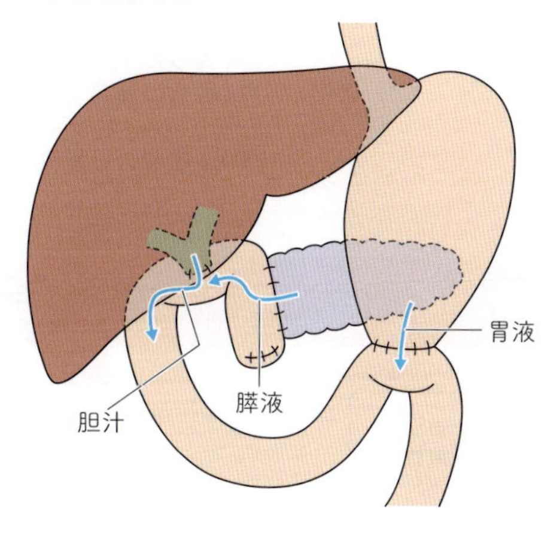

図 3 消化管再建方法

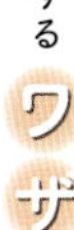

(3) PD術後管理

a 術後出血，腹腔内出血：術直後～1日目あるいは術後しばらく経過してから

術後は創部や吻合部からの出血に注意が必要である．各ドレーンからの排液は，術直後は血性であるが，徐々に漿液性へ変化する（**図4**）．術直後はおよそ1時間毎にドレーン排液の性状と量を観察することが望ましい．各ドレーンから血性排液が持続，または増加する場合は出血を疑う．術後24時間以内の出血は，術中の不十分な止血操作が影響していることが多い．一方で，術後数日経過してから起こる出血は，感染や膵液漏（後述）に伴う出血の可能性がある．この場合，出血の数日前に予兆として，ドレーンから少量の出血を認めることがある．

術後出血が起こると，血圧低下や脈拍数増加，尿量減少，呼吸数増加，SpO_2低下，チアノーゼや皮膚冷感などに注意が必要である．密にバイタルサインを測定するほか，必要に応じて心電図モニターの装着も行う．

b 膵液漏：術後早期～数日

PD術後で患者の状態にもっとも影響を及ぼすのが膵液漏であり，とくに術後早期～数日は注意すべきである．山上ら[2]によると，軽微なものから重症なものまで，およそ5～20%に発生するといわれている．膵液漏の定義はさまざまであるが，2005年にPostoperative pancreatic fistula：An internationaru study groupにより定義されている．この定義ではさらに，膵液漏を臨床症状により3つのカテゴリーに分類している（**表4**）．膵液漏が起こると，二次的に腹腔内膿瘍や腹腔内出血

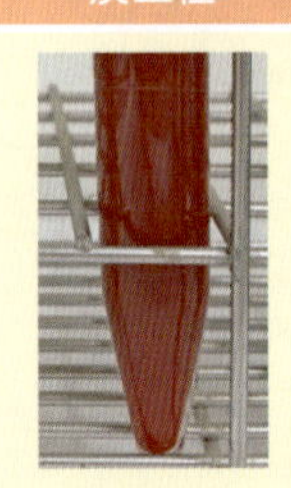

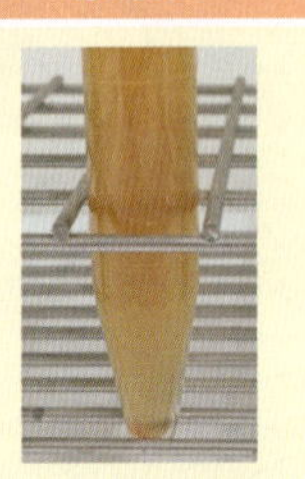

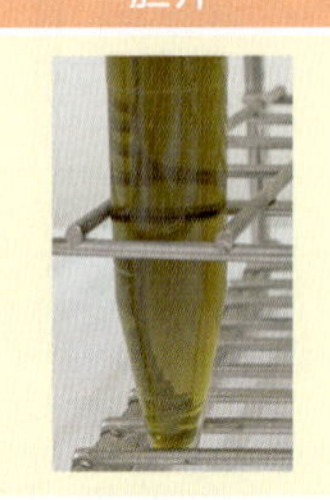

図4 ドレーン排液の色調の変化

表4　ISGPFによる膵液漏の定義

定義	ドレーン排液量にかかわらず，術後3日目に血清アミラーゼ値の3倍以上の排液アミラーゼ値を示す	
臨床症状による分類	Grade A	臨床症状なし
	Grade B	感染徴候があり，ドレナージが必要
	Grade C	敗血症を併発するなど，全身状態が不良であり，再手術を要する場合もある

［Bassi C et al：Postoperative pancreatic fistula: an international study group（ISGPF）definition. Surgery **138**（1）：8-13, 2005を筆者が翻訳して引用］

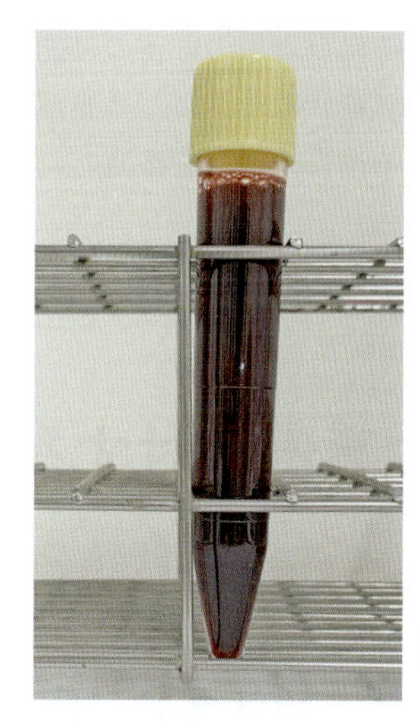

図5　膵液混じりの排液（ワインレッド色）

を起こす場合もある．

術後出血の場合，ドレーン排液の性状は赤色の血性であるが，膵液漏を発症すると，ドレーン排液の性状が**ワインレッド色**に変化する（**図5**）．本来，膵液は無色透明であるが，吻合部から膵液が漏れ出すと膵周囲の臓器を溶かし，その結果ワインレッド色を呈するようになる．膵液漏が改善されないと**腹腔内出血**に移行することがあるほか，二次的に**腹腔内膿瘍**を発症する場合もある．腹腔内膿瘍を発症すると，ドレーン排液は灰白色に濁り，粘稠なものに変化する．

c 胆汁漏：術後早期～数日後

術直後から1日目くらいまではドレーンから胆汁（**図4**）排泄を認めることがあるが，時間経過とともに消化管蠕動の改善に合わせて十二指腸へ排泄されていくため，ドレーンからの排泄量は減少していく．術後数日経過しても**黄色～茶褐色の粘稠な排液**が持続する場合を胆汁漏と判断する．胆汁漏が悪化すると，腹膜炎に移行することもあるため，ドレーン排液の性状変化と併せて，発熱やWBC・CRPなど採血データの推移，腹痛や腹膜刺激症状などの出現に注意が必要である．

臨床症状がなくても，ドレーン排液の生化学検査で**総ビリルビン値が血性総ビリルビン値の3倍以上の場合**を胆汁漏と判断する．

d 胃内容排泄遅延

PD術後は，複数の消化器の切除を行う影響で，消化に必要な消化管ホルモン（ガストリン，セクレチンなど）の分泌低下，切除・吻合に伴う虚血による消化管運動低下などの消化酵素の減少の影響から，胃内容排泄遅延を招くことがある．その場合，胃管からの排液増加，腹部膨満が出現し，嘔気や嘔吐を認める場合もある．全身麻酔の影響や，鎮痛薬の副作用で消化管運動の低下も懸念される．腹部膨満の有無，腸蠕動の有無や程度，排ガスや排便の有無を確認し，イレウスなどに移行するのを予防する必要がある．また，高齢患者の場合は，胃内容排泄遅延の影響で胃内容物が逆流し誤嚥につながる可能性もあるため，呼吸音や呼吸状態の変化にも注意が必要である．

e リンパ漏：食事開始後～

Dさんの場合，経過は順調で，術後術後早期（5日目）に肝下面ドレーン抜去される．術後6日目から流動食が開始されている．ドレーン抜去後，食事再開後に腹腔内に留置されているドレーン排液の増加（Dさんの場合は，胆管空腸背側ドレーンからの排液増加）を認める場合には，術中操作によるリンパ管損傷でリンパ漏を起こしていることを疑う．ドレーン抜去後で，腹部膨満が認められた場合，リンパ漏による乳び腹水の貯留の可能性があるため，患者の自覚症状や視診による腹部膨満の有無や，打診による濁音の聴取を確認し，医師へ報告する必要がある．

リンパ漏と診断されたら基本的には絶食・輸液管理とする．症状が改善すれば食事は再開するが，リンパ漏の再燃を認める場合には，脂肪制限食とする．これは，脂肪制限を行うことでリンパ液の産生量を減少させてリンパ漏の改善を図るためである．

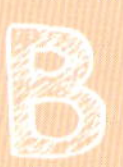 Dさんの事例に対する患者管理のワザ

重症化回避のワザ 81

術後出血・膵液漏・胆汁漏を，総合的にアセスメントする

1）術後出血の可能性

外科手術後は，術後出血の可能性を常に念頭に置いて，患者の状態を観察する必要がある．術直後はドレーンからの排液は血性を帯びているが，時間経過とともに色調は血性から漿液性へ移行していくのが通常である（☞p.292，**図4**参照）．

Dさんの場合，ドレーン排液はいずれも時間経過とともに淡々血性から漿液性へ移行し，術後出血は認めなかった．

2）膵液漏の可能性

膵液漏はドレーン排液色調の変化や，ドレーン排液の生化学検査で容易に診断できる（☞p.219参照）．

Dさんの場合は，ドレーンからの排液は，時間経過とともに血性→淡々血性→漿液性へ変化し，暗血性やワインレッド色への変化はなかった．また，術後1日目に行ったドレーン排液の生化学検査では，P-AMY値[※1]は血清が16 U/Lであったのに対し，胆管空腸背側ドレーンが8 U/L，肝下面ドレーンが9 U/Lで，いずれも血清値を下回っており，明らかな膵液漏は認めなかった（**表1**）．

3）胆汁漏の可能性

胆汁漏も膵液漏と同様にドレーン排液の色調変化や，生化学検査で診断できる．

Dさんの場合，術直後はドレーンから血性〜淡血性の排液があった．その後，排液量の増加もなく，淡々血性〜漿液性に性状も変化しつつあったが，術後1日目の夜間より胆管空腸背側ドレーンより黄〜茶褐色の排液がみられるようになった．2日目のドレーン排液の生化学検査でも，T-bil値が血清2.1 U/Lに対し，胆管空腸背側ドレーンは7.5 U/L, D-bil値が血清0.1 U/Lに対し，ドレーンは0.4 U/Lであり，明らかに胆汁漏の臨床データを示していた（**表1**）．

胆汁漏では，腹腔内に漏れ出した胆汁が感染の原因となるため，ドレナージの不良や腹膜炎症状がある場合には，再ドレナージ実施や抗菌薬投与が必要となる．

Dさんには発熱・腹膜炎症状はみられず，ドレーン排液も胆汁様であったものの，透明で膿性ではなかった．これらの状況を主治医へ報告し，医師指示で経過観察することとなった．

術後2日目以降も，ドレーンからの排液は依然として，胆汁様で透明な排液であったが，Dさん

※1 P-AMY値：P-AMY（P型アミラーゼ）とは，膵臓由来のアミラーゼである．血清値と比較してドレーン排液のP-AMYが高いということは，膵液漏の可能性があることを示している．

に感染徴候は認められなかった．ドレナージも良好で，新たなドレナージは実施せず保存的に経過をみることになった．時間経過とともに消化管蠕動の改善がみられ，徐々にドレーンからの排液は減少し，胆管空腸背側ドレーンは術後7日目に抜去となった．

重症化回避のワザ 82

Dさんの血糖変化に注意する

膵臓はランゲルハンス島からインスリンを分泌し，血糖値をコントロールしている．ランゲルハンス島は膵尾部に多く分布するが，膵頭部切除後にも血糖値の変動をきたす可能性がある．とくに術前から血糖値コントロールが不良な場合には，手術侵襲のストレス反応も加わり高血糖に傾きやすいため，インスリンを用いて血糖値をコントロールする必要がある．

Dさんの場合では，術前の血糖値が高めであった．術後，食事再開となるまでは6時間ごとに，食事開始後は食前に血糖測定していた．スケールに従いノボリンRで血糖コントロールを行っていたが，徐々に血糖値は安定して術前の程度まで安定してきたため，血糖測定とインスリン投与は終了となった．

引用文献

1) 滝沢一泰，若井俊文：ドレーン排液まるわかりノート．消外Nurs **21**(6)：510-520, 2016
2) 上西紀夫(編)：消化器癌の外科治療　2肝・胆・膵　こんなときどうするQ & A，中外医学社，p.201-203, 2008

参考文献

- 清水敦史，山上裕機：膵頭十二指腸切除術．消外Nurs **22**(8)：714-719, 2017
- Buchler MW et al：Pancreatic fistula after pancreatic head resection. Br J Surg **87**：883-889, 2000
- Munoz-Bongrand N et al：Conservative management of pancreatic fistule after pancreaticoduodenectomy with pancreaticogasutrostomy.J Am Coll Surge **199**：198-203, 2004
- 上西紀夫(編)：消化器癌の外科治療　2肝・胆・膵　こんなときどうするQ & A，p.201-203, 2008
- Bassi C et al：Postoperative pancreatic fistula: an international study group(ISGPF) definition. Surgery **138**(1)：8-13, 2005

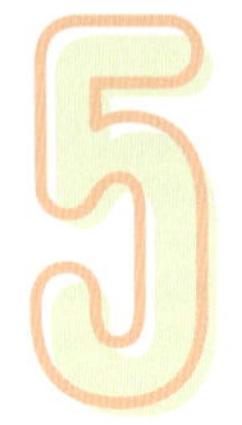

5 せん妄：術後にせん妄を発症したEさん

事例紹介

Eさん，79歳，男性

既往歴： 陳旧性心筋梗塞（old myocardial infarction：OMI），心尖部肥大型心筋症，持続性心室頻拍発作（sustained ventricular tachycardia：SVT），うっ血性心不全（congestive heart failur：CHF），慢性閉塞性肺疾患（chronic obstructive pulmonary disease：COPD），閉塞性動脈硬化症：両腸総腸骨動脈ステント留置

生活歴： 喫煙40本/日×60年，飲酒 ビール・焼酎1 L/日

日常生活動作： 自立

補助具の使用： 補聴器，眼鏡

職業： 元陸上自衛官

家族歴： 本人，子ども3人，娘と2人暮らし（キーパーソン：長女）

性格： 難聴の進行に伴い短気になっている（家族談）

< ICU入室までの経過 >

前医にて心室頻拍発作を認め緊急冠動脈造影（coronary angiograph：CAG）を実施した．冠動脈狭窄はなく，持続性心室頻拍発作に対して抗不整脈薬の持続点滴開始を開始した．抗不整脈薬投与を中止すると心室頻拍発作再発が再燃するため，当院へ搬送となった．当院への搬送後，プロポフォール・ミタゾラムを使用した鎮静薬使用のうえ，急性左心不全に対し人工呼吸器管理開始となった．人工呼吸器管理開始数日後に抜管し，抜管後より興奮がみられた．

心不全の改善を待ち，入院から約2週間後にSAVE[※1]＋on-pump beating CABG[※2]（LITA-LAD[※3]）を受け，術後はICUへ入室となった．

< ICU入室後の経過 >

術後は術前体重から7 kgの増加を認めていた．呼吸と循環動態の改善や安定化を図るために多種の薬剤管理と治療，鎮痛・鎮静薬使用のもと人工呼吸器管理を継続した．心原性ショックから低血圧やアシドーシス，低酸素血症といった臓器，組織への血液還流が需要と供給のバランスを乱した状態にあり，また手術侵襲による生体反応から，高血糖や発熱を認めていた．人工呼吸器管理中のRASSは＋1であり，常に四肢を激しく動かし落ち着きのない行動が目立っていたため生命維持に必要なカテーテル類の計画外抜去を回避するために，患者の安全を考慮した身体拘束が必要であった．術翌日に抜管となったが，抜管直後より不明言動を認め（**表1**），RASS＋3，ICDSCは6点へと上昇している．Eさんの言動からは家族を求める言動，不安や恐怖，疼痛を訴える内容が多かった．

※1 SAVE（septal anterior ventricular exclusion）：虚血性心筋症に対する左室形成術
※2 on-pump beating CABG（coronary artery bypass grafting）：人工心肺補助だが心臓を拍動させて行う冠動脈バイパス術
※3 LITA-LAD：左内胸動脈-左前下行枝バイパス

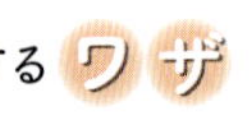

表1　事例患者の術後経過

術後病日	手術当日	POD1	POD2	POD3
バイタルサイン（呼吸 40/30/20/10/0；血圧・心拍数 160/120/80/40/0；体温 39/38/37/36/35）	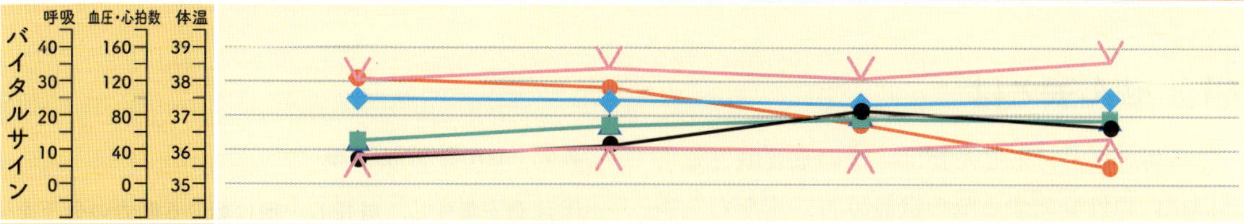			
スワン・ガンツカテーテル測定値	PA：26/13（18） SVR：896 SVO_2：68 CO/CI：3.3/－	29/18（21） 1088 73 3.6/－	22/7（12） 1036 52 4.4/2.5	18/5（9） 1851 51 3.5/2.3
RASS/ICDSC	＋1/－	＋3/6	－2/4	0/3
鎮痛/鎮静薬の使用	プロポフォール プレセデックス	⇒　終了 ⇒　終了	レペタン	－
NRS	0	0	0	0
人工呼吸器の使用	○	抜管	×	×
P/F比	105	200	312	226
Cr/T-Bil（mg/dL）	1.01/1.1	1.39/1.2	0.97/1.2	0.83/1.2
WBC/CRP	17,000/－	9,100/－	12,400/25.93	9,900/28.13
血管作動薬の使用	DOA：3 mL/時 DOB：7 mL/時	⇒ ⇒	⇒ DOB：3 mL/時	⇒ DOB：2 mL/時
患者の言動		「ばぁさん！　ばぁさん！」 「殺してやる」 「首が痛い」 「どこも痛くない」	「死んじゃう」 「包丁持ってこい」 「手が痛い」	「動くと痛いけど今は平気」
患者の行動	常時モゾモゾしている，四肢を激しく動かす	ドレーン・血管カテーテルを引っ張る	ベッド柵を越えて制止する看護師を蹴る	－
リハビリテーション	－	端坐位～立位	立位	⇒
精神科の介入	－	○（内服薬服用開始）	－	○

●体温，▲心拍数，■呼吸，╳ABP（s/d），●ABP（m），◆SPO_2

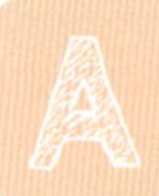

押さえておきたい基本知識

(1) せん妄とは

ICU患者におけるせん妄は，他の重要臓器障害と同様に急性発症する脳の機能障害，すなわち多臓器障害の一分症であり，その発症率は80％以上という報告がある[1]．

せん妄は，注意を維持することができない意識の障害である．意識の障害や集中力の低下は1日のうちに波があり，明瞭なときと，症状が強く朦朧としているときが変化していくのが特徴である．一般的にせん妄の前には，不安の出現，傾眠，不眠，一過性の幻覚，落ち着きのなさなどが臨床的特徴としてある．

表2にせん妄の診断基準を示す．せん妄は**過活動型**，**低活動型**，**混合型**の3つに分類される（**表3**）．

せん妄の発症はICU入室中，1ヵ月後，6ヵ月後，12ヵ月後などさまざまな時点において，死亡率との有意な関連が示されており，せん妄の持続期間の延長は死亡のリスクを高め，1日当たり10％死亡のリスクを上昇させる[1]といわれている．

さらに，**集中治療後症候群（post-intensive care syndrome：PICS）**は近年に提唱された概念であり，ICU在室中あるいは退室後，さらには退院後に生じる身体機能障害，認知機能障害，精神的問題などをさす．とくに認知機能障害をきたす代表的な急性発症する脳機能障害である．せん妄はPICSを招き，重症疾患発症後の患者のQOLを低下させる．このQOLの低下がさまざまな合併症を招くことから，**せん妄は生命予後に大きく影響を及ぼす**といわれる．よって，ICU入室中のみならず，重症疾患後の長期的なQOLを確保するには，まずは「せん妄を予防する」ための介入を行うことが重要である．

表2　せん妄の診断基準

①注意を集中し，維持し，他に転じる能力の低下を伴う意識障害
②その障害は短期間のうちに出現し（通常数時間から数日），1日のうちで変動する傾向がある
③記憶欠損，失見当識，言語の障害などの，またはすでに先行し，確定されない知覚障害の出現
④病歴，身体診察，臨床検査所見から，その障害が他の医学的疾患，物質中毒または離脱（薬物乱用や医薬品によるもの），または毒物への曝露，または複数の病因による直接的な生理学的結果によって引き起こされたという証拠がある

DSM-Ⅳ-TR：精神科が評価するせん妄診断の標準基準をいう
[DSM-Ⅳ-TR (Diagnostic and Statistical Manual of Mental Disorders-Ⅳ-Text Revision)　精神疾患の診断・統計マニュアル，文献2を参考に筆者作成]

表3　せん妄の分類と症状

分類	症状
過活動型	易刺激性，興奮・錯乱や不穏，幻覚など
低活動型	注意の低下，不活発，不適切な会話など
混合型	両者の特徴を示す

[日本集中治療医学会J-PADガイドライン作成委員会/策定：日本版・集中治療室における成人重症患者に対する痛み・不穏・せん妄管理のための臨床ガイドライン，総合医学社，p.557，2015を参考に筆者作成]

(2) せん妄のリスクファクター

せん妄発生のメカニズムははっきりしていない．せん妄は多臓器障害の一分症であるため，単一の病態を示すわけではなくさまざまな原因やメカニズムが混在して起きる，と考えるとよい．

さらに，**せん妄は複数の要因が絡み合って起きる**，ということも忘れてはならない．そこで，せん妄のリスクファクターを**表4**に示す．

高度な侵襲下にある急性状況におけるせん妄を考えるうえで重要なことは，環境や心理的問題のみならず，呼吸や循環・代謝異常・感染・炎症な

表4　せん妄のリスクファクター

	増悪因子	
患者がもつ要因	**重症疾患要因**	**医原性・環境要因**
・年齢＞70歳 ・ケア施設からの転院 ・視覚，聴覚障害 ・うつ，認知症，心不全，脳卒中，てんかんの既往 ・腎機能障害（クレアチニン＞2.0 mg/dL） ・肝機能障害（ビリルビン＞2.0 mg/dL） ・HIV感染 ・アルコール中毒 ・向精神薬の使用 ・低栄養 ・高い重症度スコア ・薬剤の過量使用 ・低/高血糖，低/高Na血症，甲状腺機能低下（亢進） ・低体温/発熱 ・敗血症 ・BUN/Cr≧18 ・アポリポ蛋白E遺伝子タイプ	・アシドーシス ・貧血 ・中枢神経異常 ・疾患スコアの上昇・悪化 ・脱水 ・低血圧 ・低体温 ・低酸素血症/低酸素症 ・頭蓋内出血 ・心筋障害 ・中毒 ・呼吸不全 ・ショック ・外傷	・社会的かかわりの不足 ・過剰な看護ケア ・治療的安静 ・薬剤（抗コリン薬，鎮静薬，鎮痛薬） ・過剰鎮静 ・不適切な鎮痛管理 ・睡眠障害 ・血管カテーテル ・身体抑制 ・経管栄養 ・膀胱留置カテーテル

表中の青字はICU入室前から予測可能なもの，赤字はICU入室時の患者状態からせん妄を発症するリスクファクターを示す．黒字は本事例にあてはまらない，せん妄の発症要因を示す．

［Devlin JW et al：Delirium assessment in the critically ill. Intensive Care Med **33**:929-940, 2007/Smith HA et al：Delirium：an emerging frontier in the management of critically ill children：Crit Care Clin **25**：593-614, 2009を参考に筆者作成］

ど全身の生体反応とその変化がせん妄として現れる場合もある[6]．したがって，数値に現れにくい患者の行動や言動（たとえ人工呼吸器管理を行っていたとしても）の1つひとつとその変化や推移を見逃さないことが，全身の重症化を回避するための潜在的異常の早期発見につながる．

（3）せん妄の評価・モニタリング

a 評価ツール

ICU患者に発症するせん妄は重篤な身体疾患が先行するため，われわれは生体情報モニターへ反映される身体変化に目が向きがちになる．さらに，精神状態は変動性を有するため，せん妄特有の症状である注意力の低下や，不適切な会話は，加齢に伴う生理的現象や鎮静薬の影響によるものと判断されることも少なくない．このため臨床では過少評価されることが多い．

こうしたことから，日本版・集中治療室における成人重症患者に対する痛み・不穏・せん妄管理のための臨床ガイドライン（Japanese Pain, Agitation, Delirium guidelines：J-PAD）では，内科系・外科系を問わず成人ICU患者のルーチンのせん妄モニタリングを推奨している（☞p.224参照）．

せん妄評価ツールを使用しない場合，せん妄患者のICU入室期間の約75％でせん妄は見逃されている[1]という報告は注視すべきであろう．

ICUにおけるせん妄評価法にはConfusion Assessment Method for the Intensive

Care (CAM-ICU) と Intensive Care Delirium Screening Checklist (ICDSC) があり (**図1**, **表5**), そのどちらもがICU患者にもっとも妥当性と信頼性のあるせん妄評価ツールであるとされている[1]. 低活動型せん妄ではCAM-ICUはICDSCよりも, せん妄だと正確に判断するのに効果的であり, ICDSCはCAM-ICUよりも, せん妄ではないと正確に判断するのに効果的とされている[1]. しかし, CAM-ICUとICDSCは人工呼吸器を使用しているか否かの重症度や緊急手術か予定手術かなどの入院形態による結果の違いも指摘されている.

b せん妄モニタリングとナースの役割

医原性・環境要因に対する複合的なかかわりを必要とするせん妄は, 精神症状の変動性を特徴とする. さらに, せん妄モニタリングには看護師が適していることも知られている. なぜなら, 患者の状態変化を最初に認識するのはベッドサイドにいる看護師であることが多く, 変化に応じた介入を行うのも看護師である.

せん妄評価にどのツールを活用するかは各施設での現状を踏まえ決定する必要がある. CAM-ICUとICDSCはともに妥当性・信頼性が検証済

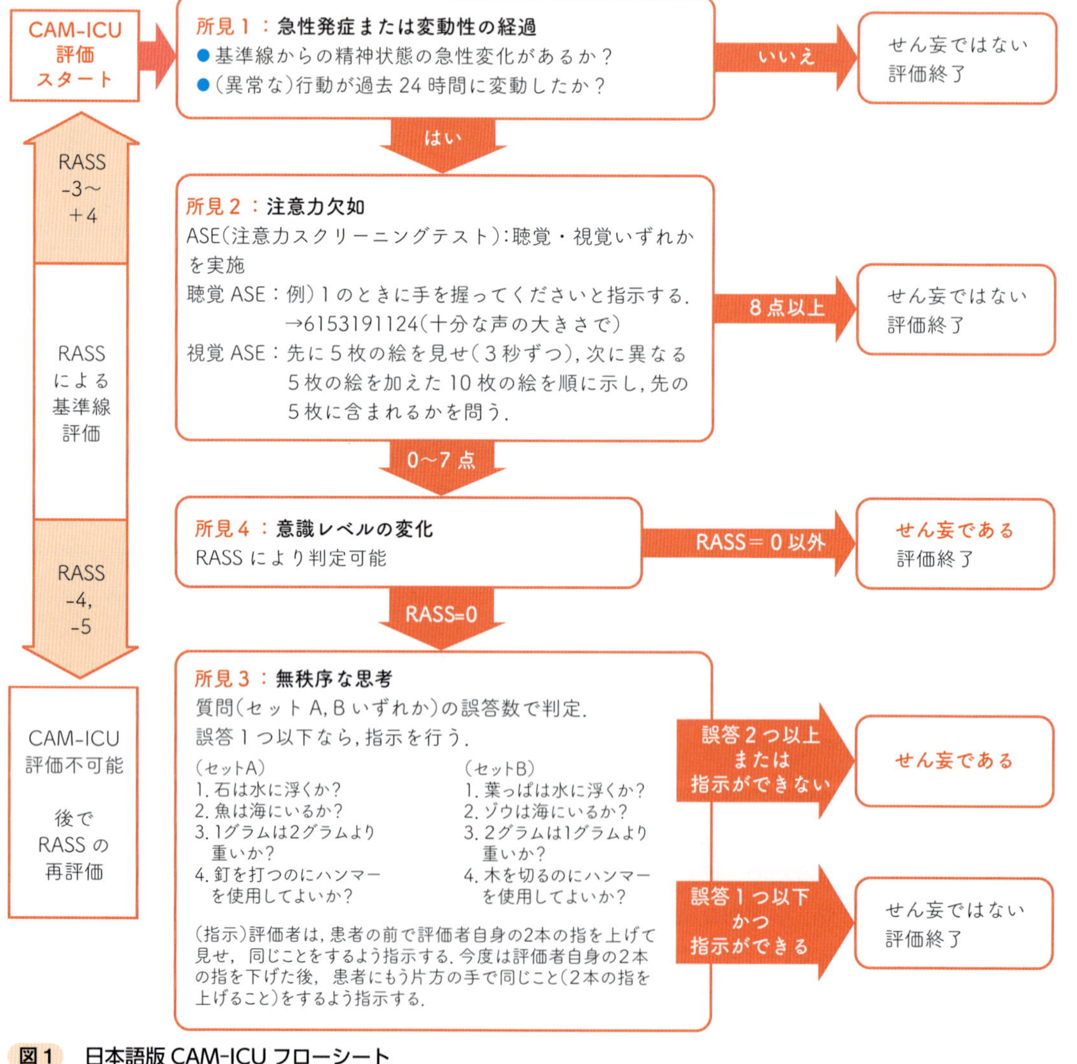

図1 日本語版CAM-ICUフローシート

[古賀雄二：ICUにおけるせん妄の評価；日本語版CAM-ICU. 看護技術 **55**:30-33, 2009より許諾を得て転載]

表5 ICDSC（Intensive Care Delirium Screening Checklist）

症状と徴候	観察項目	スコア
1.意識レベルの変化	A）反応がない． B）何らかの反応を得るために強い刺激を必要とする場合は評価を妨げる重篤な意識障害を示す．もし，ほとんどの時間A）昏睡あるいはB）混迷状態である場合，それ以上評価は行わない． C）傾眠あるいは反応までに軽度ないし中等度の刺激が必要な場合は意識レベルの変化を意味し，1点である． D）覚醒，あるいは容易に覚醒する睡眠状態は正常を意味し，0点である． E）過覚醒は意識レベルの異常ととらえ，1点である．	0,1
2.注意力欠如	会話の理解や指示に従うことが困難． 外からの刺激で容易に注意がそらされる． 話題を変えることが困難． これらのいずれかがあれば1点．	0,1
3.失見当識	時間，場所，人物の明らかな誤認． これらのうちいずれかがあれば1点	0,1
4.幻覚，妄想，精神障害	幻覚あるいは妄想から引き起こされていると思われる行動（例：空をつかむような動作）が明らかにある，現実検討能力の総合的悪化． これらのうちいずれかがあれば1点．	0,1
5.精神運動的な興奮あるいは遅滞	患者自身あるいはスタッフへの危険を予測するために追加の鎮静薬あるいは身体抑制が必要となるような過活動（例：静脈ラインを抜く，スタッフをたたく），活動の低下，あるいは臨床上明らかな精神運動遅滞． これらのうちいずれかがあれば1点．	0,1
6.不適切な会話あるいは情緒	不適切な，あるいは整理されていない，あるいは一貫性のない会話，出来事や状況にそぐわない感情の表出． これらのうちいずれかがあれば1点．	0,1
7.睡眠，覚醒サイクルの障害	4時間以下の睡眠． あるいは頻回な夜間覚醒（医療スタッフや大きな音で起きた場合の覚醒を含まない），ほとんど1日中眠っている． これらのうちいずれかがあれば1点．	0,1
8.症状の変動	上記の徴候あるいは症状が24時間の中で変化する（例：その勤務から別の勤務帯で異なる）場合は1点	0,1

合計点4点以上であれば「せん妄」と評価する．
［日本集中治療医学会J-PADガイドライン作成委員会/策定：日本版・集中治療室における成人重症患者に対する痛み・不穏・せん妄管理のための臨床ガイドライン，総合医学社，p.559，2015を参考に筆者作成］

みであるが，看護師は評価ツール使用に関するトレーニングを怠ってはならない．評価ツールを活用してせん妄のモニタリングを継続的に行うことで**介入の成果が可視化され，さらに言語化されやすく**なる．可視化された情報を活用することで，**せん妄の判断・評価ができ，ケアの継続性が見出される**．過剰な看護ケアも医原性・環境要因となることから，患者は自立を目指す一過程にあって，個人の尊厳を守るべき存在であることも十分に考えなければならない．加えて，全身の生体反応を正常化するための介入も必須である．

(4) せん妄予防へのアプローチ

a ABCDE(F)バンドルの活用

せん妄へのアプローチは単一的な手法により予防や回避できるものではない．しかし，その日限りの短期的な介入では患者を混乱させることとなりうる．**表4**にもあるようにせん妄のリスクファクターである年齢や既往歴など変えることのできない要因もある．また重症疾患要因への速やかなアプローチは可能であってもただちに完治へ向かわせることは困難である．

そこで，医原性・環境要因に対して複合的に介入する患者管理指針として**ABCDEバンドル**（☞p.148，224参照）の活用を継続的に行うことが重要である．

また，ABCDEバンドルはICU患者の予後悪化因子として，ICU後天性せん妄[※1]（ICU-acquired delirium：ICU-AD）とICU神経筋障害（ICU-acquired weakness：ICU-AW）に注目し，過剰な鎮静を回避し覚醒を促すことで，せん妄発生や筋力低下を軽減する包括的介入する戦略である．最近ではF（family involvement）：家族，G（good handoff communication）：良好な申し送り伝達，H（handout materials on PICS and PICS-F）：PICSやPICS-Fについての書面での情報提供，の要素が加わり**ABCDEFGHバンドル**へと変化している（☞ICU-AWはp.252参照）．

このABCDEバンドルを遂行するためには，多職種の協力体制が必須である．互いが自主性を持ち，専門領域の力を発揮することで重症化を回避・早期回復へと導く．そのために看護師は患者背景を知り，せん妄のリスクファクターと評価ツールを使った評価結果をチームで共有，共通言語を増やすための取り組みを行うキーマンとしての役割を果たす必要がある．生命予後に影響を及ぼすせん妄は，患者が退院した後のQOLをも左右する脅威であることを知り，患者とかかわるその日から退院後を見据えたせん妄予防のための介入を心がける必要がある．

さらに，前述の**ABCDEFGHバンドル**のFにあたる患者家族もチームの一員であることを忘れてはならない．患者の精神状態の変化を早期に発見するのは看護師であることが多い．この看護師が感じる“何か変だな”という勘が確信できるものか否かを判断する際，家族から得られる情報は非常に重要な根拠となりうる．家族へ「普段との変化はありますか？」と問うのがもっとも一般的な確認の方法である．日頃から家族と良好な関係を構築することはせん妄予防のための基礎的土台となる．

[※1] ICU-AD：「ICUにおいて後天的に獲得し，潜在的で修正可能なせん妄」と定義．

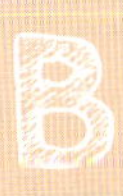

Eさんの事例に対する患者管理のワザ

重症化回避のワザ 83

せん妄のリスクファクターに応じたアプローチをとる！

1）せん妄のリスクファクターを洗い出す

せん妄予防には，ICU入室前もしくはICU入室時より，リスクファクターを知り，せん妄発症を予測した準備と介入が必要となる．**表4**には，ICU入室前から予測可能なリスクファクター（青字）と，入室時の患者状態から予測可能なリスクファクター（赤字）を示す．われわれは患者の入院時にアナムネーゼ聴取，つまり入院時アセスメントを行う．この入院時情報は患者のこれまでを知る重要な情報であり，せん妄に関連するリスクファクターも多く含まれているため見逃してはならない．このリスクファクターの認識がICDSCやCAM-ICUの評価ツールを活用することで感覚的な予測から根拠のあるアセスメントへと変わる．

2）Eさんの場合のアセスメント

表4を用いてEさんをアセスメントする．

a 評価ツールによるせん妄評価とその程度

術後1日目のICDSCは6点でありせん妄であると評価できる．RASSは＋3で非常に興奮した状態にあることから，ドレーンやカテーテル類を引っ張り自己抜去の可能性が考えられる．術後2日目はICDSCが4点となったが，依然せん妄と評価できる．RASSが－2と，前日の興奮の状態とは反対に，呼びかけ刺激に対して反応する軽い鎮静状態にあるものの会話の正当性に欠けている．評価スケールより術後1～2日目のEさんはせん妄であり，その言動からはEさんの恐怖を感じとることができる．

b せん妄の原因・誘因と考えられるもの

表4のようにリスクファクターはいくつもあるが，このリスクファクターは加齢によって助長される．高齢者は，もともと呼吸，循環をはじめとした重要臓器の予備機能が低下した状態にあり，これに手術侵襲が加わり生体の急性変化が生じる．術後1日目のP/F比が200で正常値を下回った状態であることからは，心原性ショックからの離脱にはいたらず，組織が低酸素状態であることがわかる．また，高齢者は痛みを感じにくいため，生命に直結するような痛みや合併症が生じても痛みの表現があいまいである場合も少なくない．Eさんの場合もNRSは0/10だが，言動がこの数値と合致していると考えにくい．疼痛は身体組織の損傷や炎症といった身体的なダメージだけでなく，不安・恐怖・緊張などの心理的な状態にも影響される．経過の中のEさんには，自分にかかったストレス（侵襲）に対して「ばぁさん，ばぁさん」と家族を求める言動や「死んじゃう」など恐怖を示す言動で，自己に起きたストレス（侵襲）へ対処し適応しようと努力している防衛機制が働いた状態にあると推察される．

c 今後の予測と必要な看護

Eさんの場合は，①薬剤による身体的苦痛の十分な緩和を目指すこと，②精神的苦痛緩和への介入を行うこと，③少しでも入院前の状態に近い生活を送ることができるよう医療チームで検討し実践すること，④予備機能と新たな侵襲の加わった身体的状態変化を考え低酸素症などによる思考や判断の混乱を招かないよう十分なモニタリングと

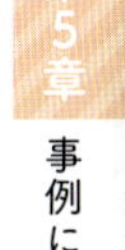

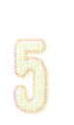

アセスメントを遂行すること，が必要である．

3) Eさんへのアプローチ

Eさんのせん妄へのアプローチでは，過大侵襲を受けた身体への負荷を減らし，呼吸・循環状態を改善するための介入を行うことが前提となる．そして，せん妄予防に対し効果的である早期リハビリテーションを行い，身体の管理と並行し，Eさんがその人らしく生活するための環境調整を行うことが必要となる．

せん妄へのアプローチには環境調整（非薬物治療）と薬物治療がある．Eさんの場合，高齢かつ心臓血管術後であり，心拍出量の維持を妨げるような興奮を回避する必要がある病態のなかで起きた術後せん妄であるため，**興奮のコントロールと安静の確保が重要**であった．

a 環境調整（非薬物治療）

視覚・聴覚障害のあるEさんに対しては，環境調整（非薬物治療）として，①大きな文字ではっきりとした色を使って簡潔に返答ができる質問や説明用のカードを作成する，②部屋の明かりを調節する，③大きな声で看護師の口元が見えるように話す，臥床した状態でのEさんの目線を確認する，などを実践した．

社会的かかわりの不足に対しては，①家族との面会時間を多くできるようケアの時間を調整する，②家族の希望を確認し身体の清潔ケアを一緒に行う，③Eさんと家族・看護師が同じ話題で話をする，④家族にEさんに生じている混乱を説明する，⑤血管カテーテルなどデバイスの必要性を説明する，⑥Eさんと家族のみの時間を設ける，⑦テレビやラジオなどで情報提供を行う，⑧ベッドの配置を変え昼夜を自分で確認できるよう調整する，などを実践した．またアルコール多飲歴のあるEさんの言動や焦燥感・混乱などについて医師を交えカンファレンスを開催し，その言動にどのような意味があるのかを考えEさんの真意を読み解くよう配慮した．また，チームとして共通認識のうえ，精神科の介入依頼を行った．

b 睡眠の調整

年齢によって異なる睡眠パターンの特徴をとらえること，良質な睡眠を獲得するための介入を行うことは組織回復のほか記憶や学習の定着に役立つことから，薬剤師と確認しながらEさんが安寧を確保できる時間が増えるよう適切な薬剤を用いて睡眠の調整を図った．

上記の介入の結果，Eさんは術後3日目にしてICDSCは3点となり，せん妄の状態から回帰する経過をたどった．

引用文献

1) 日本集中治療医学会J-PADガイドライン作成委員会/策定：日本版・集中治療室における成人重症患者に対する痛み・不穏・せん妄管理のための臨床ガイドライン，総合医学社，p.556-559，2015
2) American Psychiatric Association：せん妄：痴呆，健忘性障害，および他の認知障害，高橋三郎ほか（訳），DSM-Ⅳ-TR，精神疾患の診断・統計マニュアル第4版，医学書院，p.142-152，2007

参考文献

- 古賀雄二：ICUにおけるせん妄の評価；日本語版CAM-ICU．看護技術 **55**：30-33，2009
- 古賀雄二：高齢者のせん妄期間は予後に影響するの？ EB NURSING **10**(4)：616-617，2010
- 岡本和文，道又元裕（編）：ICU3年目までに必ず身に着けたい！ ゴールデンテクニックーすぐに役立つ手技・コツ・ワザー．重症患者ケア **6**(2)：355-362，2017

索引

欧文

和文

さ

し

す

せ

そ

た

ち

つ

て

と

な

ほ

ま

み

む

め

も

ゆ

よ

ら

り

る・ろ

わ

3年目ナースが知っておきたい！
ICU重症化回避のワザ83

2019年6月30日　発行

編集者 清村紀子，有田　孝，山下　亮
発行者 小立鉦彦
発行所 株式会社 南 江 堂
〒113-8410 東京都文京区本郷三丁目42番6号
☎(出版)03-3811-7189 (営業)03-3811-7239
ホームページ https://www.nankodo.co.jp/

印刷・製本 シナノ書籍印刷
組版・装丁 葛巻知世（Amazing Cloud Inc.）

83 ICU Nursing Tips for Avoiding Patient Deterioration

定価は表紙に表示してあります.
落丁・乱丁の場合はお取り替えいたします.
ご意見・お問い合わせはホームページまでお寄せください.

Printed and Bound in Japan
ISBN 978-4-524-24156-9